사진으로 이해하는

병원미생물학

사진으로 이해하는

병원미생물학 2판

MICROBIOLOGY PERSPECTIVES

A Photographic Survey of the Microbial World

Second Edition

역자 오계헌

GEORGE WISTREICH

Benjamin Cummings
is an imprint of
PEARSON

BIOSCIENCE
도서출판 바이오사이언스(주)
http://www.biobooks.co.kr

국립중앙도서관 출판시도서목록(CIP)

병원미생물학 / 저자: George Wistreich ; 역자: 오계헌. — 서울 :
바이오사이언스, 2010
p. ; cm

원표제: Microbiology perspectives : a photographic survey of
the microbial world
원서의 2판을 번역
영어 원작을 한국어로 번역
ISBN 978-89-92709-30-9 93470 : ₩25000
병원 미생물학[病原微生物學]
511.5-KDC5
616.01-DDC21 CIP2010002504

사진으로 이해하는
병원미생물학 2판

초판 인쇄: 2010년 8월 23일
초판 발행: 2010년 8월 27일

저 자: GEORGE WISTREICH
역 자: 오 계 헌
발행인: 문 정 구
발행처: 도서출판 바이오사이언스(주)
137-060 서울시 서초구 방배동 479-4 호산빌딩 402호
TEL: (02)581-4057~8
FAX: (02)581-4059
Homepage: http://www.biobooks.co.kr
E-mail: bioscience06@hanmail.net
ISBN: 978-89-92709-30-9 93470

등록번호: 제22-3079호

값 25,000원

Benjamin Cummings is an imprint of PEARSON

도서출판 바이오사이언스(주)

이 책 "사진으로 이해하는 병원미생물학"의
저술은 나의 개인적인 삶과 직업에서
매우 중요한 부분으로서 사랑과 지원을
아끼지 않은 나의 아내 Renée와
두 아들 Eddie와 Phillip에게,
그리고 저술하는 데 동기부여를 해주고
격려해준 나의 동료, 강사, 학생들에게 바친다.

목차

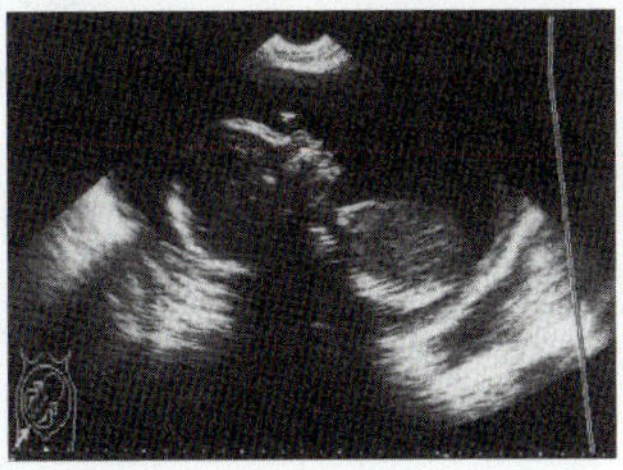

3장 세균학 – 실험실 기법들 14

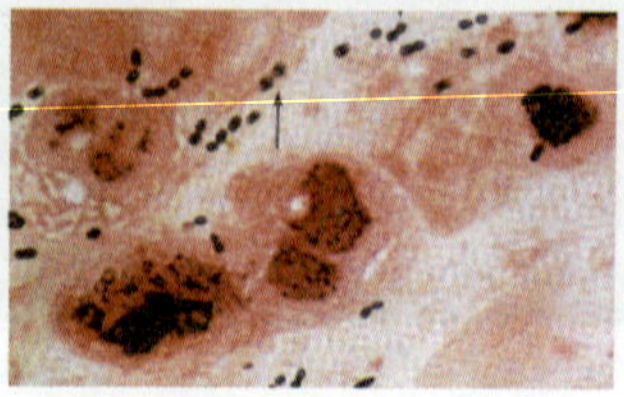

4장 세균학: 세균과 고세균 도메인의 개관 48

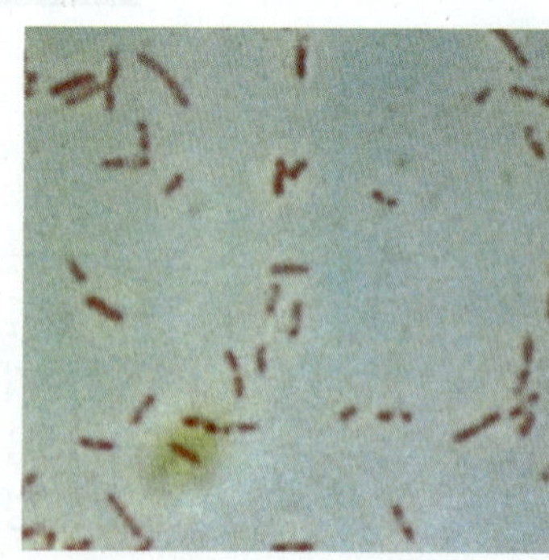

5장 균학 110

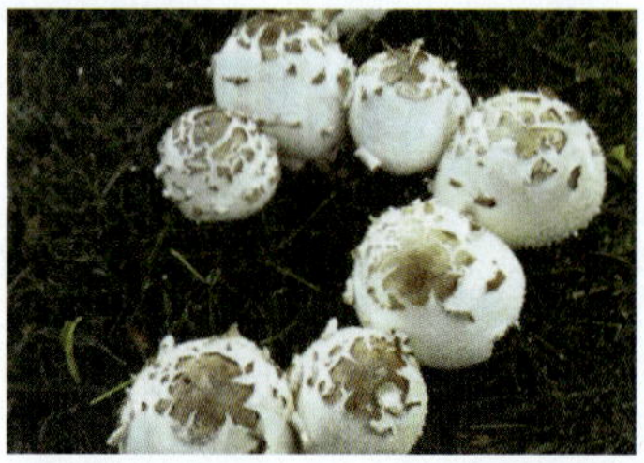

6장 조류학(원생생물-조류) 138

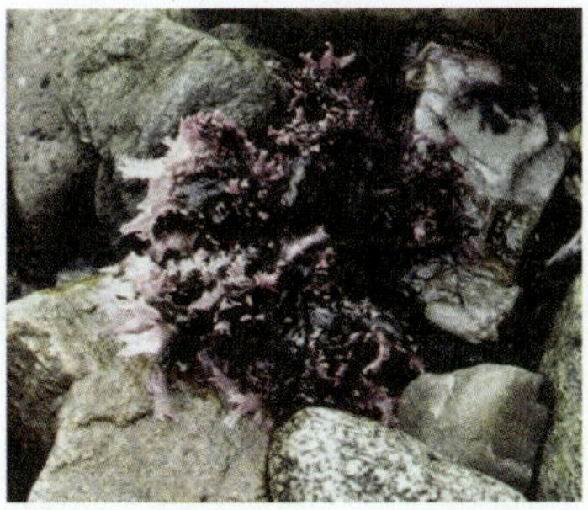

7장 원생동물학(원생생물-원생동물) 144

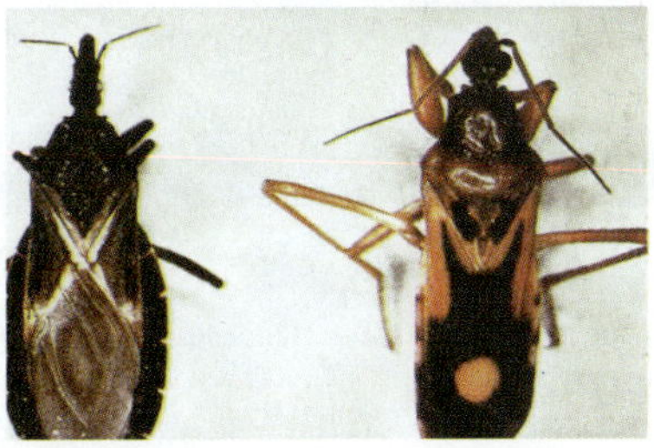

8장 바이러스학 157

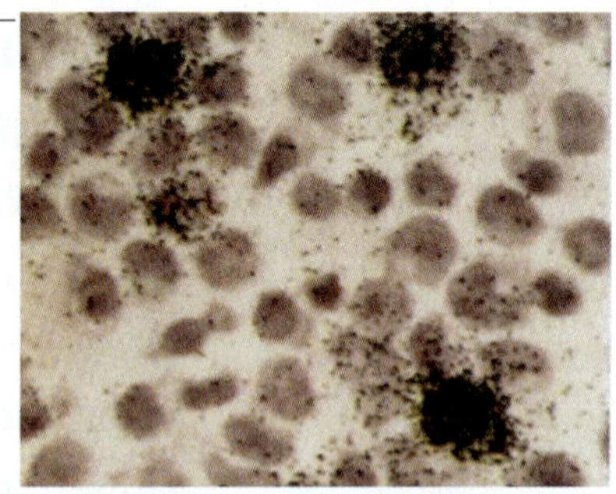

9장 기생충학

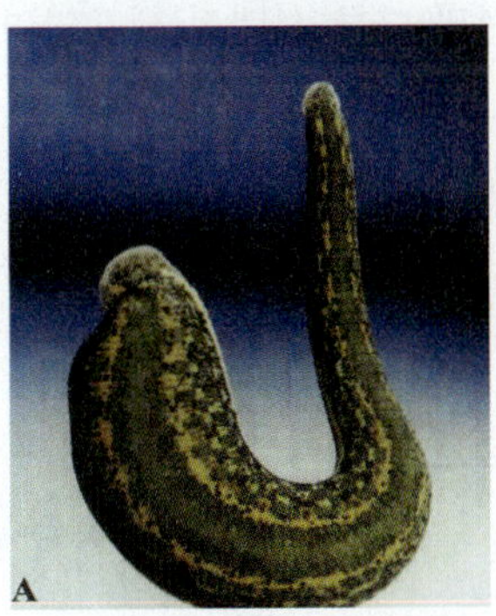

10장 절지동물과 질병 195

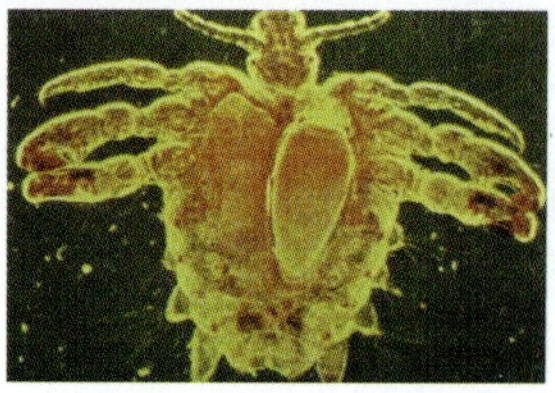

11장 면역학 198

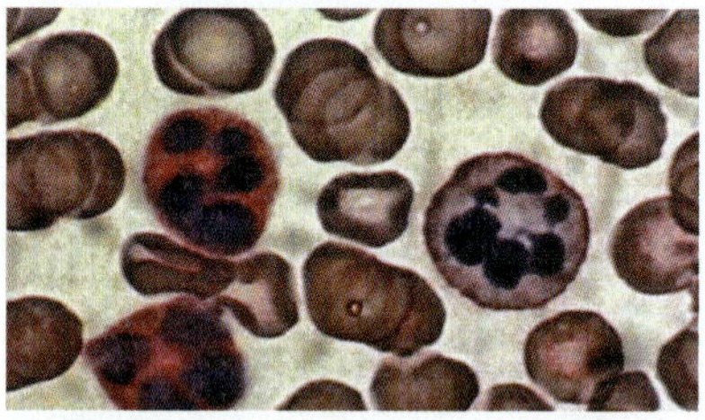

부록 그림 211

역자 소개

오계헌(吳溪憲)

(韓) Korea University (BS, MS)
(美) Ohio State University, Columbus (Ph.D)
(美) Purdue University, West Lafayette (Post-doc)
(英) University of Wales, Bangor (Post-doc)
(美) University of California, Riverside (Research Fellow)
(現) 순천향대학교 생명공학과 교수

역자 서문

병원미생물학(medical microbiology)은 질병을 일으키는 미생물이 가지고 있는 다양한 특성을 규명하고, 질병원으로서의 역할에 대한 전반적인 내용을 포함하는 학문이다. 사람에서 질병은 지구상에 살기 시작한 이래 관심이 지속되어 온 관심의 대상으로, 오늘날 세포학, 면역학, 유전학, 분자생물학, 미생물학적 실험기법 등의 다양한 관련학문의 눈부신 발전을 배경으로 만들어진 매우 중요한 학문 분야이다.

최근들어 다양한 감염성질환, 특히 계절에 관계없이 여러 가지 병원균에 의해 빈발하는 식중독이나 병원감염, 그리고 동물의 질병이 사람에게도 발병하는 인수공동전염병(zoonosis)에 대한 관심이 크게 증가하고 있다. 범세계적 질병으로 주목을 받고있는 중증급성호흡기증후군(SARS), 후천성면역결핍증(AIDS), 조류독감(avian influ, H5N1), 신종플루(H1N1) 등에 대해서도 많은 관심이 집중되고 있다. 또한 독성이 강한 감염성질환을 일으키는 미생물에 의한 생물테러(bioterrorism)는 전지구적으로 두려움의 대상이 되고 있다.

George Wistreich가 지은 이 책은 병원미생물과 관련한 여러 가지 최신의 실험기법과 다양한 미생물들에 대하여 컬러사진과 함께 생동감 있게 소개하고 있다. 제1장에서는 미생물학의 역사와 현미경, 여러 미생물들에 대하여 기술하고 있다. 제2장에서는 미생물에 의한 생긴 질병을 찾아내는 현대영상 기법들을 장비와 함께 소개하고 있다. 제3장에서는 병원성 세균들에 대한 염색, 배양, 생화학적 시험 등의 다양한 방법들을 간결하고 명확하게 기술하였고, 그 결과를 선명한 컬러사진으로 제시함으로써 학생들이 실험실에서 생동감 있게 재현하는 느낌이 들도록 기술하고 있다. 제4장부터 제10장에 걸쳐 미생물학에서 언급되는 생물체인 세균(제4장), 진균(제5장), 원생동물(제7장), 바이러스(제8장)뿐만 아니라, 기생충(제9장), 절지동물(제10장), 조류(제6장)에 대해서도 임상사진과 함께 포괄적으로 기술되어 있다. 제11장에서는 미생물과 관련한 면역학적 내용을 다양한 실험기법과 함께 상세히 설명하고 있다.

이 책은 병원미생물학을 알기 쉽고 흥미있게 기술하고 있어 생명과학, 의학, 약학, 치의학, 수의학, 생명공학, 임상병리학 등의 보건관련 학문을 탐구하는 전공자들뿐만 아니라 현대를 살아가는 일반인들에게도 흥미로운 내용으로 구성되어 있다. 따라서 이 책에 담겨 있는 내용들이 독자들에게 최신의 병원미생물학에 대한 올바른 이해와 학문적 밑거름이 되기를 바란다.

본 사진으로 이해하는 병원미생물학을 번역하는데 여러 가지 도움을 주신 유중하 의학박사님과 양상덕 치의학박사님에게 깊은 감사를 드리며, 기술적 교정을 위해 수고해준 조윤석 박사에게도 고마운 마음을 전하고 싶다. 또한 이 책을 발간하는 데 많은 도움을 주신 바이오사이언스출판(주)의 문정구 사장님을 비롯한 임직원 여러분께 감사드린다.

2010. 8.
역자 오 계 헌

저자 서문

사진으로 이해하는 병원미생물학(*Microbiology Perspective: A Survey of the Microbial World*)은 미생물과 기생충(연충)과 관련하여 많은 특성, 활성, 방법에 시각적 지침을 제공한다. 이 책에서는 많은 감염성 질환의 특성에 대해서도 기술되어 있다. 한마디로 말하면, 이 책은 미생물 세계에 대하여 관심을 가지고 있거나 호기심이 있는 사람들에게 미생물을 보여주기 위해서 제작되었다. 생물의 현미경적 세계와 익숙하거나 그렇지 않은 사람들은 그들의 세계 주변에 존재하는 미생물의 많은 형태와 그들의 활성에 대한 어떤 견해를 가지게 될 것이다. 산업, 실험실, 또는 의학적 관련 활동에 직접적으로 관련되지 않는 사람들에게 이 책은 어떻게 미생물과 그들의 다양한 활성이 매일 상황에 영향을 미치는지에 대한 폭넓은 견해를 제공한다.

미생물학은 아마도 과학적 특성이상으로 미생물 반응과 활성을 색깔과 시각적인 표현하는데 크게 의존된다. 이 책에 사용할 삽화의 선택하는 데 있어서 실험실에서 흔히 접하게 되는 미생물과 활성뿐만 아니라 교과서에 포함되지 않았지만 미생물 또는 질병원 동정에 중요한 미생물의 활성과 상태에도 세심한 주의를 기울였다.

컬러그림은 미생물의 집락성 및 현미경적 특성, 가장 빈번히 접하게 되는 미생물의 생화학적 특성, 미생물과 관련된 다양한 질병의 상태, 감염성 질환의 임상 및 진단특성을 설명하기 위하여 사용되었다. 삽화는 미생물, 기생충, 절지동물이 임상연구실에 출현하는 것과 예비적 또는 명확한 동정을 하게 되는 다양한 방법들을 가장 효과적으로 보여준다. 그러나 표준배율 또는 확대가 전체에 적용되지 않았음을 주목하라. 생물체의 크기는 그림간의 비교에서 반드시 비례하지는 않는다. 배율은 가능한 한 최고의 선명도를 제공하기 위하여 엄선되었다.

사진으로 이해하는 병원미생물학 2판에서는 효과적이고 기본적인 실험 방법의 새로운 해석을 통한 미생물 세계에 대한 견해, 실험방법과 관련 결과의 확대 적용범위, 미생물의 도메인, 면역학, 감염성 질환 등의 범위를 확장하였다. 게다가 바이러스와 프리온의 특성에 특별한 관심을 부여하였다. 생물테러에서 선택된 병원균의 사용에 대하여 기술하였다. 더욱이 감염과 질병을 일으키는 병원균에 의해 사용된 특수 신체 부위를 보여주는 부록의 그림들은 SARS 병원균, 에볼라바이러스, 마버그바이러스, 그리고 인간 메타뉴모바이러스와 같은 미생물을 통합시켜 새롭게 하였다. 2판 전체에 걸쳐 다양한 미생물과 그들의 활성을 강조하기 위해 통합된 새로운 삽화들이 선별되었으며 그로 인하여 미생물학 관점이 증진되었다.

이 책은 생명과학입문 또는 미생물학 과목을 수강하는 학부생뿐만 아니라 생명과학, 의료공학, 의학, 생명공학, 치과학, 수의학 등에서 더욱 고등한 프로그램을 수강하는 학생들에게도 유용한 학습도구와 직무상의 참고서가 될 것으로 기대한다.

감사의 글

다른 책과 마찬가지로, 이 책을 만드는데 많은 사람들이 관련되었고 도움을 받았기에 그들에 대한 감사의 기회를 갖고자 한다. 나는 특히 임상상태, 미생물, 그리고 관련 주제에 관한 멋진 사진들을 아낌없이 제공해 준 미생물 세계의 주변에 있는 나의 동료 미생물학자들과 연구자들에게 특별히 감사한다; 엄선된 삽화를 제공해준 Hardy Diagnostics의 Jann Flores, Remel, Inc.의 Ms. Linda Puyear, Becton, Dickenson, Company의 Ms. Jessica Paciolla, 질병통제예방센터의 Ms. Brenda Gurza; 이 책의 다양한 면에 대하여 자신들의 전문지식을 통해서 조언해 준 Patty Donovan과 Jahn Shannon; 그리고 진정한 미생물학 관점에서의 발전을 도와주고 관심을 가져준 Crissy Dudonis와 Gary Carlson에게 감사한다.

발음가이드

학생들은 이 책에서 많은 용어와 특별한 미생물의 음성발음법을 알게 될 것이다. 새로운 용어를 발음하고 그 용어들을 크게 한두 번 읽는 시간을 가지는 것은 전문용어를 배우는 것과 같이 미생물학-관련 활동범위에서의 직무 가운데 한 가지를 숙달하는 데 도움이 될 것이다. 다음의 해법은 발음법에 사용된 시스템을 설명하고 있다.

1. 가장 강한 액센트의 음절은 대문자에서 나타난다: 예, microbe (MĪ-krōb)와 microscope (MĪ-krō-skōp). 이차 액센트를 가지는 음절은 제1 액센트 부호 (ʹ)의 뒤를 잇는다: microaerophilic (mi-krō-Â-er-o-fil-Īʹ k) 및 micrococcus (mi-krō-KOK-us).

2. 장음으로 발음되는 모음은 모음 위의 선에 의해 표시되며 아래 단어들에서와 같이 발음된다.

māke에서의 ā처럼
bē에서의 ē처럼
īvy에서의 ī처럼
pōle에서의 ō처럼
ūnit에서의 ū처럼

3. 장음을 표시하지 않은 모음은 단음으로 발음한다, 다음 단어에서처럼.

above에서의 a처럼
bet에서의 e처럼
sip에서의 i처럼
not에서의 o처럼
bu에서의 u처럼

4. 기타 음성발음은 다음의 발음을 나타내는 데 사용된다.

sue에서의 soo처럼
cute에서의 kyoo처럼
oil에서의 oy처럼

많은 미생물, 기생충, 절지동물의 종류들이 이 책에 기술되어 있으며, 그들의 음성발음은 표지의 앞과 뒤 안쪽에 찾아볼 수 있다.

저자 소개

George Wistreich는 캘리포니아 주의 Monterey Park 소재 East Los Angeles College의 미생물학과 교수이며 전 생명과학과의 학과장이다. 그는 지난 30년 이상 미생물학, 일반 생물학, 전자현미경 등의 다양한 분야를 가르쳤다. 그는 UCLA에서 세균학으로 학사, 그리고 감염성질환으로 석사학위를 받았다. 박사학위를 끝나고 USC 의과대학의 의학미생물학 및 면역학과에서 NIH 박사후 과정을 수행하였다. 그는 몇 가지 프로그램, 세미나, 워크숍, 분자생물학, 유전공학, 감염성질환의 발달, 커리큘럼 디자인 등도 완성하였다. George Wistreich 박사는 많은 과학적 및 전문적 학술단체에 소속되었다. 더욱이 그는 미국 미생물 학술원(American Academy of Microbiology), 런던 린네학회(Linnean Society of London), 미국 화학자협회(American Institute of Chemists), 보건왕립학회(Royal Society of Health) 등의 학술단체에서 특별회원으로 선출되기도 하였다. 그는 12년 동안 미국미생물학회(American Society for Microbiology)의 교육위원회(Board of Education)에서 봉사하였으며 그 중 9년 동안은 대학입학 교육위원회(Precollege Education Committee)의 의장으로 있었다. Wistreich 박사는 건강전문가를 위한 평생교육 단위(continuing education unit)를 개발하기도 하였다.

받은 상으로는 교육하는 동안 학생의 학업성취 관련 총장상(Chancellor' s Award for Student Success)과 독창적인 의학과 관련하여 Chicanos(멕시코계 미국인)가 수여한 탁월한 교육자상(Outstanding Educator Award from Chicanos for Creative Medicine) 등이 있다. Wistreich 박사는 20편의 과학논문과 60권이 넘는 실험실 매뉴얼, 워크북, 교과서의 저자이거나 공동저자이기도 하다.

1장 서론

우리의 시야에 새로운 분야가 지속적으로 열리는 것은 과학과 진보의 특성 때문이다.

– Louis Pasteur

미생물학은 세균[**세균학(bacteriology)**], 균류[**균학(mycology)**], 바이러스[**바이러스학(virology)**], 원생동물[**원생동물학(protozoology)**], 일부 조류[**조류학(algology, phycology)**]에 대한 연구를 포함한다. 연충(worm)이나 기생충(helminth)에 대한 연구[**기생충학(helminthology)**]도 일부 이들 생명체가 질병을 일으키기 때문에 종종 미생물학 교과과정에 통합된다. 더욱이 면역체계에 대한 연구[**면역학(immunology)**]는 질병의 예방과 진단을 포함하고 있어 미생물학의 일부분으로 간주된다.

미생물학은 1685년 Anton van Leeuwenhoek에 의해 현미경을 이용한 생물체의 발견으로부터 시작되었다. 그러나 미생물학에서 중요한 발달은 1870년대에 이르러 비로소 시작되었다. Louis Pasteur와 과학자들(그림 1)은 미생물이 자가증식을 할 수 있는 살아 있는 실재(생물체)이며, 무생물적 유기물에서는 자연적으로 발생되지 않는다는 것을 입증하였다. 이 장에서는 미생물의 세계에 대하여 소개하고자 한다.

현미경에 대한 용어

실제로 생명의 기본 단위인 세포의 관찰은 세포가 매우 작고 가시광선을 투과하여, 염색하지 않고서는 육안으로 볼 수 없다. 이러한 한계를 극복하기 위해 사용되는 방법은 **현미경(microscopy)**과 세포의 일부분을 염색하는 염료를 사용하는 일이다. 미생물학에 사용되는 염색 기법은 후반부에 기술되어 있다.

1950년대 초기부터 현미경 관련 기술의 발전은 지속적으로 이루어져, 미생물과 생물의 다른 형태의 구조, 체제, 기능을 더욱 심도있게 탐구하고자 하는 과학자들에게 제공되었다(그림 2 및 3).

현미경의 대물렌즈는 (1) 관찰 이미지의 확대, (2) 해상력의 최대화(자세히 볼 수 있는 능력), (3) 관찰대상 물질을 구성하는 여러 가지 요소들의 식별 등을 포함한다. 제3의 대물렌즈는 **명암대비(contrast)**를 제공하고 염색을 통하여 물체를 최상의 상태로 관찰할 수 있다.

역사적으로, 세포에 대한 많은 정보는 광학현미경에 의해 제공되었다. 광학현미경은 약 200배로 확대되며 0.25 μm만큼 정교하게 사물을 볼 수 있다. 1 μm는 미터의 100만분의 1이다(1인치의 약 25,000분의 1임). 전자현미경으로 농축된 전자 빔(음으로 충전된 입자들)은 세포의 특성을 조사하는데 사용될 수 있다. 최근에 두 가지 형태의 전자현미경이 사용되고 있다. **주사전자현미경(scanning electron microscope, SEM)**은 현미경적 입체성 화상을 추가한 것이다(그림 2). **투과전자현미경(transmission electron microscope, TEM)**은 평면이차원 화상을 제공한다(그림 3A). 이들 두 가지 기계의 조합된 버전(version)인 **주사투과전자현미경(scanning transmission electron microscope, STEM)**도 미생물학과 관련 과학 분야에 사용된다.

많은 특수한 TEM 기법은 미생물 연구와 활성, 기타 생물학적 시료의 형태에 중요하게 사용된다. 이들 기법에는 초박막절단(ultrathin sectioning)이나 슬라이싱(slicing) (그림 3A), 투영법(shadow casting) (그림 3B), 음성염색(그림 3C), 동결식각법(freeze-etching) (그림 3D)이 포함된다. 표 1은 이들 기법의 간단한 설명과 사용 방법들을 함께 열거한 것이다. 현미경 이미지의 사진을 **현미경사진(photomicrograph)**이라고 한다. 대부분의 다음 장(chapter)들에서는 다양한 현미경사진들을 예로서 제시하였다.

보다 새로운 현미경들이 개발되고 미생물과 그들의 활성을 다양한 측면에서 이해하는데 중요한 공헌을 하였다. 이 새로운 현미경 가운데 **주사탐침현미경(scanning probe**

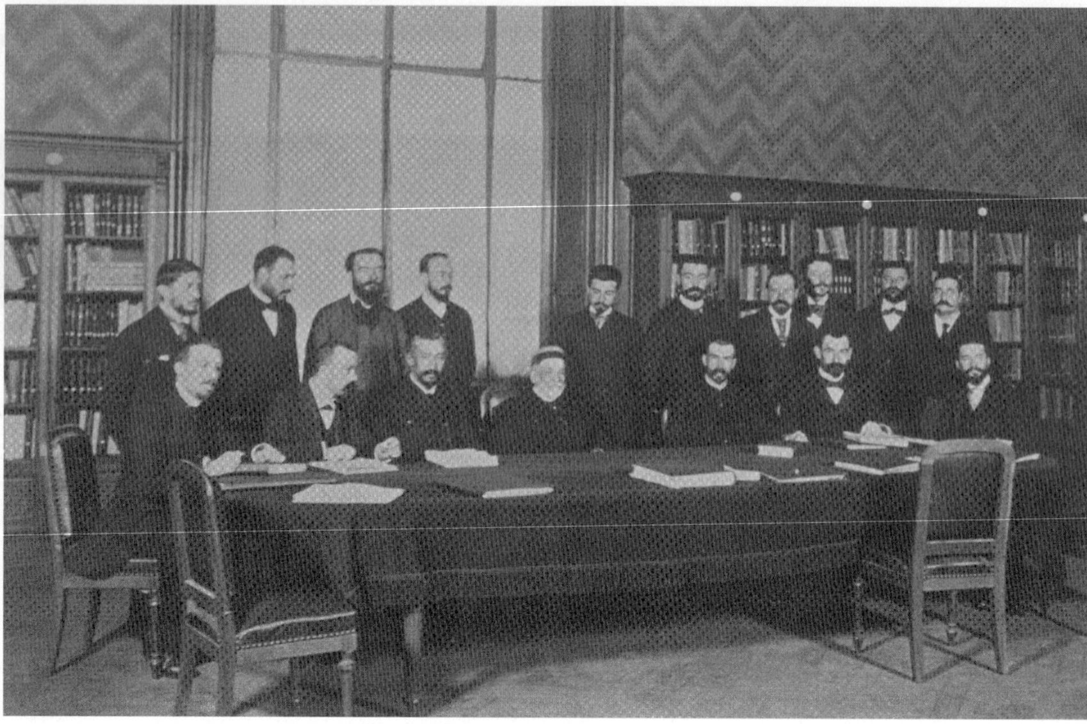

그림 1

1894년 파리에서 찍은 사진으로, 당시의 유명한 프랑스 의사와 미생물학자들이다. 앞쪽의 왼편에서 오른편으로: A. Calmette, L. Martine, E. Roux, L. Pasteur, E. Nocard, H. Pottevin, F. Mesnill, 뒤쪽의 왼편에서 오른편으로: E. Viala, Rebound, L. Merieux, A. Fernbach, R. Chaillou, A. Borrel, H. Marnier, A. Marie, A. Veillon, E. Fernback. (파스퇴르 연구소 제공)

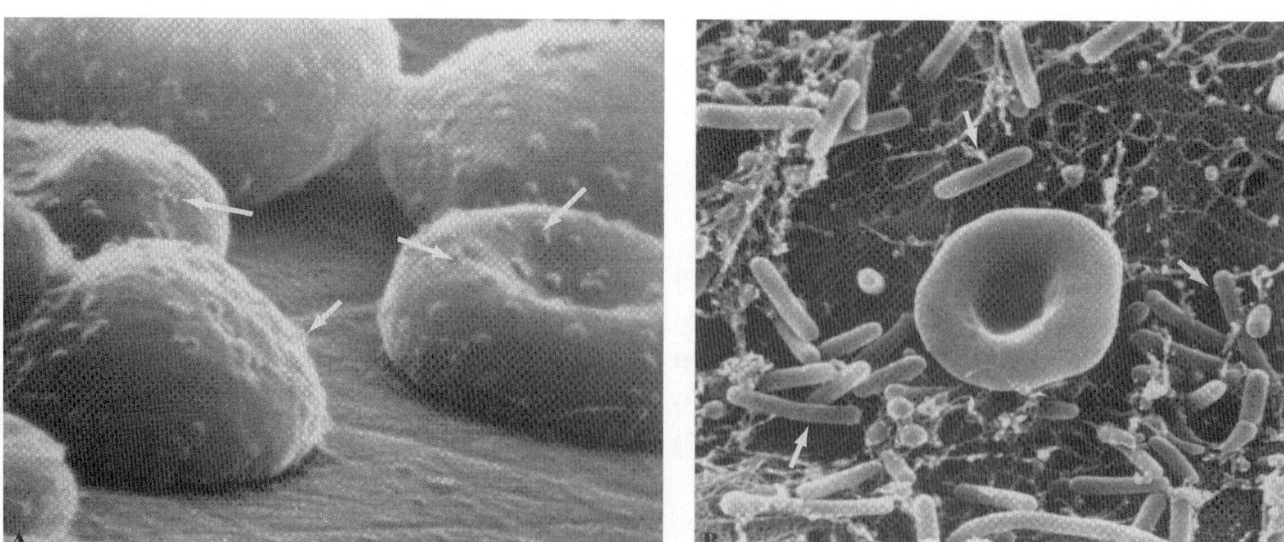

그림 2

주사전자현미경에 의해 볼 수 있는 바와 같이 미생물의 표면특성과 크기의 상관관계. (A) 독감바이러스(화살표)가 적혈구 세포의 표면에 붙어 있다. (B) 매우 커다란 사람의 적혈구 세포 주변을 둘러싸는 세균(화살표). 실제 크기는 그림 6에 나타나 있다.

microscope, SPM)은 높은 해상력으로 세포의 삼차원적 구조와 분자구조를 나노미터 수준에서 관찰가능하다. 나노미터(nanometer)는 밀리미터(millimeter)의 10억분의 1이다. 주사탐침현미경에는 **주사터널현미경(scanning tunneling microscope, STM)**과 **원자력현미경(atomic force microscope, AFM)**의 두 가지가 있다. 다른 종류의 현미경과 중요한 몇 가지 특징들은 표 2에 요약되어 있다.

분류의 개요

생물 세계에서는 커다란 일관성뿐만 아니라 다양성도 있다. 더욱이 생물체들 간에 많은 유사성도 존재한다. 더욱 많은 생명의 형태가 발견됨에 따라 정보교환, 상관관계의 설명, 연구 발표 등과 같은 다양한 목적을 위해 생물체를 분류하는 시스템이 필요하게 되었다. 그 같은 시스템은 이전에 알려지지 않았던 생명의 형태(생물체)를 분류하고 유사한 특성을 가지는 다른 생물체와 분류학적 범주 또는 **분류학적 지위(taxa)**로 구분하는 수단을 제공한다. 1969년에 Robert H. Wittaker는 동물, 식물, 원생동물, 조류, 세균에서 확인된 세포형태에 근거하여 5가지 계(kingdom) 체계를 제시하였다. 예를 들면, 계(kingdom)는 **원핵생물(Prokaryotae)** 또는 **모네라(Monera)** (세균), **원생생물(Protista)** (원생동물과 일부 조류), **진균(Fungi)**, **식물(Plantae)**, **동물(Animalia)**의 5가지 생물학적 종류로 이루어졌다.

진핵세포와 원핵세포

다양한 종류의 현미경과 분자생물학 기법의 발달로 생물세계의 구성원들의 더욱 현저한 차이점이 노출되었다. 두 가지 원핵세포와 한 가지 진핵세포 등의 세 가지 생물 형태들

표 1 전자현미경 관찰을 위한 시료준비 기법

준비기법	간단한 요약	사용
박막 절단(절편화) **(thin sectioning)**	직접 관찰하기에 너무 두꺼운 시료에 사용; 절단 전에 시료는 특별한 구조물에 보존하기 위해 어떤 방식으로 처리해야 함; 생물재료를 위한 절차에는 화학적 고정, 탈수, 플라스틱에 포매(embedding) 등이 있다.	세포와 조직, 구조배열, 내부구조, 발생주기 등의 연구
투영법 **(shadow-casting)**	진공에서 백금, 우라늄, 금과 팔라듐의 합금 등의 중금속을 박막(원자)에 침적한다.	대비증가, 세포 크기 및 표면에 관한 정보 제공
표면복제 **(surface replicas)**	진공에서 시료 상에 탄소와 같은 저분자 물질의 얇은 층을 침적; 수면에 코팅된 시료를 띄우고 생물재료를 녹일 수 있고 표면자국 또는 복제를 남길 수 있는 강산 또는 알칼리 용액으로 옮긴다.	포자와 같은 미생물의 세부구조물 표면, 구조 사진 제공
전자염색 **(electron staining)**	전자염색은 인텅스텐산(phosphotungstic acid) 중금속 원소를 포함하는 용액이다; 이 기법은 양성 및 음성 염색의 두 가지 형태이다; 용액은 시료에 직접 반응시키며 별도의 특별한 장비는 필요 없다.	미생물의 개수 측정, 특수 구조의 확인, 여러 질병의 진단 등에 사용
동결열개 **(freeze-fracture)**	기법은 고정, 플라스틱에 포매, 절단을 요하지 않는다; 고정되지 않은(미보존된) 시료는 전자현미경으로 직접 관찰할 수 있다; 시료는 물에서 신속동결하고, 기계적으로 파쇄하여 내부구조가 노출되도록 한다; 노출된 구조는 대비를 위하여 투영되며, 복제는 위에 기술한 대로 만들어진다.	막의 내부 및 외부 특성을 보여 주고, 막을 통과하는 물질을 밝히는데 사용됨

표 2 현미경 비교

현미경	광원 형태	배율	시료 형태; 준비 기법; 주요 사용처
광학(명시야)	가시광선	1,000~2,000	산세포, 죽은 세포; 염색, 비염색; 염색 및 비염색 시료의 관찰, 미생물의 수, 특별한 세포 구조물 결정
암시야	가시광선	1,000~2,000	산세포, 죽은 세포, 비염색; 다른 방법으로 염색이 어려운 세포 관찰, 세포운동과 분자활동의 탐지
위상차	가시광선	1,500+	살아 있는, 일반적으로 비염색된 시료; 세포 내부 내부구조 관찰; 미생물 및 다양한 시료의 구조물의 신속한 탐지
형광	자외선	1,500+	살아 있는; 염색된; 면역형광(형광항체 기법)[a]
공초점	레이저	1,500+	살아 있는, 죽은, 염색된; 미생물 및 기타 다양한 시료에서 세포형태 관찰
투과전자 현미경(TEM)	전자	10만~100만 X	죽은; 염색된, 중금속에 의한 얇은 층으로 코팅, 초박막(slicing); 여러 세포형태, 바이러스, 일부 경우에서 분자 등의 내부 및 초현미경적 표면구조 관찰, 세포작용 관찰
주사전자 현미경(SEM)	전자	10만~50만 X	죽은, 중금속에 의한 얇은 층으로 코팅; 진핵 및 원핵세포, 바이러스의 표면특성 관찰 및 선택된 세포작용 관찰
주사투과 현미경(STEM)	전자	10만~50만 + X	TEM과 SEM에서와 유사; TEM 및 SEM에 열거된 사용처의 조합
주사터널 현미경(STM)	시료로부터의 전자	25~100만	특별한 준비는 필요 없음; 여러 가지 생물 및 무생물 시료의 표면 특성의 정량적 관찰 수단으로 제공, 분자조성 결정
원자력 현미경(AFM)	전자	25~100만	특별한 준비는 필요없음; 광학, 형광, 기타 현미경 기법으로 사용가능; 삼차원 이미지와 μm-원자수준의 생물적 및 무생물적 구조 측정 및 분자 측정 가능

[a]이 진단 방법은 **항원(antigen)**으로 알려진 외부물질에 대한 반응으로 사람과 다른 동물에 의해 제공된 **항체(antibody)** (방어분자의 자연적으로 생성)를 사용한다. 그러한 항체분자는 형광염료분자로 덮여진(표지된) 미생물 및 그 일부(항원), 그리고 기타 외부물질을 탐지하는데 사용된다.

간에는 여러 가지 차이점이 존재한다.

핵상(karyotic)은 유전물질을 포함하는 외피에 둘러싸이거나 막에 결합된 세포구조로서 핵(nucleus)을 나타낸다; 접두어인 *eu*는 그리스어로 "진정(true)"을 의미한다. 이같이 진핵세포는 전형적으로 외막에 둘러싸인 핵이 존재한다(그림 4). 더욱이, 진핵세포는 원핵세포보다 크기가 크고, 다양한 종류의 여러 가지 **세포소기관(organelles)**을 함유한다(막에 둘러싸인 특수한 세포구조물). 세포소기관은 유기물의 생성과 에너지 생산 등과 같은 특별한 기능을 수행한다. 표 3은 진핵세포와 원핵세포의 전형적인 구성요소들을 요약한 것이다.

원핵세포는 분명한 핵을 가지고 있지 않으며, 막이 없고,

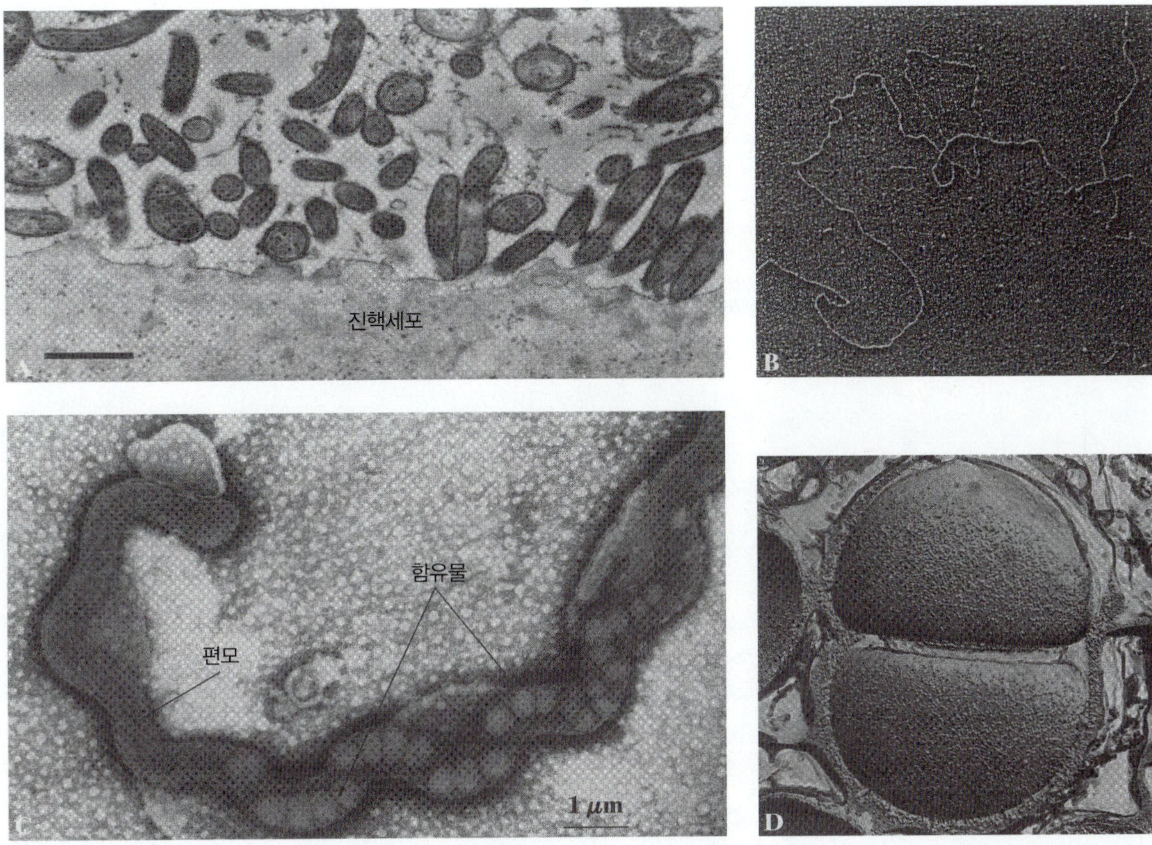

그림 3
전자현미경 기법의 예. (A) 진핵세포 표면에 형성된 **생물막(biofilm)** 세균층의 초박편 염색된 절편. 바(bar)의 크기는 1 μm이다. (J.M. de Boer와 R.H. Plantema, *Can. J. Microbiol*. 34:757-766, 1988 제공) (B) 바이러스 염색체의 일부를 보여주는 투영시료. (H. Bujard 제공) (C) 많은 세포함유물과 가늘게 나타난 편모를 보여주는 나선형세균의 음성염색된 검체. 바의 크기는 1 μm이다. (K. Hovind-Hougen 제공) (D) 56,000배로 확대된 두 세균의 세포막의 외부 표면의 동결열개(freeze-fracture) 사진.

결합된 세포소기관들이 없다(그림 5). 원핵세포의 유전물질은 **핵양체(nucleoid)**라고 하는 일반적인 세포질 부분에서 발견할 수 있다.

원핵세포는 크기가 다양하고 직경 0.2 μm이며, 길이 0.5~3 μm로 작다. 원핵세포는 일반적으로 진핵세포와 비교하여 작지만 일부 예외도 있다. 한 가지 예외로서 거대 세균인 *Epulopiscium fishelsoni*가 있는데, 이 세균은 직경이 80 μm이고, 길이가 500~600 μm이다(그림 7). 이 독특한 미생물은 호주의 그레이트 배리어 리프[대보초(Great Barrier Reef) (역자주: 호주 북동부의 Queensland 해안과 병행하는 큰 산호초)]와 중동의 홍해(Red Sea)에서 서식하는 검은쥐치(surgeonfish) 종의 장내에 서식한다.

세 가지 도메인

세 가지 다른 형태의 세포성 체계가 존재한다는 사실이 발견되면서 이들 세포에 존재하는 리보솜의 핵산서열을 비교한 결과는 **진핵세포(eukaryotes)**와 두 가지의 다른 원핵세포(prokaryotes)인 진정세균(eubacteria) (true bacteria)과 고세균(archaea)들은 명백히 다른 세포 군(group)이라는 것을 보여주었다. 이들 발견은 계(kingdom) 상위의 분류 수준에 있는 이 세 가지 세포형태들을 **도메인(domain)**으로 알려진 하나로 하기 위해서 1978년에 Carl R. Woese의 제시를 기초로 하여 만들어졌다. 반면에 이 모식도에 따르면 동물, 식물, 진균, 원생동물은 **진핵생물(Eukarya)** 도메인에 속한다. 질병원인 세균, 비질병원인 세균, 시안세균과 같은 광독립영양성 세균 등은 **세균(Bacteria)** 도메인을 형성한다. **고세균**

표 3 진핵세포와 원핵세포의 구성요소의 요약 및 바이러스와의 비교

관련 구조물	기능	진핵세포				원핵세포	
		동물	식물	원생생물	균류	세균, 시안세균 등	바이러스
세포벽	방어, 구조 유지	없음	X	X[a]	X	X	없음
원형질막	물질 이동 조절	X	X	X	X	X	없음
핵	DNA의 물리적 분리와 체계	X	X	X	X	없음[b]	없음[c]
DNA	유전정보 암호화	X	X	X	X	X	DNA 또는 RNA, 같이 존재 한함
RNA	DNA 정보를 특정 단백질로 전사 및 해독	X	X	X	X	X	DNA 또는 RNA, 같이 존재 한함
인	리보솜 소단위의 조합	X	X	X	X	없음	없음
리보솜	단백질 합성	X	X	X	X	X	없음
소포체	새로이 합성된 단백질의 초기 변형	X	X	X	X	없음	없음
골지체	단백질과 지질의 최종 변형, 세포내외로 수송된 물질의 분류 및 포장, 지질 합성	X	X	X	X	없음	없음
리소솜	세포내 소화	X	X	X	X	없음	없음
미토콘드리아	(ATP) 형성	X	X	X	x	없음	없음
광합성색소	빛에너지 전환	없음	X	X	없음	X	없음
엽록체	광합성, 일부 녹말저장	없음	X	X	없음	없음[d]	없음
중심액포	세포표면적 증가, 저장	없음	X	없음	X	없음	없음
세포골격	세포형태, 내부구조, 세포운동 기본	X	X	X	X	없음	없음
9+2 편모	운동	X	X	X	X	없음[e]	없음
9+2 섬모	운동	X	X	X	X	없음	없음
필리	부착 및 유전물질 전달	없음	없음	없음	없음	X	없음
포자	증식	없음	X	X[f]	X	X[g]	없음

[a]조류에서만 발견.
[b]전형적인 핵이 아님; 이 부분은 핵양체로 알려짐.
[c]바이러스는 핵산코어를 포함함.
[d]광합성 원핵세포는 색소포라는 구조를 가짐.
[e]9+2 배열을 보이지 않는 편모는 원핵세포 가운데서 발견됨.
[f]일부 조류들 가운데서 발견.
[g]일부 속에서만 발견; 생식을 위해 사용되지 않음.

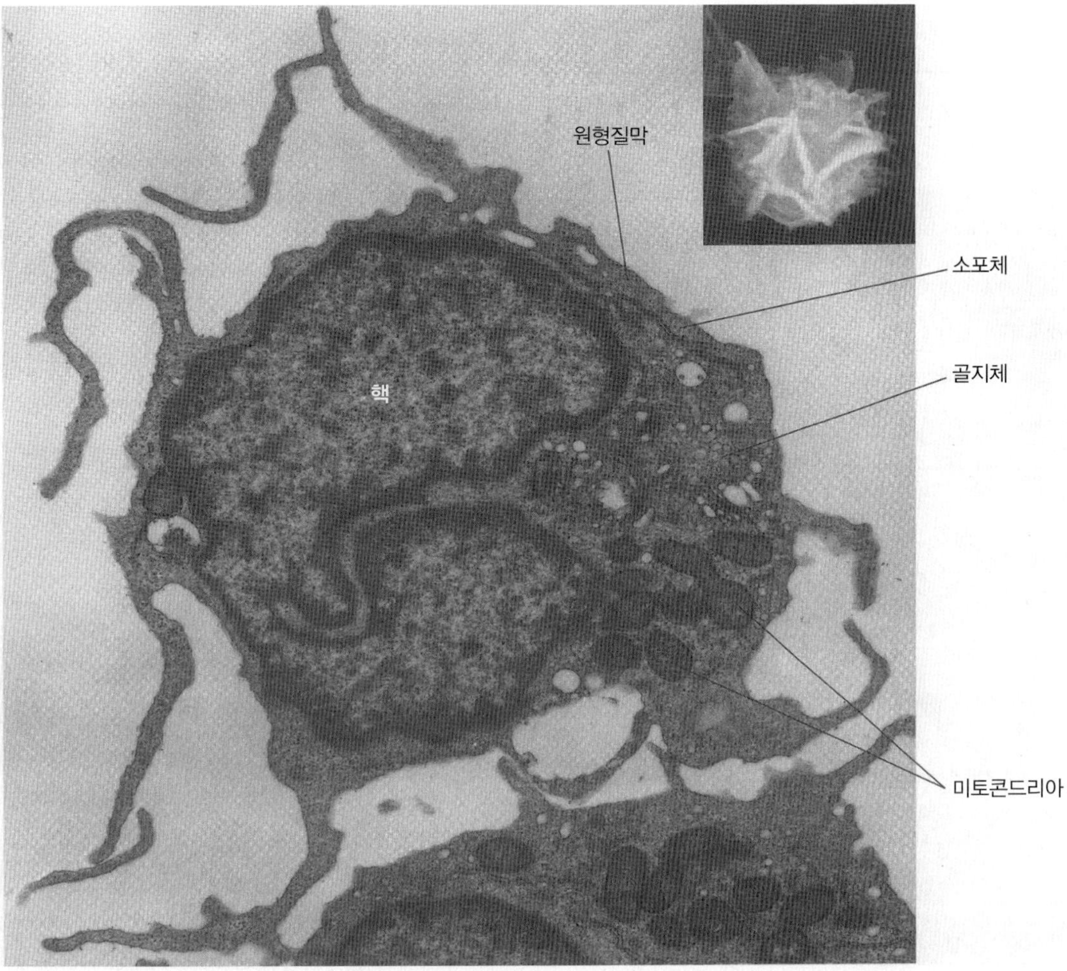

그림 4
사람 백혈구의 초박막 절편의 투과전자현미경사진. 여러 가지 특징적인 소기관들을 볼 수 있다. 여기에는 소포체, 골지체, 미토콘드리아, 잎모양(2부분)의 핵, 세포막 등이 있다. 오른쪽 상단의 그림은 동일한 세포의 주사전자현미경사진이다. (현미경사진은 Hilary Christensen 박사 제공)

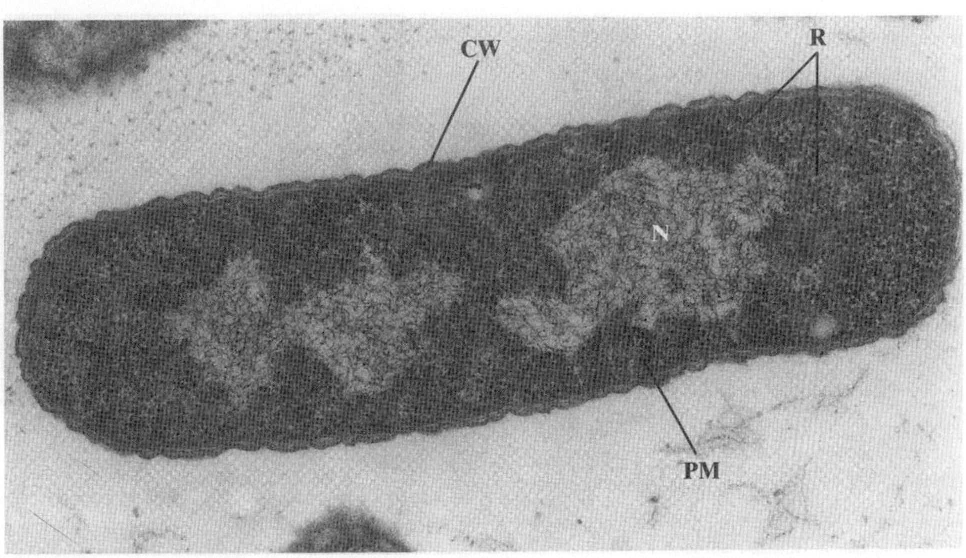

그림 5
원핵세포의 전자현미경사진. 많은 부분을 보여준다. CW, 세포벽(cell wall); N, 핵양체(nucleoid); R, 리보솜(ribosome); PM, 세포막[plasma (cell) membrane].

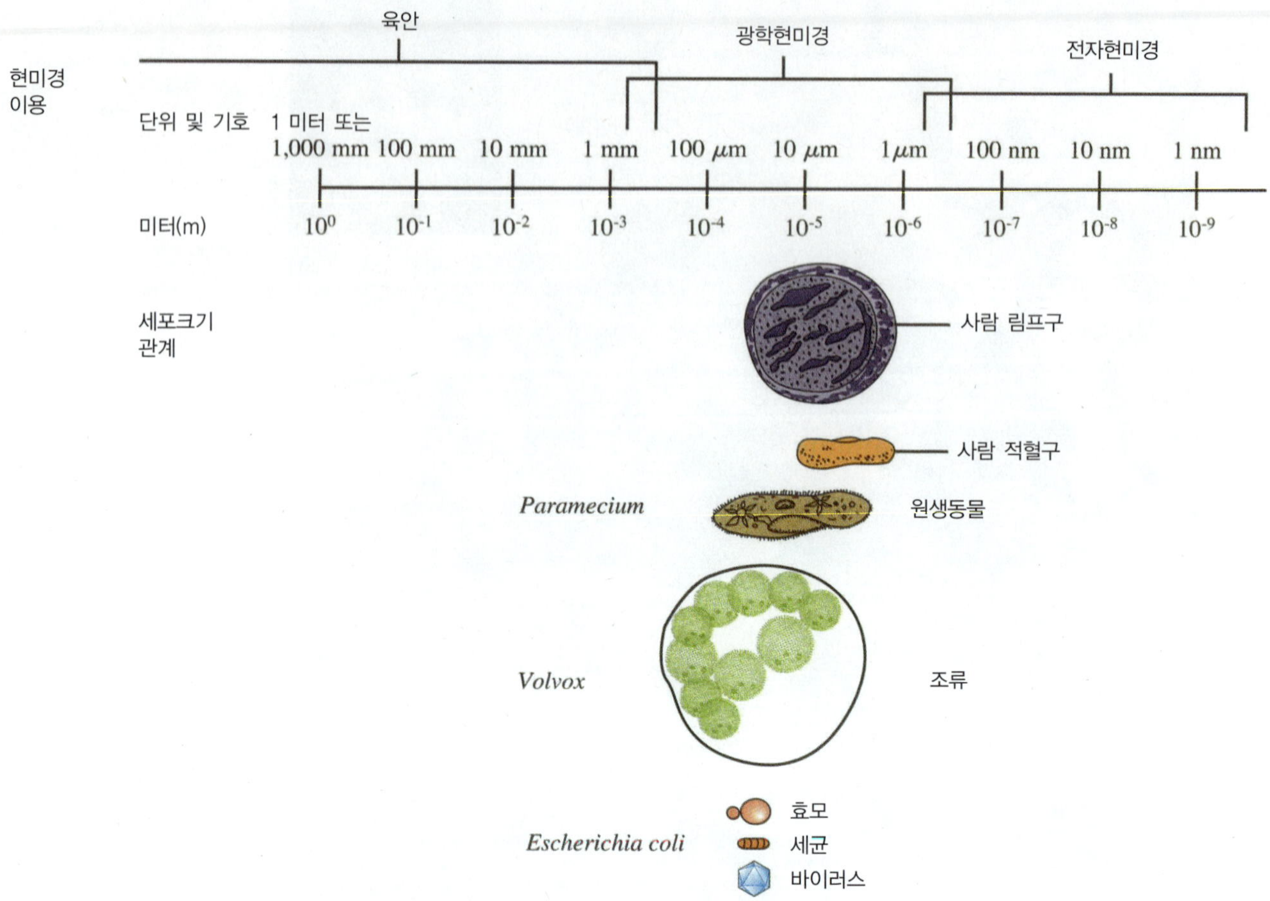

그림 6

선택된 미생물들, 세포의 형태, 각 특수현미경의 배율 범위들 간의 크기에서의 상관관계. 생명과학에서 사용되는 측정단위는 다음과 같다: 1 미터(m) = 1,000 밀리미터(mm); 1 밀리미터(mm) = 1,000 마이크로미터(μm); 1 마이크로미터(μm) = 1,000 나노미터(nm). 프리온은 제시되지 않았음.

(Archaea) 도메인은 전형적인 세포벽이 없고, 극한환경에서 살아가며, 독특한 대사활성을 실행하는 세균으로 구성된다. 그림 8은 세 가지 도메인의 배열과 진화적 상관관계를 보여준다.

세 가지 도메인의 대표적인 구성원들은 세포의 체제뿐만 아니라, 세포의 구성에서도 차이가 있다. 그 외의 다른 차이점들에는 항생제 내성, tRNA 분자, 막지질 구조 등이 포함된다.

모든 생물체는 그들의 다양한 활동과 생명유지를 위한 일련의 과정, 예를 들어 생식, 생장, 물질대사, 환경요인들에 대한 반응과 적응, 이동, 분자의 저장 및 수송을 실행하기 위해서 에너지를 필요로 한다. 일부 생명의 형태는 광합성 에너지를 햇빛으로부터 획득하여, 설탕과 오일과 같은 분자로 저장한다. 식물, 일부 원핵생물, 조류(원생생물)와 같은 생명의 형태는 **독립영양체(autotrophs)**라고 하는데, "자가 섭식자(self-feeder)"라는 의미를 가진다. 광합성을 할 수 없

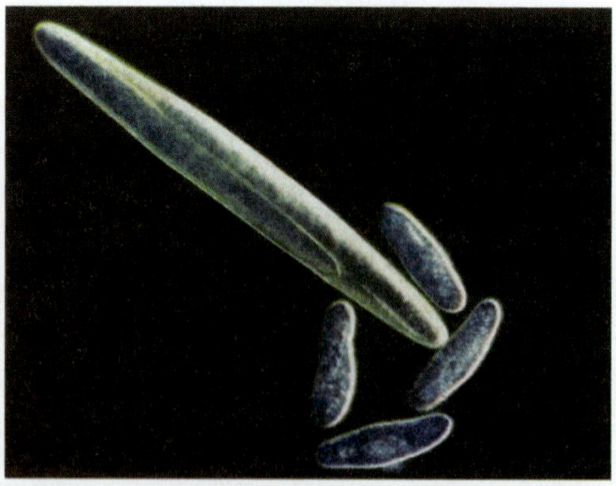

그림 7

지금까지 알려진 가장 커다란 세균종의 한 가지로서 *Epulopiscium*을 보여주는 명시야 현미경사진. 원생동물인 4개의 짚신벌레 *Paramecium*도 보인다. *Epulopiscium*은 길이가 0.5 mm이며, 육안으로 볼 수 있다. 100만 개의 *Escherichia coli* 세포가 1개의 *Epulopiscium*에 들어갈 수 있다. (인디애나 대학교의 Esther R. Angert와 Norman R. Pace 제공)

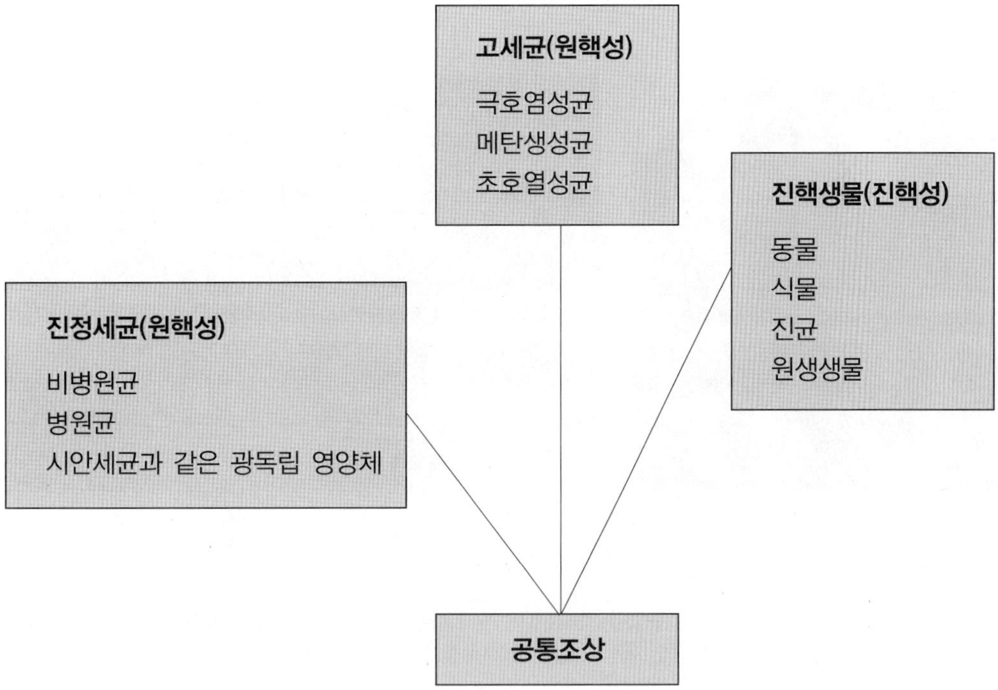

그림 8
Carl Woese에 의해 처음 제시된 생명의 세 가지 도메인. 이 계통수는 리보솜 RNA 염기서열의 비교에 의해 만들어졌다.

는 생물체는 다른 생명체에 의해 분자형태로 미리 준비된 에너지를 획득해야 한다. 이러한 생물체들은 **종속영양체(heterotrophs)**라고 하며, "타가섭식자(other feeders)"라는 의미를 가진다. 많은 종류의 원핵성 미생물, 원생동물, 모든 진균류, 동물들은 종속영양체이다. **병원체(pathogens)** (질병을 일으키는 생물체)도 종속영양성이다.

바이러스

바이러스는 몇 가지 중요한 차이점 때문에 원핵생물과 진핵생물과 관계없는 위치에 있다. 바이러스는 명백하게 말해서 세포가 아니다(그림 9). 바이러스는 자신의 막을 가지지 않으며, 원핵세포와 진핵세포에서 발견되는 어떤 구조물도 발견되지 않는다. 더욱이 바이러스의 핵산은 핵산 코어(core) 내에 포함되어 있다. 이들 초현미경적(submicroscopic) 형태를 관찰하기 위해서는 전자현미경과 같은 특수 장비가 사용된다. 더욱이 바이러스는 움직이거나 생장할 수 없으며, 자신이 필요로 하는 에너지원을 만들거나 살아 있는 세포 밖에서 복제(증식)하지 못한다. 바이러스는 스스로 완전 복제를 위한 효소적 기구(machinery)가 없다. 이들 초현미경적 형태는 생존을 위해 전적으로 살아 있는 세포에 의존한다. 바이러스는 절대 세포내 기생성(obligate intracellular parasites)이다. 8장의 "바이러스학(virology)"에는 바이러스에 대하여 보다 자세한 내용이 기술되어 있다.

프리온

1982년에 미국의 신경생물학자이자 노벨상 수상자인 Stanley 박사는 감염성 단백질이 양에서 스크래피(scrapies)(역자주: 양의 바이러스성 전염병; 뇌와 중추 신경계의 질환)라는 신경질환의 원인된다는 것을 제시하였다. 그 단백질의 화학적 조성과 감염 특성 때문에 Prusiner는 새로운 형태의 질병원인체를 다른 것들과 구별하기 위하여 프리온[**pr**, *proteinaceous*(단백질로 된), **i**, *infectious*(감염성), **on**, *particle*(입자)]이라는 용어를 만들어 냈다. 프리온(prion)은 전염성 해면상 뇌병증(transmissible spongiform encephalopathies, **TSEs**)으로 알려진 질병의 원인체이다. 프리온 감염은 중추신경계의 다양한 부분에서 수많은 구멍(해면형태의 병변)을 생기게 하는데, 여기에서 해면상(spongiform)이라는 용어가 나왔다. 전염성 해면형 뇌병증(TSEs)은 빠르게 진전되고, 치명적이며, 신경퇴행성(neurodegenerative)인 질병군으로 사람과 하등 동물에 영향을 미친다. 그들은 광우병과 크로이츠펠트-야곱병(Creutzfeld-Jakob disease, CJD)으로 흔히 알려진 질병들을 포함한다. TSE에 걸린 젖소는 죽은

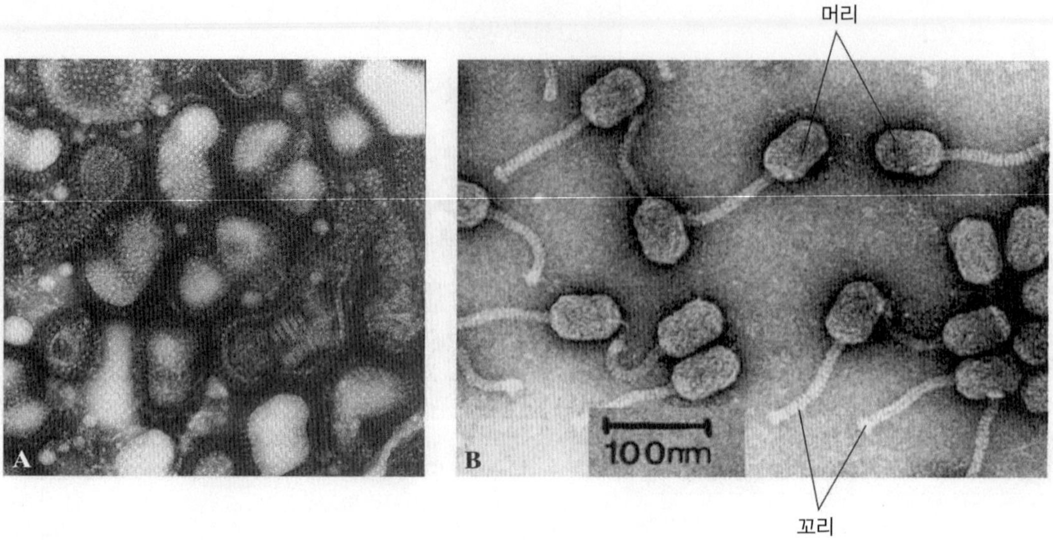

그림 9
진핵세포와 원핵세포에서 발견되지 않는 구조를 가지는 두 가지 다른 바이러스의 투과전자현미경사진. (A) 인플루엔자바이러스 입자. 일부 바이러스의 꼬인 핵산성분(핵산코어)을 볼 수 있다(195, 000배). (B) 세균 바이러스. 머리와 꼬리가 있음을 유념하라.

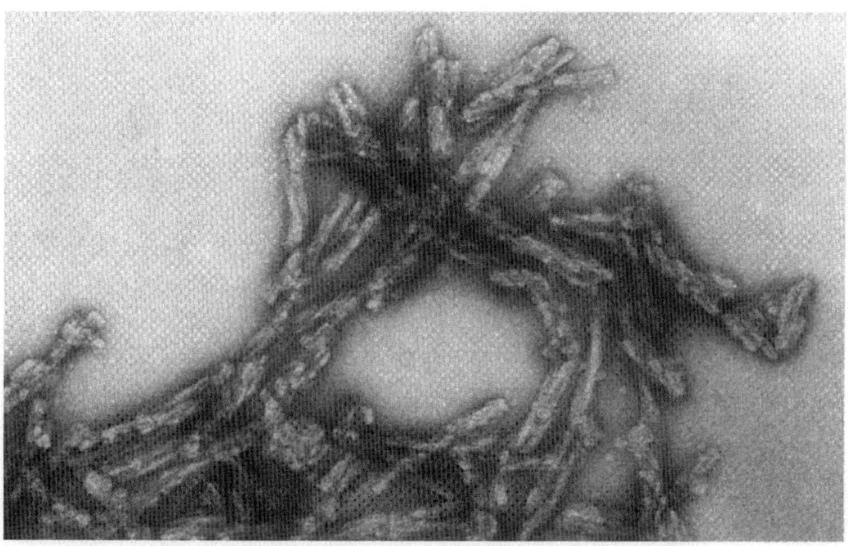

그림 10
스크래피 프리온의 전자현미경사진. 세포성 구조물이 없다는 것에 주목하라.

양의 스크래피(scrapie)에 감염된 사체나 내장을 포함하는 동물성 사료를 먹인 결과로서 생겨났다.

프리온은 **정상 세포성 프리온 단백질**(normal cellular prion protein, **PrP^C^**)과 **질병의 원인**(disease-causing)(scrapie)**형**(**PrP^Sc^**)의 두 가지 다른 형태로 발견된다. 두 가지 형태의 폴리펩티드 사슬은 구성상 동일하지만, 구조의 삼차원 배열에서 차이가 있다. 그림 10은 스크래피 프리온의 투과전자현미경사진이다.

정상 세포성 프리온 단백질(**PrP^c^**)은 뇌와 척수의 뉴런(neuron)과 신경교(glia)에서 발견되며 몇 가지 말단조직과 백혈구에서도 발견된다. 그 단백질은 세포 표면에 위치한다. 그러나 정상 생리학적 기능은 최근까지 알려지지 않고 있다. 프리온의 부가적 특성은 8장에 제시되어 있다.

2장 현대 영상 기법

사람들은 새로운 사실을 추가하고 이미 존재하는 것을 단순화하는 두 가지 방법에서 과학을 설명한다.

– Claude Bernard

많은 감염성 질병에서 미생물학적 분리와 동정 기법은 병원균을 확인하는데 가장 빠르고 특이한 접근 방법이다. 그러나 감염 부위에 때한 신뢰할 방법으로 치료의 효율성을 확인하고 결정하는데 크게 사용될 수 있기 때문에 많은 임상적 선행조건들이 있다. 그러한 질병에는 전신의 세균성 및 진균성 감염(전신성 감염), 특별 진단이 실시되지 않은 상황, 알 수 없는 원인에서 유래하는 고열이 있는 경우 등이 있다.

지난 25년 동안, 다양한 범주의 질병과 이전의 생각지도 못한 질환에 대한 진단과 치료를 위한 기법들은 의학 영상의 향상과 이용가능성의 결과로서 발전되어왔다. **방사선사진법(radiography)** 또는 기존의 X-선(그림 11)은 진단적 차원에서 잘 알려져 왔으며 1940년대 후반 이래 사용되었다. 이 영상 기법은 신체 내부의 이차원적 영상을 생성하기 위해서 전신에 X-선을 집중적으로 쪼이는 것이다.

컴퓨터 단층촬영 스캐닝(computerized tomography scanning, CT), 자기공명영상법(magnetic resonance imaging, MRI), 초음파검사법(ultrasonography, US), 섬광조영술(scinti-graphic techniques, ST) 등의 새로운 기법들은 감염, 비정상, 염증의 정확한 위치에 대해 명확하게 물체에 대한 정보를 제공한다. 이들 기법은 신체의 기능 및 질병의 진행과정을 이해하는데도 기여한다. 그들 중 일부가 감염성 질환의 확인 및 진단과 관련되어 있기 때문에 여기에서 이들 기법에 대하여 간단하게 설명하고자 한다.

컴퓨터 단층촬영 스캐닝

신체구조의 명암대비를 나타내기 위해 물질을 주입한 후, X-선 빔(beam)을 신체 주변부에 쪼이면서 움직여 준다. 각 개인의 신체에서 일련의 단면 영상은 컴퓨터에 처리되어 비디오모니터에 표시되는 스캐닝 장비에 의해 만들어진다. 신체의 삼차원 관찰은 한 기관(organ)을 다른 수준에서 사진을 찍어 그 일련의 영상을 포개는 방법으로 진행된다. 이들 컴퓨터 단층촬영 스캐닝(computerized tomography scanning, CT) 스캔은 질병의 확인(예, 병변) 또는 기관에서의 변형 등을 관찰하는데 널리 사용된다(그림 12).

자기공명영상법

자기공명영상법(magnetic resonance imaging)은 주의깊게 조절되는 자기장에서 무선주파수를 조사하는 방법을 사용한다. 이것은 양성 아원자(positive subatomic) 입자(양성자)가 전자파에 대한 진동반응을 측정하는 장비이며, 반면에 이들 입자는 강한 자기장에 영향을 받는다. 그 반응으로 신체의 고화질 단면 영상을 나타낸다(그림 13). 자기공명영상법은 뇌, 심장, 확장된 혈관, 부드러운 신체조직, 어떤 질병의 요인을 발견하는 영상을 제공하는데 가치가 있다. 명암대비를 위한 물질의 주입은 필요하지 않다.

초음파검사법

초음파검사법(ultrasonography)은 조직에서 반사되는 고주파 음파를 사용하는 기법으로 신체를 통과하는 음파를 스캐닝 장비에 기록하는 것이다. 스캐너에서의 신호는 비디오 모니터 상에서 **sonogram**(초음파를 이용한 검사도)이라 하는 영상을 만들기 위해 전송된다(그림 14). 이 기법은 심혈관계 장애, 어떤 신체 기관에서 비정상적인 덩어리, 다중 임신, 담석 및 기타 관련된 이상의 발견을 찾는 데 사용된다.

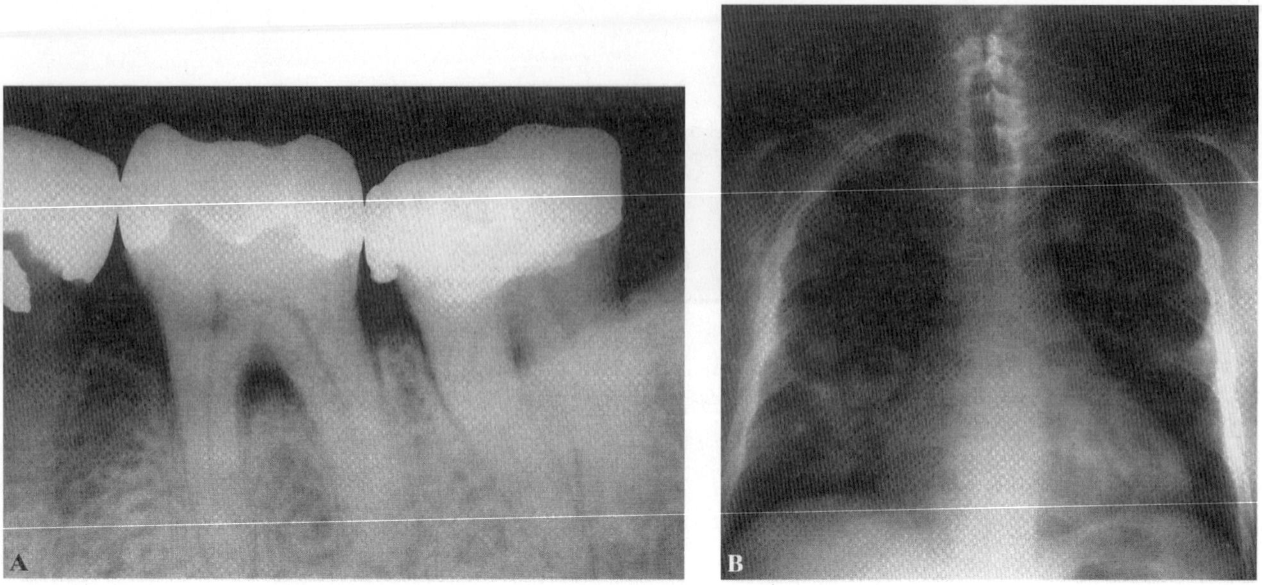

그림 11

X-선 또는 방사선사진의 예. (A) 어금니의 치관(상부)과 잇몸질환의 시작(밀집부분) 부분을 보여주는 X-선 조사의 결과. (B) 폐에서 넓은 범위에 걸친 질환을 보여주는 가슴 X-선. 이 영상 기법은 다양한 호흡기성 질환과 비정상을 탐색하는 주요 선별 접근 방법으로 사용된다.

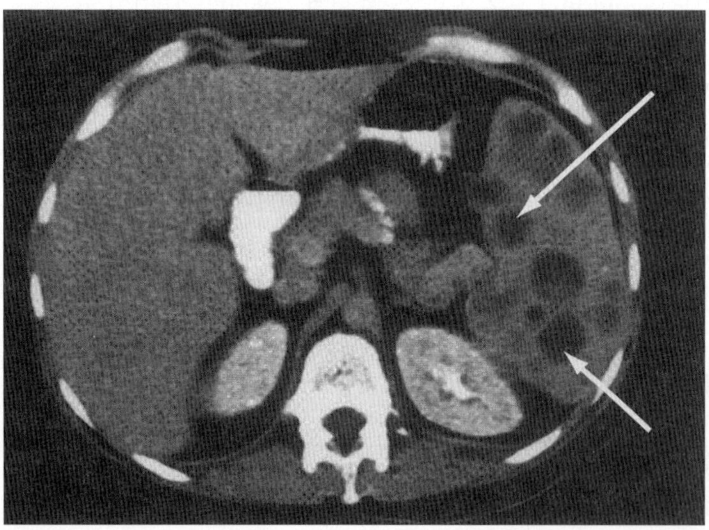

그림 12

미생물 감염(화살표)에 의해 생겨난 간 손상(어두운 원형 부분)을 보여주는 CT 스캔.

섬광조영술

섬광조영술(scientigraphy)은 화학물질을 투여하여 일부 방사능 물질이 부착되도록 하는 일이 필요하다. 이 방사선 의약품의 순환으로 방사선검출기(radiation detector)는 신체 내에 흡수 또는 분배를 결정한다. 그 검출기는 섬광 또는 빛의 형태에서 섬광을 내거나 에너지를 방출하는 화학물질이다. 이 에너지는 카메라에 의해 포착되고, 정보는 컴퓨터에 의해 영상으로 만들어진다(그림 15). 섬광조영술은 여러 가지 종류의 암을 확인하고, 감염 및 염증부위를 찾아내는데 주요한 역할을 한다.

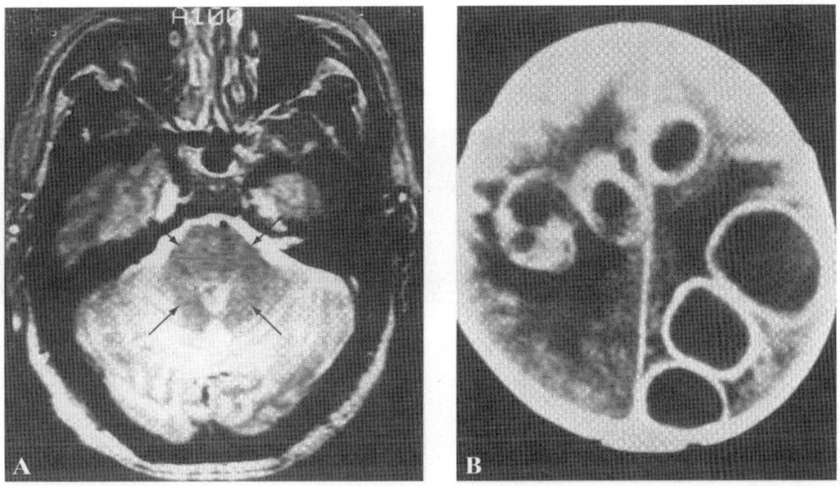

그림 13
두 가지 종류의 자기공명영상(MRI). (A) 신경매독의 손상효과(화살표). (M. Tuite L. Ketonen, K. Kieburtz, B. Handy. *Amer. J. Neuroradiology*. 14(1993):257-263.) (B) 미생물 감염에 의하여 크게 파괴된 뇌(커다란 구멍).

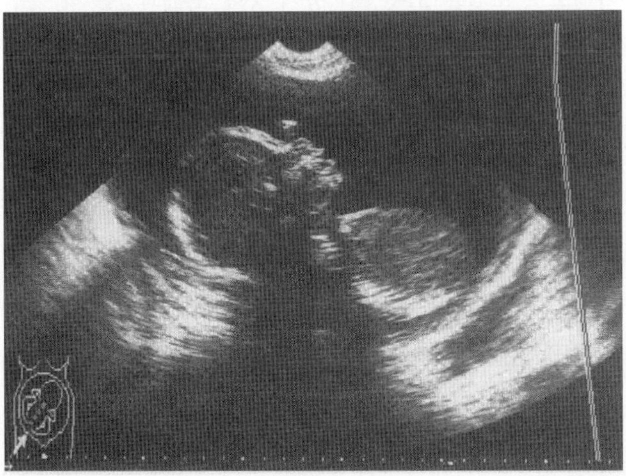

그림 14
사람 태아의 초음파사진. 몸의 일반적인 윤곽이 명백히 나타나 있다.

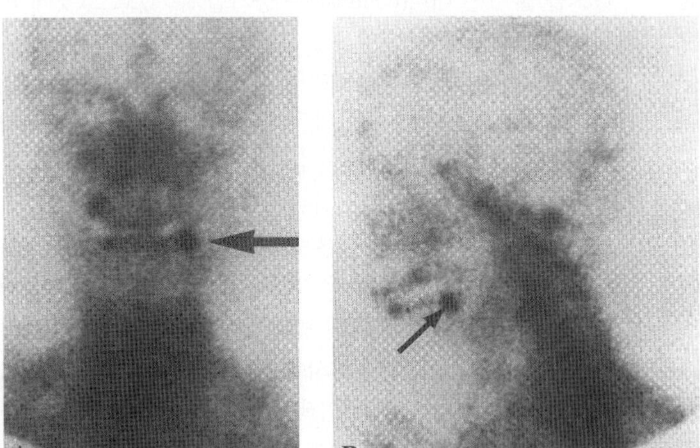

그림 15
많은 방사성 물질의 섭취에 의해 생성된 신호와 치아의 세균감염의 위치를 보여주는 섬광조영사진. (A) 정면. (B) 측면. (K. Siminoski. *Clin. Inf. Dis*. 16(1993):550-554 인용)

3장 세균학 – 실험실 기법들

▌ ... 유용하지 않은 사실이 유용한 사실을 밀쳐내지 않도록 하는 것이 대단히 중요하다.

– Arthur Conan Doyle 경

세균, 진균, 원생동물, 조류, 바이러스는 다양한 면에서 특성이 다른 생물학적 형태로 구성되어 있다. 그러나 이들 생물체는 구조, 작은 크기, 체제의 상대적 단순함 등에서 다른 것들과 유사하다.

이 절의 처음 부분은 세균 연구뿐만 아니라 동정하는데 사용되는 다양한 일반 실험실 접근법과 재료들을 제시하고 있다. 다음 4장에서는 배양이 가능하고 흥미있는 몇 가지 세균종에 대한 개요에 대하여 기술되어 있다. 세균의 많은 특징적인 특성은 실험실에서 널리 연구되었으며 병원균과 대표적 질병에 대해서도 고려되었다.

세균 형태학, 형태학적 배열, 염색 기법

미생물 연구에 최초로 현미경을 이용한 사례는 1600년대 후반으로, 호기심이 강한 네덜란드 상인인 Anton van Leeuwenhoek는 그의 소질을 활용하여 렌즈를 갈아서 간단한 단일 렌즈의 현미경을 제작하였다. 치아, 목구멍, 연못물, 빗물 통, 다른 곳에서 채취한 시료들을 관찰하고 "작은 미소동물(little animalcules)"에 대한 명백하고 정확한 설명은 오늘날 알려진 주요 미생물의 현미경적 유형을 명확하게 해주었다.

오늘날 현미경에서 대물렌즈의 사용은 van Leeuwenhoek가 사용한 것과 크게 다르지 않다. 대물렌즈는 이미지를 확대하고, 세포내 구조물들을 최대화하며**[해상력(resolution)]**, 충분한 대비(contrast)로 현미경 시야 범위의 배경에서 미생물과 세포내 구조물을 식별할 수 있도록 한다.

현미경의 유침렌즈(oil-immersion lens)는 미생물을 연구하는데 있어서 특히 중요한 도구이다. 가능한 좋은 결과를 얻기 위해서 대물렌즈는 대략 유리와 굴절률이 동일한 세다오일(cedar oil)이나 유사한 물질을 떨어뜨려 관찰한다. 그 결과로 대물렌즈로 들어온 광선은 꺾이지 않게 된다. 부가적으로 오일은 오랫동안 공기 중에 노출되었을 때 증발되지 않는 장점이 있다. 유침(oil-immersion) 대물렌즈가 유침이 없이 사용되면 검체와 대물렌즈 사이에서 광선의 일부가 손실될 것이다. 관찰된 이미지는 보통 흐릿해 보이며, 보다 작은 구조물은 볼 수 없게 된다(그림 16).

사용된 검체 표본의 유형은 검체의 조건(살아 있거나 죽은), 관찰목적, 사용된 현미경의 종류에 따라 결정된다.

살아 있는 표본들 대 단순 염색

살아 있는 미생물들의 직접 관찰은 크기와 형태의 상호관계, 움직임(운동성), 다양한 화학물질과 다른 물질과의 반응을 결정하는데 매우 유용하다. 그럼에도 불구하고 살아 있고 염색되지 않은 생물체들은 관찰하기 어렵고, 현탁되어 있는 액체상에서 구별하기 어렵다(그림 17). 그러나 광원의 강도를 줄이면 대비(contrast)는 증가할 수 있고, 그것에 의해서 세포의 윤곽과 배열을 조금 쉽게 볼 수 있다.

암시야 기법들은 해상력(미세한 것들을 관찰하는 능력)이 증가함에 따라 세포 윤곽들과 배열들을 보는데 사용될 수 있다. 암시야 현미경은 특수한 집광렌즈 또는 검체의 직접적인 조명을 막기 위해 집광렌즈 아래에 불투명한 디스크를 갖추고 있다. 빛의 얇은 광선만이 시야(visual field)를 관통하여 그 결과 물체가 움직여서 이 광선들이 통과할 때 어두운 배경에서 매우 밝게 빛나게 된다. 암시야 현미경은 일반적으로 크기가 작아 명시야 현미경으로 관찰하기 어렵거나 일반적 기법으로 잘 염색되지 않은 살아 있는 미생물들은 관찰하는데 한계가 있다. 이 기법들은 물체가 밝게 나

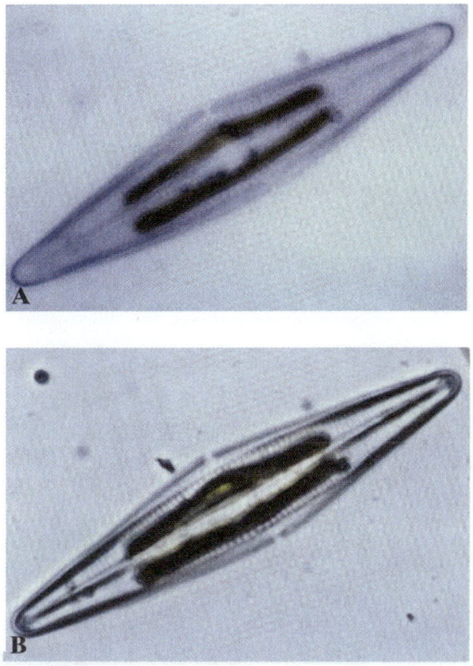

그림 16
유침유를 떨어뜨려 대물렌즈로 관찰한 규조류의 사진 비교. (A) 유침유가 적용되지 않은 사진. 공기가 대물렌즈와 검체 사이에 존재한다. (B) 대물렌즈와 검체 사이에 유침유를 떨어뜨려 관찰한 결과. 보다 깨끗하고 커다란 이미지를 볼 수 있다.

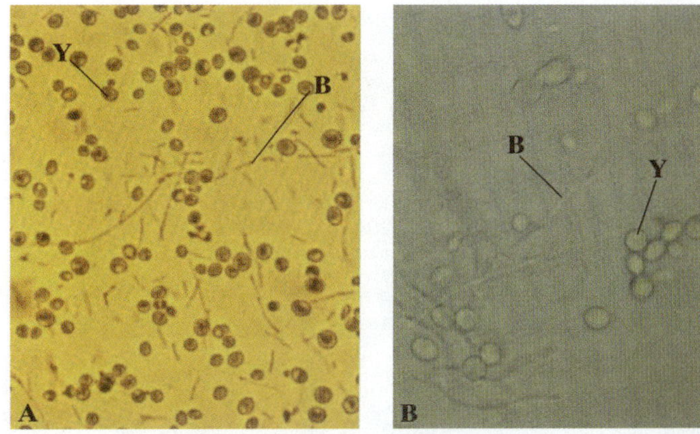

그림 17
살아 있는 세균**(B)**과 효모**(Y)**의 준비. (A) 저배율 사진(100배). (B) 고배율(450배).

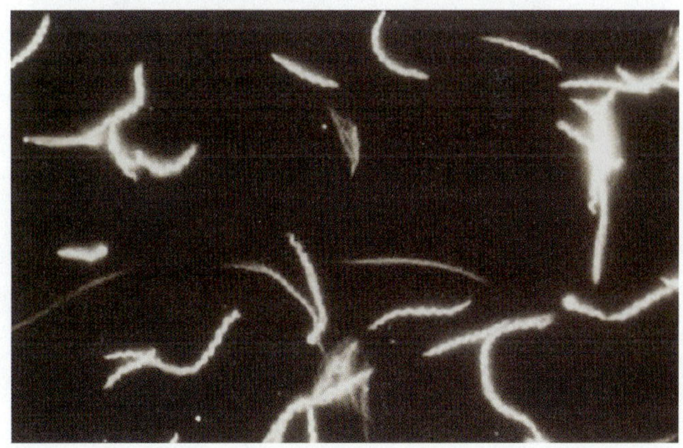

그림 18
세균에 의해 형성된 암시야 이미지를 보여주는 현미경사진. 코르크마개형태의 스피로헤타의 밝은 외형을 주목하라. 일부 세포는 어두운 배경에 대하여 밝게 나타난다. 다른 것들은 움직임으로 인하여 흐리게 보인다.

타나고 배경은 검게 나타나도록 한다(그림 18).

실제적인 관점에서 대비는 자연 또는 인공유기화합물인 염료들의 사용으로 증가된다. 그 같은 염료들은 실험실에서 직접 시료를 염색하여 세포 또는 세포내 구조물을 염색되지 않은 것보다 더 보기 쉽게 만드는데 사용된다(그림 19). 미생물들의 표면은 음전하를 띠고 있다. 그러므로 양전하를 띠는 (염기성) 염료 또는 그 성분들은 자연적으로 음전하를 띠는 표면들을 끌어당기게 된다. 일반적으로 사용되는 염료들에는 크리스탈 바이올렛(crystal violet), 사프라닌(safranin), 카르볼후신(carbol fuchsin), 메틸렌블루(methylene blue) 등이 있다.

염색되기 전에 세균은 일반적으로 물 또는 어떤 다른 액체에서 현탁시켜 깨끗한 현미경 슬라이드 위에서 얇게 바른다. 얇은 막은 공기 중에서 건조되고, 생물들을 슬라이드에서 부드럽게 열처리 함으로써 "고정된다(고착된다)". 이 표본을 **고정도말시료(fixed smear)**라 하며, 이로써 염색 준비가 된 것이다.

단순염색 과정은 고정 도말시료를 단순하게 염색하는 것을 말한다. 염색에 소요되는 시간은 사용된 염료의 종류에 따라 다르다. 염색 후에 도말시료는 여분의 염색을 제거하기 위해 간단히 씻어낸다. 그 후 슬라이드를 말려서 적절한 현미경으로 관찰한다.

단순염색 도말시료는 세균의 형태(모양), 세포의 배열, 상대적인 크기를 관찰하는데 사용된다. 그것들은 포자와 같은

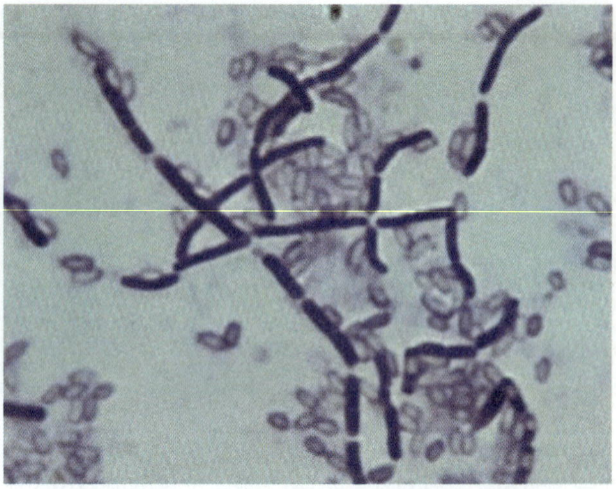

그림 19
크리스탈 바이올렛으로 염색한 막대형 세균인 *Bacillus subtilis*. 이 세균은 포자라고 하는 열저항성을 가지는 구조를 생성할 수 있다. 단순염색으로 포자는 염색되지 않지만 세균세포 주변이나 내부에 투명대로 나타난다.

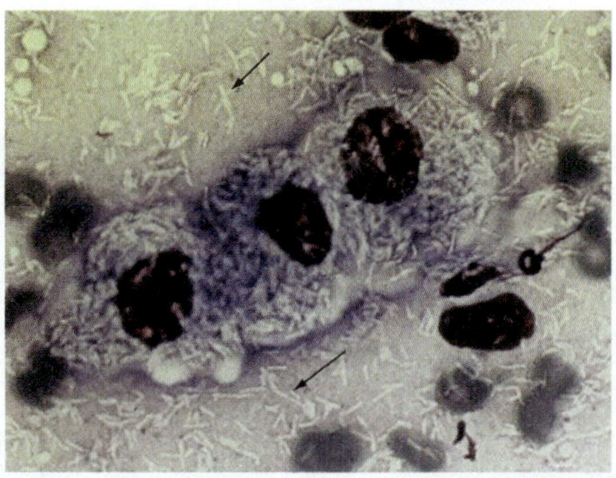

그림 20
염색되지 않았거나 무색의 세균(화살표)에 의해 둘러싸인 조직세포를 보여주는 음성염색된 검체.

어떤 구조들의 존재를 관찰하는데도 사용될 수 있다(그림 19). 그러나 그 같은 표본들에서 내부의 구조물들은 관찰할 수 없다.

음성염색(negative staining)은 일반적으로 acid fuchsin, 에오신(eosin) 또는 니그로신(nigrosin) 같은 단일 산성 염료를 사용하는 특별한 기법이다. 대부분의 세균의 표면은 그 같은 음전하를 띠는 염료분자들을 밀어서 개개의 세균 세포들을 염색시키지 않지만 어두운 배경에서 그들의 윤곽을 나타낸다(그림 20). 염색되지 않은 세균들이 어둡거나 염색된 배경에서 무색의 형태로 나타난다. 염색되지 않은 세포들을 설명하는데 "음 이미지(negative image)" 또는 "유령세포(ghost cells)"라는 용어가 사용된다. 음성염색은 일반적인 형태, 크기, 캡슐 같은 한정된 세균구조들을 관찰하는데 도움이 된다. 이 기법은 어떤 조직검사에도 사용될 수 있다. 세포 뒤틀림은 시료의 열고정이 필요하지 않으므로 최소화된다.

세균 형태와 형태학적 배열

세균의 일반적인 형태—**간균(rod)**, **구균(coccus)**[구형(spherical)], **나선균(spiral)**—는 1600년대 후반에 Anton van Leeuwenhoek에 의해 설명되었다. 원핵세포의 새로운 형태인 정사각형(square)은 A. E Walsby에 의해 1980년에 설명되었다. 이 세포들은 평평한 직사각형의 상자같이 나타난다. 세포의 형태적 차이에서 뿐만 아니라 세포의 수와 배열에서 다른 종의 세균들 간에 명확하게 존재하는 것이 알려지게 되었다(그림 24 참고). 구균 형태는 5가지 유형으로 발견된다(그림 21). 이들 유형은 세포들이 쌍을 이루거나[**쌍구균(diplococci)**], 네 개 또는 그 이상의 세포들이 사슬을 형성하거나[**연쇄상구균(streptococci)**], 4개의 세포가 사각형 배열을 하고[**테트라드(tetrads)**], 포도송이와 비슷하게 세포들의 불규칙 덩어리 형성[**포도상구균(staphylococci)**], 그리고 8개의 세포들이 입방체 형성[**사르시나(sarcinae)**] 등이 있다.

막대형 세균(그림 22)은 바실러스(bacilli) (단수형, *bacillus*)로도 불리며 때때로 쌍으로[**쌍간균(diplobacilli)**] 그리고 사슬모양[**연쇄상간균(streptobacilli)**]으로도 발견될 수 있다. 그러나 막대형의 세균들의 이들 형태학적인 유형은 구균의 경우보다 일정하지 않기 때문에 특별한 형태의 세균(종)을 특징화하는데 필수적으로 고려되어서는 안된다. 어떤 경우에는 현미경의 한계 때문에 극도로 작은 간균은 거의

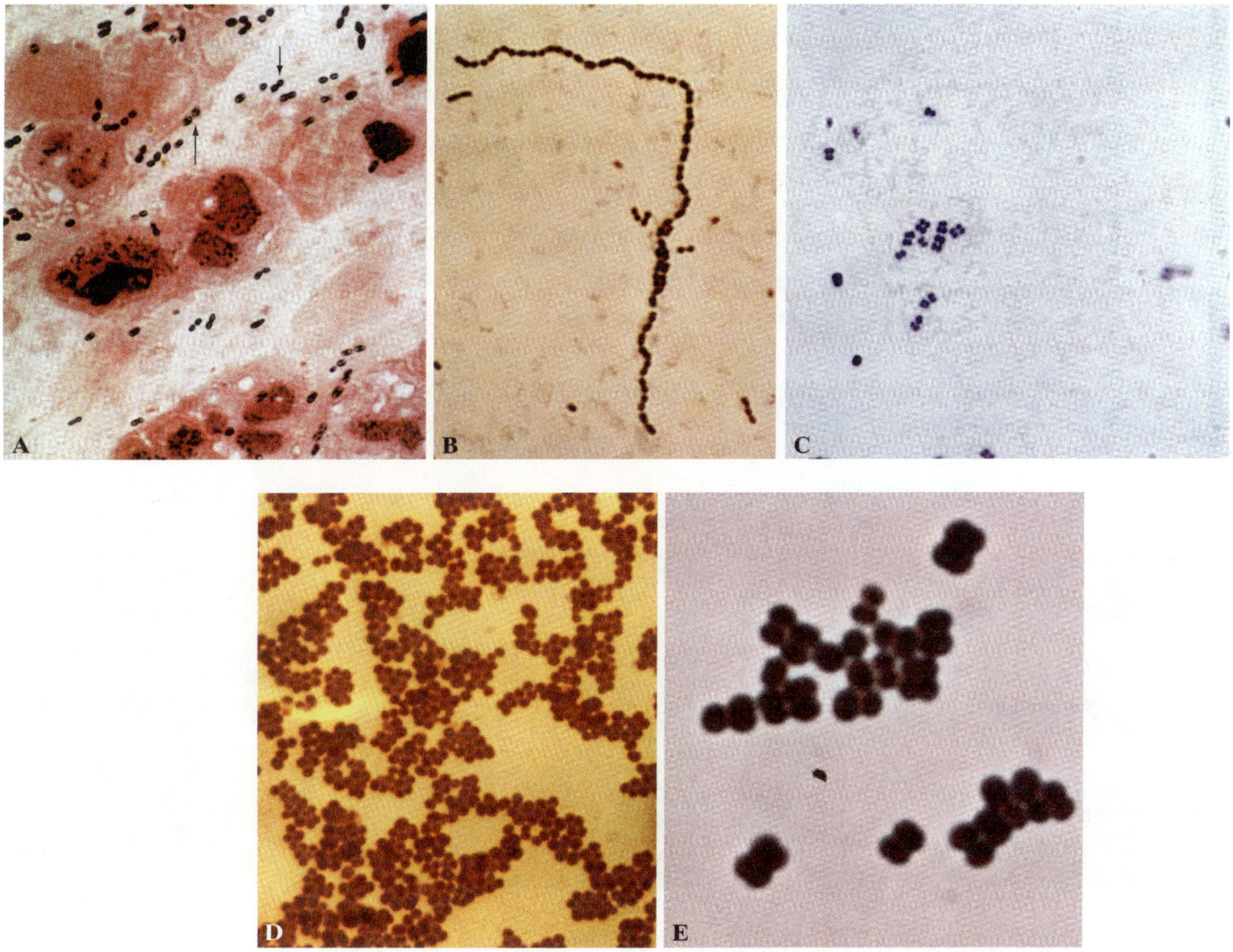

그림 21
구균의 형태적 배열. (A) 쌍구균(두 세포). 화살표를 주목하라. (B) 연쇄상구균(연쇄). (C) 사각모양의 테트라드(4개 세포). (D) 포도상구균(포도 같은 세포의 덩어리). (E) 사르시나(8개 세포의 입방체 묶음). 이 양상을 보여주는 구균의 진하게 보이는 외관을 주목하라.

구균으로 보이기 때문에 형태를 구별하기 어렵다. 그 같은 구형같이 보이는 세균들은 형태에서 **구형간균(cocco-bacilli)** 또는 **구균(coccoid)**으로 불린다(그림 22C).

두 가지 그룹의 꼬인 형태 또는 나선형의 세균들이 알려져 있다. 한 그룹인 스피로헤타(spirochetes) (그림 23A)는 유연성 있는 몇 개의 코일형태로 되어 있다. 두 번째 그룹인 나선균(spirilla) (그림 23B)은 하나 또는 몇 개의 만곡부를 지닌 뻣뻣한 세균이다. 짧고 완전한 코일을 형성하지 않는 나선균은 비브리오(vibrio)라고 불린다(그림 23C).

그림 24는 세균들에서 발견되는 특징적인 세포 형태와 형태학적 배열을 요약한 것이다(5쪽 참고).

세균의 일반적 형태와 크기에서 종종 변이체들이 나타나며 환경적인 요소들 관점에서 설명될 수 있다. **다형태성(pleomorphism)**은 세균들이 좋은 조건 하에서 발생될 때, 이들 변이를 나타내는데 사용되는 용어이다. 불리한 조건 하에서 이들 변이체는 **퇴화형(involution form)**이라 불린다.

분별염색 기법

이미 언급된 바와 같이 미생물 분리와 동정 기법들은 대부분의 감염성 질병에서 신속하고 특별한 결정을 내릴 수 있도록 한다. 반면에 세포, 조직절단, 또는 이들 두 가지 모두에서 병원균의 발견하는 일은 중요한 정보를 제공하고 어떤 상황에서 시기적절한 진단에 중요하다. 조직에서 몇 가지 미생물들은 이 책의 후반부에서 소개될 것이다.

미생물을 염색하고 동정하기 위한 기술에서 새로운 특징은 생명공학의 진보로부터 제공되어왔다. 이들 가운데 몇 가지는 이 절에 간단하게 기술되었다.

분별염색 과정을 통해서 세포 내부에서 구조물들 또는

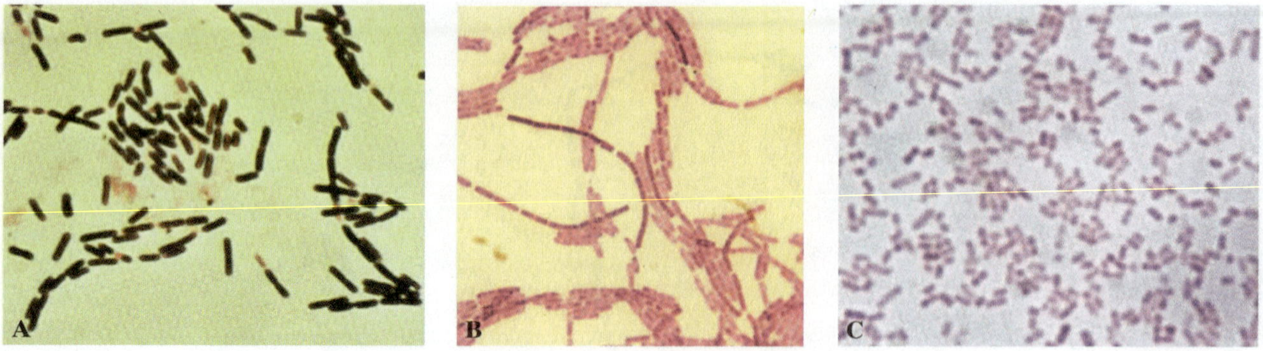

그림 22
간균의 유형. (A) 쌍간균(diplobacillus) (단일 세포로도 존재). (B) 연쇄상간균(streptobacillus) (연쇄상). (C) 구상간균(coccobacillus) (구형).

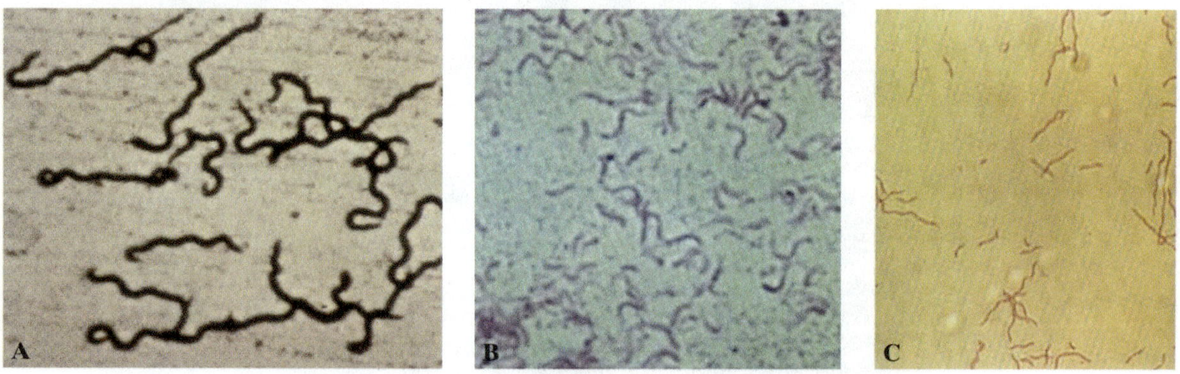

그림 23
나선형과 관련 세균의 유형. (A) 스피로헤타. (B) 나선형세균. (C) 비브리오.

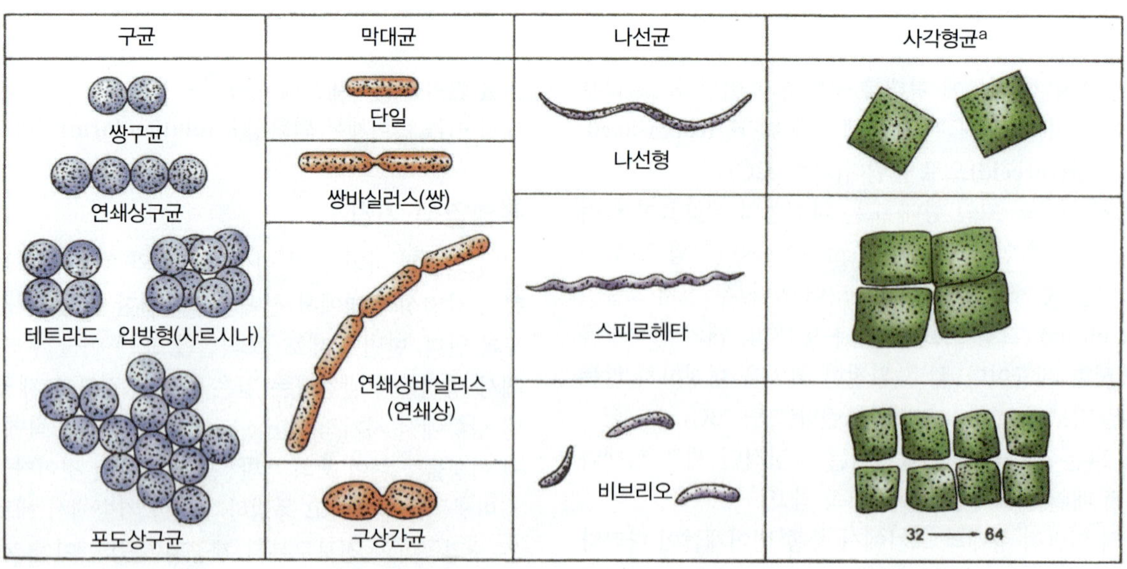

그림 24
세균세포의 형태와 배열 요약.

세포들 간의 형태를 구별할 수 있다. 실험실에서 모든 염색과 관련된 화합물들 또는 과정들은 기능적으로 네 가지 범주로 나뉠 수 있다: **일차염료(primary stain)**, **매염제(mordant)**, **탈색제(decolorizer)**, **이차염료(secondary stain)** 또는 **역염료제(counterstain)**이다.

일차염료는 일반적으로 염기성(알칼리성)으로 양전하를 띠는 염료이다. 여기에는 크리스탈 바이올렛(crystal violet), 사프라닌(safranin), 카르볼후신(carbol fuchsin), 메틸렌블루(methylene blue)가 포함된다. 매염제는 보통 일차염료를 표적미생물에 고정(단단하게 붙임)시키기 위한 화학물질이다. 일반적인 예로 그람염색 과정에서 사용되는 그람 요오드가 있다(표 4). 탈색제는 표적 미생물로부터 결합되지 않은 염료를 제거하는 화학물질이다. 탈색제가 적용된 후에 표적 미생물들은 일차염색의 색깔을 가지게 되며 비표적 미생물과 주변 배경은 무색으로 나타난다. 그람염색에서 사용되는 아세톤-알코올은 항산성 염색 방법에서 사용되는 산-알코올(3% 염산과 알코올의 혼합액)은 일반적인 탈색제이다. 대부분의 분별염색 과정들은 색에 대한 역염색이 필요하며, 비표적 미생물의 존재를 색으로 보게 된다(표 4). 그람염색과정에서 사용되는 사프라닌과 항산성 과정에서의 메틸렌블루는 역염료들이다.

분별염색은 세균과 다른 미생물들을 동정하고 검출하는데 광범위하게 사용된다. 표 4에는 분별적인 특징과 관련된 염색 과정이 요약되어 있으며 그림 25~33은 이들 과정의 결과를 보여준다.

형광현미경의 적용에는 분별염색 과정에서의 변화가

분별염색 기법

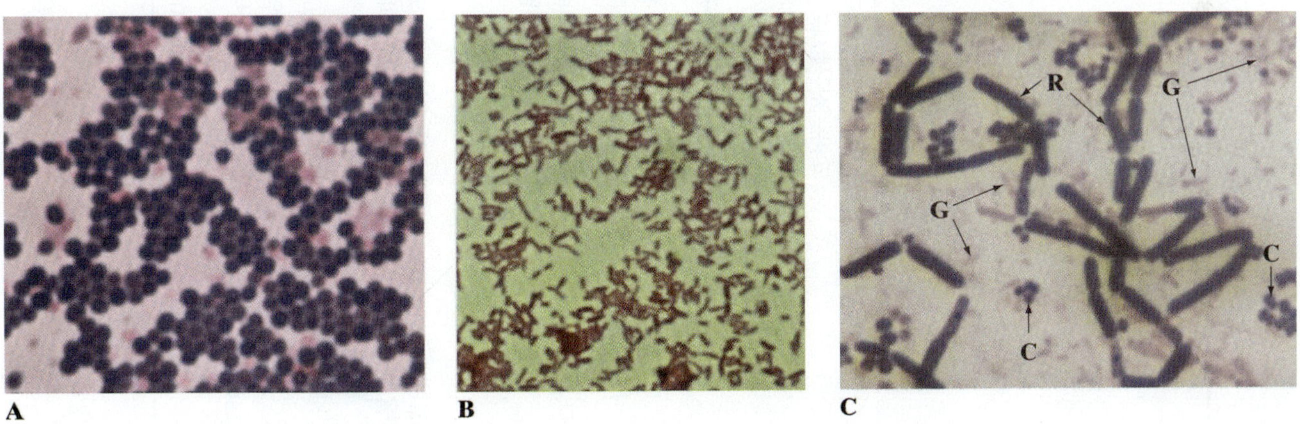

그림 25
그람 반응. (A) 그람양성 구균. (B) 그람음성 간균. (C) 그람양성 구균(C, cocci)과 막대형 세균(R, rod), 그리고 그람음성 간균 (G)을 보여주는 혼합도말.

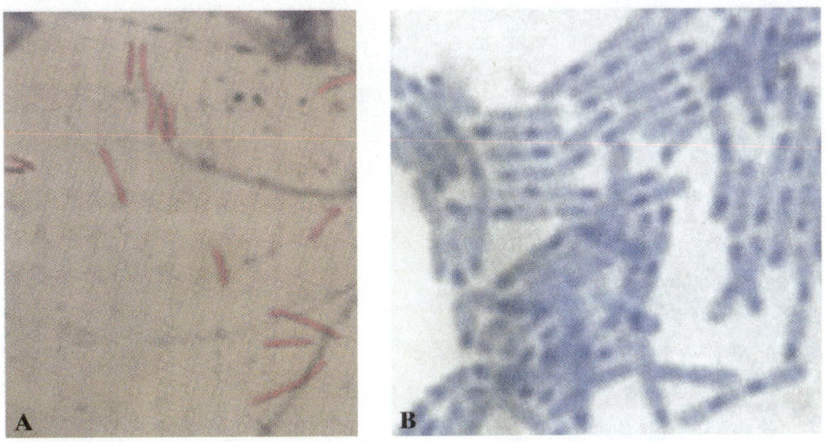

그림 26
항산성 반응. (A) 붉은색, 항산성 세포. (B) 푸른색의 비항산성 반응.

표 4 분별염색과 관련된 염색 반응의 요약

염색	설명	반응(들) 및 세포형상	적용 및 예
그람염색	일차염색: 크리스탈 바이올렛 매염제: 그람 요오드 탈색제: 아세톤-알코올 또는 95% 에탄올 역염색: 사프라닌	그람양성: 보라색 세포 그람음성: 핑크색 세포	세균은 두 군 중 하나로 구분: 그람양성: *Staphylococcus, Bacillus* 그람음성: *Escherichia, Pseudomonas, Salmonella* 등
항산성 염색	일차염색: 카르볼후신 탈색제: 산-알코올 역염색: 메틸렌블루	비항산성: 청색 세포 항산성: 붉은색 세포	세균은 두 군 중 하나로 구분: 항산성: *Mycobacterium, Nocardia* 비항산성: 대부분 기타 세균들
포자염색 (Schaeffer-Fulton)	일차염색: 말라카이트 그린 역염색: 사프라닌 탈색제: 없음	포자존재: 난형의 내부구조는 녹색이며 외부는 붉은색 세포	포자형성세균과 비포자형성세균의 구분 포자부재: 녹색 난형 구조물 없이 붉은색 세포
포자염색	일차염색: 카르볼후신 역염색: 메틸렌블루 탈색제: 없음	포자존재: 난형의 내부구조는 붉은색이며 외부는 청색 세포 포자부재: 붉은색 난형 구조물 없이 청색 세포	포자: *Bacillus, Clostridium* 비포자형성세균: 대부분 기타 세균들
캡슐염색	배양을 인디안잉크 한 방울과 섞는다. 말린 후 사프라닌을 처리한다.	핑크색 세포 주변에 투명대[a] 핑크색 세포 주변에 투명대 없음	캡슐형성 세포의 존재를 나타냄 캡슐존재: *Klebsiella, Streptococcus pneumoniae* 캡슐부재: *Escherichia, Mycobacterium*
편모염색	매염제와 염색약을 섞어 도말에 적용한다. 매염제는 편모에 더 많은 염색약을 침적한다.	편모존재: 다양한 패턴으로 세포에서 쭉뻗은 긴 물결모양의 구조 편모부재: 세포에서 쭉뻗은 물결모양의 구조없음	편모의 구조와 배열을 볼 수 있음 편모는 *Salmonella, Escherichia, Bacillus*들의 세균에서 발견됨
형광항체염색	특이 형광염료에 표지된(부착된) 항체를 미지의 세균 또는 다른 형태의 세포가 포함된 도말에 적용한다.	세포는 형광을 냄: 세포에 나타나는 그 색은 사용된 형광염료에 의해 결정됨; 색으로는 녹색, 노란색, 오렌지색 등이 있다. 세포는 음성 시험에서 형광을 내지 않는다.	특별한 세균의 동정; 질병진단에 사용. 특이한 항원을 포함하는 미생물과 세포에서만 형광을 낸다.

[a]캡슐 자체는 염색되지 않는다.

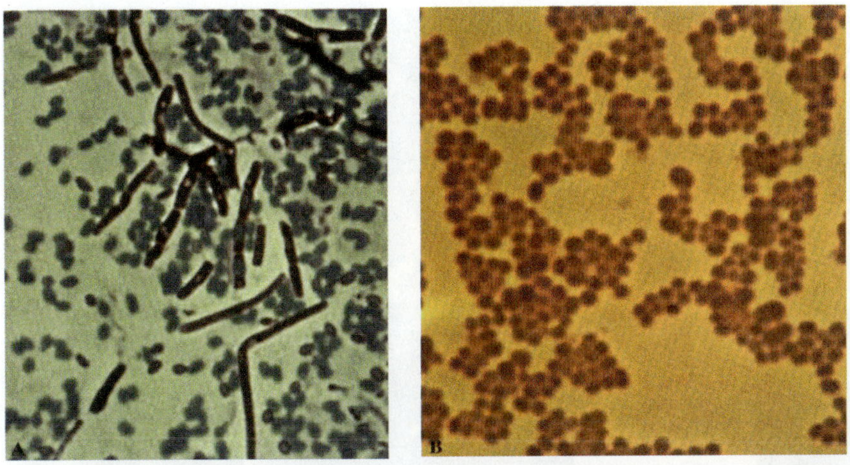

그림 27
Schaeffer-Fulton 포자염색. (A) 내부는 녹색 포자이며 외부는 비포자 형성 세포. (B) 비포자 형성 세균.

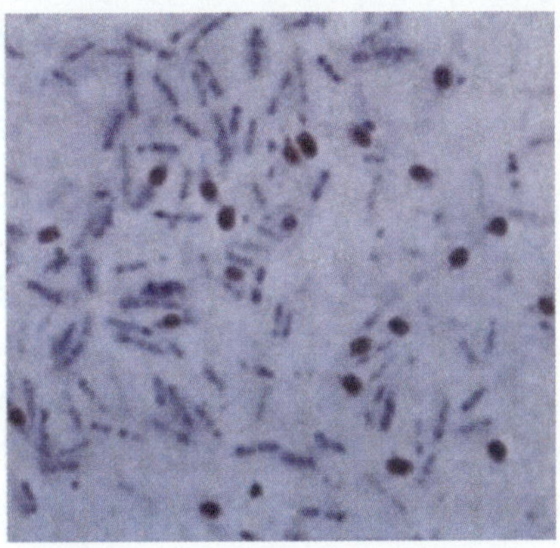

그림 28
일차염색으로서 카르볼후신과 이차염색 또는 역염색으로 메틸렌블루를 사용한 포자염색의 결과. 포자는 붉은색으로 염색된다.

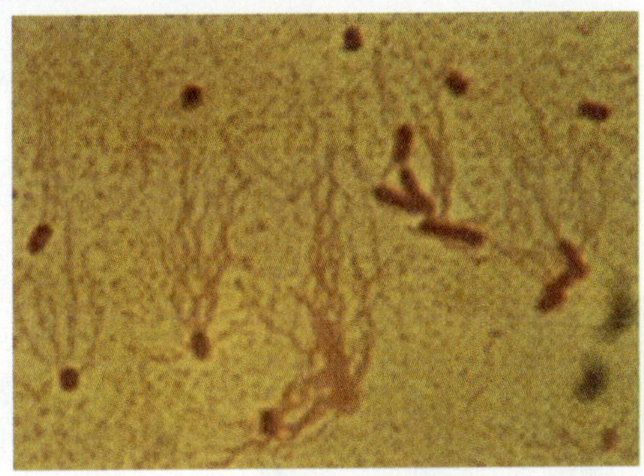

그림 29
장티푸스의 원인이 되는 *Salmonella typhi* 세균의 말단에 있는 편모.

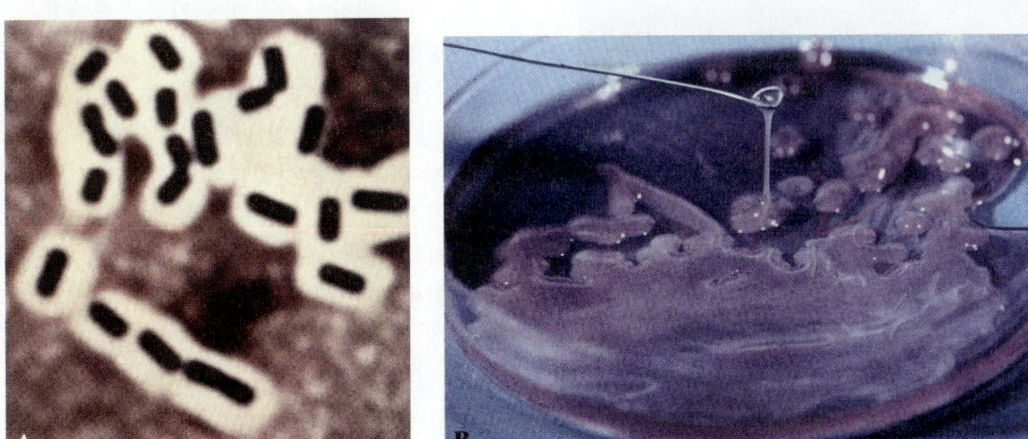

그림 30
캡슐염색. (A) 캡슐에 의해 형성된 투명대에 둘러싸인 세포. (B) 실험실에서 캡슐생산세균의 존재는 집락을 접종이로 건드리면 실같이 나타나는 것을 보고 알 수 있다.

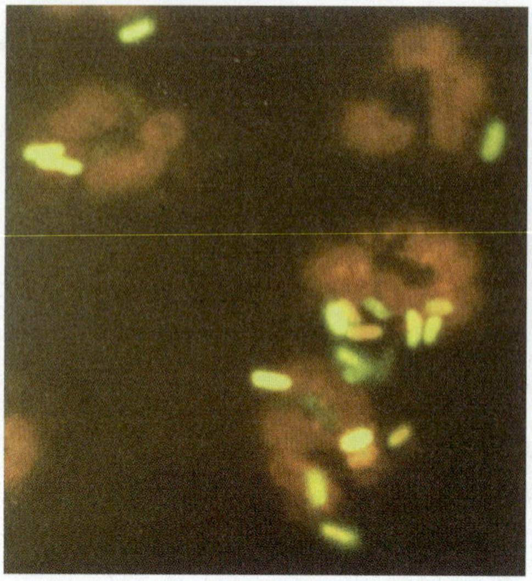

그림 31
면역형광(형광항체 염색). 형광 염료분자와 특이 항체분자는 세포들 간의 식별을 가능하도록 한다 세균은 녹색을 띠는 노란색 세포로 보인다.

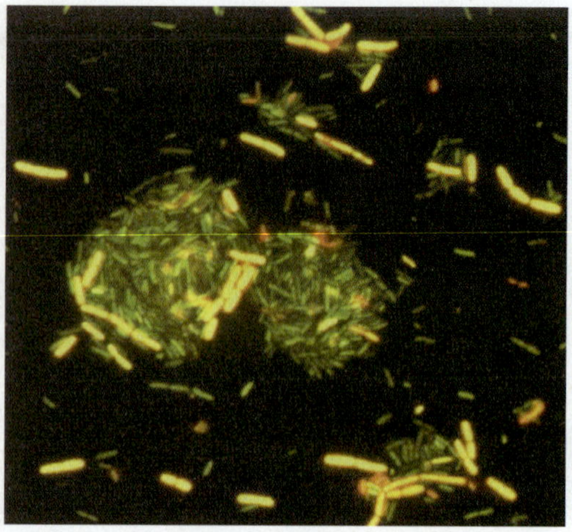

그림 33
LIVE Bac Light를 사용한 변형된 그람 염색법. 살아 있는 그람양성의 *Bacillus cereus*(노랑-오렌지색)와 그람음성 *Pseudomonas aeruginosa*(녹색)의 그람염색. (Molecular Probes, Inc. 제공)

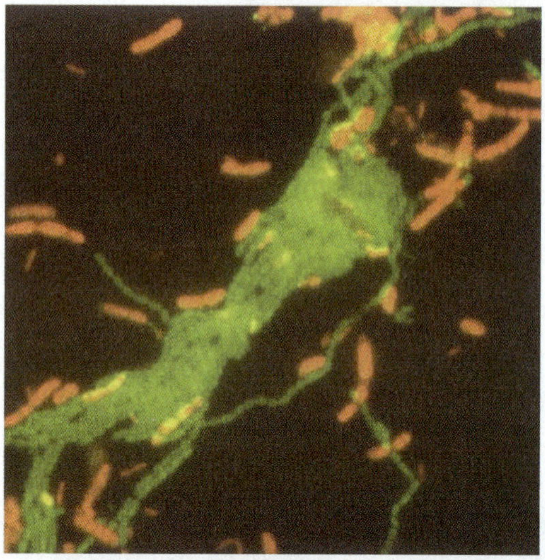

그림 32
세균을 확인하고 동정하기 위하여 형광염료로 표지된 핵산탐침자의 사용. (M. Wagner, R. Amann, H. Lemmer, K.-H., Schleifer. *Appl. Environ. Microbiol.* 59(1993):1520-1525 인용)

포함된다. **형광체(fluors)** 또는 **형광색소(fluorochromes)**라 불리는 어떤 염료들은 자외선(UV) (짧은 파장의 빛)을 흡수한 후에 들뜬 상태(에너지 수준을 높게 올려줌)로 된다. 들뜬 상태의 분자들이 일반적인 상태로 돌아감에 따라 가시광선 또는 최초 들뜬 분자들보다 긴 파장의 형태로서 여분의 에너지를 방출한다. 빛을 내는 특성은 **형광(fluorescence)**이라고 불린다. 형광을 내는 물체들은 어두운 배경에 대하여 밝게 빛나고(그림 31-33), 색은 사용된 형광색소에 따라 다르게 나타난다.

형광현미경의 주된 사용은 **면역형광(immunofluorescence)**이라 불리는 진단 기법 또는 **형광성-항체 기법(fluorescent-antibody technique)**이다. **항체(antibody)**는 외래물질과 같은 별개의 면역계에서 인식된 물질들의 반응으로 사람과 많은 다른 동물들에 의해 생성되는 자연적인 방어 단백질 분자이다. 이들 외래 물질 또는 세포들은 **항원(antigen)**으로 알려져 있다. 두 가지 일반적 유형의 형광-항체 기법들이 사용된다. 직접 형광-항체 기법(direct fluorescent-antibody technique)은 시료들에서 항원들을 검출하는데 사용되고, 이에 반하여 간접 형광 기법은 혈액 또는 다른 체액 등의 다양한 시료들에서 항체의 존재를 보여주는데 사용된다.

특별 항원을 위한 형광항체는 실험동물에 세균 같은 특별 항원을 주사하였을 때 얻어진다. 동물은 그 후 주사된 항원에 대한 특수 항체들을 생성하기 시작한다. 상당량의 항체가 만들어진 후, 동물의 혈액으로부터 제거하여 형광색소 분자와 화학적으로 결합시킨다. 생성된 형광항체는 그 후 실험동물로, 세포들, 조직들, 또는 다른 유형의 임상의 시료들에 주사된 동일한 항원을 검출하고 동정하는데 사용될 수 있다. 형광항체는 미지의 세균이 포함된 슬라이드 상의 시료에 적용된다. 만약 미지의 세균이 동물에 주입된 세균과 같다면 형광항체는 그 세균의 표면에 붙어 형광 또는 빛을 발산한다.

현대 기술로서 세균을 동정하기 위한 형광성 항체가 대안으로 제공되었다. 여기에는 핵산성분에 형광색소를 부착

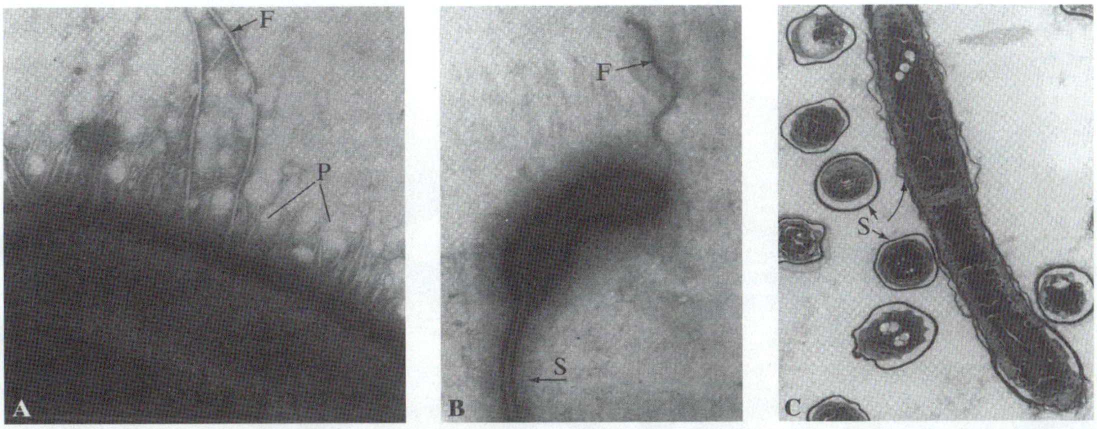

그림 34
선택된 세포의 특수 부분의 투과전자현미경사진. (A) 초현미경적인 필리 (P). 이 구조는 편모(F)와 비교하여 두께가 상당히 얇다. (B) 자루(화살표)를 가지는 세균. (C) 협막으로 알려진 특수화된 덮개. 이 구조는 세균이 표면에 부착이 용이하도록 해주며 포식자로부터 방어할 수 있도록 해준다.

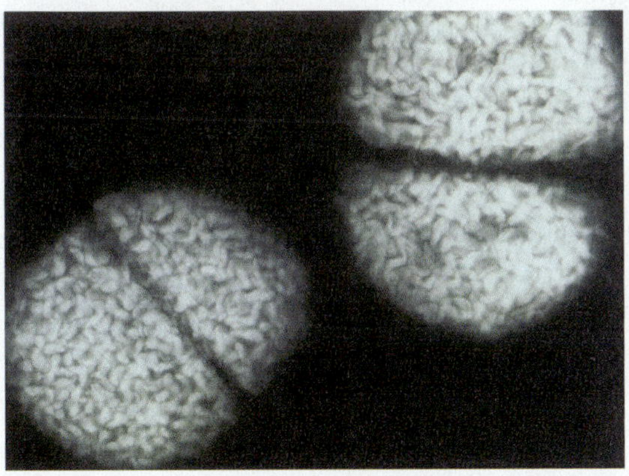

그림 35
음성염색된 세균에서 복잡한 표면을 보여주는 투과주사현미경사진.

시켜 세균 리보솜의 매우 특이한 리보핵산부분을 검출하는 것도 포함된다(그림 32).

살아 있는 세균들에만 적용할 수 있는 그람염색의 대체 기법이 개발되었다(그림 33). **LIVE Bac Light** 방법은 살아 있는 그람양성 세균과 그람음성 세균들을 식별할 수 있는 핵산-형광성 혼합 염료를 사용한다. 특이한 핵산-형광성 염료 혼합물들로 염색할 때, 그람양성 세균들은 노란빛 오렌지색의 형광을 내고, 그람음성 세균들은 밝은 녹색의 형광을 낸다.

선택된 특수 구조

몇 가지 원핵생물들은 복잡한 또는 특별한 구조를 가진다. 이 구조들에는 필리(pili)와 자루(stalks)와 같이 부착을 위한 구조(그림 34A 및 B)와 세균이 표면에 붙을 수 있고, 포식자들에 의한 공격에 대비하도록 협막(sheath)과 같은 구조를 포함한다(그림 34C). 어떤 필리(pili)들은 데옥시리보핵산(DNA)을 전달하는데 사용되기도 한다.

몇 가지 세균의 종들은 또한 특이한 표면을 가지고 있으며(그림 35), 언급된 구조물들은 평범한 실험실 염색 기법들에 의해 손쉽게 관찰할 수 없다. 전자현미경과 관련된 염색 방법들이 요구된다.

기본적 배양 기법

미생물 배양에는 **배양배지(culture media)** (단수형, *medium*)라고 하는 영양소 제조물이 사용된다. 우유, 채소 조각, 고기 우려낸 물 같은 자연배지는 생장하는데 필수적인 요소들인 수용성 유기화합물과 무기물질들을 포함한다. 그러나 자연배지의 정확한 화학적 조성은 잘 모르며 매우 다양하다. 반면에 **화학적 한정배지(chemically defined media)** 또는 **합성배지(synthetic media)**의 경우에는 모든 조성물의 종류와 정확한 양을 알고 있다. 이런 유형의 배지는 미생물 생장에서 특수 화합물들의 효과를 연구하는데 사용될 수 있다.

일반적인 형태의 배양배지에는 세 가지로 나눌 수 있다: **고형(solid)**, **반고형(semisolid)**, **배양액(broth)** (액체). 각 배지는 어떤 생장 상황에 다소 적합하게 하는 특별한 특성들을 가진다(그림 36). 대부분의 고형과 반고형 배지는 고형제로서 **한천(agar)**을 포함한다. 한천은 *Gelidium*, *Gracilaria*, *Rhodophyta*와 같은 적색 해조류 일부 종에서 상업적으로 추출된 복합다당류이다.

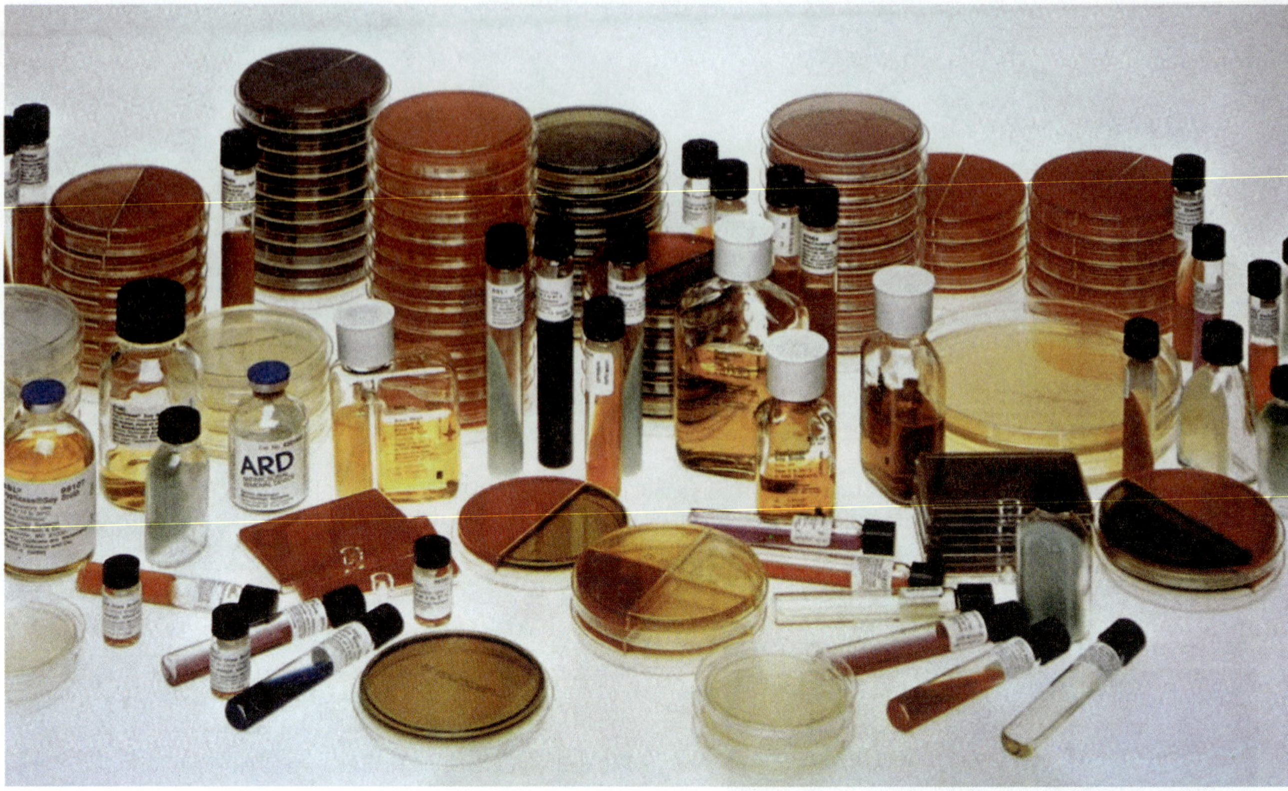

그림 36
세균의 검출, 분리, 동정에 사용되는 여러 가지 종류의 배지 종류. 평판배지, 액체배지, 고체사면배지 등을 보여준다. (Becton Dickinson Microbiology Systems 제공)

고형제로서 한천은 Jersey 시 출신의 미국인 Fannie Eilshemius Hesse에 의해 소개되었다(그림 37). 이러한 기여는 Robert Koch에 의해 최초로 광범위하게 처음 사용되었으며 세균이 생장할 수 있는 어떠한 온도에서도 일관성을 유지하는 고형의 투명하고 멸균된 배지를 준비할 수 있게 되었다.

분리 기법

세균학자들에게 어떤 절차들은 꼭 필요하다. 그것들 중에는 표준 **주입평판법(pour plate)** (그림 38)과 **획선평판법(streaked plate)** (그림 39)이 있다. 이런 방법들은 시료에 존재하는 다른 미생물을 계수하고 종류를 결정하는데 효과적이다. 세균과 같은 미생물들은 페트리접시(Petri dish)에 포함된 한천배지의 표면 위에 동일한 세포가 형성하는 **집락(colonies)**으로 생장한다. 이 접시들은 공기가 통할 수 있지만 먼지는 통과하지 못한다.

주입평판법은 다음의 사항들로 구성된다: (1) 녹은 한천이 포함된 배지(1.5% 한천)를 대략 42°C에서 45°C로 냉각

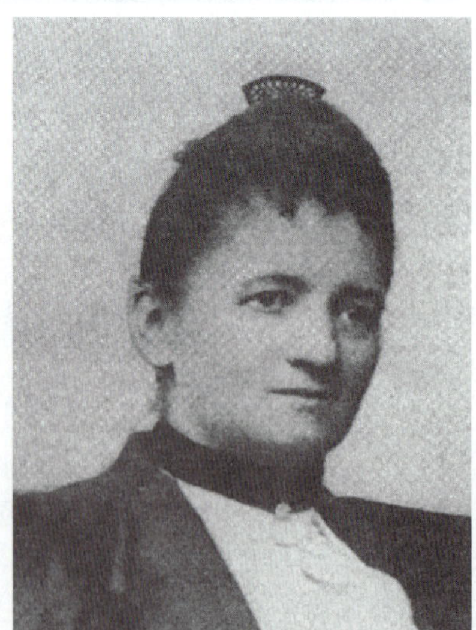

그림 37
선구적 여성 미생물학자인 Fannie Eilshemius Hesse(1850~1934). 그녀는 한천-한천을 세균배양 배지로 실용화하여 현대 미생물학에 크게 이바지하였다. (Dieter H. M. Groschel 박사, University of Health Sciences Center, University of Virginia 제공)

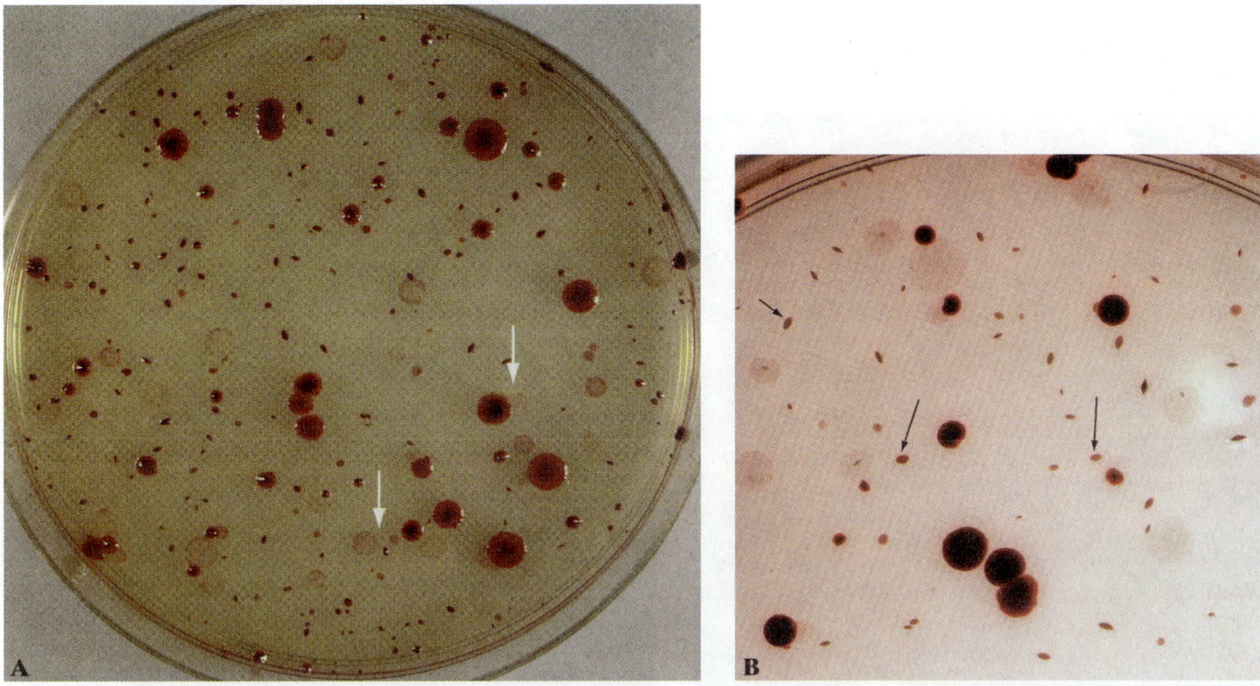

그림 38

주입평판법. (A) *Micrococcus luteus*와 *Serratia marcescens*의 평판. 다르게 색소화된 집락의 분포를 주목하라. (B) 세균집락의 다양한 형태를 보여주는 고배율의 검체(화살표).

하고, (2) 멸균된 페트리접시에 주입하기 전에 배지에 시료를 접종한다. 이로써 세균은 한천 전체에 분포되고, 배지가 굳어짐에 따라 그 위치에 자리잡게 된다. 굳은 배지는 한 지점에서 다른 지점으로 움직이지 못하지만 생장하기에 충분히 부드럽다. 생장은 배지의 접종 표면 또는 배지 내에서 일어난다. 불행하게도 이 기법은 다음과 같은 몇 가지 단점이 있다: (1) 몇 가지 종의 집락들은 한천환경에 유사한 외관으로 나타날 수 있다; (2) 어떤 세균종들은 이러한 환경에서 자라지 못할 수도 있다; (3) 다음 연구를 위하여 집락을 제거하는데(선택하는데) 어려움을 겪게 될 수 있다. 그림 38에 주입평판의 특징을 보여준다.

획선평판법은 다른 희석기법의 예이다. 이 방법은 원래 Robert Koch 실험실에 일하던 Friederich Loffler와 Georg Gaffky라는 두 명의 세균학자들에 의해 개발되었다. 획선평판 시료는 굳은 한천배지 상에서 한 루프의 미생물[**접종(inoculum)**]을 펼치는 것이다. 많은 획선수는 접종에서 세균들의 분리가 더 잘 되도록 한다. 그림 39는 획선평판법으로 얻어진 결과를 보여준다.

평판은 어떤 방법으로 접종한 후에 원하는 온도에서 배양시킨다. 수분 응축은 한천배지 내의 많은 수분에 의해 페트리접시에 형성된다. 접종이 끝난 평판들은 배지 표면에 물이 생성되어 세균 집락들이 뒤엉키는 것을 방지하기 위해서 뒤집어 배양하게 된다.

한천평판, 액체배지, 한천 사면배지의 특성

색소형성, 크기, 모양, 한천평판배지에서 자라는 세균 집락의 일반적인 외형(그림 40)은 반사광과 투과광 하에서 보았을 때 동일한 모습으로 나타난다. 색소형성과 몇 가지 다른 배양 특징들은 배양 온도에 영향을 받는다. 집락들은 투명하거나, 불투명하거나 반투명하게 나타날 수 있다. 어떤 종들은 배양을 자외선 하에서 관찰할 때 뚜렷하게 나타나는 특징적인 형광성의 색소들을 생성한다. 다른 집락들은 건조된(가루형태의), 윤곽이 뚜렷하고, 거칠고, 매끄럽거나(반짝임), 물결모양(주름진)으로 나타나기도 하고 동심환 또는 솟은 형태로 나타나기도 한다. 일부 세균들에서는 특징적인 냄새를 내기도 한다. 그러한 냄새에는 달콤하거나, 불쾌한 냄새, 흙냄새 또는 곰팡내 등이 있다.

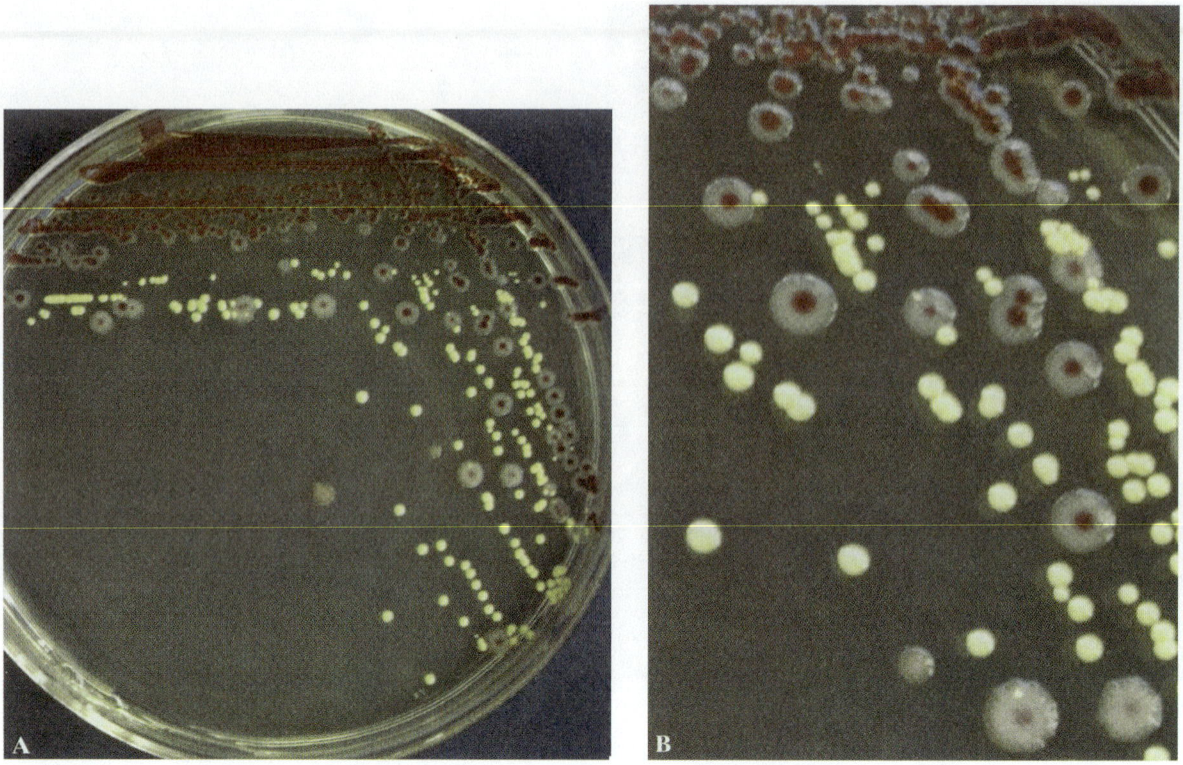

그림 39

획선평판법. (A) *Micrococcus luteus*와 *Serratia marcescens*를 포함하는 혼합배양의 평판. (B) 고체배지 표면의 근접사진. 잘 분리된 집락을 주목하라.

한천평판, 한천 사면배지, 액체배지의 특성

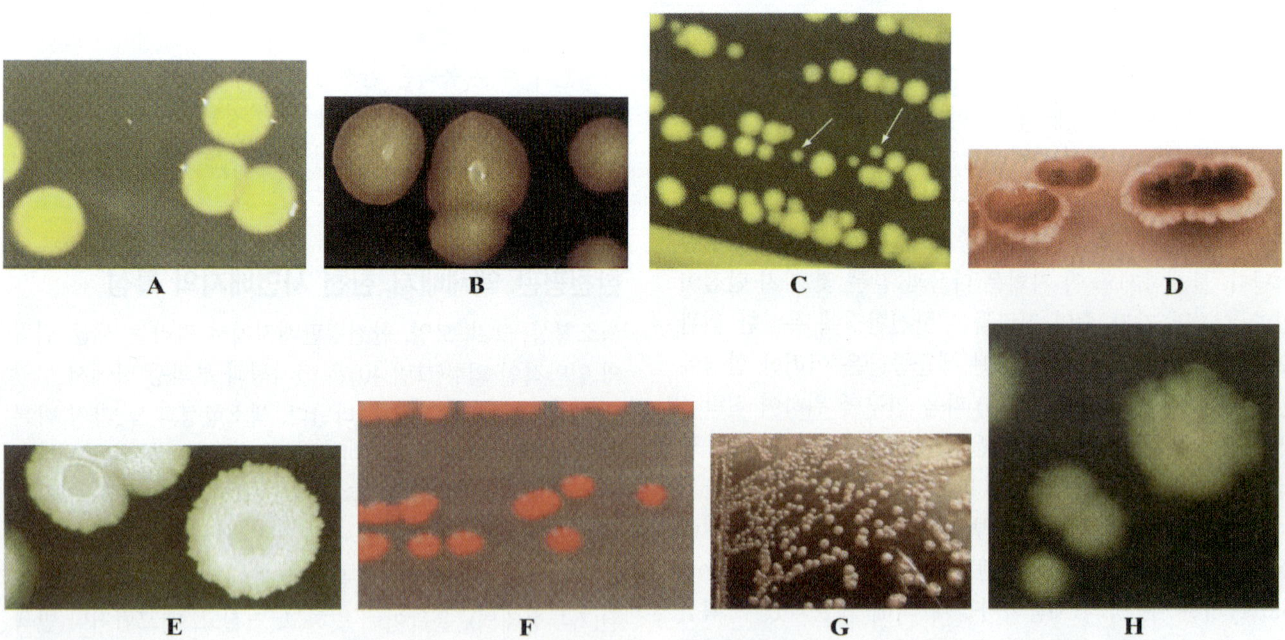

그림 40

세균집락 특성의 예. (A) 환형으로 완전하며 부드럽고, 불투명한, 노란색 색소의 집락. (B) 불규칙, 물결모양으로, 돌기가 있으며, 불투명한, 크림색의 집락. (C) 보다 큰 집락들 가운데 작은 형태의 집락형태(직경 1 mm 이하)가 있으며, 부드럽고 완전한, 불투명한 집락. (D) 빨간색과 흰색의 독특한 집락으로 불규칙적이며, 열편모양의 불투명한 특성을 가짐. (E) 불규칙적인 중심을 가지는 물결모양으로, 불투명하며, 다소 융기된 집락. (F) 붉은색 색소, 환형의 부드럽고 완전하며, 불투명하고, 볼록한 집락. (G) 사상성이며 불투명한 집락. (H) 불규칙적이며, 불투명한, 돌기가 있는 집락.

한천 평판배지에 더하여, 고체는 사면배지로 만들 수 있다. 사면배지는 튜브에 녹은 한천배지를 부어 비스듬히 두어 응고시켜 만든다. 한천 사면배지는 생장 특성을 연구하고 순수 배양을 유지하는데 좋다. 한천 사면배지에서의 생장 유형은 세균 동정에 사용되는 중요한 특성이다(그림 41). 액체배지는 일반적으로 원치 않는 미생물들에 의한 오염을 막기 위하여 비흡수성 마개 또는 특별한 뚜껑으로 닫혀진 튜브에 들어 있다. 세균은 액체배지에 접종된 후에 특별한 형태로 생장하게 된다. 여기에는 배지의 혼탁[**탁도(turbidity)**], 튜브 바닥에 세포의 축적[**침전(sediment)**], 얇은 피막의 형성[**펠리클(pellicle)**]을 포함한다. 액체배지는 다양한 생화학적 시험을 수행하는데 사용되기도 한다. 이들 중 몇 가지는 나중에 소개된다. 그림 41과 42는 한천 사면배지와 액체 배양에서의 각각 선택적인 특징을 보여준다.

혐기적 배양

혐기성 세균은 대기압의 공기 중에 반고체 또는 고체 배지의 표면 위 또는 근처에서 생장할 수 없다. 초창기 세균학자

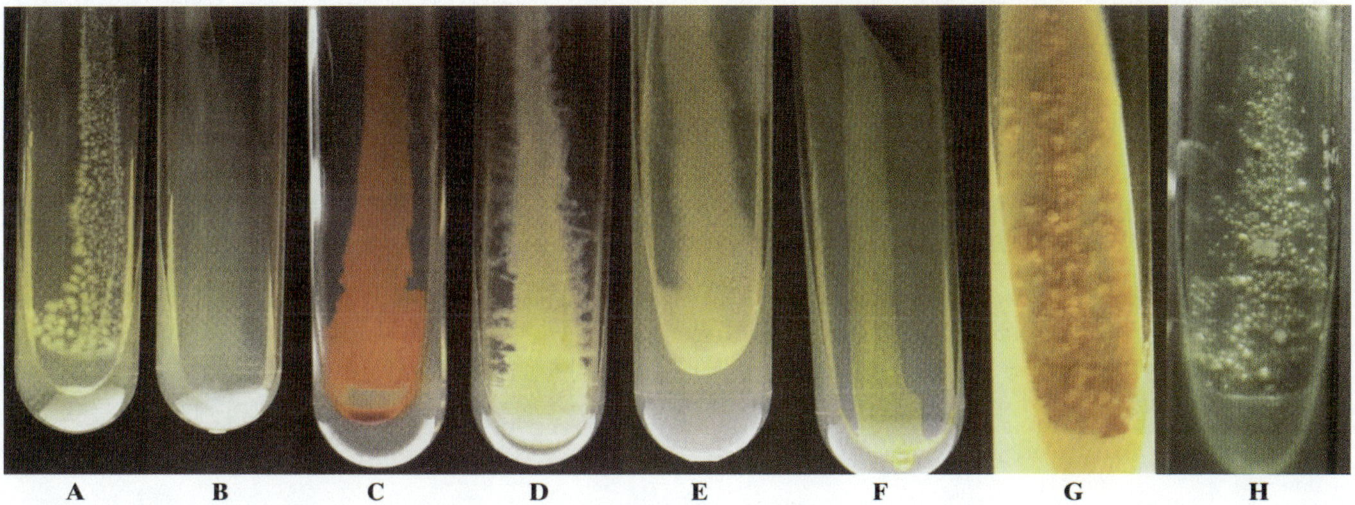

그림 41
선택적 고체 사면배지의 양상. (A) 구슬모양의 생장. (B) 퍼져나가는 생장. (C) 평편하고 붉은색의 선형. (D) 나뭇가지 모양(분지된 형태). (E) 뿌리모양의 생장. (F) 선형, 노란색의 생장. (G) *Mycobacterium phlei*의 오렌지색 생장. (H) *Mycobacterium* 종의 비색소화 생장. 두 가지의 *Mycobacterium* 종이 Löwenstein-Jensen 배지에서 자라고 있다.

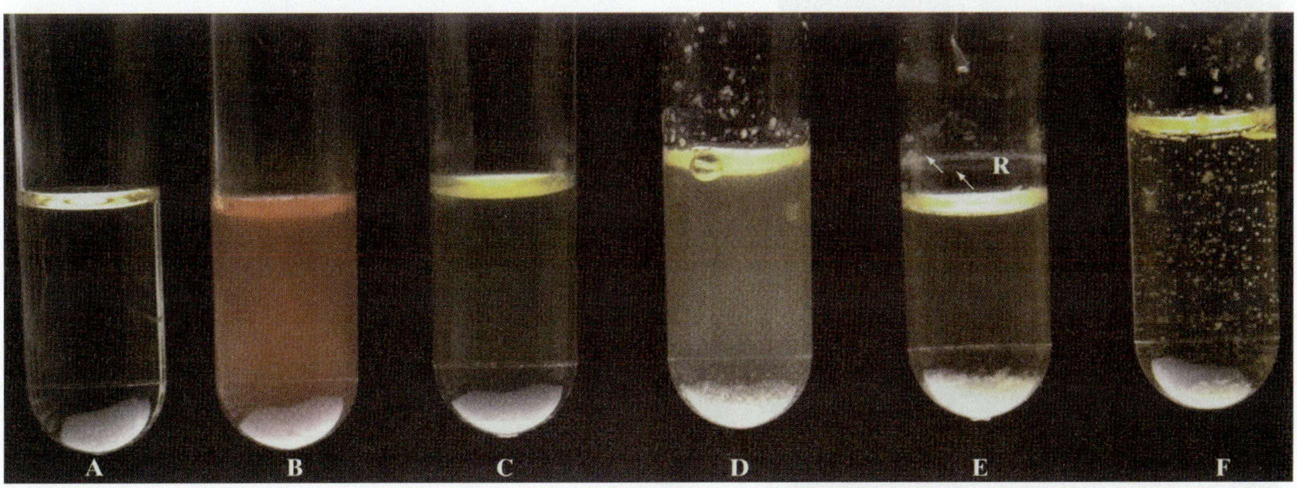

그림 42
선택된 액체배양 양상. (A) 투명한 미접종 배지. (B) 혼탁한 생장과 붉은색의 색소화. (C) 액체배지의 상부에서 혼탁하고 초록색의 색소화. (D) 혼탁한 생장. (E) 약간의 혼탁하고 고리 생성(고리의 존재를 확인하기 위하여 1 ml의 액체배지를 취하였음). (F) 솜모양으로 생장한 다소 투명한 액체배지.

들은 절대 혐기성 세균(완전히 자유산소가 제거된 환경에서 생존하거나 자랄 수 있는 세균)의 성공적인 배양은 산소를 완전히 제거하는 방법을 통해서만 가능할 수 있다고 믿었다. 혐기적 조건은 미생물의 인접 환경으로부터 자유산소의 제거 또는 배지 내에서 단순히 낮은 산화-환원 전위차[oxidation-reduction(redox) potential) E_h의 유지를 필요로 한다. E_h는 표본이 산화되거나 환원되는 경향의 척도이다. 일상적으로 사용되는 실험 배지에서 산소는 일차적으로 E_h 증가의 원인이 된다. 다양한 산화 환원 염료들은 배지 또는 배양액의 E_h를 측정하는데 사용된다. 유용한 염료들은 가역적으로 산화되거나 환원되고, 산화상태에서 색이 나타나고 환원상태에서는 무색이다(그림 45 참고).

혐기성 세균의 배양과 동정 방법은 호기성 세균에서와 거의 동일하다. 차이점은 배양 환경에 있다. 환원제는 무독성이며 환원물질이 낮은 수준에서 산화 환원 전위차를 낮추거나 유지시키기 위하여 대부분의 혐기적 배지에 첨가된다. 그 같은 물질로는 티오글리콜산염(sodium thioglycollate)과 염산시스테인(cysteine hydrochloride) 등이 있다.

다양한 유형의 용기들은 세균에 혐기적 환경을 제공하는데 사용된다. 가장 널리 사용되는 것 중에는 열-활성화 촉매와 함께 사용하는 Brewer 혐기배양 용기(anaerobic jar)와 GasPak 혐기적 시스템이 있다(그림 43). Brewer 기구와 함께 수소 또는 혼합기체는 혐기배양 용기가 봉해진 뒤에 도입된다. 뚜껑에 있는 전기 열 활성에 기여하는 백금 촉매는 혐기적 조건을 만든다.

GasPak 용기는 외부 연결이 없고 실온 촉매 시스템을 사용하므로 다른 혐기배양 용기들과는 다르기 때문에 전기연결이나 촉매를 가열하는 다른 수단들이 필요하지 않다. 이 혐기적 배양용기는 특별히 일회용성 수소와 이산화탄소 발생시스템으로 사용하도록 고안되었다. GasPak 봉투에 물이 첨가되면 수소가 방출된다. 이 기체는 차례로 혐기적 조건을 생성하는 촉매의 존재 하에서 산소와 반응한다. 이산화탄소도 혐기성 세균이 요구하는 생장을 지원하기에 충분한 양이 생성된다. 메틸렌블루가 포함된 일회용 혐기 지시약은 시스템 내부가 혐기적 조건인지 아닌지를 확인하는데 사용된다.

복잡한 장비의 일부분 또는 정교한 기법들이 수반되지 않은 방법들은 일부 혐기성이며 **통성(facultative)** 세균(산소가 있거나 없어도 자랄 수 있는), **미호기성(microaerophilic)** 세균(낮은 산소 압력을 선호하는)의 배양에 흔히 사용된다. 여기에는 파라핀-마개 기법(paraffin-plug technique) (그림 44)과 산소량을 감소시키기 위해서 티오글리콜산염과 같은 환원제가 포함된 배지의 사용(그림 45) 등이 포함된다. 파라핀-마개 기법에서 배지 튜브는 몇 분간

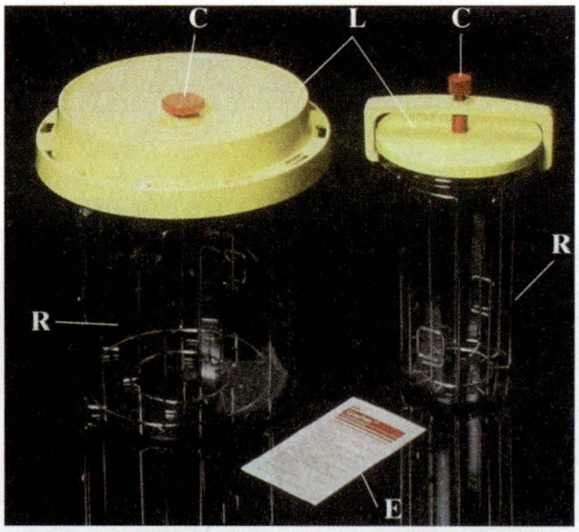

그림 43
상업적 혐기성 배양장치. GasPak 혐기장치의 구성요소. GasPak 혐기적 용기 뚜껑(L), 고정 나사(C), 촉매반응 용기(R), 일회용 수소 + GasPak 이산화탄소-발생기 봉투(E). GasPak 일회용 혐기성 반응지시약은 보이지 않는다.

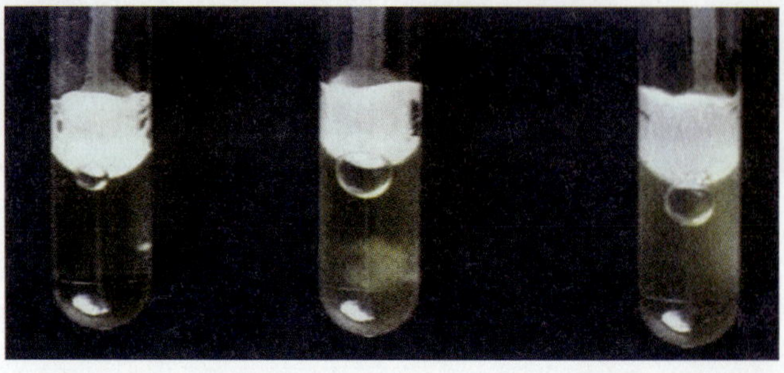

그림 44
파라핀-마개 기법(왼쪽 시험관). 파라핀-마개 내에 미접종(가운데 시험관). 생장을 나타내는 탁도(오른쪽 시험관). 혐기적 조건에서의 생장.

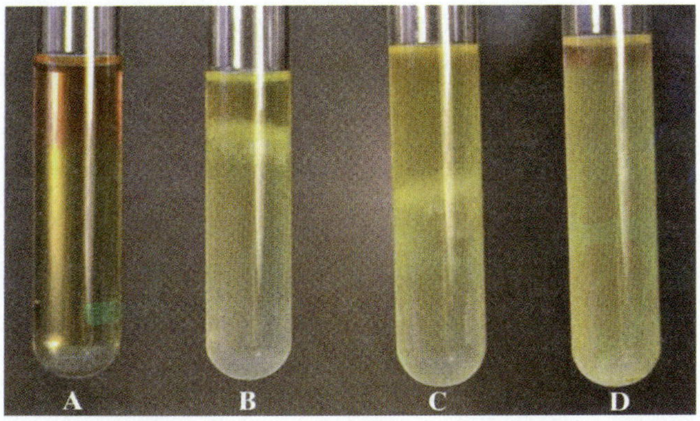

그림 45
티오글리콜산염(sodium thioglycollate) 액체배지에서 대표적인 세균의 생장특징. (A) 미접종. 윗부분의 핑크색(호기성)과 아랫부분의 노란색 구역(혐기성)을 주목하라. (B) 전형적인 혐기성 세균의 생장을 보여준다. (C, D) 통성 세균(순응가능한)을 보여준다.

가열되고, 빠르게 식혀서 접종한다. 녹은 파라핀 층을 대략 1/4 인치 두께로 배지의 윗부분에 붓는다. 배양액은 그 후 배양할 준비가 된다.

티오글리콜산(thioglycollate) 배지는 혐기성, 미호기성(microaerophilic), 호기성 세균의 배양과 보통 멸균물질에서 세균의 검출을 위해 사용된다. 이들 배지의 성분은 생장요구성이 다양한 미생물들의 생장을 유지한다. 티오글리콜산염은 배지에서 산화-환원 전위차를 낮추고, 반면에 레사주린(resazurin)은 산화-환원(oxidation-reduction, OR) 지시약으로 제공되며 산화상태를 나타낸다.

일반적 또는 모든 목적의 배지는 세균의 특성에서 다양한 물리적, 화학적 기질들과 요인들의 효과를 연구하는데 사용될 수 있다. 그러한 방법을 통해서 얻어진 결과들은 다양한 유형의 미생물들의 억제에 많은 실용적 응용을 할 수 있다.

물리적 요인들은 중금속들과 자외선(UVL)을 포함한다. 이 요인들은 세균에서 쉽게 알게 되는 다양한 변화를 일으킬 수 있다. 예를 들어 구리, 수은, 은 같은 중금속은 특별히 단백질들과 반응하며 미생물의 대사를 저해할 수 있다.

자외선은 유전적 수준에서 변화를 가져올 수 있는 요인으로 잘 알려져 있다. 예를 들어 일부 세균의 색소조절 유전자가 UVL에 노출되면 노출된 세포에서 특징적인 색소생성능을 상실할 수 있다. UVL 노출의 영향은 데옥시리보핵산 분자들의 뉴클레오티드 염기서열의 변경을 가져와서 **돌연변이(mutation)**로 알려진 세균의 유전적 특성들에서 영구적 변화를 가져온다. 돌연변이된 세균은 물리적 외관에서도 바뀔 수 있다(그림 46A).

세균학적인 배지는 항생물질과 염료들 같은 많은 화학물

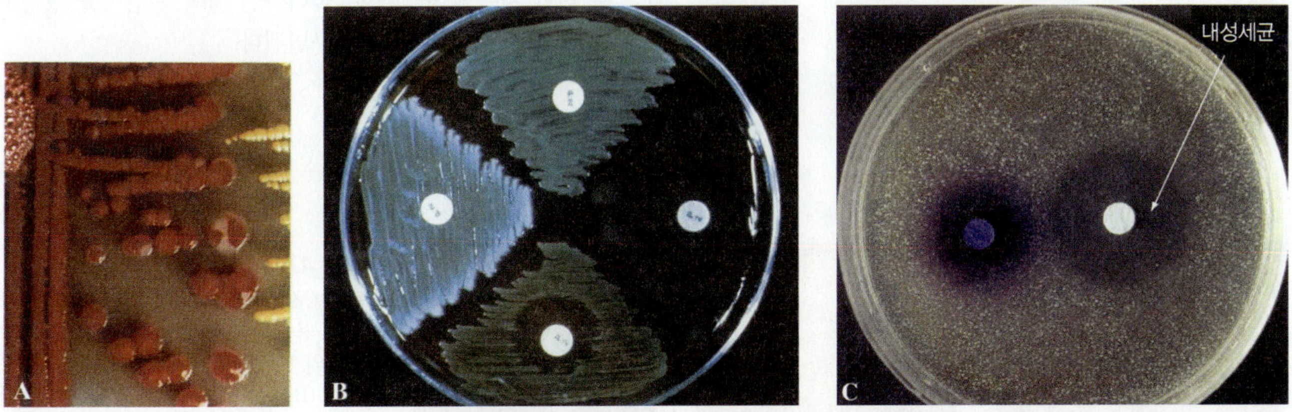

그림 46
일반적 또는 모든 목적의 배지를 사용한 물리화학적 요인에 대한 효과. (A) 색소생산에 대한 자외선 노출의 영향. *Serratia marcescens*의 분할된 집락. 그러한 집락들은 색소생산 유전자의 돌연변이에 의해 일어난다. (B) 다른 항생제 농도에 대한 상대적 효과. 항생제의 억제효과가 클수록 항생제를 포함하는 특별한 디스크를 둘러싸는 투명대는 커진다. (C) 크리스탈 바이올렛(보라색)과 말라카이트 그린의 상대적인 정균(bacteriostatic) 효과. 내성세균의 존재를 주목하라.

질의 효능을 시험하는데 사용될 수 있다. **항생물질(antibiotic)**이란 용어는 원래 다른 미생물을 죽이거나 생장을 억제할 수 있는 미생물에서 생산되는 화학물질을 말한다. 오늘날 이 용어는 완전히 합성된 실험 생산물들과 화학적으로 변형된(반합성된) 형태의 천연 항생물질들을 포함하는 다양한 항미생물학적 제제들에 적용된다. 미생물의 생장을 억제하는 최소량의 항생물질을 결정하는데 몇 가지 방법들이 사용된다. 그 결과 수치는 **최소저해농도(minimal inhibitory concentration, MIC)**로 표시한다. 한천-확산 방법(agar-diffusion method)과 그 변형된 방법은 보통 이러한 목적으로 사용된다. 기초 방법으로서 알려진 농도의 어떤 항생물질이 포함된 상업적으로 이용가능한 여과지 디스크(filter paper disk)는 시험 세균을 빽빽하게 접종시킨 후 적당한 배지 위에 올려놓고 배양한다. 배양 동안에 다른 디스크들에서 항생물질이 한천으로 확산되고 그들 각각의 효과는 이어서 세균의 생장을 막는 범위를 나타낸다. 개개의 디스크를 둘러싼 투명 구역들은 생장 저해의 범위 또는 **정균(bacteriostatic)** 효과를 보여준다(그림 46B). 한천디스크 방법(agar-disk method)의 일반적 적용은 1960년대에 이 방법을 개발한 W. M. Kirby와 A. W. Bauer의 이름을 붙인 Kirby-Bauer 시험으로 잘 알려져 있다.

때때로 다용도 배지는 모든 상황에서, 특히 표본이나 혼합배양에서 적은 수로 존재하는 세균을 분리할 때 적절하지 못하다. 여기서 종종 배지에 화학 약품을 혼합하여 **선택(selective)배지**를 만든다. 선택 성분들은 원하는 세균의 생장을 억제하지 않고 시료에서 한 가지 이상의 원치않는 세균의 생장을 억제한다. 선택 성분들은 산(acids), 크리스탈 바이올렛과 말라카이트 그린(malachite green) 같은 종류의 염료들을 포함한다. 그러한 물질들의 유효성은 일반적인 배지의 사용으로 결정될 수 있다(그림 46C).

미생물의 생화학적 활성

분별배지, 선택배지, 선택 및 분별 배지

많은 종류의 배지들이 세균과 균류 같은 미생물을 분리, 구별, 동정을 위해서 개발되었다. 분별배지는 다른 세균의 생장을 막지 않으며 효소학적으로 공격할 수 있는 한 가지 이상의 물질들**[기질(substrates)]**을 포함한다. 생성된 반응의 유형을 기초로 하여 세균의 집락들은 동일한 평판배지에서 자라는 다른 세균들과 구별된다. 혈액배지(blood agar) (전혈이 포함된)는 헤모글로빈을 효소학적으로 다른 방법으로 이용할 수 있는 세균을 분리하고 식별하는데 종종 사용된다(그림 47).

선택배지는 다른 세균의 생장을 막거나 지연시키는 동안 어떤 세균이 생장하도록 하는 배지로 정의한다. 일반적으로 선택(selection)은 (1) 배지 성분의 조절, (2) 공기 조성의 변화, 또는 (3) 배양 온도의 조절을 통해 수행될 수 있다.

오늘날 사용되는 몇 가지 배지는 선택적이고 구별할 수 있도록 하는 물질들을 혼합한다(표 5). 그러한 배지의 한 가지 예는 Bacto Brilliant Green agar이다(그림 48). 이 배지는 *S. typhi*는 장티푸스의 원인균으로 이 세균이 오염된 것으로 의심되는 대변 또는 다른 시료들로부터 *S. typhi*와 다른 *Salmonella* 종들을 분리하는데 사용되는 매우 선택적인 배지이다. 다른 세균의 생장은 brilliant green 염료의 존재에 의해 거의 완전하게 저해된다. 이 배지는 또한 효소작용을 위한 기질로서 젖당(lactose)과 자당(sucrose)을 포함한다. 전형적인 *Salmonella*는 선명한 붉은 구역으로 둘러싸여져 있다. 밝은 핑크빛 흰색의 불투명한 집락을 형성한다. 그 배지 상에서 자랄 수 있는 몇몇 젖당 또는 자당 발효 미생물들은 진한 황록색 구역으로 둘러싸인 황록색 집락을 형성하여 *Salmonella*로부터 쉽게 구별된다.

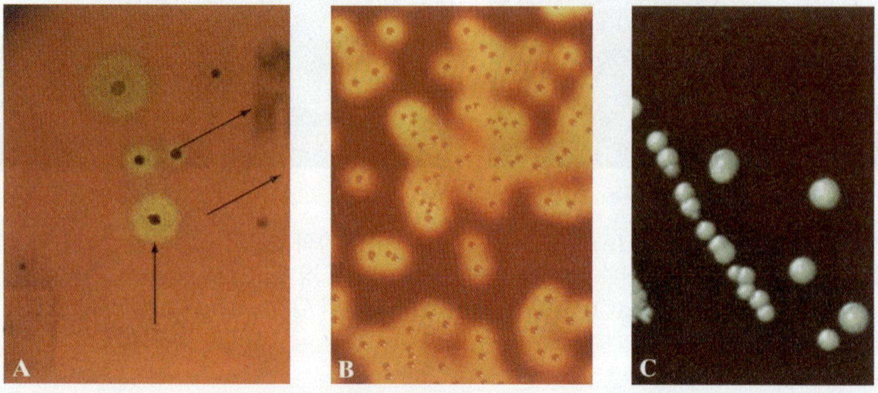

그림 47
분별배지인 혈액고체배지 상에서 대표적인 용혈반응. (A) α-용혈. 세균 집락 주변의 배지가 초록색으로 변색을 주목하라. (B) β-용혈. 여기 투명대가 각 세균 집락을 둘러싼다. (C) γ-용혈. 또는 비용혈반응. 탈색 또는 투명대는 나타나지 않는다.

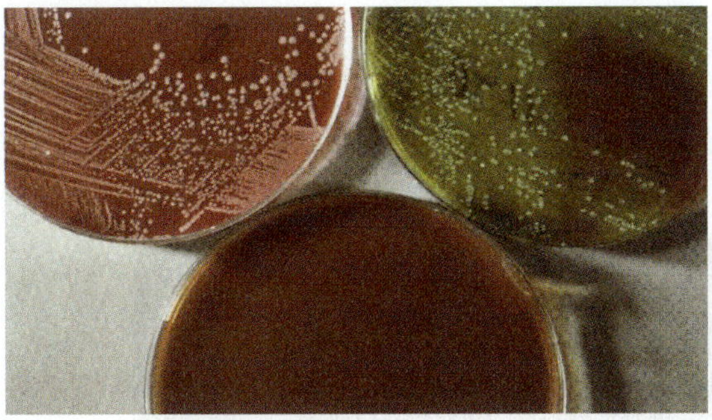

그림 48
Salmonella 종의 분리와 동정에 사용되는 배지인 Bacto Brilliant Green 고체배지. 전형적인 비젖당발효 *Salmonella* 집락은 brilliant 배지에 의해 둘러싸인 다소 핑크화이트의 불투명한 집락으로 나타난다. 젖당발효 생물체의 집락들은 배지 상에서 진한 황록색 구역에 의해 둘러싸인 황록색 집락을 형성한다. 미접종된 평판은 대조구로서 보여주고 있다.

Staphylococcus 종을 분리하는데 흔히 사용되는 배지는 mannitol-salt agar이다. 이 배지는 7.5%의 높은 염화나트륨의 농도에 견딜 수 있는 세균의 생장을 돕는다. 높은 염 농도에서 견딜 수 없는 생물들은 생장이 부실하거나 생장할 수 없다. 탄수화물 기질인 만니톨(mannitol)과 pH 지시약인 페놀레드(phenol red)도 배지에 포함되어 있다. 배지에서 자라는 종들은 만니톨을 발효하여 산을 생성하며 그 결과 집락주변에 노란 구역을 형성한다. 배지에 핑크색 구역이 나타나거나 변화가 없으면 음성 반응이다(그림 52). 표 6에는 몇 가지의 선택 및 분별 배지, 기질, 관련 반응들이 요약되어 있으며, 그림 48~53에는 몇 가지 예를 보여주고 있다. 다른 유형의 배지에서 나타나는 병원성 세균들의 특이한 반응들은 뒤에 설명되어있다.

표 5 선택 및 분별 배지의 특성

배지	선택 약품	생장이 촉진되는 세균
Brilliant green 고체배지	Brilliant green	그람음성 간균[a]
Eosin–methylene blue 고체배지	Eosin Y, 메틸렌블루	그람음성 간균
Hektoen enteric 고체배지	담즙염	그람음성 간균
MacConkey 고체배지	담즙염, 크리스탈 바이올렛	그람음성 간균
Mannitol–salt 고체배지	NaCl	*Staphylococcus aureus*

[a]이 배지는 *Salmonella typhi*의 분리를 위해 사용되지 않는다.

표 6 분리와 동정에 사용된 선택된 분별(differential, D) 및 선택 분별(selective differential, SD) 배지와 관련된 반응의 요약

배지	기질(들)	배지유형	반응 및 설명
혈액배지	헤모글로빈	D	1. α–용혈현상(집락주변에 녹색대) 2. β–용혈현상(집락주변에 투명대) 3. γ–용혈현상(집락주변에 아무것도 없음)
Brilliant green 한천배지	젖당, 자당	SD	1. 젖당 발효세균(황록색 집락) 2. 젖당 비발효세균(선홍색 집락주변에 보라에서 흰색 집락생성)
Eosin–methylene blue 한천배지	젖당, 자당	SD	1. 젖당 발효세균(진보라색 집락 또는 짙은 중앙부와 투명한 무색의 경계를 가지는 집락) 2. 젖당 또는 자당 비발효세균(무색의 집락)
Hektoen enteric 한천배지	젖당, 자당	SD	1. 젖당 발효세균(연어살색 집락) 2. 젖당 비발효세균(녹색, 대부분 집락) 3. Salicin 발효세균(집락주변에 핑크색 집락) 4. Salicin 비발효세균(변화없음) 5. H_2S 생성세균(검은색 중앙부의 집락)
MacConkey 한천배지	젖당	SD	1. 젖당 발효세균(침전된 담즙 때문에 생긴 핑크색 구역 주변에 둘러싸인 진붉은색의 집락) 2. 젖당 비발효세균(무색이며 반투명의 집락)
Mannitol–salt 한천배지	만니톨	SD	1. 만니톨 발효세균(노란색 구역에 둘러싸인 집락) 2. 만니톨 비발효세균(노락색 변화가 없는 작은 집락)

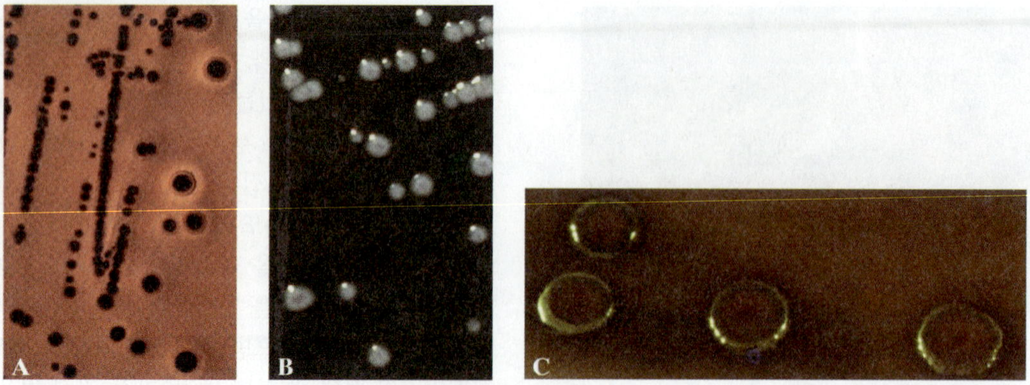

그림 49
Eosin-methylene blue 고체배지 반응. (A) 젖당 발효체의 집락. (B) 비젖당 발효체의 집락. (C) 금속성 광택은 일부 젖당 발효체의 집락표면에 생성되기도 한다.

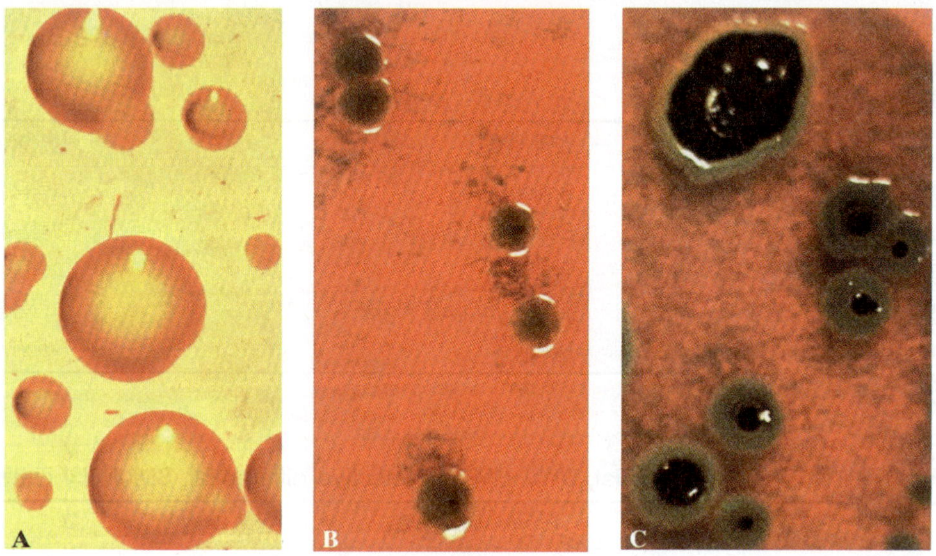

그림 50
Hektoen enteric 고체배지 반응. 세 가지 주요 형태의 반응들. (A) 신속 젖당 발효세균(노랗거나 연어 살색의 집락). (B) 비젖당 발효세균(초록색 집락). (C) 황화수소(H_2S) 생산자(검은색이 중심에 있는 집락). *Escherichia coli*는 신속 젖당 발효세균이다.; *Proteus vulgaris*와 관련 종들은 널리 알려진 H_2S 생성세균이다.

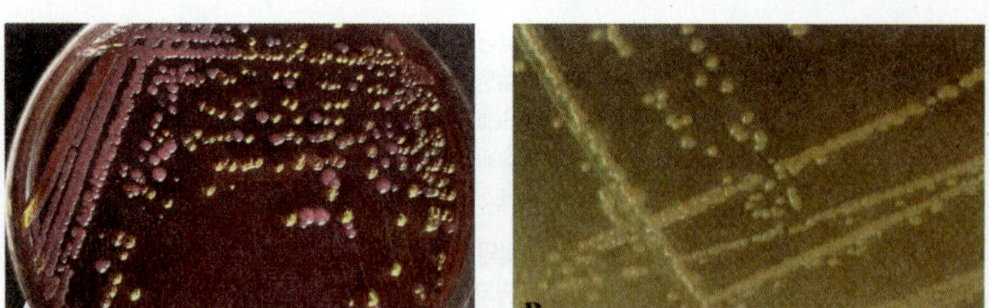

그림 51
MacConkey 고체배지 반응. (A) 젖당 발효체의 집락. (B) 비젖당 발효체의 집락.

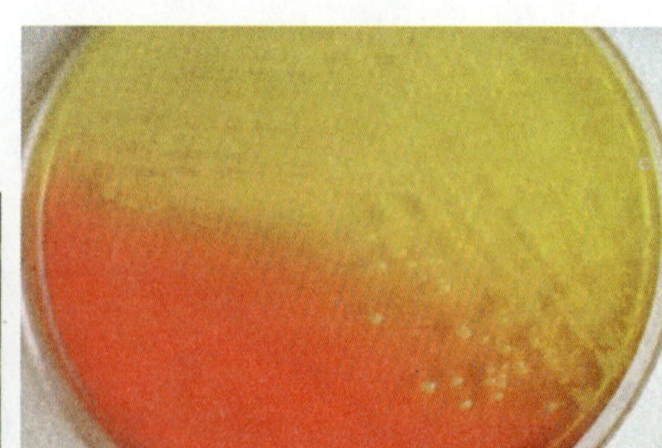

그림 52
Mannitol-salt 고체배지 상에서 *Staphylococcus aureus*의 생장. 세균 생장주변 부위에 형성된 노란 부분은 만니톨로부터 산이 생성되는 것을 의미한다.

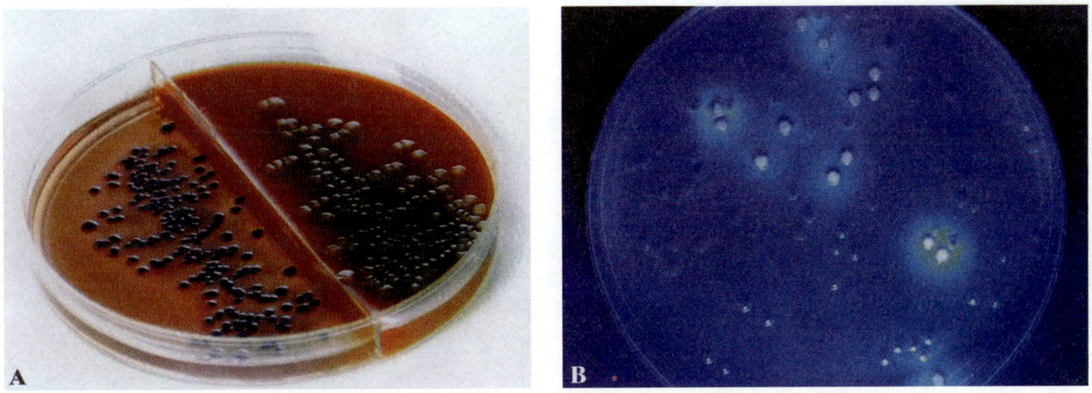

그림 53
색소생성 배지. (A) BluEcoli urine biplate. *Escherichia coli* 집락은 이 색소생성 배지 상에서 푸른색 집락을 형성한다 (왼쪽). 혈액배지 상에서 이 세균의 생장은 오른쪽 편에 있다. (Hardy Diagnostics www.Hardy Diagnostics.com 제공). (B) 형광생성 기질 methyumbelliferyl-β-D-glucuronide를 포함하는 색소생성 배지의 예는 단순히 MUG로 알려져 있다. 집락을 생성하는 양성반응은 자외선을 쪼이면 밝은 파란색 형광을 띤다.

색소생성 배지

색소생성(chromogenic) (색깔 생성) 배지로 알려진 새로운 제조물은 많은 세균종의 탐색, 집락 계수, 추정 동정을 위해 개발되었다. 그러한 배지에는 색소생성 및/또는 형광생성 [형광을 내는(fluorescence-emitting)] 기질들이 섞여 있다. 이들 기질은 초기에는 무색이며, 분해되면(효소학적 공격으로) 특징적인 색깔(그림 53A) 또는 형광(그림 53B)을 생성하며 산화된다. 어떤 특별한 효소 또는 효소들의 탐색은 특별한 세균종 또는 생물체군을 동정하는 수단으로 제공된다.

다당류, 단백질, 지질, DNA의 세포외 분해

물질대사는 충분한 영양소와 기능적인 세포활성을 유지하는데 필요한 전체 생화학 반응을 말한다. 이들 반응은 **이화작용(catabolism)**이라는 분해과정과 **동화작용(anabolism)**이라는 합성작용을 포함한다. 이 두 과정은 동시에 일어나고 세포에 필수적으로 필요한 성분들을 제공한다. 모든 대사적 반응들은 하나의 화합물에서 다른 화합물로 전환되는 일련의 단계로서 일어나며 **대사경로(metabolic pathways)**의 기초가 된다. 그 같은 생화학적 반응들은 세균의 동정에 사용될 수 있다.

몇 가지 미생물들은 배양배지와 같은 환경으로 효소를 생산하고 방출한다. 이들 일부 미생물이 분비하는 효소들은 세포의 주변 환경에서 거대분자를 분해할 수 있다. 많은 미생물의 세포외 효소는 **가수분해성(hydrolytic)**으로 나타난다. 이들 효소는 거대분자를 작은 분자로 분해하고 분해하는 분자의 형태에 따라 일반적으로 분류되기 때문에 붙여진 이름이다. 이들 효소에는 지방과 지질을 분해하는 **에스테라제(esterase)**와 다당류를 분해하는 **글리코시다제(glycosidase)**, 단백질을 분해하는 **프로테아제(protease)** 등이 있다.

미생물들이 이용할 수 있는 대부분의 탄수화물들은 다당류의 형태이다. 두 가지 일반적 예는 셀룰로오스와 녹말인데, 이들은 포도당의 작은 단위[**중합체(polymer)**]로 구성된다. 이들 두 성분의 물리적 및 화학적 특성에서 기본적인 차이점은 포도당 단위체의 구조적 배열에 의존한다. 만약 그렇지 않다면 셀룰로오스를 단순당 단위체로 분해하는 효소인 셀룰라아제는 녹말도 분해한다. 녹말의 가수분해하는 효소는 아밀라아제라 한다. 셀룰라아제와 아밀라아제는 **세포외 효소(exoenzyme)**의 예이다; 이들 효소는 세포벽을 통해서 분비되어 복잡한 물질을 세포 내로 쉽게 유입될 수 있는 단위체로 분해한다. 이 형태의 대사 패턴에는 녹말에서 맥아당(maltose) (2개의 포도당 분자로 구성된 이당류)을 생성하는 아밀라아제의 활성이 있다(그림 54).

손상되지 않은 단백질에 대한 세균의 분해작용은 탄수화물의 작용과 유사하다. 녹말의 경우에서 효소 아밀라아제는 녹말을 세포에 쉽게 흡수될 수 있는 단위체로 분해한다. 카제인(우유 단백질) 같은 단백질은 동일한 방식으로 효소 카제인분해효소(caseinase)에 의해 폴리펩티드를 생성한다(그림 55).

많은 미생물들은 지방과 오일[**지방분해(lipolysis)**라는 과정을 통해서]을 분해하여 탄수화물 대사와 아미노산 합성을 위한 아세트산을 얻는다. 미생물의 효소적 기능에서

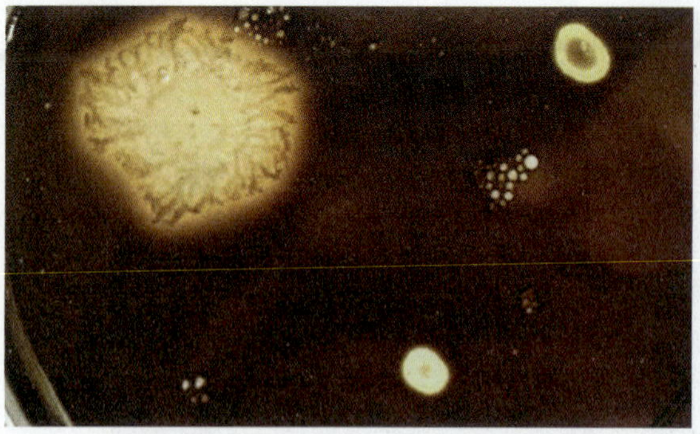

그림 54
녹말 가수분해(아밀라아제 생산). 세균인 *Bacillus subtilis*에 의해 생산된 전형적인 전분 가수분해 반응. 요오드의 첨가로 전분의 완전 제거(가수분해)는 집락주변의 배경이 노랗게 됨으로써 알 수 있다. 음성반응은 진한 보라색 배경에 의해 알 수 있다.

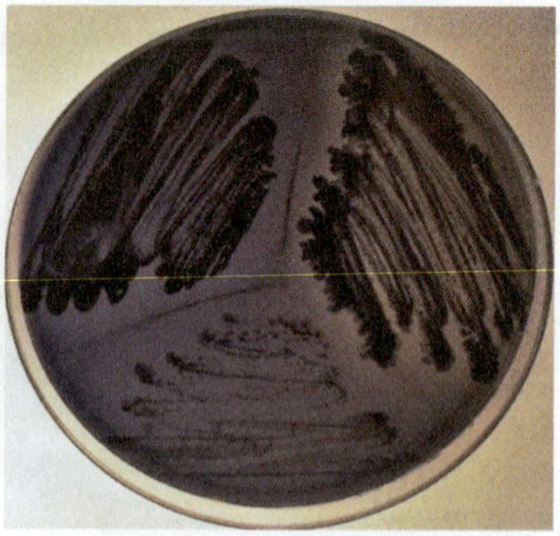

그림 56
Bacto-lipase 시약을 포함하는 Bacto-spirit blue agar를 사용한 지질 가수분해 사진. 세균의 지질분해 활성은 진한 푸른색이나 시험 세균의 주변 배지에 생겨나는 투명대에 의해 알게 된다. 유사한 색깔 변화는 지질분해능이 없는 미생물에서 관찰되지 않는다.

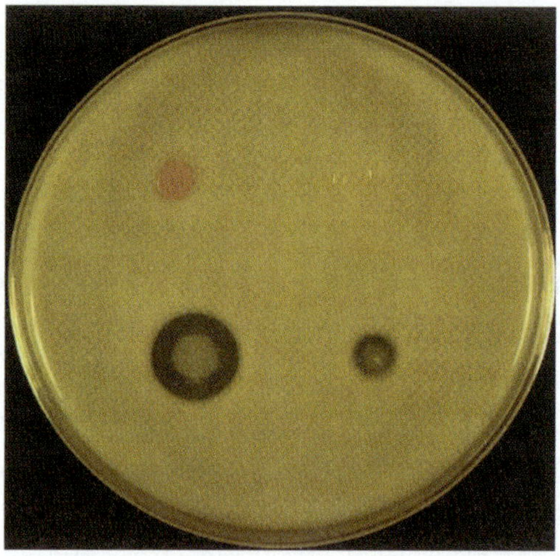

그림 55
Caseinase 활성. 카제인 분해는 세균생장 주변부의 투명대로 알 수 있다. 1개의 명백한 음성반응도 볼 수 있다.

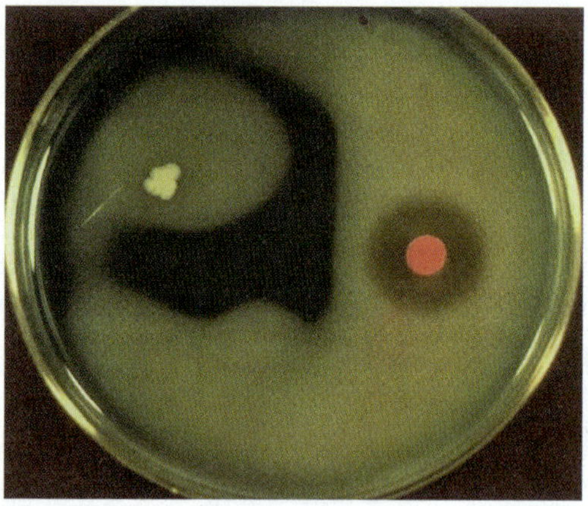

그림 57
DNAse 반응. 효소의 존재는 세균생장 주변부에 투명대의 형성으로 알게 된다. 흐린 구역(음성반응)은 염산의 첨가로 알 수 있는데, 이는 DNA가 침전되기 때문이다.

리파아제의 존재는 동물 세포막이 주로 지질로 구성되기 때문에 침입성(invasiveness)의 잠재적인 지표로 고려될 수 있다. 이 분해능은 미생물 분류에 유용하게 사용될 수 있는 또 다른 특성이다. 미생물의 지질 분해 활성은 지방분해 구역에서 나타난다(그림 56). Spirit blue agar는 지질 분해 활성을 나타내는데 사용된다. 배지는 올리브 오일과 하늘색을 나타내는 spirit blue 염료의 혼합물을 포함한다. 배지에서 자라는 리파아제 생성 세균은 올리브 오일을 가수분해시켜 집락주변에 투명대 또는 후광(halo)을 형성한다(그림 56).

다른 세포외 효소인 데옥시리보뉴클레아제(DNAse)의 생산은 몇 가지 세균종들의 분리와 식별하는데 유용하다. DNAse 한천은 DNA 분해를 입증하는데 사용된다. 배양 후 0.1 N 염산으로 접종평판에 부으면 배지에서 DNA가 분해되어 집락주변에 투명대가 나타나게 된다(그림 57). 많은 경우에 DNA의 가수분해는 길이에서 2개에서 4개의 뉴클레오티드의 조각들을 생성한다.

미생물의 종들은 가지고 있는 세포외 효소의 종류가 다양하기 때문에 특정 효소의 존재 여부를 밝히는 일은 모르는 미생물을 동정하는데 중요하다. 표 7에는 물질대사에서 특별한 유기 거대분자들에 중요한 세포외 효소들의 존재를 증명하는데 사용되는 시험의 특징들이 요약되어 있다.

탄수화물 대사: 세포내 대사에 관한 소개

탄수화물은 세포물질과 탄소골격의 합성에 중요한 에너지원 및 탄소원이다. 포도당과 갈락토오스 같은 단당류는 대사 반응의 개시자로 설명된다. 대부분의 탄수화물들은 다당

표 7 세포외 효소의 요약

시험	기질	시약(들) 및 배양기간	양성 반응	음성 반응
카제인 분해	카제인 (우유단백질)	시약 필요 없음; 24~48시간	세균집락 주변에 투명대	집락주변에 투명대 없음
DNAse 생성	DNA	0.1 N 염산(HCl); 24~48시간	HCl 반응 후 집락 주변에 투명대	HCl 반응 후 집락주변에 흐릿한 구역
지질 가수분해	지질	스피릿 블루(Spirit blue) 염료; 24~48 시간	생장주변에 투명대 또는 거무스름한 구역	집락주변에 투명대 또는 거무스름한 구역 없음
전분 가수분해	전분	Lugol 또는 그람 요오드액; 24~48시간	요오드 반응 후 집락주변에 노란색 구역	요오드 반응 후 집락주변에 보라색 또는 거무스름한 구역

류 형태로 미생물에 의해 이용된다. 세포내 효소들은 세포외 효소들에 의해 생성된 탄수화물의 더욱 대사적인 분해를 위해서 또는 더 복잡한 세포 분자를 합성하기 위해서 사용된다. 세포내 효소의 예로는 말타아제(maltase)와 락타아제(lactase)가 있다. 전자는 맥아당(maltose)을 두 분자의 포도당으로 만들며, 후자는 탄수화물인 젖당을 분해하여 한 분자의 포도당과 한 분자의 갈락토오스를 생성한다.

다양한 탄수화물을 분해하는 미생물의 능력은 탄수화물과 pH(산-염기) 지시약이 포함된 적절한 영양 배지를 사용함으로써 쉽게 결정된다. pH 지시약은 보통 페놀레드(phenol red)를 사용하며, pH 6.9(산)에서는 노란색, pH 8.5(염기)에서는 붉은색을 나타낸다. 탄수화물 배지에서의 가스 형성은 생성된 가스를 포집하는데 이용되는 거꾸로 튜브(Durham tube)의 사용을 통해 검출된다. 형성된 가스의 생성은 탄수화물이 효소의 작용으로 분해되었다는 것을 보여주는 것이다(그림 58).

산화와 발효에 의한 산의 생성은 종종 0.3%의 한천이 첨가된 반고체 탄수화물 배지에서 구별된다. 이 배지에는 pH 지시약도 포함되어 있다. 이 측정법에서 2개의 배지가 들어 있는 시험관에 찌르는 접종을 하고(시험관의 바닥까지 접종도구로 찌름), 한 시험관은 배지에 멸균된 미네랄 오일 또는 유사 물질로 산소를 차단하기 위해 층을 만든다. 발효미생물들은 두 시험관의 배지 모두에서 산을 생성하지만, 산화미생물들은 미네랄 오일이 들어 있지 않은 시험관에서만 산을 생성한다(그림 59). 절대 혐기성미생물은 미네랄 오일이 들어 있는 시험관에서만 산을 생성한다. 호기적 조건 하에서 대사할 수 있는 통성 혐기성 생물은 2개의 시험관 모두에서 산을 생성한다. 표 8에는 포도당 산화/발효(oxidative/fermentative,

탄수화물, 질소 및 기타 대사반응

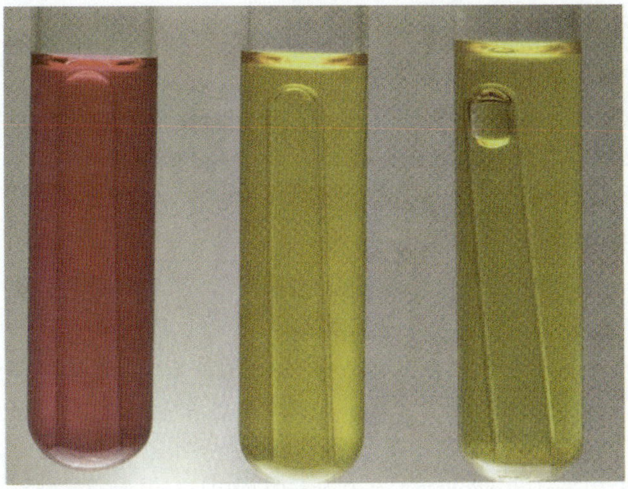

A B C

그림 58
Durham 발효시험관을 이용한 탄수화물 발효. 사용된 지시약은 페놀레드(phenol red)이다. (A) 미접종. (B) 산 생성. (C) 산과 가스 생성. 바이알(vial)을 거꾸로 넣은 것은 가스를 모으기 위한 것이다.

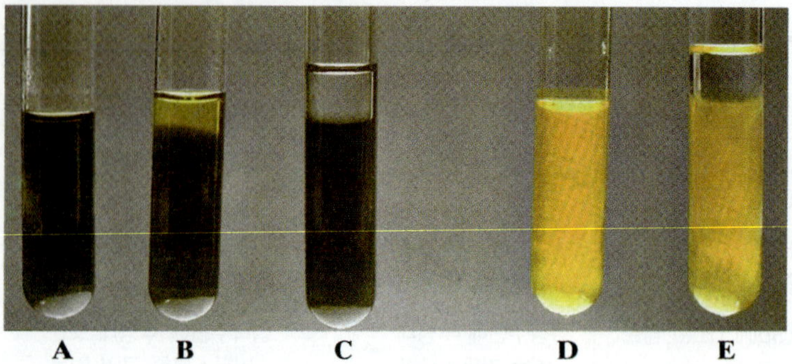

그림 59
포도당 O/F 고체배지를 포함하는 시험관을 사용한 탄수화물 산화 또는 발효. 사용된 지시약은 브롬티몰블루(bromothymol blue)이다. (A) 미접종된 시험관. (B) 포도당 산화를 보여준다. (C) 포도당 산화 또는 발효가 관찰되지 않는다. (D, E) 각각 포도당 산화와 발효를 보여준다. 미네랄오일(mineral oil)로 덮은 배지에서 특이적으로 발효반응이 관찰되는 것에 주목하라.

표 8 산화 / 발효 반응

대사의 형태	호기적 조건 (유침유 층이 없음)	혐기적 조건 (유침유 층이 있음)
산화적	산(노란색)	알칼리성(녹색)
발효성	산(노란색)	산성(노란색)
비당화성	알칼리성(노란색)	알칼리성(녹색)

O/F) 한천배지에서 얻을 수 있는 결과가 요약되어 있다.

세균종을 구별하는데 사용되는 다른 탄수화물 시험법에는 메틸레드(methyl red, MR) 반응과 Voges-Proskauer(VP) 반응 등이 있다. 메틸레드 시험에서 미생물들은 먼저 포도당을 호기적으로 대사하여 모든 이용가능한 산소는 고갈된다. 이것은 포도당 발효의 두 가지 유형인 **혼합산(mixed-acid)** 또는 **부틸렌글리콜(butylene glycol)** 발효 가운데 하나이다. 발효 유형과 형성된 최종 산물들은 미생물종을 동정하는데 중요하다. 포도당을 혼합산으로 발효하는 장내세균들은 많은 양의 **아세트산(acetic acid)**, **포름산(formic acid)**, **젖산(lactic acid)**, 그리고 **숙신산(succinic acid)** 및 **에탄올(ethanol)**을 생성한다. 이들 분비된 대사산물은 대략 pH가 4.2로 상당히 낮아지며, 메틸레드 지시약에 의해 확인될 수 있다(그림 60).

Voges-Proskauer(VP) 시험은 **아세틸메틸카비놀(acetylmethyl carbinol)**로도 알려진 **아세토인(acetoin)**을 검출하는데 사용된다. 이것은 부틸렌글리콜을 생성하는 포도당 발효유형을 수행하는 미생물에 의해 생성되는 중간대사물질이다. 양성 반응은 알파-나프톨(alpha-naphthol)과 수산화칼륨(KOH)이 포함된 크레아틴 용액을 첨가하면 분홍색 또는 선홍색으로 나타난다(그림 61).

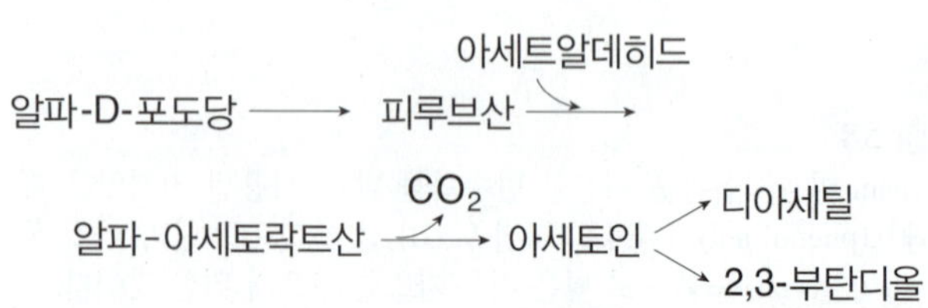

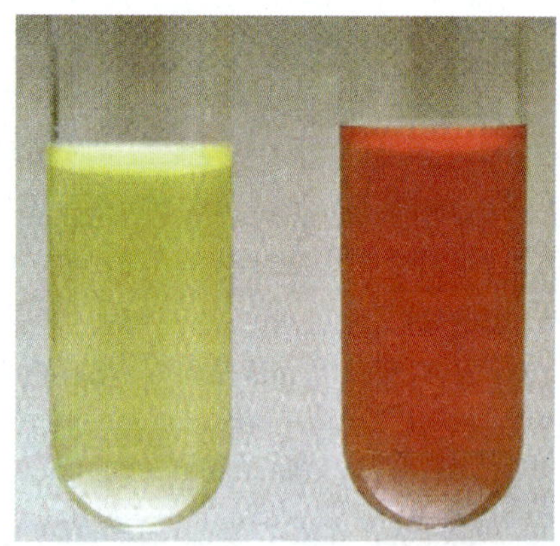

그림 60
메틸레드(methyl red) 시험: 왼쪽 시험관, 음성. 오른쪽 시험관, 양성.

질소 대사

질소를 포함한 많은 화합물들은 살아 있는 세포에서 대사한다. 단백질들은 효소적 및 구조적 활성을 수반하며; 핵산의 퓨린과 피리미딘은 유전적 기작과 어떤 합성반응들과 관계가 있다; 그리고 무기화합물들은 전자 공여체 또는 수용체로서 작용한다.

몇 가지 분별 배지와 시험들은 질소 포함 화합물에서 일어나는 효소학적 반응을 확인하기 위해서 몇 가지 분별배지와 시험들이 일상적으로 사용된다. 이들 반응에는 단백질과 단백질 유사화합물들의 분해(젤라틴, 트립토판, 페닐알라닌), 요소분해효소 활성, 질산염 환원 등이 있다(표 9).

인돌시험(indole test)은 미생물이 아미노산인 트립토판을

표 9 선택된 탄수화물과 단백질의 세포 내에서의 대사반응의 요약

시험	기질(들)	시약 및 배양시간	양성반응	음성반응
탄수화물 발효 (Durham 발효 시스템)	포도당, 젖당 등	페놀레드; 24~48시간	산(노란색); 가스 (뒤집어진 Durham 관에 가스방울)	알칼리(붉은색) 기체 없음 (Durham 관 방울 없음)
메틸레드	포도당	메틸레드 지시약; 48시간	산 생성(붉은색)	산 생성 없음(붉은색 이외의 다른 색)
Voges-Proskauer	포도당	α-naphthol 및 KOH + 크레아틴; 48시간	아세토인 생성 (붉은색)	생성된 아세토인 없음 (붉은색 이외의 다른 색)
인돌	트립토판	Kovac 시약; 24~48시간	인돌생산 배양액 상층에 진한 빨간색	인돌생성 안됨(붉은색 이외의 다른색)
젤라틴 가수분해	젤라틴	없음; 배양 후 액화 시험을 위하여 냉장함; 48시간	젤라틴 배지는 냉장 30분 후 액체로 됨	젤라틴 배지는 냉장 30분 후 고형으로 됨
페닐알라닌 탈아미노효소	페닐알라닌	염화제이철(ferric chloride); 24~48시간	염화철 첨가 후 녹색 또는 갈색으로 변함	색깔변화 없음
요소분해효소	요소	페놀레드; 24~48시간	붉은색 형성	붉은색 이외의 다른 색
아질산염 환원	아질산염	술파닐산 및 dimethyl-alphanaphthylamine; 24~48시간	시약첨가 후 붉은색	붉은색이 안 나타남

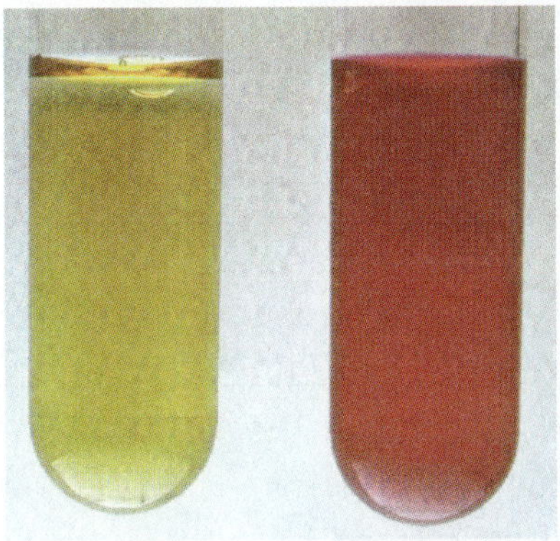

그림 61
Voges-Proskauer 시험. 왼쪽 시험관, 음성. 오른쪽 시험관, 양성.

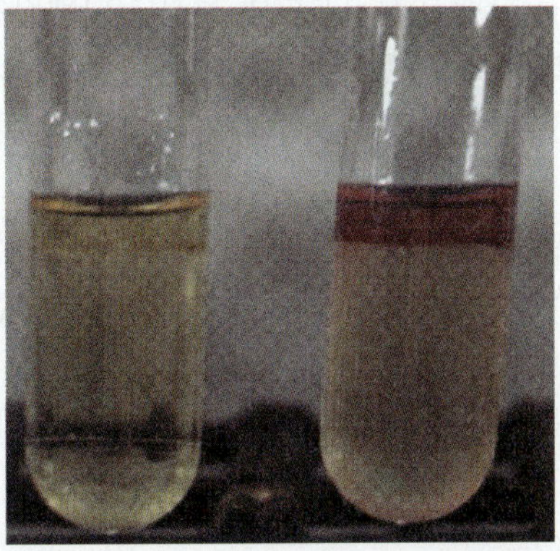

그림 62
인돌 시험. 왼쪽 시험관, 음성. 오른쪽 시험관, 양성.

인돌(indole), 암모니아(ammonia), 피루브산(pyruvic acid) 으로 분해하는 능력을 결정하는데 사용된다(그림 62). 미생물의 대사 활성이 진행되는 동안 아미노산은 세포 내로 유입되어 특별한 세포내 효소인 **탈탄소효소(decarboxylase)**와 **탈아미노효소(deaminases)**에 의해 분해된다. 탈탄산효소는 아미노산에서 카르복실기(—COOH)를 제거하고 곧 탈아미노효소는 아미노산으로부터 아미노기(—NH)를 제거한다. 미생물이 **트립토판분해효소(tryptophanase)**를 가진다면, 아미노기는 제거되고 트립토판으로부터 인돌이 형성될 것이다. 인돌은 Kovac 시약의 첨가로 진한 선홍색 층이 형성되어 쉽게 확인할 수 있다(그림 62).

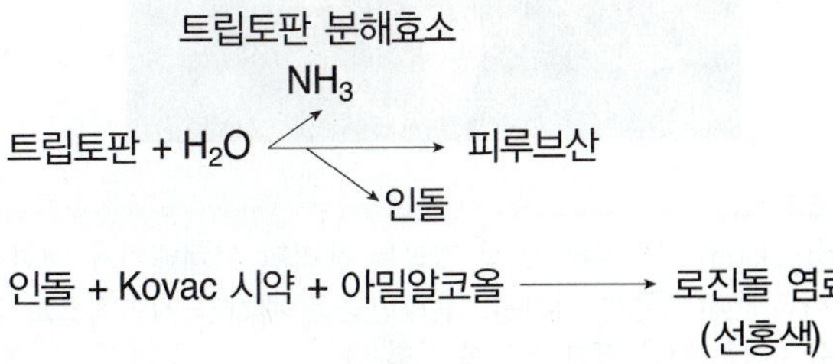

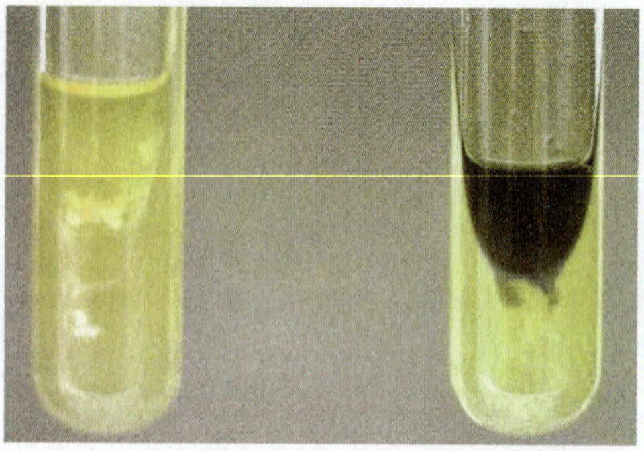

그림 63
페닐알라닌(phenylalanine, PA) 고체배지. 이 배지는 페닐알라닌 탈아미노효소(phenylalanine deaminase)의 존재를 확인하는데 사용된다. 염화제이철(ferric chloride)의 첨가로 배지의 색깔이 초록색이나 진한 갈색을 형성하는 것은 양성반응이다.

페닐알라닌(phenylalanine)의 탈아미노반응의 검출은 페닐알라닌이 포함된 한천의 사용이 필요하다. 배양 후, 염화제이철(ferric chloride)은 생장하는 배양균에 직접 첨가된다. 녹색 또는 갈색이 생기면 페닐알라닌의 탈아미노반응에 의한 생산물인 페닐피루브산(phenylpyruvic acid)이 생성되었다는 것을 나타낸다(그림 63).

콜라겐(동물 단백질)으로부터의 생성된 단백질인 젤라틴(gelatin)은 몇몇 미생물종에 의해 생성되는 세포외 효소[단백질가수분해효소(proteinases)]에 의해 가수분해될 수 있다. 미생물이 이 단백질을 가수분해하게 되면, 젤라틴은 고체에서 액체로 변화하며, 응고제로서의 가치를 상실하게 된다. 단백질분해효소(proteases)를 위한 몇 가지 시험은 젤라틴 용해를 기초로 한 것이다(그림 64).

많은 세균들은 질소원으로서 암모니아를 제공할 때 탄수

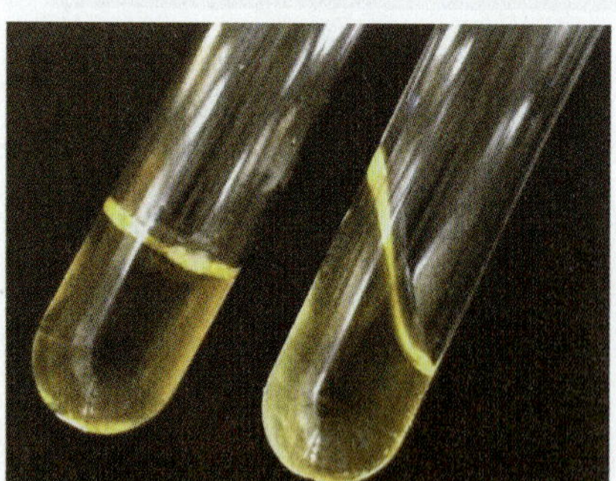

그림 64
젤라틴(gelatin) 가수분해. 양성 결과는 젤라틴 고체배지가 액화된 것을 나타낸다(오른쪽 시험관). 음성반응은 배지가 지속적으로 고형을 유지하는 것을 말한다(왼쪽 시험관).

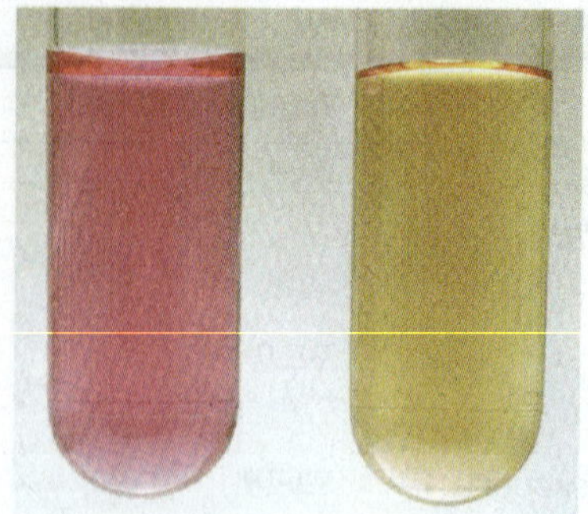

그림 65
요소분해효소(urease) 활성. 양성반응은 배지가 붉은색이 되는 것을 말한다. 음성반응은 오렌지 색깔에 의해 대표된다. *Proteus* 종은 일반적으로 양성 결과를 보여준다. 이 배지의 지시약은 페놀레드(phenol red)이다.

화물과 지질 대사의 부산물로부터 산을 합성할 수 있다. 몇몇 미생물들은 동물의 물질대사에서 주요한 유기배설물인 요소를 암모니아와 이산화탄소로 분해할 수 있다(그림 65). 그 배지는 암모니아 생산으로 인하여 높은 알칼리성(염기성)이 된다. 생성물인 이산화탄소는 다양한 중요 반응들을 통해서 탄수화물과 질소 대사로 통합된다.

대사의 주요한 점은 대사에 필요한 에너지를 얻는 수송전자의 생성이다. 이 전자수송시스템의 한 면은 다음 반응에서 보여주는 것과 같이 질산염에서 아질산염으로 환원시키는 능력이다. 어떤 미생물에서는 아질산염으로부터 질소가스를 생성하기도 한다.

$$\underset{\text{질산염 이온}}{NO_3^-} + 2H^+ + 2e^- \longrightarrow \underset{\text{아질산염 이온}}{NO_2^-} + H_2O$$

$$\xrightarrow{°7H^+ + 7e^-°} \underset{\text{이산화질소}}{N_2O} \xrightarrow{2H^+ + 2e^-°} \underset{\text{질소가스}}{N_2}$$

질산염 환원. 질산염 환원반응 일으키는 효소는 **질산염 환원효소(nitrate reductase)**이다. 배양 후, **질산염(nitrate)**의 존재를 위한 시험은 술파닐산(sulfanilic acid)을 처음으로 첨가하고 그 다음으로 **디메틸-알파-나프틸아민(demethyl-alpha-naphthylamine)**의 첨가에 의해서 수행된다. 붉은색이 나타나면 양성반응이다. 붉은색이 나타나지 않으면, 질산염이 아질산염으로 환원되지 않는지(질산염 환원효소의 존재) 또는 탈질화(denitrification)에 의해 질산염이 기체 질소로 전환되는지(아질산염 환원효소의 존재)를 결정하기 위해서 필수적으로 부가시험을 해야 한다. 실제적으로 발생되는 것은 배양액에 소량의 아연 가루를 첨가함으로써 결정된다. 아연은 질산염을 아질산염으로 환원시켜 양성(붉은

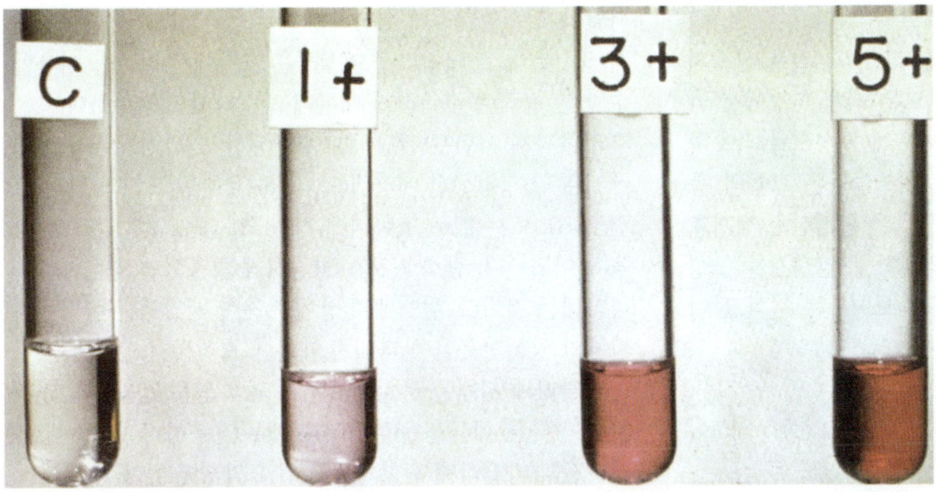

그림 66
질산염(nitrate) 환원. 대조 시험관은 일어날 수 있는 색깔반응의 범위를 강조하기 위해서 질산염 환원반응이 양성이 되도록 접종된다.

색)반응을 일으킨다. 이 반응은 미생물이 필수적인 효소를 가지지 않았음을 보여줄 것이다. 이 점에서 음성 결과는 질산염 환원을 확인하는 것이다(그림 66). 기체 질소의 존재는 거꾸로 된 배지로 채워진 바이알(vial)을 사용하여 알 수 있으며 거품으로 나타난다.

표 9에는 여기서 제시된 질소 대사의 시험과 반응들이 요약되어 있다.

산소 이용: 옥시다제와 카탈라제 활성

시토크롬 *c*와 카탈라제는 호기적 호흡을 하는 세균들에 의해 산소를 이용하는 효소이다. 시토크롬들은 비단백질, **헴(heme)**이라 불리는 철-포함 부분들을 가지는 효소이며, 원핵성 원형질막에 단단하게 결합되어 있다.

옥시다제(oxidase) 시험은 **시토크롬 *c*(cytochrome *c*)**의 존재를 발견하는데 사용된다. 이 시험은 전자(전자공여체)를 산화된 형태의 시토크롬 *c*로 전달할 수 있는 시약인 테트라메틸-파라-페닐렌디아민(tetramethyl-*p*-phenylenediamine)을 사용한다. 산화의 결과로 얻어진 시약은 남색, 보라색, 또는 자주색을 나타낸다(그림 67), 반면에 환원형태는 무색이다. **Oxyswab**와 같은 시판되고 있는 시약을 포함하는 면봉과 **DrySlide Oxidase**와 같은 일회용 슬라이드는 시토크롬 *c*를 시험하는 것들로 비교적 간단하다(그림 67B~C).

옥시다제 시험은 *Moraxella*(*Branhamella*), *Neisseria* 속에 속하는 그람음성 구균에서 시토크롬 *c*의 존재 여부를 확인하는데 도움을 준다. 더욱이 이 시험은 옥시다제 음성, 그람음성의 간상형의 장내 세균들과 *Pseudomonas*와 *Aeromonas*

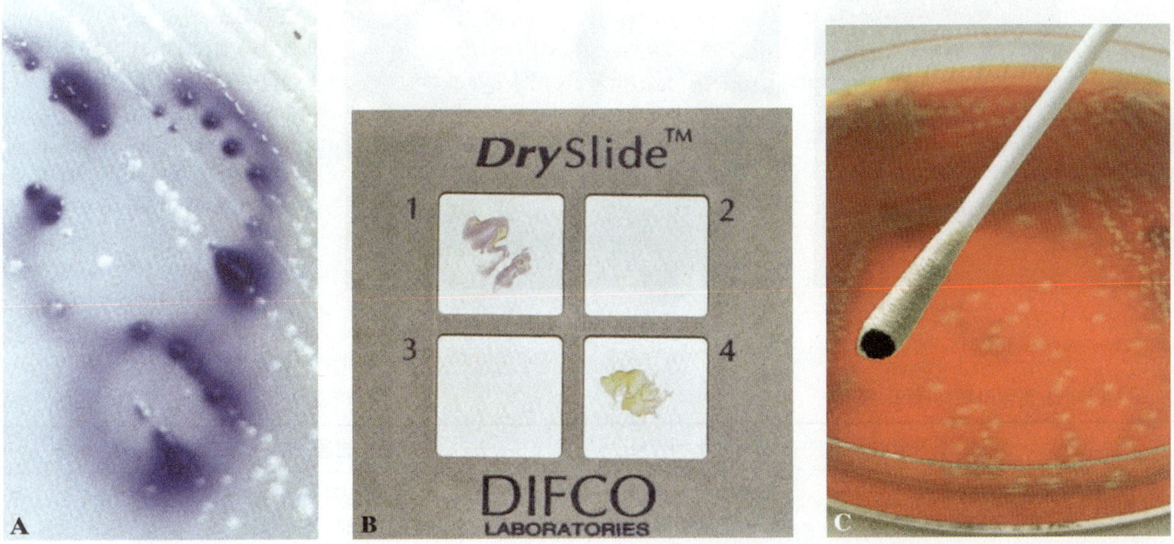

그림 67
옥시다제(oxidase) 시험. (A) 양성반응을 보여주는 집락들은 파란색이며 나중에 진하게 변한다. 음성반응은 무색 집락으로 알 수 있다. (B) DrySlide 상에서의 결과. (Difco Laboratories, Detroit, MI 제공) (C) 양성 Oxyswab 시험. 시약은 면봉에 묻어 있다. (Remel, Lenexa, KS 제공)

속에 속하는 그람음성 간균들을 식별할 수 있다.

활성 산소라디칼(superoxide radical) (O_2)과 같은 산소의 독성 형태는 용해 산소를 포함하는 모든 액체 환경에서 발견된다. 이 화합물들은 살아 있는 세포에 독성으로 작용하므로, 호기적인 환경에서 존재하는 미생물들은 그들의 독성을 제거할 수 있다. 그 같은 미생물들은 **활성산소 제거효소(superoxide dismutase, SD)**를 생성하여, 양성자를 활성산소 라디칼에 붙여 아래 반응식에서 보여주는 바와 같이 과산화수소 형태로 만든다:

$$\underset{\text{활성산소}}{2O_2} \xrightarrow{2e^-} 2O_2 \xrightarrow{4H^+} \underset{\text{과산화수소}}{2H_2O_2}$$

과산화수소도 독성을 가지기 때문에, 미생물들은 **카탈라제(catalase)**도 생산해야 하며, 이 효소는 화합물을 물과 분자상의 산소로 분해시킬 수 있다:

$$2H_2O_2 \xrightarrow[\text{카탈라제}]{O_2} 2H_2O$$

카탈라제는 활발하게 생장하는 모든 호기성 미생물에 의해서 생산된다. 절대혐기성 미생물은 호흡에서 산소를 이용할 수 있는 능력이 부족하기 때문에 카탈라제도 부족하다.

카탈라제 시험은 간단하게 수행된다. 슬라이드글라스 위에서 분열이 왕성한 배양액(그림 68A), 한천 표면의 집락(그림 68B), 또는 세포 덩어리에 직접 3% 과산화수소를 몇 방울 떨어뜨린다. 산소 기포가 활발하게 방출되면 양성반응을 나타내는 것이다. 혈액배지 상에서 자란 배양액은 한천배지 자체가 양성반응을 나타내기 때문에 시험하지 않는다.

카탈라제 시험은 동일한 형태학적 특성을 가지지만 대사활성이 다른 세균을 구별하는데 매우 유용하다. 표 10에 옥시다제와 카탈라제 시험의 특징이 요약되어 있다.

운동성 배지

세균의 운동성은 몇 가지 유형의 운동성 배지의 도움으로 볼 수 있다. 이 조제품의 조성은 액체 배양에서보다 배양하는 동안 움직임에 더 큰 저항을 주지 말아야 한다. 2,3,5-염화트리페닐테트라졸라움(2,3,5-triphenyltetrazolium

산소 이용, 운동성, IMViC 반응

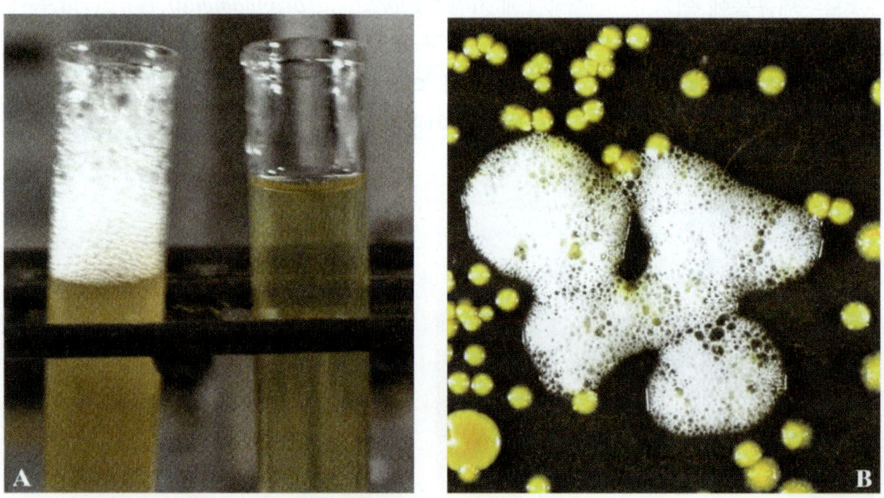

그림 68
카탈라제(catalase) 반응. 카탈라제는 과산화수소(H_2O_2)를 분해하여 산소를 방출하는 반응을 촉매하는 효소이다. 몇 방울의 3% H_2O_2를 미생물 집락이나 액체배지에 첨가하였을 때 흰색 거품이 형성되면 양성반응이다. (A) 액체배양의 양성반응. (B) 한천평판배지에서의 반응.

표 10 옥시다제와 카탈라제 시험의 요약

시험	기질, 존재확인	지시약과 배양시간	양성 반응	음성 반응
옥시다제 (시토크롬 *c*)	기질 없음; 시토크롬 *c*	Tetramethyl-phenylenediamine; 방법에 따라서 24~48시간 정도 필요함	시약첨가 후 60초 이내에 진한 자주색 또는 보라색을 생성	지시약 첨가 후 주요 색깔 변화 없음
카탈라제	기질 없음; 카탈라제	과산화수소; 배양시간은 18~24시간	지시약 첨가 후 거품의 형성	지시약 첨가 후 형성된 거품없음

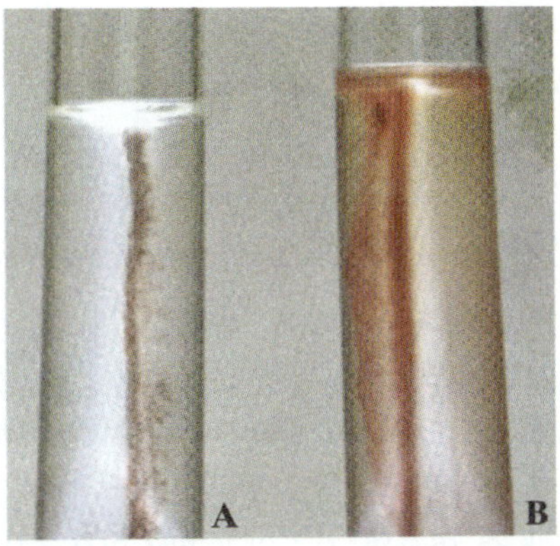

그림 69
운동성 배지. 2,3,5-triphenyltetrazolium chloride라는 염료가 첨가된 이 검체는 운동성 세균을 탐지하기 위해 사용될 수 있다. (A) 비운동성 배지에서 생장은 접종선에서만 관찰된다. (B) 운동성 배지에서 생장은 접종선으로부터 확산되어 자라며, 대부분의 배지가 혼탁하게 된다.

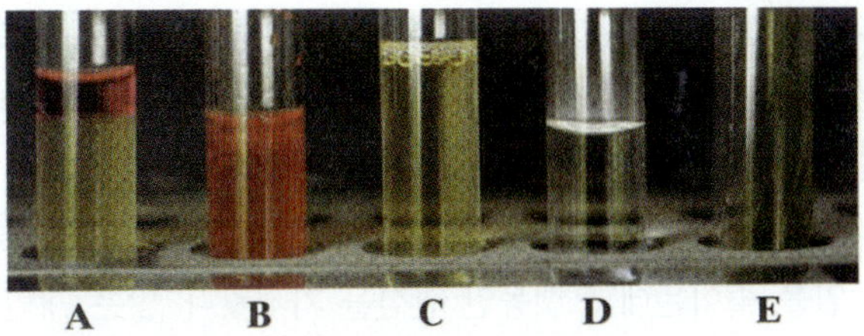

그림 70
IMViC 반응 결과. 시험 결과는 왼쪽에서 오른쪽으로 A~D에 나타나있다: indole, 양성; methyl red, 양성; Voges-Proskauer, 음성; citrate(Koser 배지), 음성; (E) citrate(Simmons 배지), 음성.

chloride, TTC)이 포함된 운동성 배지 S가 흔히 사용된다. 운동성은 접종선 또는 찌른 선(stabline) (그림 69)을 따라 붉은색이 확산되면서 생장하는 것으로 판단한다. 비운동성 생물은 찌른 선을 따라서만 생장한다.

분별 시험 유형들: IMViC 시험

IMViC 반응 유형은 연구대상 미생물의 효소적인 특성 또는 생화학적 지문법을 나타낸다. 예를 들면, 일반적으로 사람이나 하등 동물들의 장관에 서식하는 *Escherichia coli*는 자연에 특히 식물과 식물 생성물에 널리 분포되어 있는 세균인 *Enterobacter aerogenes* 세균종과 유사하다. 이 두 가지 세균은 모두 그람음성이고, 형태학적 및 배양적 특성은 유사하다. 이들 세균은 IMViC 시험에 의하여 식별될 수 있다(그림 70). 이 시리즈(*i* 제외)에서 각 철자는 각각 다른 방법을 의미한다. *I*는 인돌(indole) 시험을 의미한다; *M*, 메틸레드(methyl red) 시험; *Vi*, Voges-Proskauer 반응; *C*, citrate 시험이다. *V*자 뒤에 소문자 *i*는 발음을 쉽게 하기 위해서 사용되었다. 인돌, 메틸레드, Voges-Proskauer 시험들은 이미 기술된 바 있다.

IMViC 시리즈에서 남은 시험은 **구연산 시험(citrate test)**으로 대사와 생장에서 구연산을 유일한 탄소원으로 사용할 수 있도록 세포로 구연산이 들어갈 수 있게 하는 효소의 존재를 결정하는 시험이다. 두 가지 배지가 구연산 시험에 사용될 수 있다: **Koser citrate**와 **Simmons citrate**. Koser citrate 배지(투명하고 무색인 액체)에서 배양 후 표본이 뿌옇게 되면 양성이다(그림 71A). 가벼운 접종에서는 반드시 Koser citrate을 사용해야 한다. Simmons citrate 한천배지(그림 71B)는 pH 지시약으로 브롬티몰블루(bromthymol blue)를 포함하는데, 산성 조건 하에서 초록색이며 배지가 알칼리성이 되면 남색을 나타낸다. 구연산을 이용하는 생물체는 감청색으로 나타나는 알칼리 반응을 일으킨다. 배지의 색 변화 반응이 일어나는 동안 이산화탄소가 방출된다.

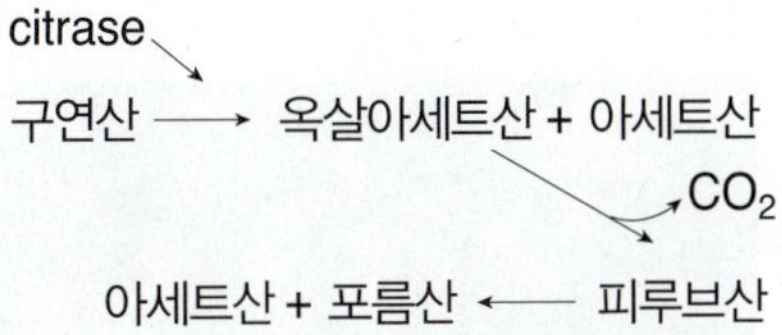

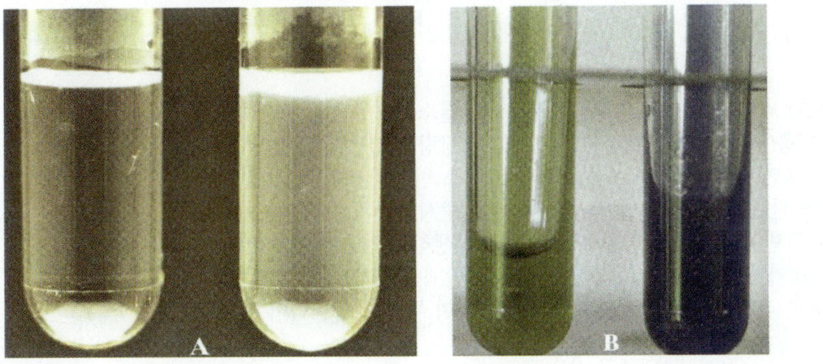

그림 71
Citrate 시험. (A) Koser's citrate. 왼쪽 시험관, 음성; 오른쪽 시험관, 양성. (B) Simmons citrate. 왼쪽 시험관, 음성; 오른쪽 시험관, 양성.

다중 시험 배지에서 미생물 반응: 리트머스 우유; Triple Sugar Iron Agar; 황화물, 인돌, 운동성 배지, Four-in-One Entero-Screen 4

연구자들은 미생물학적 시험 방법들과 관련하여 비용과 힘든 일을 줄이는데 오랫동안 관심을 가져왔다. 많은 개인들의 노력으로 최소한 두 가지의 일반적 범주의 향상된 생화학적 시험의 방법과 재료들에서 발전을 가져왔다: (1) 기존 방법에서 접종 및 배양되는 한 가지 또는 두 가지 튜브에 조합된 몇 가지 시험 기질들과 (2) 접종은 보통 방법으로 하지만 기존방법과 무언가 다른 접종법에 의한 소형 다중-구획 장치가 포함된 개별적 생화학적 시험들.

첫 번째 카테고리는 **리트머스 우유(litmus milk)** (그림 72 및 73), **triple sugar iron agar**(그림 74), **황화물(sulfide)**, **인돌(indole)**, **운동성 배지(motility medium)** (그림 74)와 같은 몇 가지 널리 인정된 배지를 포함한다.

리트머스 우유와 같은 일부 배지에서 접종과 배양 후 미생물 반응에 대한 많은 정보를 얻을 수 있다. 이 배지는 많은 세균이 생장하는데 요구되는 물질, 특히 젖당과 카제인을 포함한다. 리트머스는 세균의 산 또는 알칼리 생성, 그리고 산화와 환원 활성의 반응지시약으로 제공된다. 리트머스 우유에서 관찰되는 특이한 반응들은 다음과 같다(그림 72 및 73).

1. 산 그리고 산 응유(acid curd) 생성
2. 알칼리 상태
3. 렌닌 응유 생성
4. 펩톤화
5. 리트머스 환원
6. 가스 형성

생물에 의한 산 생성은 우유에 들어 있는 가장 풍부한 당들 가운데 젖당의 이용능력에 의한 것이다. 산 생성은 리트머스 배지가 파란색에서 분홍색으로 바뀔 때 증명된다. 만약 생물이 다량의 산을 생성할 수 있다면, 불용해성의 복합체의 칼슘과 카제인이 형성되고, 응고될 것이다. 생물은 젖당을 공격할 수 없으면 질소원과 탄소원으로서 우유 단백질을 사용하고, 알칼리 반응이 일어난다. 이 반응은 리트머스 배지에서 푸른색이 진해짐에 의해 나타낸다. 만약 산 또는 알칼리가 형성되는 양이 적다면, 배지에서 식별할 수 있는 색 변화가 관찰되지 않을 것이다. 그러나 렌닌 응고는 낮은 산 또는 알칼리 형성에도 발현된다. 만약 생물이 효소를 가지면 불용성의 칼슘-카제인 복합체가 생성될 것이다. 이 응고된 유형은 일반적으로 철회되고 유장으로 알려진 회색빛의 액체를 산출한다. 산 또는 렌닌 응고는 꽤 맛좋은 희고 부드러운 치즈 유제품이다. 응고된 유형은 단백질가수분해효소(proteinase)에 의해 소화된다. 이 과정은 **펩톤화(peptonization)** [또는 **용해성(solubilization)**]로 알려졌다. 펩톤화는 보통 응고 크기의 감소와 갈색화된 액체의 형성으로 특성화한다. 이 반응은 응고와 함께 발생될 때 쉽게 관찰될 수 있다. 리트머스의 환원은 세균의 산화-환원 활성에 의해 리트머스 색의 감소로서 보일 수 있다. 반응은 분홍색 산 응고가 흰색으로 변하기 시작할 때 꽤 뚜렷이 나타난다.

다중시험 배지반응과 소형 신속 미생물 시스템

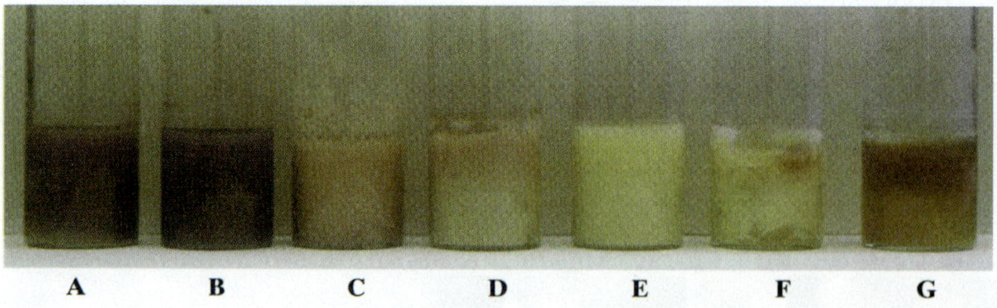

그림 72

리트머스 우유반응. (A) 미접종된 청색의 배지. (B) 접종 미생물이 탄소 및 질소원으로서 우유단백질을 사용한다는 것을 의미하는 알칼리 반응(진한 청색이 보라색으로). (C) 상당량의 산 생성과 젖당 발효를 나타내는 산성 결과(보라색). (D) 표면에 산의 생성(보라색)과 리트머스 반응의 개시(배지의 흰 부분). 그 반응은 접종된 세균의 산화-환원 활성에 의해 일어난다. 이 반응은 시험관의 아랫부분에서 시작되어 위로 퍼져나간다. (E) 리트머스 반응. (F) 격렬한 발효로 인하여 발생하는 많은 가스로 인하여 생성되는 산에 의한 응고물 형성. (G) 카제인 응유(curd) 생성과 펩톤화(단백질 분해). 펩톤화를 통해 커드에서 환원이 일어나 유장(whey)이라고 하는 갈색 또는 보라색을 띠며 투명한 상등액이 생성된다.

튜브의 바닥에서 위쪽으로 움직이면서 변화가 나타난다. 다른 쉽고 분명한 특징은 가스 형성이다. 이것은 응고의 구멍 또는 찢어짐으로 또는 응고 성분들을 분리함으로서 관찰할 수 있다.

Triple sugar iron agar는 덱스트로스(포도당), 젖당 혹은 자당(sucrose)을 발효하고 아황산염과 황화물을 환원시키는 능력에 의해서 그람음성 장내세균을 구별짓는데 사용되는 특징적인 표본이다. 배지는 한천 사면배지를 제공한다. 그것은 튜브의 바닥 또는 끝 부분으로 접종 바늘을 삽입하여 접종한다. 그리고 이 지역에서 바늘을 빼내고, 사면 배지의 표면을 도말한다. 몇 가지 유형의 반응들은 인식될 수 있다(그림 74, 표 11).

오직 덱스트로스 발효 배양을 할 때, 젖당 또는 자당(sucrose)의 1/10 농도이다. 배지의 바닥 부분은 산이 생성됨에 의해 노란색으로 변한다. 이것의 농도가 낮아서, 포도당이 빠르게 이용된다. 생물의 배양은 배지에서 다른 두 탄수화물들이 발효할 수 없고, 성장이 정지에 인접한다. 그러나 사면 배지에서 생물들은 배지의 펩톤 또는 덱스트로스 발효 중간산물 또는 둘 모두를 에너지원으로 계속 이용한다. 이 중간산물들은 그들의 감소로 끝난다. 펩톤은 배지 내에서 암모니아로 바뀐다. 암모니아는 중간산물을 중화시켜 사면 배지를 붉은색으로 바뀌게 한다.

전체 배지는 노랗게 변하고 배양이 덱스트로스에 더하여 젖당, 자당, 또는 둘 다를 이용할 수 있다면 색은 유지된다. 외관상으로 그러한 경우에 이 세균들은 발효가능한 탄수화물을 분해시키지 않을 것이며, 펩톤 또는 중간 최종산물에 국한되지 않는다. 가스 형성은 한천에서 구멍이 형성되거나 배지가 여러 조각으로 부서짐으로써 알게 된다.

배양에서 황화수소(H_2S) 생성으로 배지는 검게 된다. 이 색깔은 배지의 성분인 티오황산염(sodium thiosulfate)으로부터 H_2S가 생성되어 배지의 다른 성분인 황산암모늄철(ferrous ammonium sulfate)과 결합하여 검은 불용성의 황화철(ferrous sulfide, FeS) 화합물을 형성한다.

$$H_2S + FeSO_4 \longrightarrow H_2SO_4 + FeS \downarrow$$

황화물(sulfide), 인돌(indole), 운동성 배지[motility (SIM) medium]는 황화수소 생성, 인돌 생성, 운동성을 결정하는데 사용될 수 있다. H_2S의 존재는 배지에 접종선을 따라 검게 변함에 의해 나타난다. 아주 종종 운동성이 있는 생물체가 관련되는 경우에 검은색은 분산된다. 인돌의 존재는 Kovac 시약의 사용으로 검출된다. 운동성은 확산 생장이 나타나거나 또는 접종 부위로부터 확산되는 혼탁 모습에 의해 알 수 있다(그림 75).

Four in One EnteroScreen 4는 하나의 튜브 시스템으로 임상적으로 대변을 배양하여 *Salmonella*와 *Shigella* 종의 유

표 11 선택된 다중시험 시스템에서 생화학 반응의 요약

시험	기질과 배양시간	지시약	양성 반응	음성 반응
리트머스 우유	젖당과 카제인 24~48시간	리트머스 지시약	산(핑크색) 알칼리(담청색에서 군청색) 리트머스 환원(흰색) 응유(curd): 우유는 액체가 있는 고체상태로 바뀜. 단백질가수분해(우유의 탁도 감소 및 투명한 갈색을 띠거나 보라색 액체)	변화 없음(담청색)
Triple sugar Iron Agar	덱스트로스, 젖당, 24~48시간	페놀레드	덱스트로스로부터 산 생성 (노란색 바닥) 젖당과 자당에서 산 생성(노란색 사면)	알칼리, 변화 없음 (붉은색 바닥) 알칼리(붉은색 사면)
	티오황산염; 24~48시간	황산암모늄철	H_2S 양성 (배지의 검은색화)	H_2S 음성(배지의 흑색화 없음)
황하물, 인돌, 운동성 배지	티오황산염; 24~48시간	펩톤화된 철	H_2S 양성 (배지의 검은색화)	H_2S 음성(배지의 흑색화 없음)
	트립톤; 24~48시간	Kovac 시약	인돌 양성(붉은색 층)	인돌음성 (붉은층 없음)
	없음; 24~48시간	없음	운동성(배지 전체의 혼탁)	운동성 없음(접종선에서만 생장)

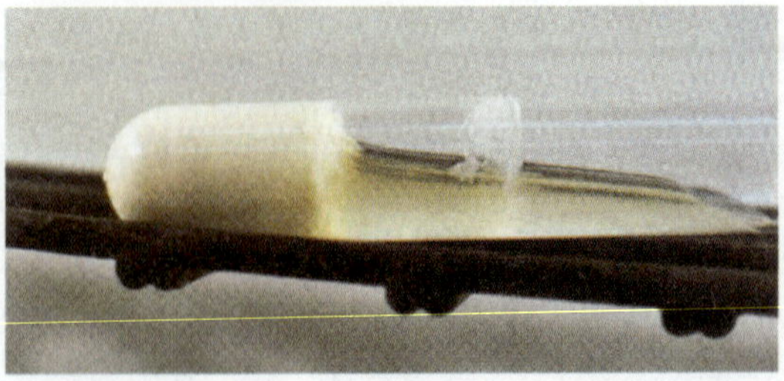

그림 73
응집과 펩톤화. 우유단백질의 고형화와 투명액체인 유장을 주목하라.

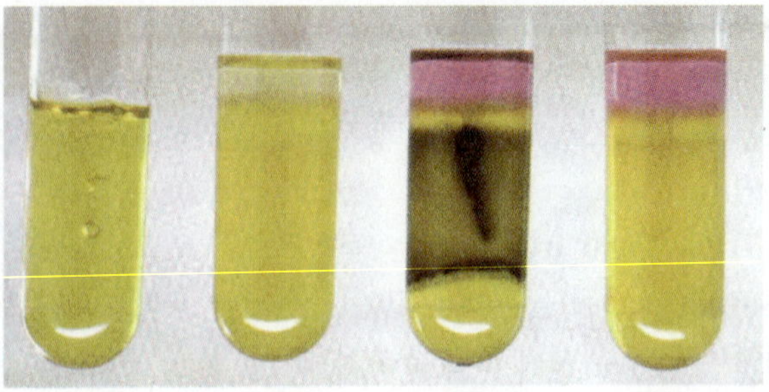

A B C D

그림 75
Bacto-SIM 배지반응. (A) 미접종. (B) 운동성 양성(배지에서 일반적 혼탁도). (C) 황화수소 생산 양성(배지의 흑색화). 인돌 양성(붉은색 층), 운동성 양성(검게 흐려 있음). (D) 인돌 양성 및 운동성 양성.

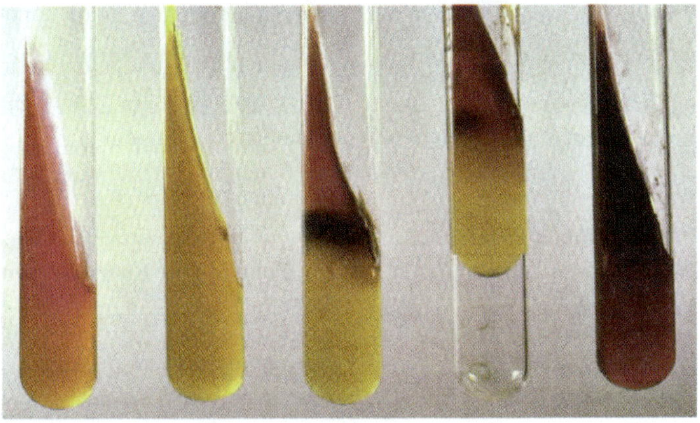

A B C D E

그림 74
선택된 triple sugar iron 고체배지 반응. 알칼리 반응(Alk)은 붉은색으로 변함으로써 알 수 있음; 배지가 노란색으로 변하게 되는 산(acid, A) 생성; 시료에서 공기의 존재를 통해서 가스 생성 확인; 배지의 흑색화를 통해서 H_2S 존재 확인. 이들 반응은 다음과 같다:

	시험관 *A*	시험관 *B*	시험관 *C*	시험관 *D*	시험관 *E*
사면배지	Alk	산	Alk	Alk	Alk
밑부분	A	A	A	A	A
가스	없음	없음	없음	있음	없음
H_2S	없음	없음	있음	있음	없음

주해: 시험관 E에서 어두운 색은 생물체의 보라색 색소에 의해서 생긴다. 포도당으로부터 생긴 산(아랫부분)은 H_2S가 발생하기 전에 생성되어야 한다.

무를 확인하기 위해 고안되었다. 이 배지는 층으로 배열된 특별한 기질들로 구성된다. 이 기질들에는: 황화수소 생성과 탈아미노효소 반응을 탐지하기 위한 성분으로 리신; 황화수소 생성을 위한 성분이 없이 탈탄소효소(decarboxylase) 반응을 탐지하기 위한 리신; 요소분해효소의 존재를 보여주기 위한 요소 한천배지 등이 있다. 멸균된 바셀린 층은 요소 한천배지와 배지 위쪽의 성분을 분리시킨다. 접종 시스템의 배양 후의 결과를 분석하는데 별도의 시약은 필요하지 않다(그림 76).

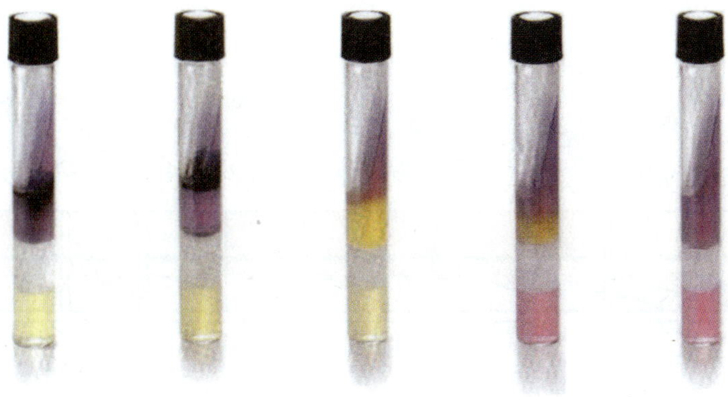

그림 76

Salmonella 종과 *Shigella* 종을 위한 임상 시료의 선별을 위한 정확한 단일 튜브 시스템인 Four-in-One EnteroScreen 4. 배지에서 기질의 양성 반응은; 리신 탈아미노화(lysine deamination), 상층에 노란색; H_2S 생성, 상층의 배지의 흑색화; 양성의 리신 탈카르복시화효소(lysine decaboxylase) 반응, 석유층 위의 층에 노란색; 양성의 요소분해효소(urease) 시험, 아래층에 보라색. 요소분해효소 시험 한천 바로 위층의 멸균된 석유 흰색 층을 주목하라. 대표적인 시험관에서 보여주는 반응이 아래에 있다. 무반응(no reactions, NR)은 대조구 시험관을 의미한다. (Hardy Diagnostics, www.HardyDiagnostics.com 제공)

시험	*대조구*	*시험관 A*	*시험관 B*	*시험관 C*	*시험관 D*
lysine deaminase	NR	–	–	–	–
H_2S	NR	+	–	–	–
lysine decaboxylase	NR	–	+	+	–
urease	NR	–	–	+	+

소형 신속 미생물 시스템

향상된 생화학적 절차는 세균배양의 동정을 용이하게 하기 위해서 설계된 몇 가지 상업적으로 이용가능한 소형화된 복합검사시스템을 포함한다. 확립된 생화학 반응에 근거한 정확한 동정의 열쇠가 되는 사용설명서는 각 제조회사에 의해 공급된다. 두 가지 시스템, 즉 **Enterotube II**(그림 77)와 API 20E(그림 78)는 즉석에서 사용 가능할 뿐만 아니라 최소한의 공간을 요구하며 상당기간 동안 실온 또는 냉장고에서 안정을 유지할 수 있는 제조회사가 선택한 기질들의 조합으로 구성된다. 각 경우에서 심사숙고하여 선택된 시험들은 또한 컴퓨터를 활용하는 동정시스템의 기초가 된다. 이들 두 시스템은 임상적 분리세균의 동정을 위해 신속한 시험 결과 분석의 필요에 대한 중요성을 강조한다.

젖당-발효세균의 동정에 사용되는 Enterotube II에는 봉입된 접종봉과 함께 일회용으로서 즉석사용 가능한 다중구획튜브에 기존의 배지가 들어 있다(그림 77). 독특한 접종배열로 모든 구획들에서 동시접종과 15가지 생화학적 시험이 가능하게 되어 있다. Enterotube II는 긴 접종봉을 꺼내기 위하여 먼저 말단의 마개(end cap)를 시스템에서 제거한다. 그 접종봉은 선택 및 분별 배지 또는 관련 평판배지로부터 분리된 집락을 골라내는데 사용된다(그림 48~53). 그 후 시스템의 플라스틱 튜브에 있는 일련의 기질이 들어 있는 한천 구획을 통해 접종봉을 잡아당긴다. 곧 말단의 마개들은 제자리로 돌려놓고 시스템을 배양한다. 배양 후에 적절한 시약들을 필요에 따라 작은 구획에 넣는다. 접종으로 사용된 모르는 세균 배양의 생화학적 활성시험 결과로 생기는 색깔 변화는 해석되며 세균의 동정에 사용된다.

API 시스템은 20개의 작은 구획이나 큐풀(cupule)이 있는 플라스틱 스트립을 사용한다. 각 큐풀에는 다른 시험에 사용되는 탈수 기질이 담겨 있다(그림 78). 최소 22가지 표준 생화학적 시험들이 수행될 수 있으며, *o*-nitrophenyl-β-D-galactosidase(ONPG), arginine dihydrolase, 리신 및 오르니틴 탈카르복시효소, 구연산 이용, 황화수소(H_2S)의 생성, 요소분해효소(urease), 트립토판 탈아미노효소(tryptophan deaminase), 인돌 생성, 아세토인 생성, gelatinase, 그리고 포도당, 만니톨, 이노시톨, 람노스, 자당(sucrose), 멜리비오스(melibiose), 아미그달린(amygdaline), 아라비노스 발효 등을 포함한다.

탈수 기질에 세균 현탁액을 접종하고 그 후 제조회사에 의해 설명된 절차에 따라 배양한다.

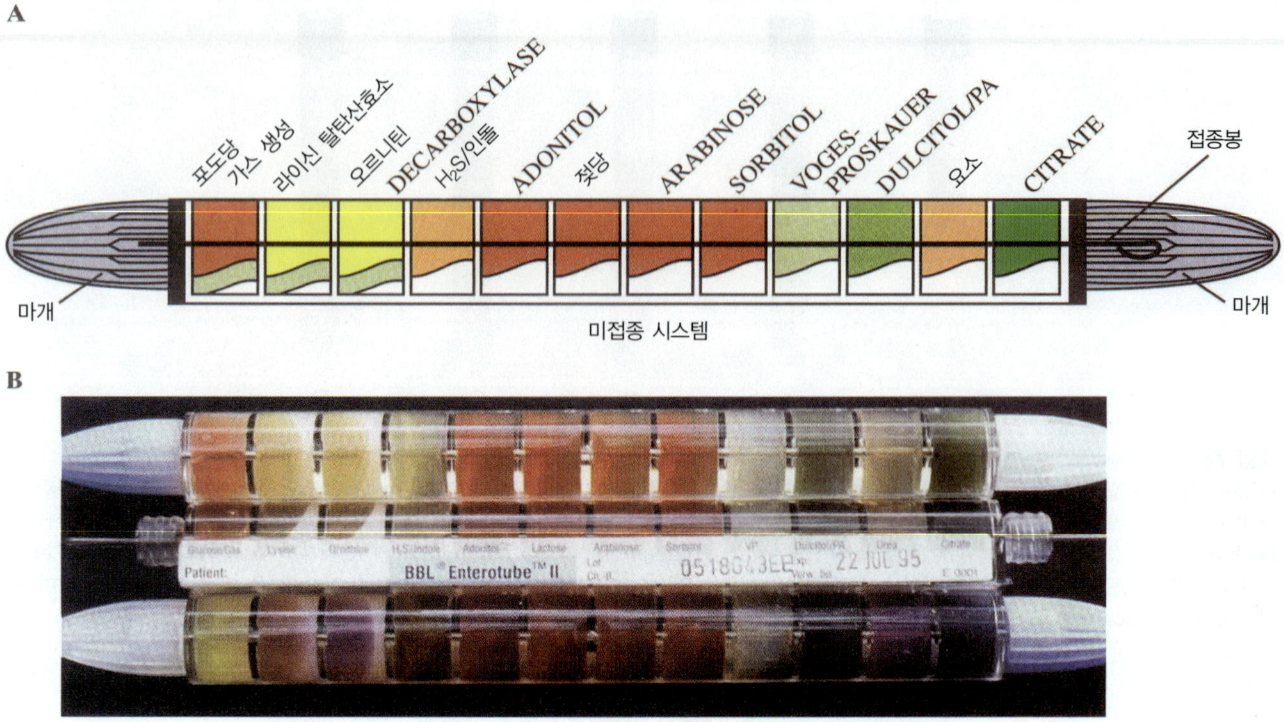

그림 77

신속하고 사용하기 편리한 Enterotube II 시스템. 특별한 기질이 각 공간을 통해 특별한 접종이를 당김으로써 접종될 수 있는 개별 공간을 포함한다. 이 시스템을 이용하여 14가지의 기본 생화학적 시험을 실행할 수 있다. (A) 접종 전에 접종 시스템의 도해, 시험. 시험 표시: D = 덱스트로스(dextrose); 가스 = 덱스트로스로부터 기체생성; Lys = 리신(lysine); Orn = 오르니틴(ornithine); H_2S = 황화수소(hydrogen sulfide) 생산; I = 인돌(indole); Lac = 젖당(lactose); Phenyl = 페닐알라닌(phenylalanine); Dul = 둘시톨(dulcitol); U = 요소분해효소(urease); Cit = 구연산(citrate). (B) 접종 전의 실제 접종 시스템(상부 시스템). 말단 캡을 가진 시스템을 제거하면 접종이가 빠져나온다(중간 시스템). 접종 후 하부 시스템으로 특별한 효소의 존재를 위한 몇 가지 양성반응을 보여준다: 포도당, 산, 기체생성 안함; 리신, 산; 오르니틴, 산; H_2S+,/ 인돌 –; 요소 +; 구연산 +. (각 시험의 표시에 대한 설명은 위에 열거되어 있음.)

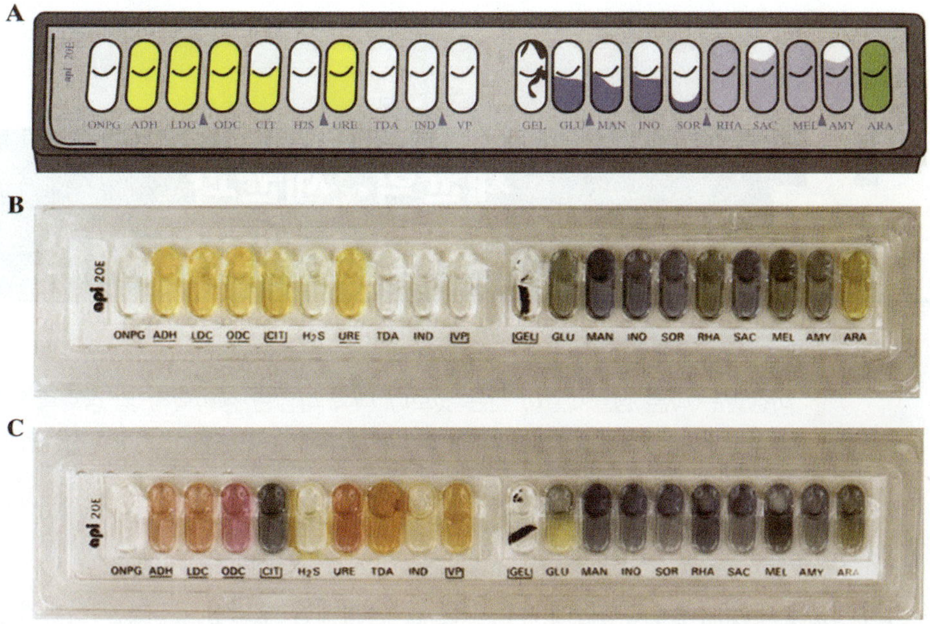

그림 78

신속하고 사용하기 편리한 API 20 Enteric(E) 시스템. 특별한 기질은 큐풀(cupule)이라는 개별 공간에 들어 있다. 이 시스템을 이용하여 22가지의 기본 생화학적 시험을 실행할 수 있다. (A) 접종 전의 접종 시스템 도해, 시험 기호: ONPG = α-갈락토시다제(a-galactosidase); ADH = 아르기닌 디하이드로라제(arginine dihydrolase); LDC = 리신 탈카르복시화효소(lysine decarboxylase); ODC = 오르니틴 탈카르복시화효소(ornithine decarboxylase); CIT = 구연산(citrate); H_2S = 황화수소(hydrogen sulfide) 생산; URE = 요소분해효소(urease); TDA = 트립토판 탈아미노효소(tryptophane deaminase); IND = 인돌(indole); VP = 아세토인(acetoin); GEL = 젤라틴(gelatin); GLU = 포도당(glucose); MAN = 만니톨(mannitol); INO = 이노시톨(inositol); SOR = 솔비톨(sorbitol); RHA = 람노스(rhamnose); SAC = 자당(sucrose); MEL = 멜리비오스(melibiose); AMY = 아미그달린(amygdalin); ARA = 아라비노스(arabinose); OXI = 옥시다제(oxidase); NO_3 = 질산염 환원. (B) 접종 전의 실제 접종 시스템. (C) 특별한 효소의 존재를 위한 몇 가지 양성반응을 보여주는 접종 후 시스템; ODC, 핑크색; CIT, 청색; URE, 핑크색; TDA, 오렌지색; GLU, 노란색. (각 시험의 기호에 대한 설명은 위에 열거되어 있음.)

4장 세균학: 세균과 고세균 도메인의 개관

미생물은 다른 생물체들이 갖는 것보다 더욱 다양한 생리학적 및 생화학적 가능성을 가진다. 미생물은 특별한 생태적 지위를 점유하기 때문에 자연에서 지속할 수 있는 생명의 형태를 제시한다.

– C.B. Van Niel

세균의 동정은 우리의 세균에 대한 이해가 증가함에 따라 변화하고 그 범위도 확장된다. 수천 종의 세균들이 알려져 있다는 사실에 비추어 여기에서 모든 세균들에 대하여 언급하는 것은 가능하지 않다. 그러나 배양가능한 세균들과 배양되지는 않으나 존재하는 것으로 알려진 기타 세균들의 대표적인 균주들이 언급될 것이다. 여기에서는 다양한 비병원성 균주뿐만 아니라 병원균과 대표적 질병에 대한 내용도 포함된다. 여기에 제시된 세균들은 최근에 대부분의 미생물학자에 의해 받아들여진 것들이며 *Bergey's Manual of Systematic Bacteriology*와 *The Prokaryotes*에 기술된 분류 분류체계를 따랐다.

세균

세균(*Bacteria*) 도메인은 16개의 문(phyla)으로 구성되며 수천 가지의 다른 종들을 포함한다. 선택된 문으로부터 상당히 많은 종들이 제시되었다. 선택된 일부 대표 종들은 잘 알려진 배양된 종인 반면에 일부는 실험실에서 배양되지 않지만 독특한 외관상의 특성을 가진다. 특이한 병원균과 관련된 질병에 대한 설명도 여기에 포함되었다.

문 1: 프로테오박테리아

프로테오박테리아 문(phylum Proteobacteria)은 도메인 내에서 가장 커다란 속이며 생리적으로 넓은 범위의 매우 다양한 세균들을 포함한다. 이들 미생물은 생리학적으로 (1) 광영양성(phototrophic) (빛에서 에너지를 얻음), (2) 화학무기영양성(chemolithotrophic) (무기물의 산화로부터 에너지를 얻음), (3) 화학유기영양성(chemoorganotrophic) (유기물의 산화로부터 에너지를 얻음)으로 구분된다. 이 속의 이름은 많은 형태를 생각할 수 있는 신화적인 그리스 신인 Proteus로부터 유래한다.

프로테오박테리아는 다섯 가지 특징적인 아군(subgroup)을 포함하며 각 하위집단은 몇 개의 속으로 구성된다. 각 아군은 그리스 문자인 알파(α), 베타(β), 감마(γ), 델타(δ), 엡실론(ε)으로 부른다. 이들 클러스터는 도메인 내에서 대부분 그람음성의 화학유기영양성 세균들로 구성되며 광합성을 하는 조상세균으로부터 생겨났다고 믿어진다. 5개 클러스터의 각각으로부터 선택된 대표적인 것들을 여기에 제시하였다.

알파 프로테오박테리아

이 아군(subgroup)은 농업적으로 중요한 종과 몇 가지 식물과 사람의 병원균을 포함한다. 알파 프로테오박테리아(alpha proteobacteria)는 영양소가 매우 적은 곳에서 자라는 능력이 있는 것으로 알려져 있다. 더욱이 몇 가지 종들은 흔치않은 형태를 가지며 자루(stalk)와 출아(bud)라고 하는 돌출부를 가지고 있다.

호기성/미호기성 그람음성 구상간균 및 자루세균

Alcaligenes

Alcaligenes faecalis

장관에서 가장 흔한 서식자인 *Alcaligenes faecalis*는 물과 토양에서도 발견된다. 이 세균들은 귀의 고름 분비물, 혈뇨, 가래 시료 및 병원-획득 감염[**병원감염(nosocomial)**]을 통해서도 발견된다.

형태와 배양특성. *A. faecalis*는 그람음성의 짧은 막대형이거나 구상간균(coccobacillus)으로서 폭 0.5~1.0 μm와 길이 0.5~2.6 μm이다(그림 79). 이 세균은 운동성이며 절대 호기성이다. 생장온도는 20~37°C이다. 영양배지 상에서 집락은 비색소성을 나타내고, 반짝거리며 볼록하다(그림 80A). *A. faecalis*는 비용혈성(그림 80B)이며 맥콩키(MacConkey) 고체배지에서 잘 자란다(그림 80C). 이 세균은 옥시다제와 카탈라제 양성이다.

병리. *Alcaligenes faecalis*는 종종 기회성이며 병원 감염을 일으킨다.

Brucella

브루셀라증(brucellosis)은 파상열(undulant fever) 또는 몰타열(Malta fever)로도 알려져 있으며 하등동물에서 사람으로 전파되는 급성 또는 만성의 순환발생형 질병이다. 브루셀라증은 범세계적인 질병이며 특히 지중해 유역, 아라비아 만(灣), 인도 아대륙(subcontinent), 멕시코 일부, 중미 및 남미의 국가들에서 많이 발견된다. 사람에게 병원성인 *Brucella*는 네 가지 종이 있으며 이들 종은 제한된 우선적 자연 숙주동물을 가진다: *B. abortus*(소), *B. melitensis*(염소와 양), *B. suis*(돼지), *B. canis*(개). 이 질병은 유산과 불임의 중요한 원인이며 농장동물에서 우유 생산의 감소를 일으킨다.

전파. 감염의 공통경로는 피부 상처와 찰과상 또는 눈의 결막낭(conjunctival sac)을 통한 감염, 감염성 에어로솔의 흡입, 위장관으로 섭취 등을 포함한다.

형태와 배양특성. *Brucella* 종은 그람음성의 구상간균(cocco-bacilli)으로서 폭 0.5 μm와 길이 0.3~0.9 μm이며 단일 및 쌍으로 발견된다. 이 세균은 비운동성이며 캡슐을 형성하기도 한다.

Brucella 종은 호기적 조건과 혈액고체배지와 같은 농화배지를 필요로 한다. 매끈한 작은 집락은 배양 2~3일 후에 일차 분리를 통해서 나타난다. *Brucella* 종들은 염색 디스크와 생화학적 시험의 반응에 근거하여 구분될 수 있다. 이 세균은 보통 카탈라제와 옥시다제 양성이다.

병리와 임상특성. 사람에서 이 세균 감염의 주요 표적은 세망내피계(reticuloendothelial system)이다. 감염이 되었을 때 항생제로 적절한 치료를 하지 않으면 작은 육종(tumor)을 형성하여 세균이 증식하게 된다. 결국 이 세균은 순환계로 주기적으로 방출된다. 그러한 재발성 증세(recurrent episode)에는 주로 임상질환이 되풀이되어 오한과 고열 등이 있다.

브루셀라증은 일반적 불쾌감, 오한, 그리고 감염 후 7~21일 동안 고열을 동반한다. 오후 늦게 또는 저녁에 땀을 흠뻑 흘리는데 이 증상은 몇 주 동안 또는 길게는 1~2년간 지속되기도 한다. 체중감소, 몸살, 식욕감소 및 림프절, 지라, 간 등이 붓는 증세가 나타나기도 한다.

진단. 확진을 위해서는 혈액 또는 생체검사 시료로부터 *Brucella*의 분리를 필요로 한다. 혈청학적 시험도 사용된다.

Caulobacter

Caulobacter 종

흔히 수서환경에서 입자물질(particulate matter), 식물질, 또는 기타 미생물에 부착되어 발견된다. *Caulobacter*는 비병원성이다.

형태와 배양특성. *Caulobacter* 종은 그람음성의 막대형 또는 방추모양의 세포로서 폭 0.4~0.6 μm와 길이 1.0~2 μm이다(그림 82). 이들 세균은 자루(stalk), 균사체(hypha), 부속지(appendages) 등의 다양한 세포성 돌출부를 가지는 프로테오박테리아의 이질성 군에 속한다. 이들 돌출부는 **돌기(prosthecae)** (단수, **prostheca**)라 부르며, 세포질을 포함하고 세균의 세포벽에 붙어 있어 성숙된 세포보다 작다. *Caulobacter*와 다른 자루세균 속의 세균들인 *Prothecobacter*의 세포분열은 새로운 딸세포를 만들어 세포분열 과정의 종료 후 모세포와 동일한 형태를 유지한다. 이 비대칭의 이분법 또는 두 개의 비균등 세포로의 분열은 대표적인 일반세균에서 두 개의 균등 세포의 형성과 크게 비교된다. 세포의 한끝은 단일 편모를 가지며 다른 끝은 자루를 가진다(그림 82). 부착기(holdfast device)는 부착목적을 가지며 자루의 말단에 형성된다. Caulobacter는 절대 호기성이며 화학유기영양성이다.

Rhizobium

Rhizobium 종

이들 세균은 식물의 뿌리혹에서 발견되며, 식물 숙주에 의해 사용되는 보통 공기 중의 질소(N_2)를 암모니아(NH_3)로 전환시킨다(그림 83A). **질소고정(nitrogen fixation)**이라고 하는 이 과정은 일부 원핵세포로 한정된다. 공생자(symbiotes)로 알려진 일부 세균은 어떤 식물과 관련된 곳에서만 질소를 고정한다. *Rhizobium* 종은 콩, 땅콩, 완두콩과 같은 콩과식물의 뿌리에 특이적으로 감염하여 뿌리혹 형성에 관여한다(그림 83B).

호기성/미호기성 그람음성 구상간균, 간균 및 자루세균

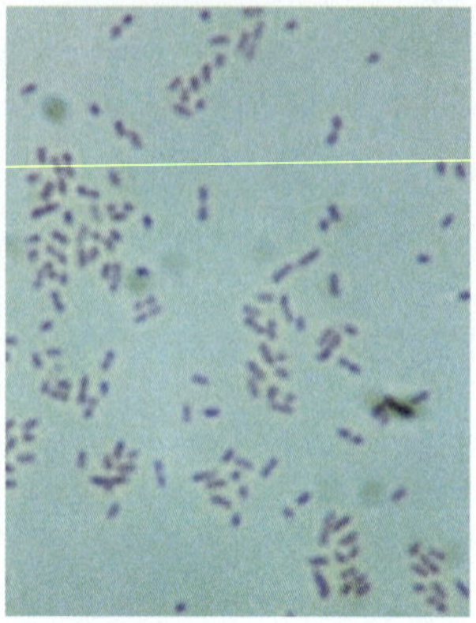

그림 79
그람음성 간균인 *Alcaligenes faecalis*(1,000배).

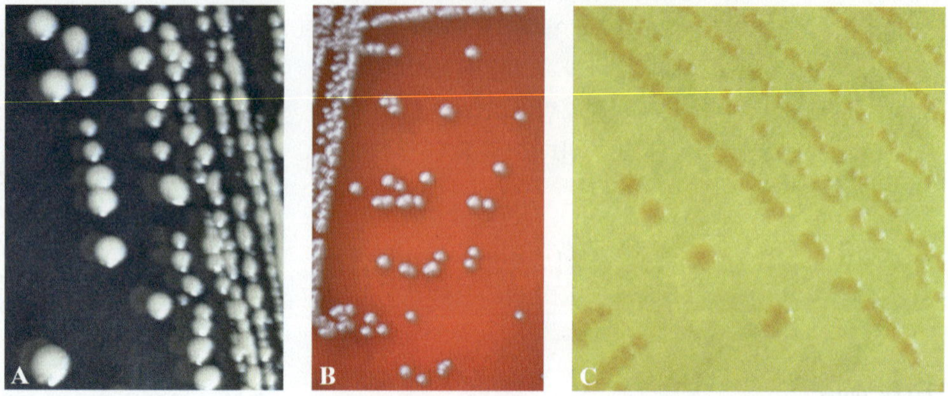

그림 80
(A) 영양고체배지 상에서 *Alcaligenes faecalis*. (B) 혈액고체배지 상에서 *Alcaligenes faecalis*. (C) 맥콩키(MacConkey) 고체배지 상에서 *Alcaligenes*의 비발효성 집락.

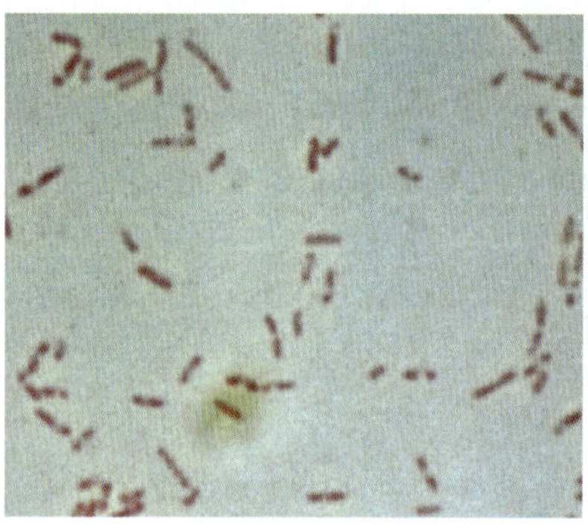

그림 81
그람음성의 구상간균(coccobacillus)인 *Brucella melitensis*.

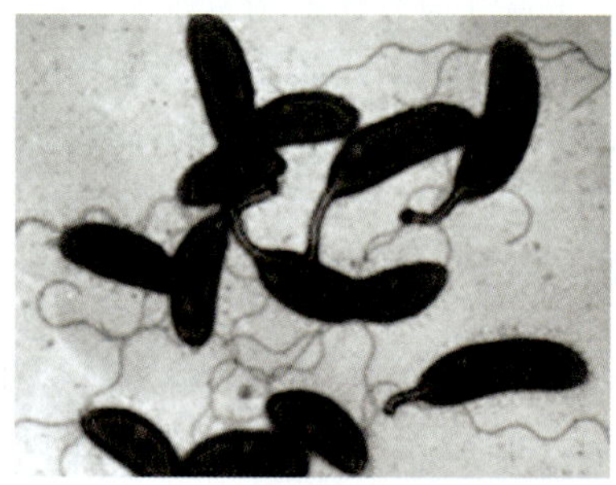

그림 82
자루세균인 *Caulobacter*. 이 세균은 비동일 분열과정임을 주목하다. (S. Koyasu, Tokyo Metropolitan Institute of Medical Sciences 제공)

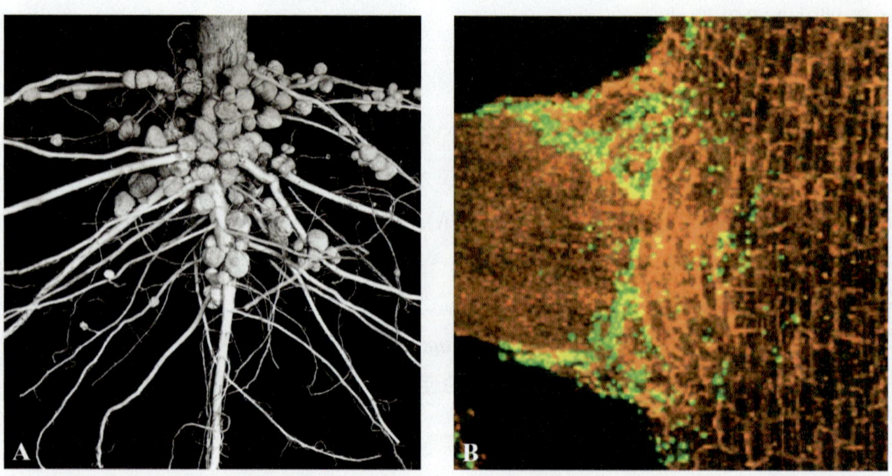

그림 83
공생적 질소고정. (A) 콩과식물의 뿌리에서 공생적 질소고정 세균이 서식하는 뿌리혹. (USDA 제공). (B) 형광표지(녹색) *Rhizobium* 세포가 식물 숙주로 들어가는 입구가 있는 뿌리연결 부위를 보여주는 공초점 레이저주사현미경. Rhizobia는 표면의 대체 세포 사이를 통과하여 뿌리내부로 들어간다. (F. Chi, S-H. Shen, H-P. Cheng, Y-X. Jing, Y.G. Yanni, F.B. Dazzo. *Appl. Environ. Microbiol.* 71(2005): 7271-7278)

형태와 배양특성. *Rhizobium* 종은 그람음성의 막대형으로 0.5~0.9 × 1.2~3.0 μm이다. 이 세균은 단일 극성 편모로 움직이거나 세포 주변의 분포한 2~6개의 편모로 움직인다[주모성(peritrichous)]. Rhizobia는 호기성이며 화학유기영양성이다. 최적생장온도는 25~30°C이다. 최적 pH는 6~7이다. 집락은 환형이며 볼록한 반투명의 융기된 점액성을 나타낸다. 배양에는 yeast-mannitol-mineral-salts 배지가 사용된다. 셀룰로오스와 녹말은 이용하지 못한다.

리켓치아, 에를리키아, 바르토넬라

Rickettsia

리켓치아(Rickettsia)는 진핵의 숙주세포 내에서 자라고 증식하는 절대 세포내 세균군이다(그림 84). 이 세균은 리켓치아증(rickettsioses)이라고 하는 다양한 인수공동전염성 질환의 원인균이며 *Coxiella*, *Ehrlichia*, *Orienta*, *Rickettsia* 속을 포함한다(그림 85).

역사적으로 *Rickettsia* 속(genus)에 속하는 세균들은 홍반열[홍반열(spotted fever) 군(SFG)] (역자주: 피부에 반점이 생기는 급성전염성 열병의 총칭), 티푸스(typhus) 군, 털진드기병(scrub typhus) 군으로 구분된다. 이들 군에 포함된 세균들은 표 12에 열거되어 있다. 관련 질병과 전파 수단도 표시되어 있다.

전파. *Rickettsia*와 *Orienta* 종은 감염된 진드기에 물리거나(그림 86B), 진드기 또는 감염된 이의 분변(그림 87B), 또는 벼룩에 의해 전파된다.

형태와 배양특성. *Rickettsia*는 주로 그람음성이고 종종 다형태성이며, 작은 막대형이다. 세포는 폭 0.25 μm이며 길이 0.5~1.25 μm이다(그림 86A 및 87B). 대부분의 *Rickettsia*는 발육란(embryonated egg)과 세포배양으로 분리 또는 배양될 수 있다.

병리와 임상특성. 다른 리켓치아증의 치사율은 상당히 다양하다. 예를 들어, 리켓치아폭스(rickettsialpox) (역자주: 수포구진성 홍반에 의하여 특징지어지는 열성 질환의 하나)는 크게 치명적으로 입증되지 않은 상대적으로 가벼운 질병인 반면에(그림 85), 록키산홍반열(Rocky Mountain spotted fever)과 유행성 발진티푸스(epidermic typhus fever)는 심각하고, 생명을 위협하는 질병으로 치료를 받지 않은 환자에서 높은 치사율을 나타낸다.

진단. 리켓치아증은 임상적으로 실험실에서 진단하기 어렵다. 실험실 진단 기법에는 시료를 동물 또는 세포에 직접 배양하거나 형광항체 시험(그림 86A, 87A, 88), 효소 면역활성, 또는 이전의 웨일-펠릭스(Weil-Felix) 시험과 같은 혈청학적 방법을 포함한다. 최신 기법을 통해서 *Proteus mirabilis*의 특이 항원을 응집하는 항체의 존재를 볼 수 있다.

Coxiella

*Coxiella burnetii*는 Q 열병(Q fever)의 원인균이다. 이 질병은 고양이, 소, 염소, 양 등의 다양한 동물에서 널리 퍼져 있는 인수공동전염병이다. 이 세균은 감염된 포유동물의 분비선(分泌腺), 우유, 소변, 분변, 태반에서 발견된다. *C. burnetii*는 대부분의 감염 세균의 한 가지로서 환경에서 가장 안전한 세균으로 간주된다.

전파. *C. burnetii*는 오염된 에어로솔을 흡입함으로써 사람에 감염된다. Q 열병의 창궐은 가축, 특히 갓 태어난 동물과 관련이 있다.

표 12 사람에서의 리켓치아증

군	병원균	질병	매개체
홍반열	*Rickettsia rickettsii* (그림 86A) *R. akari*	록키산홍반열 리켓치아폭스	*Dermacentor* 종 (숲 진드기; 그림 86B) *Allodermanyss ussanguineus* (흰개미)
발진티푸스	*R. prowazekii* (그림 87A)	유행성 발진티푸스	*Pediculus humanus corporis* (사람이, 그림 87B) 이의 분변 또는 물림
	R. typhi	발진열	*Xenopsylla cheopis* (쥐벼룩; 그림 155B)
쯔쯔가무시병	*Orienta (Rickettsia) tsutsugamuchi*	털진드기병	*Leptotrombidium akamushi* (흰개미)
Q 열	*Coxiella burnetii*	Q 열병	병원균의 흡입

리켓치아, 에를리키아, 바르토넬라

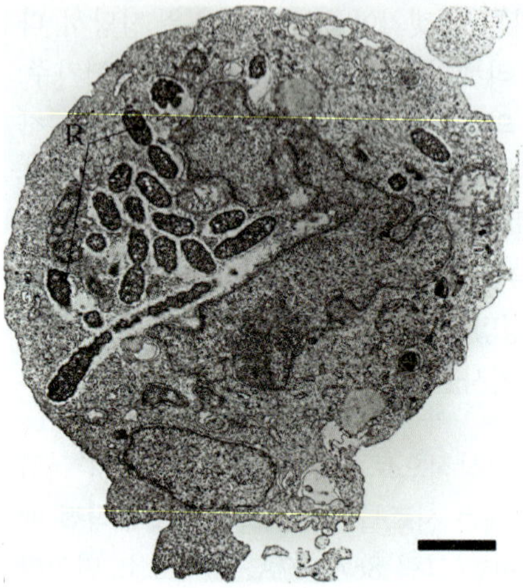

그림 84

발진티푸스를 일으키는 *Rickettsia prowazeki*(**R**)에 감염된 조직배양세포의 투과전자현미경사진. 숙주원핵세포의 핵, 원형질막(세포막), 미토콘드리아가 보인다. (David J. Silaerman과 Charles L. Wisseman, Jr. 박사, Department of Microbiology, University of maryland School of Medicine)

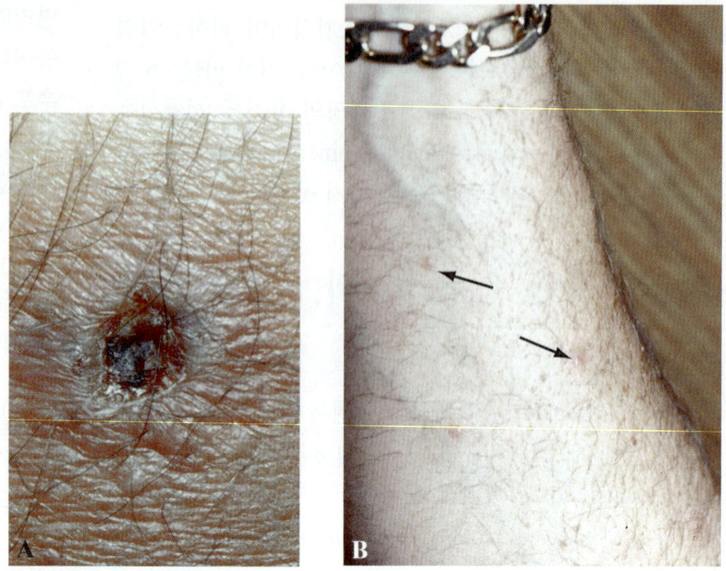

그림 85

리켓치아 감염의 임상특성. (A) 진드기에 물린 부위의 특징적이고 무통증의 손상 부위. (B) 흔히 발견되는 붉고 약간 부풀어 오른 반점. (C.A. Kemper, A.P. Spivak, S.C. Deresink. *CID* 15(1992):591-94)

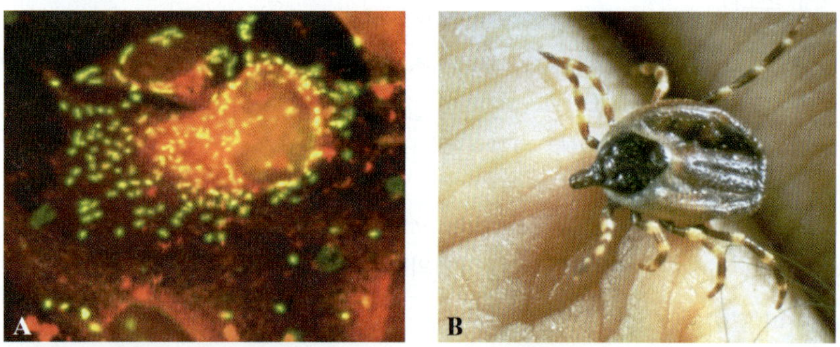

그림 86

Rickettsia rickettsii. (A) 형광항체 염색의 의해 나타나는 생물체(Integrated Diagnostics, Inc. 제공). (B) 록키산홍반열의 벡터인 나무진드기 *Dermacentor andersoni*.

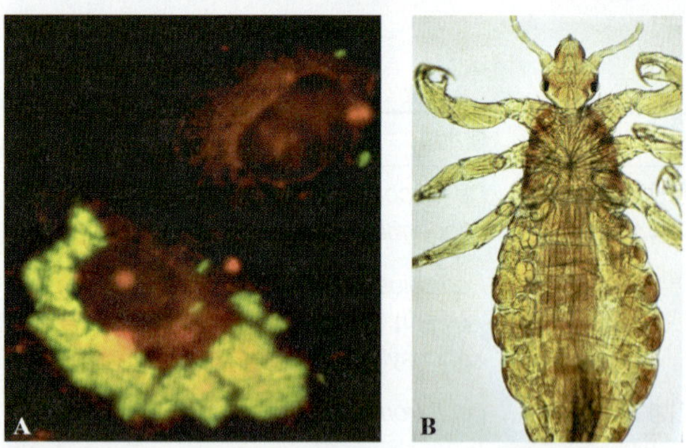

그림 87

Rickettsia prowazekii. (A) 형광항체 염색에 의해 관찰된 원인균. (Integrated Diagnostic, Inc. 제공) (B) *Pediculus humanus corporis*, 몸이.

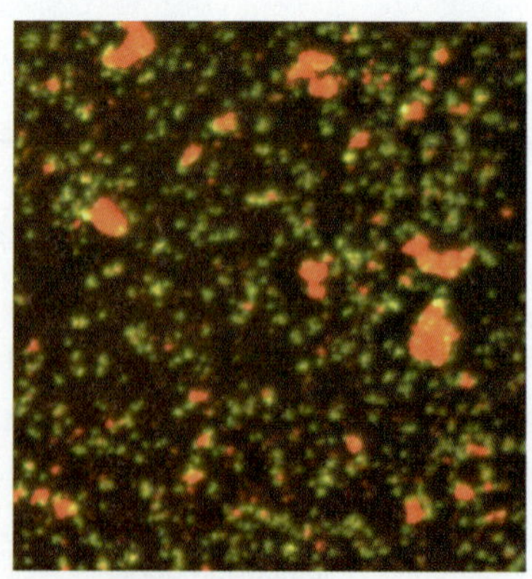

그림 88

형광항체를 통한 *Coxiella burnetii*(작고 연녹색의 세포) 관찰. (Integrated Diagnostic, Inc. 제공)

형태와 배양특성. *C. burnetii*는 절대세포성이며, 그람염색 가변성의 구상간균(coccobacillus)이다. 매우 다형태성이며 폭 0.25 μm, 길이 0.5~1.25 μm이다(그림 88).

*C. burnetii*는 실험실 조건 하에서 발육란 또는 세포배양에서 배양될 수 있다.

병리와 임상특성. *C. burnetii*에 감염되면 다양한 임상적 특성이 나타난다. 일부 환자는 완전한 자각증상이 없지만, 대부분은 인플루엔자와 같은 증세를 나타낸다. Q 열병의 주요 명백한 임상적 특성은 급성과 만성의 두 가지 군으로 구분될 수 있다. 급성 Q 열병(acute Q fever)은 고열, 일반적 불쾌감, 두통, 폐렴, 간염과 같은 증세를 나타낸다. 이들 징후와 증세의 상대적 비특이적 특성은 진단에 어려움을 가져온다.

만성 Q 열병(chronic Q fever)이 시작되면 감염과정을 악화시켜 궁극적으로 판막성 심내막염(valvular endocarditis) (가장 흔한 결과), 간염, 척추골수염을 생기게 한다.

진단. *C. burnetii*가 발육란 또는 세포배양의 접종으로 분리될 수 있음에도 불구하고 진단은 항체를 특수 단백질을 보여주는 혈청학적 방법에 의해 일반적으로 만들어진다. 면역형광 또는 면역조직화학 방법으로 심장판막에서 직접 *C. burnetii*의 광학 또는 전자현미경을 통한 관찰에 의해서도 가능하다.

Ehrlichia

Ehrlichia chaffenis(그림 89)와 *E. sennetsu*는 사람에서 에를리히증(ehrlichiosis)을 일으키는 것으로 알려진 종들이다. 기타 종들은 몇 가지 중요한 수의학적 질병의 원인체들이다. 혈액형성 세포는 에를리히에 의해 침투되는 주요한 부위이다.

전파. 에를리히증은 진드기에 의해 전파된다.

형태와 배양특성. *Ehrlichia* 속은 길이가 평균 0.5~1.5 μm로 작으며 절대 세포내 세균으로 구성된다. 세부구조 형태는 매우 다양하며 구형 또는 구형간균(cocco-bacillus)의 흔치않은 형태이다. 세부구조 연구를 통해서 이 세균은 그람음성 형태의 세포벽이 있는 것으로 확인되었다. 특별한 실험실에서 세포배양, 분리, 배양이 가능하다.

*Ehrlichia*는 세포의 커다란 **고형체[상실배(morulae)**, 오디모양의 군집]를 형성한다. 염색하면 이 상실배(morulae)는 직경이 2~5 μm의 둥글거나 난형의 자색 덩어리로 나타나며 단일막으로 둘러싸여 있다(그림 89A). *Ehrlichia*는 세포 손상(세포병변)이 생겨나 세포배양에서 투명대로 나타날 수 있다(그림 90B).

병리와 임상특성. 인간의 에를리히증은 자발적으로 회복되는 자각증상이 없는 질병 또는 미열에서부터 간염과 신장 장애를 가져오는 심각한 질환으로 다양하다. 성인에서 이 질병의 잠복기는 약 2주 정도이다. 발병은 보통 갑작스럽게 진행되며 환자들은 고열, 오한, 근육통, 두통을 느낀다.

진단. 혈액도말을 김자 염색(Giemsa stain)에 의해 관찰할 수 있다. 그러나 항원으로 *E. chaffenis*를 사용한 형광항체 시험은 가장 흔한 선택 방법이다. 항체량 증가법과 PCR도 중요하다.

Bartonella

Bartonella(예전의 *Rochalimaea*) 종은 현재 참호열(trench fever), 세균성 혈관종증(bacillary angiomatosis) (그림 90), 세균성 간자색반병(bacillary peliosis hepatitis) (역자주: 간실질 내의 충혈로 인해 청색으로 얼룩진 간) (그림 91A), 고양이 발톱병(cat scratch fever disease) 등의 몇 가지 임상증상과 연관이 있다. 이들 질병상태는 주로 발견되지만, HIV에 감염된 성인과 이식환자에 한정되지 않는다.

형태와 배양특성. *Bartonella* 종은 비운동성이며, 그람음성, 약간 굽은 막대형으로 폭 0.5~0.6 μm와 길이 1.0~2.0 μm이다(그림 91B). 이 세균은 무세포 농화배지에서 배양될 수 있기 때문에 리켓치아의 절대 세포내 특성에 적합하지 않다(그림 86A 및 87A).

Bartonella 종은 카탈라제, 옥시다제, 요소분해효소(urease) 음성이다. 이 세균은 또한 탄수화물 시험배지에서 비반응성이다.

진단. *Bartonella*는 몇 가지 기법으로 발견될 수 있다. 이들 세균은 염색된 조직의 생체검사 시료, 초콜릿 고체배지(그림 92 및 93) 또는 trypticase soy, 또는 CO_2 배양된 5% 양의 혈액를 첨가한 BHI(brain heart infusion) 고체배지에서 배양, 상업적으로 이용가능한 혈청학적 시험 등을 포함한다.

Bartonella henselae

*Bartonella henselae*는 지속성 세균혈증(bacteremia), 세균성 혈관종증(angiomatosis) (역자주: 다발성 혈관종의 형성을 수반하는 혈관의 병적인 상태), 고양이 발톱병(역자주: 고양이와 지냄으로써 걸리는 바이러스 병)을 일으키는 것으로 알려져 있다. 고양이와 접촉 및 HIV 감염환자에서 낮은 내성은 위험요소로 알려져 있다.

병리와 임상특성. 세균성 혈관종증(bacillary angiomatosis, BA)은 몇 가지 방법으로 제시될 수 있다. 가장 흔한 형태는 때때로 크랜베리(cranberry)와 유사한 부푼 붉은색의 부풀어 오른 피부 부위이다. 이 병변은 일반적으로 피부내 깊숙이

리켓치아, 에를리키아, 바르토넬라 (계속)

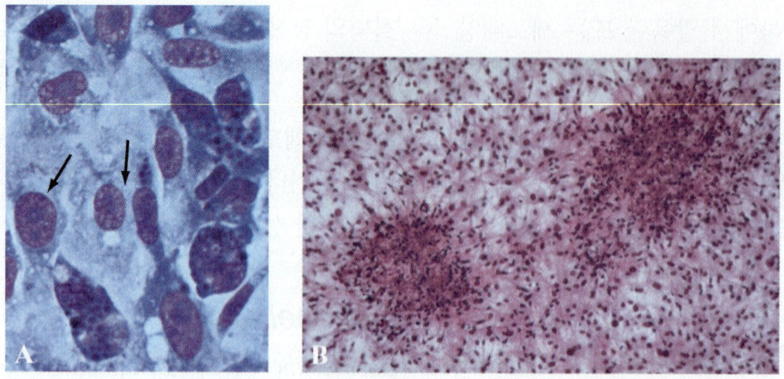

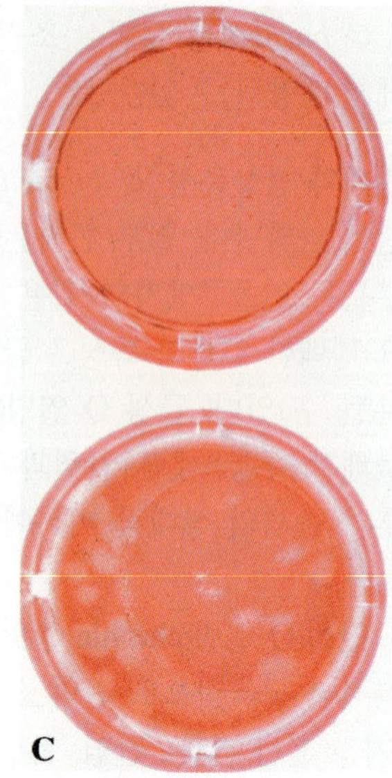

그림 89

Ehrlichia chaffenis. (A) 많은 세포내 상실배 형태의 감염 세포(425배). (B) 밀집된 세포병변 효과를 보여주는 중복된 감염조직 세포(70배). (C) 조직배양에서 세포 파괴(용균반)를 보여주는 뉴트랄레드(neural red)로 염색된 구역. 대조구 조직배양계는 투명대 또는 감염의 흔적이 없다(2.2배). (S.-M. Chen, V.L. Popov, H.-M. Feng, J. Wen, D.H. Walker. *Inf. Immunol*. 63(1995):647-55)

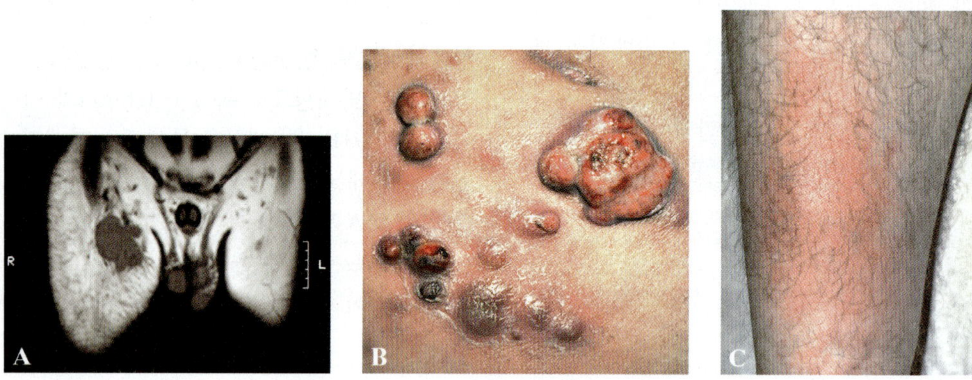

그림 90

세균성 혈관종증(bacillary angiomatosis)의 임상특성. (A) 대퇴부 혈관 앞에 있는 연조직 덩어리와 진단 전 9개월 된 자기공명. (B) 여러 부분의 상한 혈관에서 분비물이 나오는 피부손상. (C) 다리에서 반점과 같은 홍반성의 피부가 상하여 부어오른 손상. (J.E. Koeheler 등, *NEIM* 327(1992):1625-31 인용)

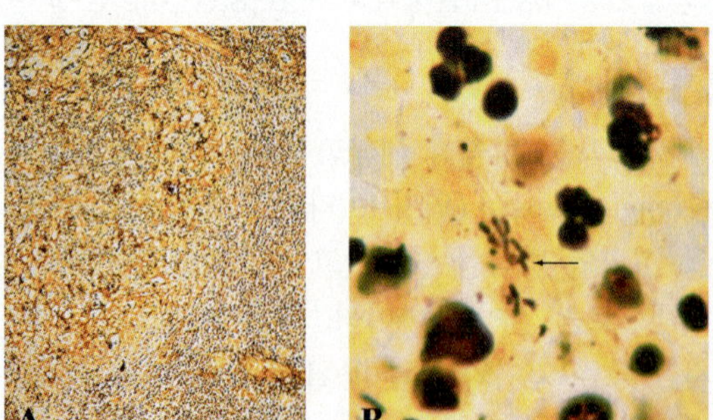

그림 91

*Bartonella henselae*의 현미경적 특성. (A) 환자의 간에서 조직 파괴 부위. (B) 다형태의 막대형을 보여주는 고배율(3,300배). (D.A. Relman 등. *NEIM* 323(1990):1573-80)

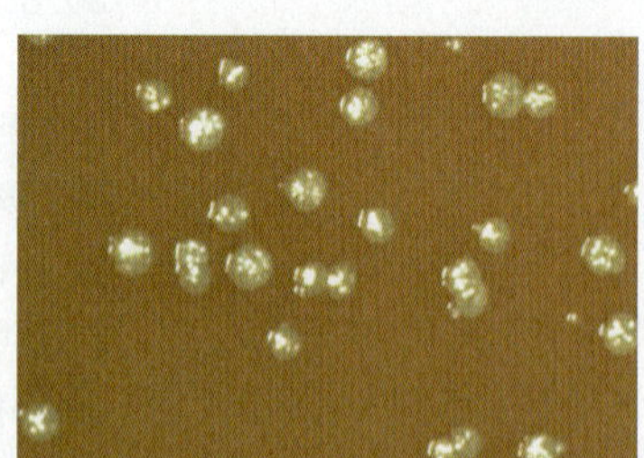

그림 92

초콜릿 고체배지에서 자란 *Bartonella henselae* 집락의 일차배양. (J.E. Koehler와 J.W. Tappero 박사. *NEJM* 337(1997):1876-1883 제공)

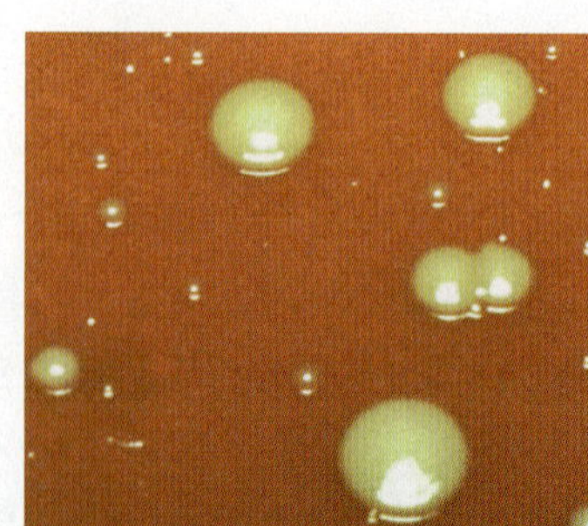

그림 93

초콜릿 고체배지에서 자란 *Bartonella quintana* 집락의 일차배양. (J.E. Koehler와 J.W. Tappero 박사. *NEJM* 337(1997):1876-1883 제공)

침투할 수 있는 수많은 부가적인 생장에 의해 둘러싸여 있다. 세균성 혈관종증은 모든 신체 기관에서 발견이 보고되어 왔다.

고양이 발톱병은 일반적으로 고양이에게 할퀴거나 물림으로써 상처 부분에서 부풀고 염증이 있는 림프절을 가지는 자체 방어적인 감염으로 발견되었다.

Bartonella quintana

*Bartonella quintana*는 1차 세계대전 동안 중요한 병원균으로 처음으로 동정되었으며 참호열의 원인균이다. 이 질병은 사람 몸이에 의해 전파된다(그림 87B 참고). *B. quintana*는 또한 세균성 혈관종증, 심내막염(endocarditis), 세균혈증의 원인균으로 동정되었다.

병리와 임상특성. *B. quintana* 감염의 배양주기는 5~20일로 다양하다. 임상특성은 다양하나 일반적으로 비특이적 징후와 고열, 불쾌감, 두통, 뼈 통증, 일시적인 반점이 있는 발진 등의 증세를 나타낸다.

베타 프로테오박테리아

베타 프로테오박테리아(beta proteobacteria)는 의학적으로 중요한 세균들을 포함한다. 이 아군(subgroup)은 알파 프로테오박테리아와 어느 정도 겹치며, 일부 종들은 유기물질의 혐기적 분해의 구역으로부터 확산하는 영양소를 얻기도 한다.

미호기성 그람음성 나선형 세균

Aquaspirillum

Aquaspirillum magnetotacticum

활발한 운동성을 가지는 나선균은 보통 담수 서식지에서 발견된다. 이 세균은 자기장에서 자기주성(magnetotaxis)으로 알려진 직접 운동을 한다. 이 운동은 세균 세포 내에 존재하는 마그네토솜(magnetosome)이라고 하는 5~40개의 자성을 띤 입자 사슬 때문이다(그림 94A). 마그네토솜은 형태 또는 배열에서 일반적으로 일정하며 400~1,000 Å의 크기를 가지는 산화철 자철광(iron oxide magnetite)의 단일 결정을 포함한다. 이들은 특수 자기장을 따라 세균을 배열시키는 내부 자석(magnet)으로 기능을 한다. *A. magnetotacticum*과 관련 종은 비병원성이다.

형태와 배양특성. *A. magnetotacticum*은 그람음성의 나선형 세균으로 직경이 0.2~0.4 µm이다. 이 세균은 마그네토솜을 가지는 유일한 종이다. 나선형의 회전은 시계도는 방향에서 시작되는데 반하여 다른 대부분의 *Aquaspirillum* 종은 시계도는 반대방향에서 시작한다(그림 94B). *A. magnetotacticum*은 편모에 의해 움직인다.

호기성, 그람음성 협막세균

Leptothrix

Leptothrix cholodnii

보통 호수, 온천, 강 같은 수서 서식지에서 발견된다. 일부 *Leptothrix* 종은 폐수처리장치에서도 존재한다. *Leptothrix cholodnii*와 이 속의 관련 균주들은 비병원성이다.

형태와 배양특성. *L. cholodnii*는 그람음성의 협막(sheath)이라고 하는 특수한 외피 안에 연쇄상으로 배열된 막대형의 세균이다(그림 95A). 이 세균은 단일세포 또는 쌍으로 자유유영하는 것으로 알려져 있으며 일부 *Leptothrix* 종은 8개 운동성의 짧은 연쇄상으로도 존재한다. 각 막대형 세균의 길이는 0.6~1.4 µm이며 직경은 1~1.2 µm이다. 자유세포는 단일 극성편모에 의해 움직인다.

협막은 철 또는 산화망간으로 포화되거나 뒤덮인 것같이 보인다(그림 95B). 그같이 외피에 의한 협막은 흔히 세포가 빠져나가서 비어 있다.

Leptothrix 종은 화학유기영양체이며 탄소원 및 에너지원으로 여러 가지 종류의 당을 이용할 수 있다.

호기성 / 미호기성 그람음성 구형 간균, 구균, 나선형 세균

Bordetella

Bordetella pertussis

호흡기 질환인 **백일해(pertussis)**의 원인균은 *Bordetella pertussis*이다. 이 세균은 사람의 호흡기 점막의 섬모성 세포에서 부착하며 생장한다.

전파. *B. pertussis*는 병 초기에 감염된 사람과 가깝게 접촉한 사람간의 공기비말(airborne droplet)에 의해 전파된다. 사람에서 사람으로의 전파가 잘 입증되어 있다.

형태와 배양특성. *B. pertussis*는 그람음성의 구형간균(coccobacillus)으로 폭 0.2~0.5 µm이며 길이 0.5~2.0 µm이다. 세포들은 일반적으로 단일 또는 쌍으로 배열된다.

이 세균은 비운동성이며 절대 호기성이다. 최적 생장온도는 35~37°C이다. 집락은 반짝이며 매끈하고 볼록하며 진주와 같다. 이 세포는 charcoal blood agar 배지와 같은 특수하게 제조된 배지에서 자라는데(그림 96), 이 배지에는 호흡기의 정상적으로 서식하는 세균들 가운데 이 세균의 생장을 억제하기 위해 세팔로스포린과 같은 항생제가 포함될 수 있다. 집락은 3~6일 후에 나타난다.

미호기성 그람음성 나선형 세균

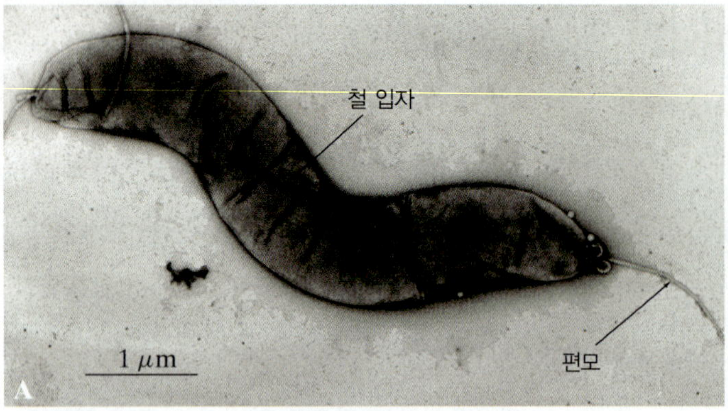

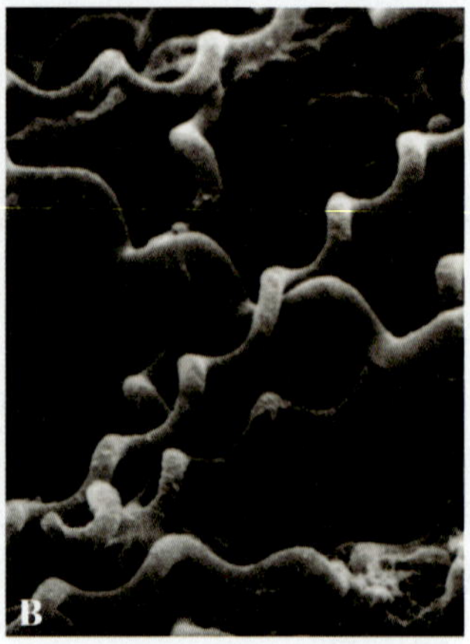

그림 94
(A) 자기주성의(magnetotactic) *Aquaspirillum magnetotacticum* 세포의 투과전자현미경사진. 전자가 밀집되고 철이 풍부한 마그네토솜의 세포내 연쇄체가 적절한 직선으로 정렬되어 있다. (D. Maratea와 R. P. Blakemore. *Internat. J. System. Bacteriol.* 31(1981):452-55 인용) (B) 특징적인 왼쪽으로 나선형을 나타내는 *Aquaspirillum peregrinum*의 주사전자현미경사진(H. Konishi 등, *J. Gen. Microbiol.* 132(1986):877-81)

호기성 그람음성 협막세균

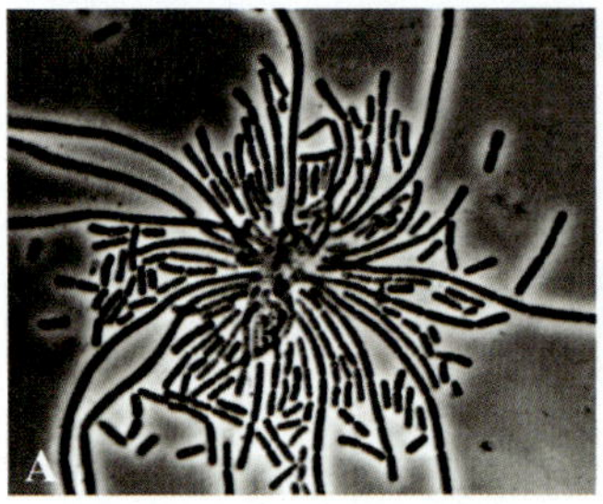

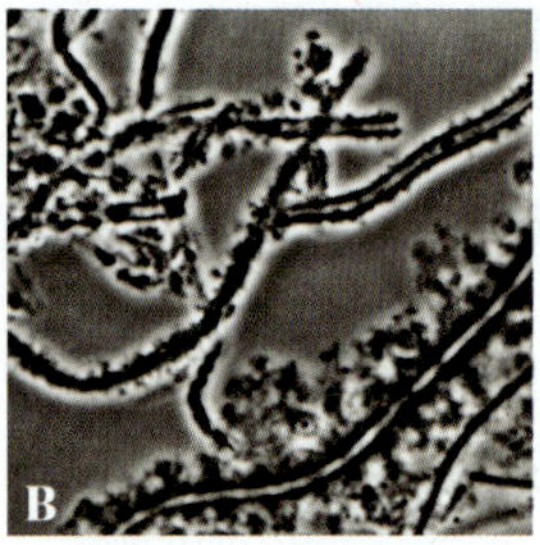

그림 95
협막세균. (A) 자유생활세포이며 긴 사슬의 협막세균인 *Leptothrix lopholea*의 위상차현미경사진. (B) 염화제이철(ferric chloride)로 표면이 퇴적된 *Leptothrix cholodnii* 협막. (W.L. van Veen 등, *Microbiol. Revs.* 42(1978):329-56)

병리와 임상특성. 백일해는 세 가지의 부분적으로 일치하는 단계로 구성되는 오랜 과정을 따른다:

1. **카타르(catarrhal) 단계.** 코에서 많은 양의 물기가 있는 분비물(점막에서 조직의 파괴를 일으키지 않은 염증단계).
2. **발작(paroxysmal) 단계.** 2~4주 동안 하루에 50회까지 갑작스럽고 반복적인 심한 기침 증세. 특징적인 경련성 흡기(whoop), 구토, 많은 양의 점액이 이 단계의 대표적인 특성이다.
3. **회복(convalescent) 단계.** 3~4주가 지나면서 증상은 완화된다.

진단. 임상적 진단은 *B. pertussis*의 분리에 의해 확인된다. 이 질병의 진행에서 초기에 얻어진 시료는 최상의 진단 결과를 제공한다. 형광항체시험도 효과적이다.

Neisseria

Neisseria 속에 속하는 대부분의 세균들은 그람음성의 쌍구균이며 직경 0.6~1.0 μm이다(그림 97). 세포 쌍의 인접 면은 납작하며 현미경으로 관찰하면 특징적인 강낭콩 또는 커피콩 모양이다(그림 97 및 98).

Neisseria 종은 35~37°C의 최적 생장온도를 가지며 호기성이며 옥시다제 양성이다(그림 99B).

Neisseria gonorrhoeae

성병인 임질(그림 98)의 원인균은 *Neisseria gonorrhoeae*로 미국에서 가장 흔하게 보고된 세균감염 질병 가운데 하나이다. 또한 이 세균은 세계적으로 여성에서 불임을 일으키는 가장 흔한 원인 가운데 하나이다.

전파. 감염은 성적 접촉에 의해서 또는 감염된 임산부의 감염 산도(産道, birth canal)를 통해 태어나는 신생아로 전파될 수 있다. 신생아를 적절히 치료하지 않으면 **신생아 안염(ophthalmia neonatorum)**이라는 신생아 맹인이 될 수 있다.

형태와 배양특성. *N. gonorrhoeae*는 임균(gonococcus)으로 흔히 알려져 있으며 대표적인 그람음성의 쌍구균 형태를 나타낸다(그림 97 및 98). 이 세균은 초콜릿 고체배지와 같은 특수물질이나 혈액으로 농화된 배지에서 3~10% CO_2 존재 하에서 잘 자란다(그림 99A). 특별한 항생물질을 포함하는 Thayer-Martin 초콜릿 고체배지는 요도(urethral), 자궁경관(cervical), 직장(rectal), 인두(pharyngeal), 결막(conjunctival) 분비물 등에서 얻어진 임상시료로부터 이 세균을 분리하는데 널리 사용된다.

병리와 임상특성. 임질은 대략 2~7일의 잠복기를 가진다. 징후와 증세가 없는 감염은 남성에서 약 10%, 여성에서 약 20~80% 정도 된다.

남성에서 대부분의 흔한 발견은 급성요도염인데 갑작스럽고 심한 통증을 수반하는 소변보기[**배뇨장애(dysuria)**]와 고름이 섞인 요도분비물이 나온다(그림 100A). 치료를 하지 않으면 전립선염, 부고환염, 요도폐쇄(방광에서 체외로 뻗어있는 소변 배설관)와 같은 합병증이 일어난다.

여성에서 비뇨생식질환의 중요 위치는 자궁경관의 내벽이다. 감염되면 고름이 섞인 분비물, 고통스런 배뇨, 배뇨 빈도의 증가 등을 수반한다. 합병증에는 난관(uterine tube)의 염증과 **골반염증질환(pelvic inflammation disease, PID)**이 있다. 자궁경관 분비물로부터 임균은 질 부위와 항문[회음부(perineum)] 사이의 외부 오염으로도 생겨날 수 있으며 직장항문(anorectal)과 인접 분비선에서 감염을 초래하게 된다.

일부 경우에서 *N. gonorrhoeae*는 혈류를 통해 확산되어 파종성 임균감염(disseminated gonococcal infection, DGI)을 일으킨다. 팔과 다리에 드문드문한 발진과 한곳 이상의 관절에서 나타나는 염증은 대표적인 증세이다.

감염된 엄마에게서 태어난 유아는 태어나는 순간 예방안약 또는 연고를 투여하지 않으면 신생아 안염(ophthalmia neonaturum)으로도 알려진 임균성 안염(gonococcal ophthalmia)으로 진행된다(그림 100C). 이 감염은 즉시 치료되어야 하며 그렇지 않으면 맹인이 될 수도 있다. 비성행위에 의한(non-sexually) 감염된 개인으로부터 감염성 분비물로 우연한 오염을 통하여 영아에게 전파될 수 있다.

진단. 정확한 시료 선택은 *N. gonorrhoeae*의 성공적인 분리와 동정에 중요하다. 이 세균에 감염되었다는 직접적인 증거는 남성의 요도분비물에서 백혈구가 발견되어야 한다. 많은 시료들은 배양 및 생화학적 시험을 필요로 한다.

임균을 효소면역활성, 핵산탐침, 면역형광 시험(그림 101)으로 직접 확인하는데 이용할 수 있다.

Neisseria meningitidis

세균성 수막염(뇌와 척수 외피의 염증)은 비교적 흔하며 강력한 질병이다. *Neisseria meningitidis*는 이 질병의 가장 흔한 원인균 가운데 하나이다.

전파. *N. meningitidis*는 비강인두에 집락을 형성하며 호흡, 기침, 재채기 동안 방출되는 호흡성 비말에 의해 사람에서 사람으로 전파된다. 사람은 이 세균의 유일한 보균체이다.

형태와 배양특성. *N. meningitidis*는 그람음성의 비운동성 쌍구균으로 콩팥 또는 커피콩 모양이다. 이 세균은 캡슐과 필리를 가진다.

*N. meningitidis*는 절대 호기성이며 3~10% CO_2가 존재하는 초콜릿 고체배지에서 가장 잘 자란다. 이 세균은 포도당과 맥아당으로부터 산을 형성한다.

병리와 임상특성. *N. meningitidis*는 수막염구균(meningococcus)으로도 알려져 있으며 혈류를 통해서 유입될 수 있다. 그곳으로부터 뇌척수액에서 진행되어 수막염을 일으킬 수 있다. 이 세균은 비강인두(nasopharynx)에서 혈류를 통해 확산되어 수막염구균혈증(meningococcemia) (역자주: 수막염 구균이 혈류에 침입하는 것), 수막염, 또는 두 가지 모두를 일으킨다. 이 질병은 가볍거나 빠르게 진전되기도 하며 몇 시간 이내에 죽음을 야기하기도 한다. 수막염구균혈증은 혈관에 심각한 손상을 주어 피부에서 점상출혈**(petichiae)**을 일으킨다(그림 102).

다른 징후와 증상으로는 고열, 목의 경직, 구토, 심한 두통, 경련 등이 있으며, 몇 시간 이내에 혼수상태로 진행되기도 한다.

진단. 실험실 진단은 직접 현미경 검사와 배양을 위한 시료를 얻는 일을 수반한다. 캡슐인 다당류의 검사를 위한 라텍스 응집반응과 같은 혈청학적 시험은 필수적이다.

Spirillum

Spirillum volutans

물이 흐르지 않는 담수 환경에서 흔히 발견되는 *Spirillum volutans*는 비병원성이다.

형태와 배양특성. *S. volutans*는 그람음성의 나선형 세포로서 폭 1.4~1.7 μm이며 길이 14~60 μm이다. 이 세균은 세포의 양 끝에 위치한 커다란 편모 다발에 의해 움직인다(그림 103). *S. volutans*는 미호기성이지만 보충물질을 함유하는 특수 액체배지에서 자랄 수 있다. 이 세균은 옥시다제 양성이며 카탈라제 음성이다. 탄수화물을 분해하지 않는다.

호기성/미호기성 그람음성 구형간균, 구균, 나선형 세균

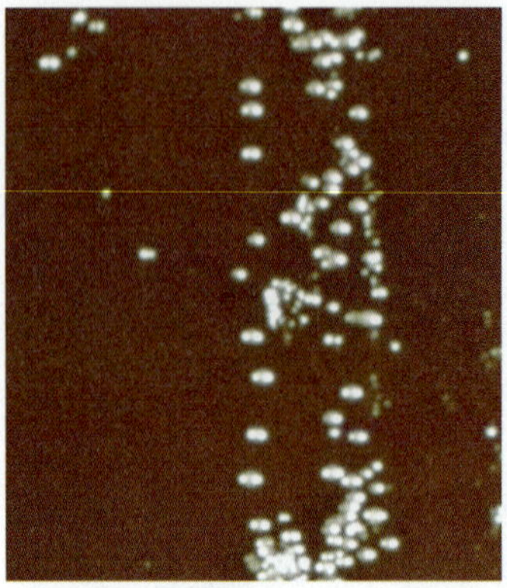

그림 96
Charcocal 혈액고체배지 상의 *Bordetella pertussis* 집락.

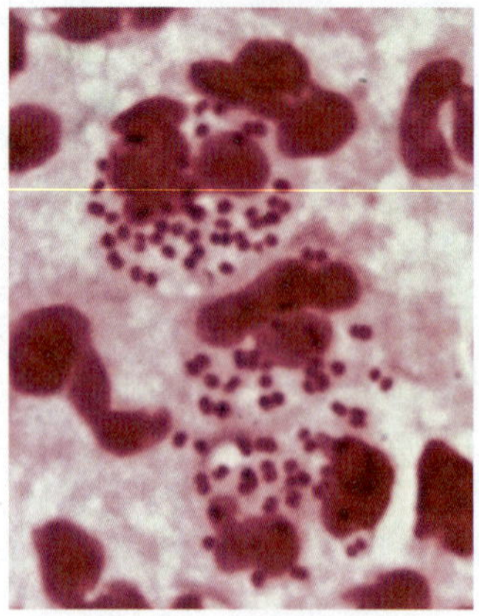

그림 97
요도분비물로부터 관찰된 *Neisseria gonorrhaeae*의 "커피콩(coffee bean)" 모양. 백혈구에서 그람음성 쌍구균의 존재를 주목하라.

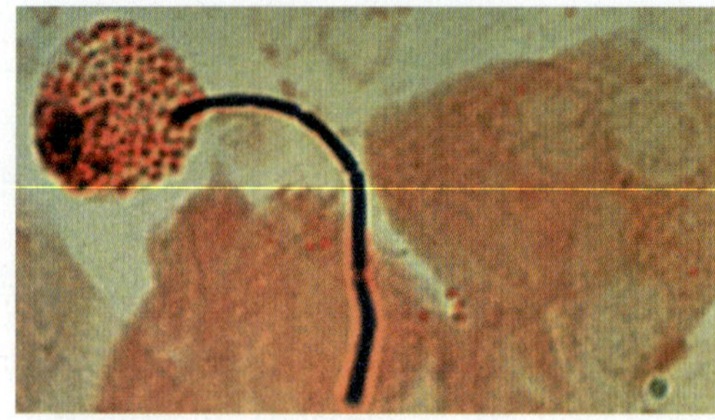

그림 98
자궁경부 도말에서 *Neisseria gonorrhaeae*. 커다란 자궁경부 상피세포와 그람양성의 긴 막대형 세균도 명백히 보인다.

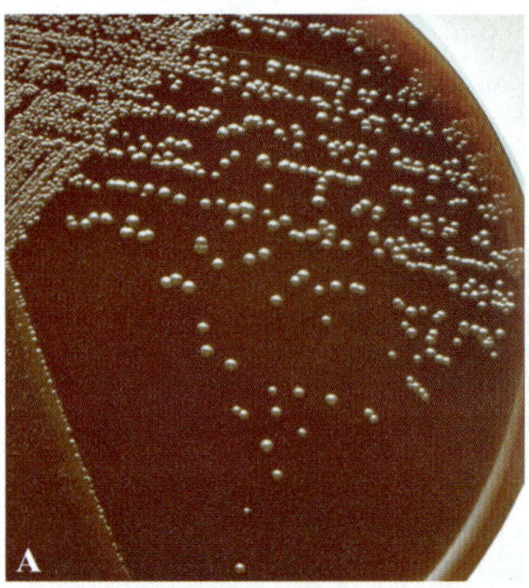

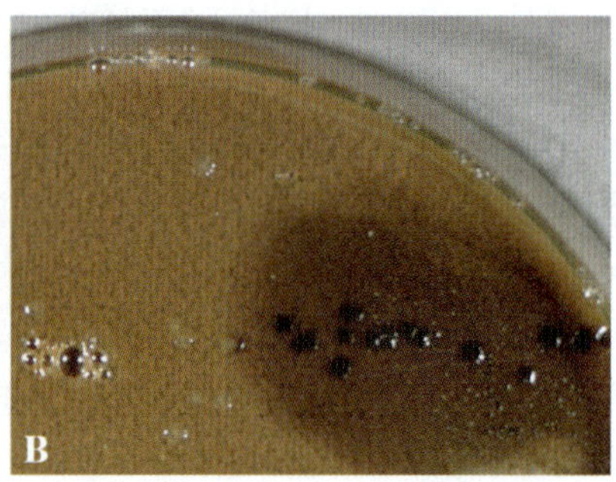

그림 99
(A) 초콜릿 고체배지 상에서 *Neisseria gonorrhoeae*의 생장. (B) 옥시다제 시험 양성반응(검은 집락).

감마 프로테오박테리아

감마 프로테오박테리아(gamma-proreobactria)는 아군(subgroup)의 가장 커다란 군이다. 대부분은 화학유기영양체이며 많은 세균들이 널리 알려진 병원체이다.

무산소 광영양성 그람음성 비로이드와 간균

자색광영양성세균은 산소를 방출하지 않는 **무산소성(anoxygenic)** 광합성을 하는 것으로 알려져 있다. 이 세균은 산소를 부산물로 생성하지 않는 시안세균(남조세균)의 **산소성(oxygenic)** 광합성과 비교된다. 자색세균은 다양한 형태의 원형질내막 시스템에 광합성 색소를 가진다(그림 105). 여러 수체에서 이 세균의 부유물은 자색, 장밋빛(그림 104A), 황갈색, 노랑 등의 다양한 색깔을 나타낸다.

Chromatium

*Chromatium*과 관련 종

*Chromatium*과 관련 종은 황화물(sulfide)을 함유하는 담수, 강어귀, 해양 또는 고농축된 염 환경에서 발견된다(그림 104A). 모든 종은 비병원성이다.

형태와 배양특성. *Chromatium* 종의 세포는 그람음성이며 곧거나 약간 굽은 막대형으로 직경 1.0~6.0 μm이며 길이 1.5~16.0 μm이다. 이 세균들은 단일 또는 다세포성 필라멘트형태로 발견된다(그림 104B). 자색세균은 광합성 색소가 삽입된 원형질막 내부 시스템을 형성한다(그림 105). Chromatia는 단일 편모 또는 개개의 세포 말단에 위치하는 하나의 편모에 의해 움직인다.

호기성/미호기성 그람음성 구형간균, 구균, 나선형 세균 (계속)

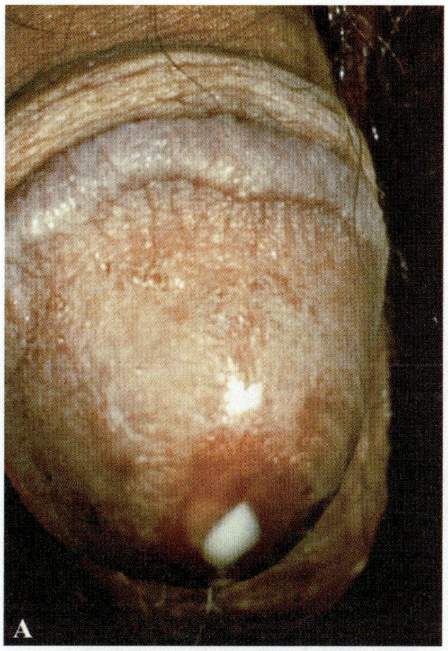

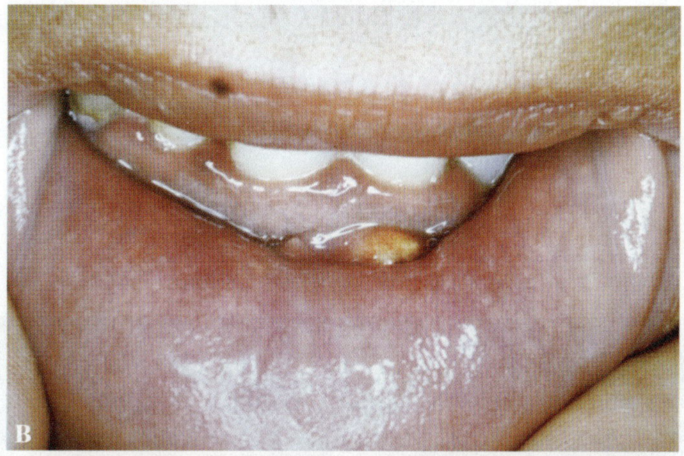

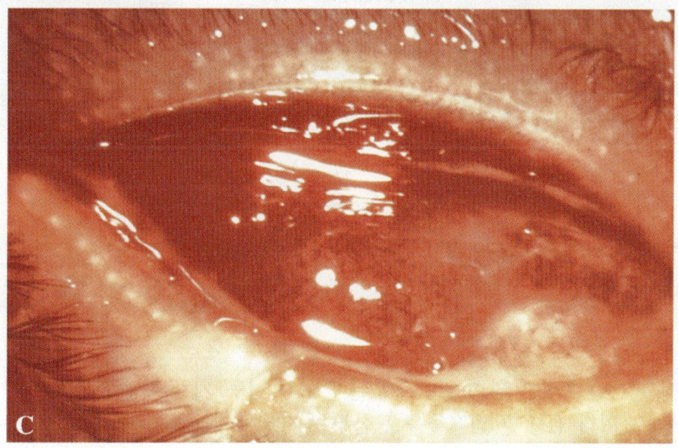

그림 100
임질의 임상특징. (A) 남성에서 성교에 의해 전파되는 질병의 특징적인 분비물. (B) 환자의 입에 생긴 농양(노랗게 생장). 입에서 국소적인 고름의 생성은 흔하게 발견된다. (D. Marini, S. Veraldi, M. Innocenti. *Cutis*. 40(1987):363) (C) *Neisseria gonorrhoeae*에 의한 신생아 안염(ophthalmia neonatorum)의 사례.

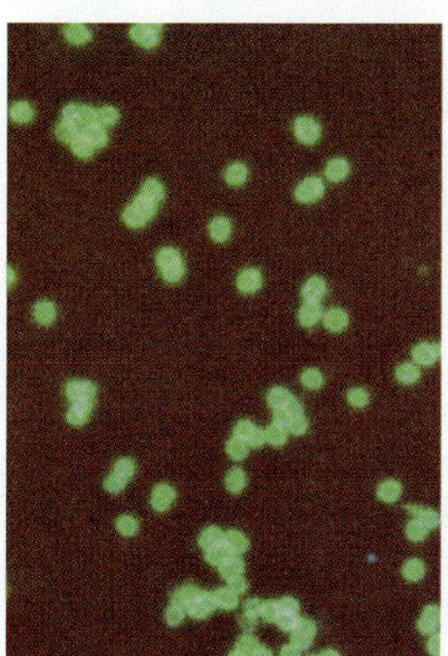

그림 101
형광항체 기법으로 볼 수 있는 *Neisseria gonorrhoeae*. 쌍구균 배열을 볼 수 있다.

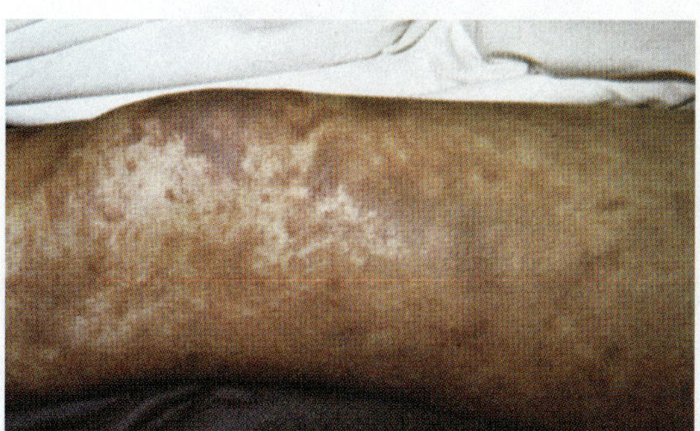

그림 102
*Neisseria menigitidis*에 의한 혈류 내의 침투 수막염구균혈증(meningococcemia)으로 발달된 점상출혈반점. (M. Barza. *NEJM* 328(1996):34)

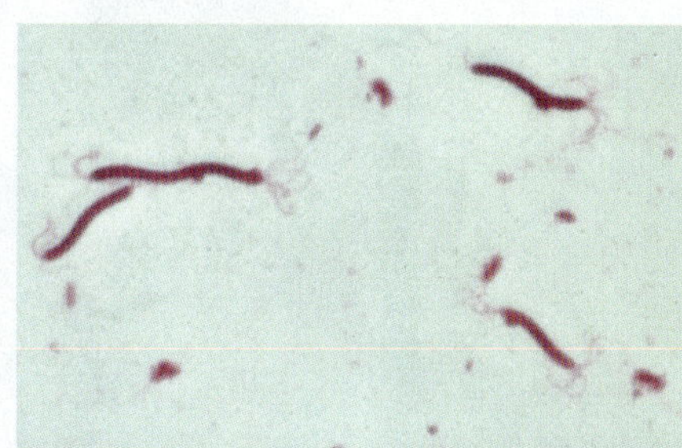

그림 103
*Spirillum volutans*의 사진. 이 생물체의 나선형과 더불어 세포의 한 끝이나 양 끝에 2개 또는 그 이상의 편모가 있는 것이 명확히 보인다.

황화물(sulfide)과 황의 존재하는 곳에서 세포 내에는 가볍고, 작은 황 소구체(sulfur globules)가 존재한다. 혐기적 조건 하에서 *Chromatium*은 CO_2 동화를 위해 전자공여체로서 황화물 또는 황과 더불어 광자가영양적 생장을 한다. 이 생물은 자색황세균(purple-sulfur bacteria)이라 부른다. 최적생장온도는 20~35°C이며 pH 범위는 6.8~7.5이다.

Ectothiorhodospira 속에 속하는 자색황세균은 황화수소를 산화하고 세포의 밖에 원소상의 황(S^0)을 생성한다는 점에서 다른 자색황세균과 다르다. 이 종의 세포는 비브리오 형태 또는 막대형이고 길이 0.5~1.5 ㎛이며 라멜라층으로 배열된 내부 광합성막을 가진다(그림 105A). 더욱이 일부 종은 극도의 고염농도를 함유하는 환경에서도 살 수 있다.

무산소 광영양성 그람음성 비로이드와 구균

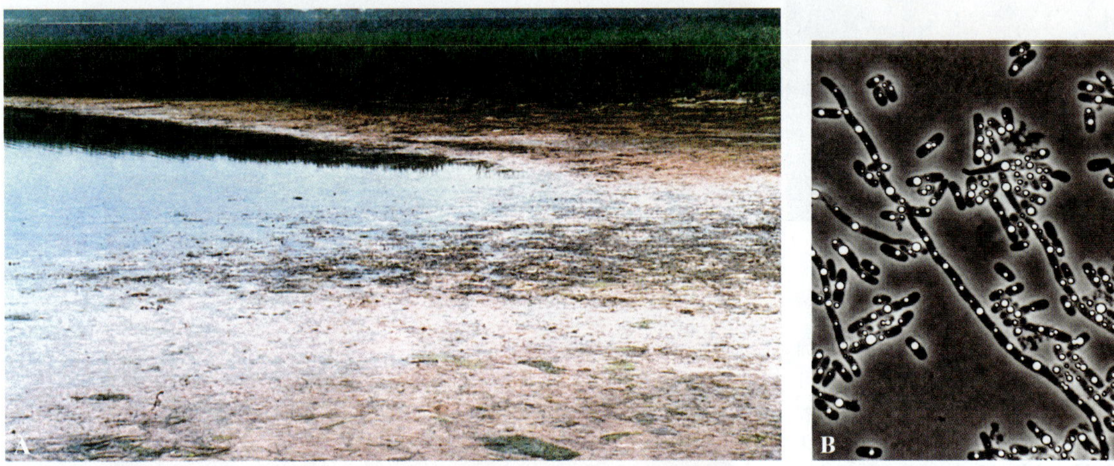

그림 104

광영양성 세균. (A) 소량의 황화물에 오염된 담수의 입구. 자색황세균의 많은 축적물을 이 사진의 앞부분에서 볼 수 있다. (B) 황 퇴적물을 포함하는 자색황세균인 *Chromatium gracile*의 세포를 보여주는 위상차사진.

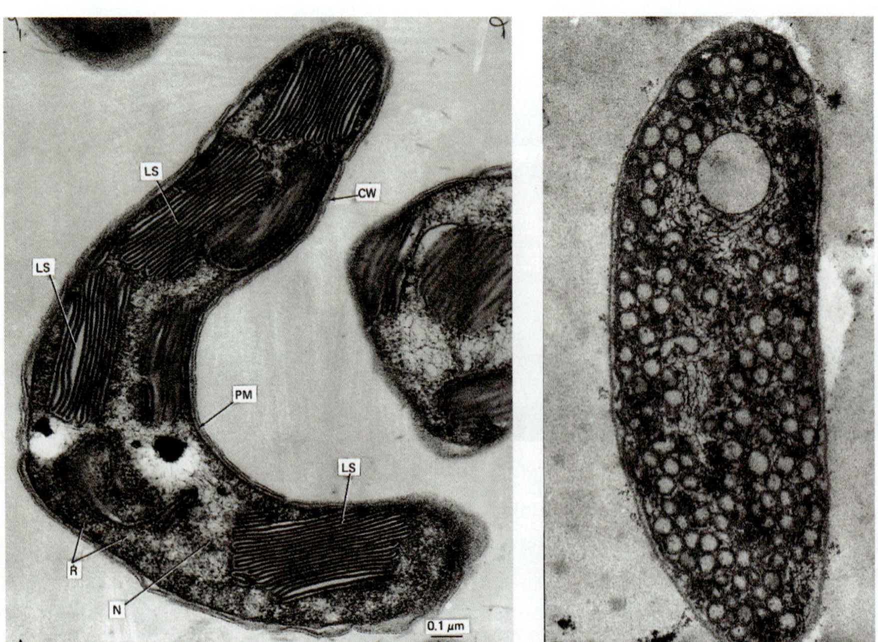

그림 105

광영양세균의 광합성 막기구의 투과전자현미경사진. (A) 다층의 세포벽**(CW)** 광합성 막 퇴적물**(LS)**, 라멜라, 핵양체 구역**(N)**, 원형질막**(PM)**, 리보솜**(R)**을 포함하는 내부 구조를 보여주는 *Ectothiorhodospira mobilis*의 박막절편. (Remsen 등. *J. Bacteriol.* 95(1968): 2374-92 인용) (B) 다른 예로서 구형 소낭 내부에 광합성에 관여하는 막을 가진 자색 광영양세균인 *Chromatium* 종. (N. Kaufman 등. *Arch. Microbiol.* 131 (1982):313-22 인용)

호기성/미호기성 그람음성 간균과 구균

Francisella

*Francisella turalensis*는 야토병(turalemia) 또는 토끼열병의 원인균이다. 이 병원균은 야생동물 및 가축의 혈액과 기타 조직에 존재한다.

전파. *F. turalensis*는 감염동물 또는 동물에서 유래하는 산물의 취급, 감염된 흡혈 사슴 파리와 나무 진드기에 물리거나, 부적절하게 조리된 오염된 고기 또는 물의 섭취, 에어로솔의 흡입에 의해 피부 또는 결막(눈꺼풀 내막)을 통해 유입된다.

형태와 배양특성. *F. turalensis*는 그람음성의 막대형으로 폭 0.3~0.5 μm이며 길이 0.2 μm이다.

이 세균은 비운동성이며 호기성이며, 특별한 배지에서 분리된다. 작고, 매끈하고, 회색의 집락들이 48시간 이내에 생긴다. 생장은 3주 정도 지나서 일어나기도 한다. 최적온도는 37°C이다. 생화학적 시험은 동정에서 별 의미가 없다.

병리와 임상특성. 이 세균은 전체적 또는 국부적인 림프절 감염을 일으킨다. 이 같은 감염은 종종 궤양을 만들며 림프절의 국부적 팽창을 초래한다**[림프종(lymphadenopathy)]**. 림프종의 두 가지 형태인 궤양성 야토병(潰瘍性 野兎病, ulceroglandular) (그림 106)과 **안선야토병(oculoglandular)**은 일반적으로 고열, 구역질, 구토, 또는 복부통증을 수반한다.

진단. 면역형광 또는 응집시험은 보통 질병진단을 위해 사용된다.

Legionella

30종 이상의 *Legionella*가 동정되었다. 이들 가운데 적어도 12종은 사람의 호흡기에서 분리되었다. 여기에서 가장 유행하는 병원균인 *L. pneumophila*에 대하여 주로 기술할 것이다.

이 질병의 두 개의 임상 형태는 *L. pneumophila*에 의한 것이다: 폐렴과 같은 감염인 **레지오넬라증(Legionnaire's disease)**과 인플루엔자와 같은 자체 방어적인 질병인 **폰티악 열병(Pontiac fever)**이다. 이 세균은 1976년 필라델피아에서 개최된 미국 재향군인회에서, 유행하는 동안 죽은 사람들의 부검으로부터 얻어진 폐조직으로부터 분리된 후 명명되었다(그림 107).

전파. 에어로솔에 의한 공기전파는 감염의 가장 흔한 경로이다. 수인성 질환은 특히 병원과 관련한 환경에서 일어난다. 현재 사람 대 사람 전파의 경우는 알려지지 않았다.

형태와 배양특성. *L. pneumophila*는 그람음성의 막대형이며, 폭 0.3~0.9 μm이며 길이 2~20 μm이다. 이 세균은 호기성이며 운동성이다. 탄수화물을 발효하지 않으며 생장을 위해서 아미노산인 시스테인을 필요로 한다(그림 108). 적당한 배지로는 헤모글로빈을 포함하는 Mueller-Hinton 고체배지와 IsoVitaleX(그림 108)와 buffered charcoal-yeast extract 고체배지(그림 109)가 있으며, 최적배양온도는 35°C이다. 집락은 일반적으로 3~5일 이내에 나타나며, 볼록하고 회색이며 반짝거린다(그림 109).

병리와 임상특성. 고열, 오한, 일반적 불쾌감, 근육통은 통상 *L. pneumophila*에 감염된 지 2~10일의 잠복기가 지난 후에 나타나는 최초의 증상이다. 레지오넬라증은 기침, 호흡곤란, 가슴통 및 복통, 구토, 설사, 정신적 혼돈 등을 일으킨다. 보통 입원을 해야 하며 항생제 치료를 하지 않으면 치명적일 수 있다.

폰티악 열병의 초기증세는 감염된 지 24~36시간 이내에 발생하는 레지오넬라증과 유사하다. 이러한 *L. pneumophila* 감염 형태는 폐렴 또는 사망자가 없는 것이 주목할 만하다.

진단. 진단은 이 세균의 분리 또는 직접 면역형광 시험에 의한 호흡 분비물의 탐침에 따른다(그림 110). 핵산탐침을 수반하는 현대 분자적 방법도 진단에 도움이 된다.

Moraxella

Moraxella(Branhamella) catarrhalis

사람의 상기도 공통 서식세균은 *Moraxella catarrhalis*이다. 유아와 어린이에서 중이염을 일으키며, 성인에서 하기도 감염과 병원내 호흡기 감염의 중요 원인체이다. *M. catarrhalis*는 사람에서만 분리되었다.

전파. 에어로솔은 공통 감염원인이다.

형태와 배양특성. *M. catarrhalis*는 그람음성으로 구형이며 단일세포 또는 쌍으로 존재하며 인접 주변부는 납작하여 커피콩 모양이다(그림 111). 구형은 보통 직경 0.6~1.0 μm로 측정된다.

*M. catarrhalis*는 호기성이지만 혐기적 조건에서도 약하게 자란다. 이 세균들은 영양배지와 혈액배지와 같은 배지 상에서 자란다. 혈액고체배지 상에서 집락은 작고, 환형이며, 볼록하고, 보통 회백색이다(그림 112). 최적온도는 33~35°C이다.

호기성/미호기성 그람음성 간균과 구균

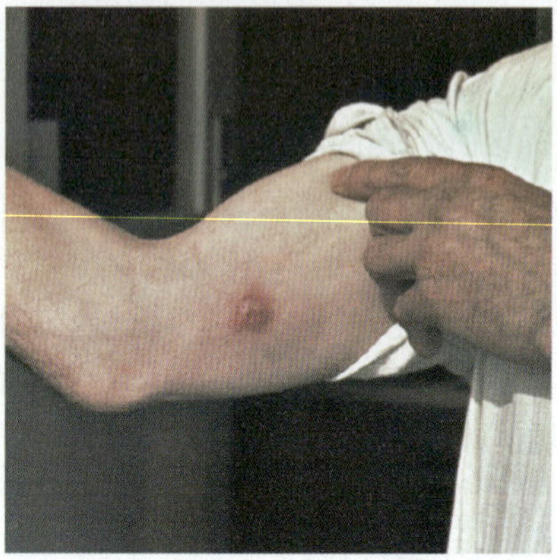

그림 106
야토병 환자에서 부풀어 오른 림프절. (Z. Cerny. *Internat. J. Dermatol.* 33(1994):468)

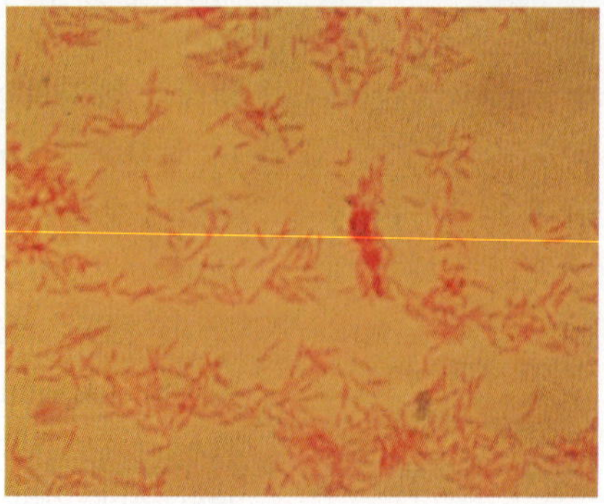

그림 107
그람염색된 *Legionella pneumophila*.

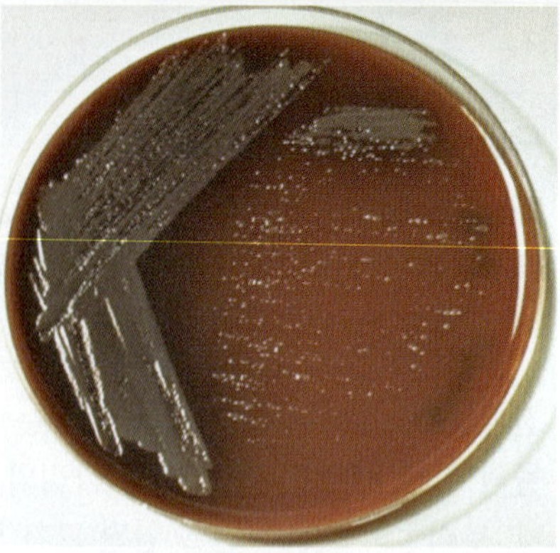

그림 108
1% 헤모글로빈과 기타 생장소가 첨가된 Mueller-Hinton 고체배지에서 6일간 배양 후의 *Legionella pneumophila* 집락들.

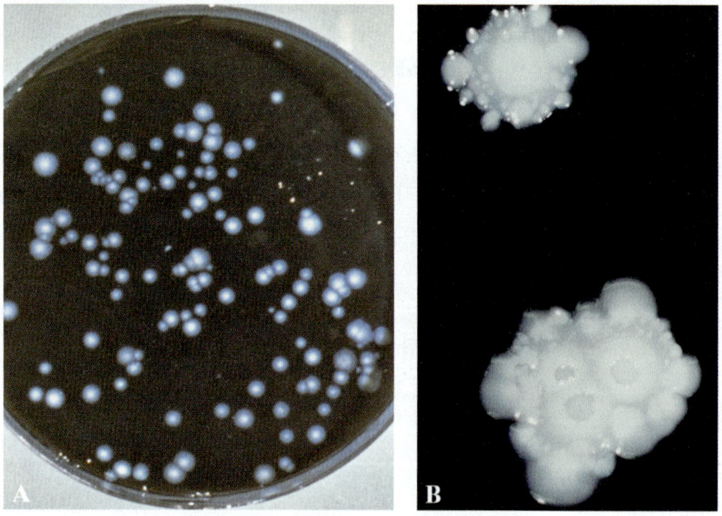

그림 109
(A) 배양 4일 후에 buffered charcoal-yeast extract(BCYE) 고체배지 상에서 생장한 *Legionella pneumophila*. (B) 배양 6일 후 폐렴환자로부터 분리된 *L. pneumophila*의 근접사진. (M. Koide와 A. Saito. *CID* 21(1995):199-201)

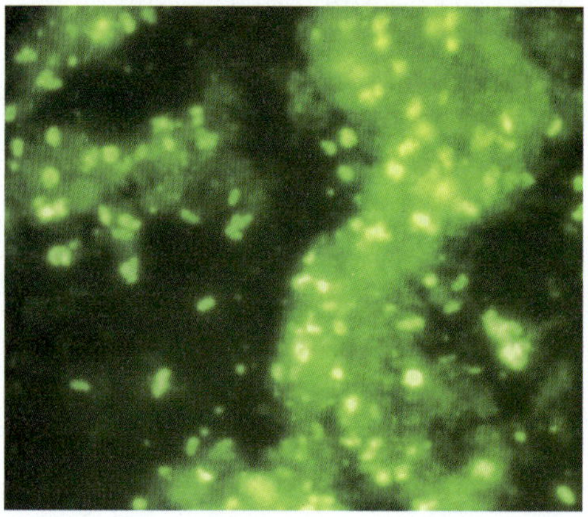

그림 110
면역형광으로 염색된 폐조직 현탁물에서 밝게 빛나는 *Legionella*.

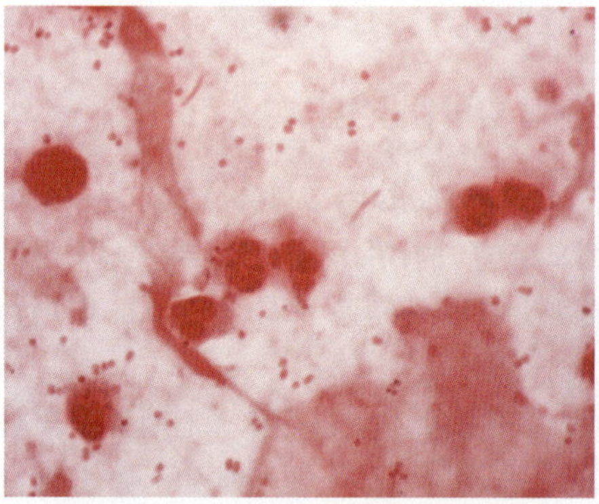

그림 111
*Moraxella catarrhalis*에 의한 만성 기관지염 환자로부터의 채취한 가래시료의 그람염색 결과. (T.F. Murphy. *Microbiol. Revs.* 60 (1996):267-79)

그림 112
혈액고체배지 상에서 *Moraxella catarrhalis* 집락.

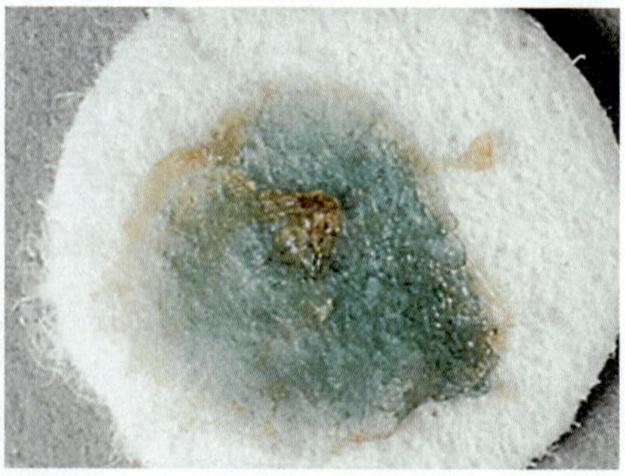

그림 113
부틸산 에스테라제의 색깔 양성반응과 *Moraxella catarrhalis*의 추정에 의한 동정. (Remel Inc., Lenexa, KS)

*M. catarrhalis*는 카탈라제와 옥시다제 양성이며 탄수화물을 분해하여 산을 생성하지 않는다.

진단. 균주의 분리와 생화학적 시험은 진단에 필요하다.

Pseudomonas

Pseudomonas aeruginosa

사람에서 대부분의 전염성이 강한 기회성 병원균들 가운데 한 가지가 *Pseudomonas aeruginosa*인데 이 세균은 상피표면을 침입하여 손상을 입힌다[감염 환자의 폐, 각막염증(corneal abrasion), 화상환자의 산성된 피부 포함]. 집중치료병동에 입원한 환자들의 75%는 이 세균에 감염되어 있으며(그림 114), *P. aeruginosa*는 낭포성 섬유증(cystic fibrosis) 환자들 가운데 치명적인 것으로 알려져 있다. *P. aeruginosa*의 항생제 내성은 보편적이며 계속 확산되어 치료는 부분적으로 어렵다.

*P. aeruginosa*는 토양, 물, 하수, 장관, 식물에서 널리 분포한다. 이 세균은 소독제, 화장품, 식품을 포함하는 다양한 물질에서 분리된다.

전파. *P. aeruginosa*는 오염된 손가락과 소변 카테터, 내시경, 호흡치료 장비 등의 여러 가지 방법에 의해 전파된다. 오염된 물에서 목욕하거나 입수하는 것만으로도 이 세균에 전파될 수 있다.

형태와 배양특성. *P. aeruginosa*는 그람음성의 막대형이며, 폭 0.5~1.0 μm이고, 길이 1.5~5.0 μm의 단일 및 쌍으로 발견된다(그림 115).

이 세균은 운동성이며 호기성이다. 37°C에서 가장 잘 자라지만 42°C에서도 생장할 수 있다. 집락은 불규칙한 가장자리를 가지며 커다랗게 반투명으로 퍼져나간다. 24~48시간 이내에 생성된다(그림 116A). *P. aeruginosa*는 청록색의 색소를 생성하여 배지로 확산된다(그림 116B). *Pseudomonas* P와 *Pseudomonas* F 한천과 같은 특수 배지는 색소생성을 관찰하기 위하여 사용된다(그림 116B 및 117).

*P. aeruginosa*는 42°C에서 자라며, 포도당을 산화하고, 젖당과 같은 이당류로부터 산을 생성하지 않는다. 집락은 48시간 이내에 나타나며 부드럽거나, 거칠게, 점액성, 작은 크기 등의 다양한 형태를 보여준다. 단일 균주에 의해 나타나는 다양성은 몇몇 세균종에서 가성특성(false impression)을 보여준다.

병리와 임상특성. *P. aeruginosa*는 병원감염을 일으키는 세균이다. 정상면역 및 방어체계를 가지는 사람은 잘 감염되지 않는다. 화상을 크게 입은 환자는 *P. aeruginosa*에 의한 집락화가 나타나는데 이는 피부의 기계적 방어벽이 파괴뿐만 아니라 면역체계의 모든 측면에서도 크게 손상되었기 때문이다.

*P. aeruginosa*에 의한 피부손상은 둥글고 단단한 붉은 구역에 의해 둘러싸인 궤양성 중앙부를 가지며 직경 약 1 cm의 보라색 구역으로 발전한다. 건강한 사람이 오염된 물과 뜨거운 욕조, 수영장에서의 귀 감염으로 발생하는 모공의 염증, 피부이상과 귀 감염 등의 증세는 *Pseudomonas*에 의한 감염과 관련이 있다.

진단. *P. aeruginosa*는 특징적인 포도냄새, 집락의 형태, 42°C에서의 생장, 수용성 푸른 색소인 피오시아닌(pyocyanin)의 생성 등에 근거하여 동정된다(그림 116B 및 116C).

P. fluorescens

Pseudomonas 속의 또 다른 흔치않은 기회성 병원으로는 *P. fluorescens*가 있다. 대부분의 균주는 호흡기 시료로부터 분리된다. 이 세균은 물, 싱크대, 마루, 오염된 혈액과 같은 병원환경에서의 다양한 곳에서도 분리된다. *P. fluorescens*는 고기와 어류와 같은 상한 식품과도 관련된다.

형태와 배양특성. *P. fluorescens*는 현미경적 특성상 *P. aeruginosa*와 유사하다. 대부분의 배지에서 잘 자라며, 작은 집락을 형성하고, 특징적으로 형광색소인 플로레신(fluorescein)을 생산한다(그림 102C 및 103).

병리. *P. fluorescens*가 주로 환경적 오염원인데 반하여 사람들에게 기회성 병원체이다. 이 세균은 배설기관 감염, 골반염증질환, 수술 후 감염과 관련이 있다.

진단. 대부분의 *P. fluorescens* 균주는 집락 형태와 형광색소의 생성에 근거하여 동정된다.

통성 그람음성 간균

Calymmatobacterium

Calymmatobacterium granulomatis

도노반증(donovanosis)과 서혜부육아종(granuloma venereum 또는 granuloma inguinale)의 원인균은 *Calymmatobacterium granulomatis*이다. 이 질병은 만성으로 나타나며 피부, 성기, 사타구니, 항문 부위의 피하조직에서 발견된다(그림 118).

전파. *C. granulomatis*는 성 관계를 통해서 전파된다. 그러나 완전히 이 전파양식을 따르지는 않는다. 서혜부육아종(granuloma inguinale) (역자주: 외생식기 피부의 심재성 화농성 궤양형성을 특징으로 하는 육아종성의 성병)은 주로 열대지역에서 발견된다.

호기성/미호기성 그람음성 간균과 구균 (계속)

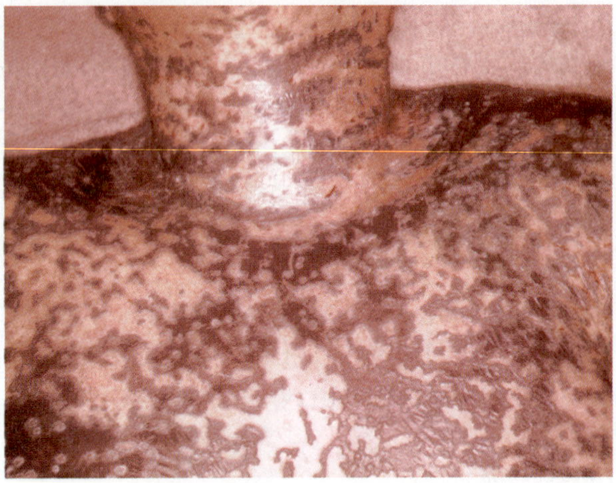

그림 114
*Pseudomonas aeruginosa*에 의한 일반적인 피부 감염. 피부의 자색을 주목하라.

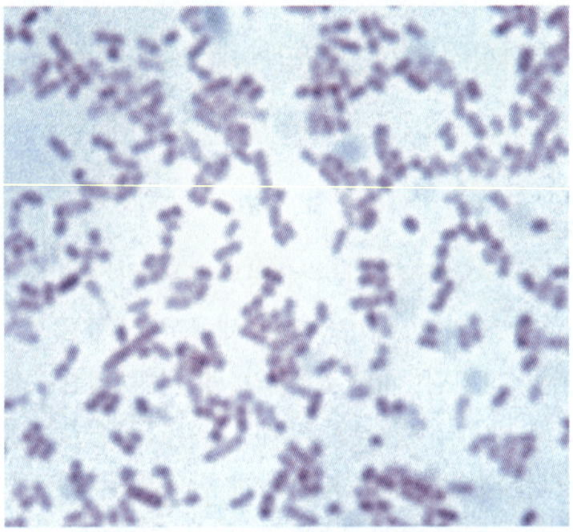

그림 115
그람음성 간균인 *Pseudomonas aeruginosa*.

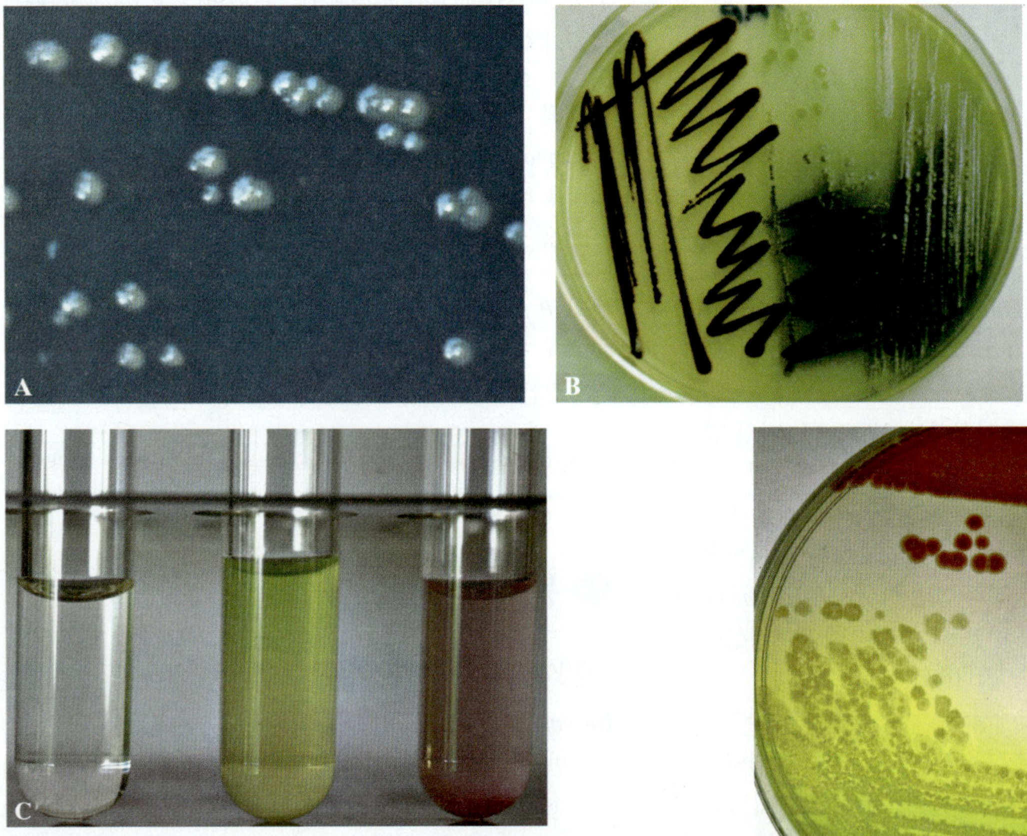

그림 116
*Pseudomonas aeruginosa*의 배양특성. (A) 영양고체배지 상에서 갓 배양된 *P. aeruginosa*. (B) *Pseudomonas* P. 고체배지 상에서 자라는 *P. aeruginosa*. 이 배지는 푸른색 색소인 피오시아닌(pyocyanin)을 생산하며 녹색을 띤 노란색 색소인 플로레신(fluorescein)의 생산을 억제한다. 붉은색 색소를 가진 *Serratia marcescens*는 비교를 위해 제시되었다. (C) 72시간 경과한 *P. aeruginosa*의 액체배지(중앙)와 전형적인 색소의 출현.

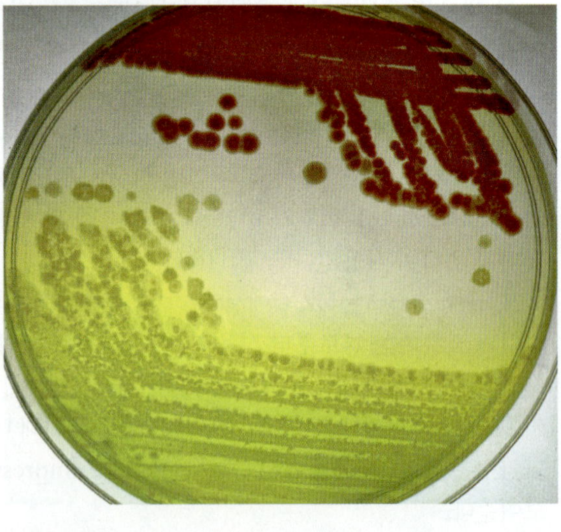

그림 117
Pseudomonas F 고체배지 상에서 자라는 *P. fluorencens*와 특징적으로 생성되는 플로레신(fluorescein) (노란 형광성) 색소. 붉은색의 *Serratia marcescens*의 집락이 배양 평판의 위쪽에 있다.

형태와 배양특성. *C. granulomatis*는 그람음성, 다형태성의 막대균으로 폭 0.5~1.5 μm, 직경 1.0~2.0 μm이다(그림 119). 라이트 염색(Wright's stain), 김자 염색(Giemsa stain), 기타 염료로 염색하면 시료는 **도노반체(Donovan body)**라고 하는 커다란 단핵세포(mononuclear cells) 내에 특징적인 세균이 관찰된다(그림 120).

발육란에서의 일상적인 배양으로는 잘 자라지 않는다. 생장소가 포함된 특수배지는 *C. granulomatis*를 자라게 하는데 사용된다.

병리와 임상특성. 서혜부육아종은 피하의 작은 혹으로서 시작되며 결국은 투명하고, 혹같이, 뚜렷한 병변을 형성한다(그림 118). 이것은 치료를 하지 않으면 인접 피부로 퍼져나가며 흔히 사타구니를 따라 확산된다. 그 같은 병변은 일반적으로 고통은 없지만 불구가 될 수도 있다.

진단. 진단은 보통 조직구(histocytes) (결합조직에 존재하는 대식세포)라고 알려진 조직에서 커다란 단핵세포(mononuclear cells)의 대표적인 세포내 생물체[도노반 체(Donovan bodies)]의 발견에 근거한다(그림 120).

Citrobacter

Citrobacter freundii

사람과 하등동물의 분변에서 발견되는 *Citrobacter freundii*는 정상적 장내서식자이다. 이 세균은 토양, 물, 하수, 음식에서도 발견된다. *C. freundii*는 종종 기회성 병원체로서 임상 시료에서도 분리된다.

형태와 배양특성. *C. freundii*는 그람음성, 곧은 막대형으로 폭은 약 1.0 μm, 길이 2~6.0 μm로 단일 또는 쌍으로 발견된다(그림 121). 이 세균은 운동성이며, 통성혐기성, 옥시다제 음성, 카탈라제 양성이다.

영양배지, 혈액배지, 맥콩키 배지 등의 다양한 배지에서 잘 생장한다(그림 122). 최적생장온도는 39°C이다. 혈액고체배지에서 집락은 크고, 희며, 융기되고, 매끈하며, 완전하다(그림 122A).

*C. freundii*는 메틸레드, 질산염, 구연산 시험에서 모두 양성이며, 인돌과 VP에서는 음성이다. 포도당, 만니톨, 맥아당 등의 다양한 당은 발효되어 산을 생성한다.

진단. 분리와 생화학적 시험은 진단을 위해 필수적이다. 젖당 양성(발효) 집락은 에오신-메틸렌블루 또는 맥콩키 배지에서 생성된다(그림 122B).

Enterobacter

Enterobacter 종은 자연에 널리 분포하며 토양, 담수, 하수, 동물의 분변, 채소와 같은 식물에서도 발견된다. 일부 종은 기회성 병원체이다. *Enterobacter aerogenes*와 *E. cloacae*는 임상시료에서 흔히 발견되며 화상환자에서 세균혈증과 오염된 상처감염의 중요 원인체이다

전파. *Enterobacter* 종은 정맥체액(intravenous fluids)과 병원 장비의 오염원으로부터 발견된다. 이들의 사용으로 세균혈증이 발생한다.

형태와 배양특성. *Enterobacter* 종은 작고, 곧은 그람음성의 막대형으로 직경 0.6~1.0 μm, 길이 1.2~3.0 μm이다(그림 123). 이들 세균은 운동성이다.

Enterobacter 종은 통성혐기성이며 대부분 고체배지에서 잘 자란다(그림 124A). 최적생장온도는 30~37°C이다. 집락은 색깔은 크림 또는 황갈색이며, 완전하고, 반짝이며, 볼록하고, 환형이다. 젖당-양성(발효) 집락은 에오신-메틸렌블루(eosin-methylene blue) 또는 엔도 배지(endo agar)와 같은 배지 상에서 생성된다(그림 124B).

포도당과 기타 탄수화물은 분해되어 산과 기체를 생산한다. *Enterobacter* 종의 인돌, 메틸레드, VP, 구연산 시험 패턴은 −, −, +, +이며(그림 70), *E. coli*에서 생기는 패턴과 반대이다. 황화수소, DNAse, 리파제는 생산하지 않는다.

Escherichia

Escherichia 종은 대부분 포유동물의 대장에서 장내 미생물상의 정상 세균으로서 발견된다. 이들 가운데 가장 중요한 세균은 *E. coli*이다. 이 세균과 몇 가지 다른 관련 종들은 보통 위장관 이외의 곳에서도 감염을 일으킨다. 배설계 감염, 특히 방광에서 가장 보편적이며, 다음으로 호흡계, 상처, 혈류(패혈증), 그리고 중추신경계 감염 등이다. 이들 감염, 특히 패혈증(그림 125)과 수막염은 생명에 위협적이며 종종 병원에서 전파된다.

Escherichia coli

전파. 위장관 감염과 복합 감염 등과 관련된 O157:H7을 포함하는 *Escherichia coli*는 일반적으로 오염된 물이나 음식을 통하여 전파된다.

형태와 배양특성. *E. coli*는 짧고, 곧으며, 그람음성의 막대형으로 직경 1.10~1.5 μm이고 길이 2.0~6.0 μm이다(그림 126). *E. coli*는 단일 또는 쌍으로 발견되고, 운동성이며 캡슐을 생성하지 않는다.

이 세균은 통성혐기성이며 다양한 한천배지 상에서 잘

통성 혐기성 그람음성 간균

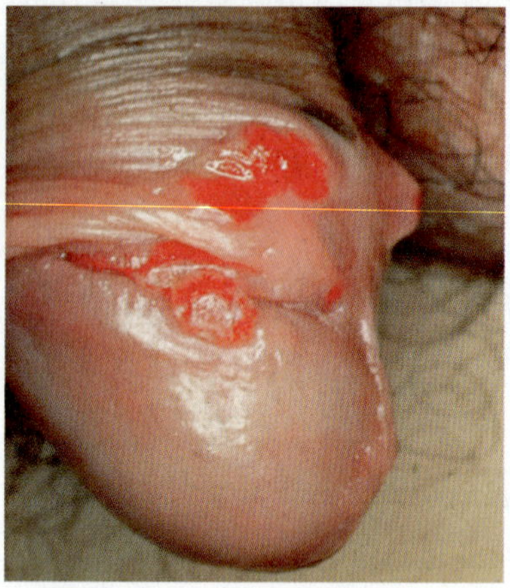

그림 118
음경에 많은 궤양이 일어나 붉은색의 작은 결절을 보여주는 서혜부육아종(granuloma inguinale)의 사례. (P. Hackerand와 B.K. Fisher. *Internat. J. Dermatol.* 31(1992):696 인용)

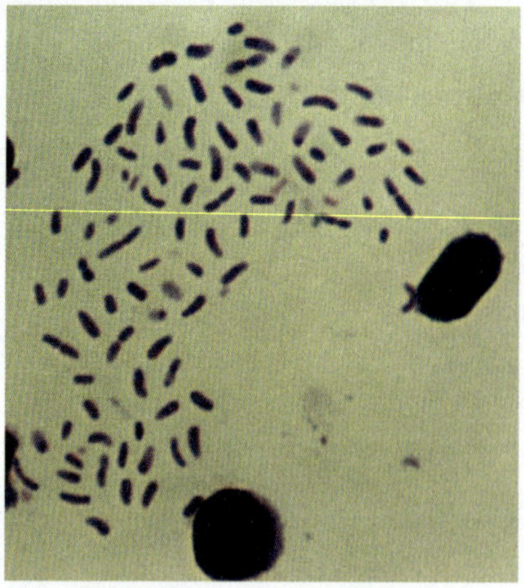

그림 119
48시간 동안 단핵구(monocyte) 배양에서 *Calymmatobacterium granulomatis*의 신속한 김자(Giemsa) (Rapidiff) 염색. (A. Kharsany, B. Housen, M. Hausen, H.A. Housen, P. Kiepiela, T. Caicker, A.W. Sturm, Faculty of Medicine, University of Natal, Durban 제공)

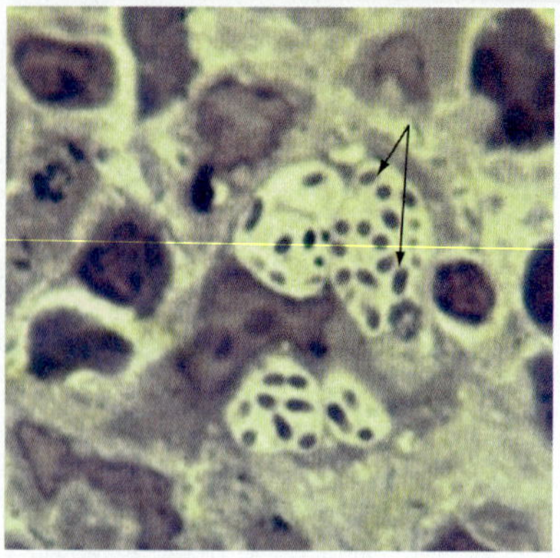

그림 120
도노반체(Donovan bodies)를 보여주는 서혜부육아종(granuloma inguinale) 환자로부터 얻어진 시료의 현미경 관찰. (P. Hacker와 B.K. Fisher. *Internat. J. Dermatol.* 31(1992):696 인용)

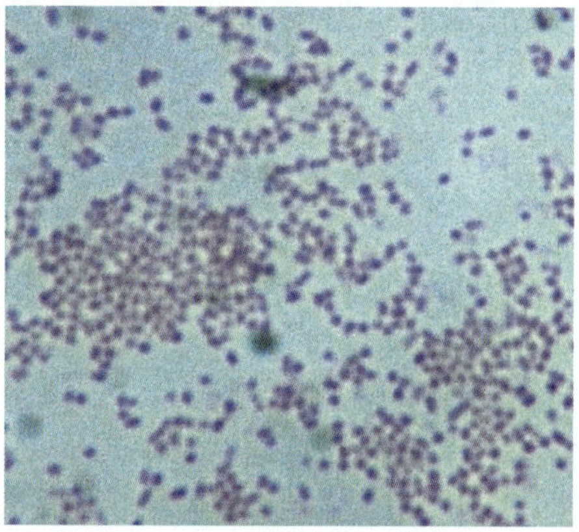

그림 121
작은 그람음성의 간균인 *Citrobacter freundii*.

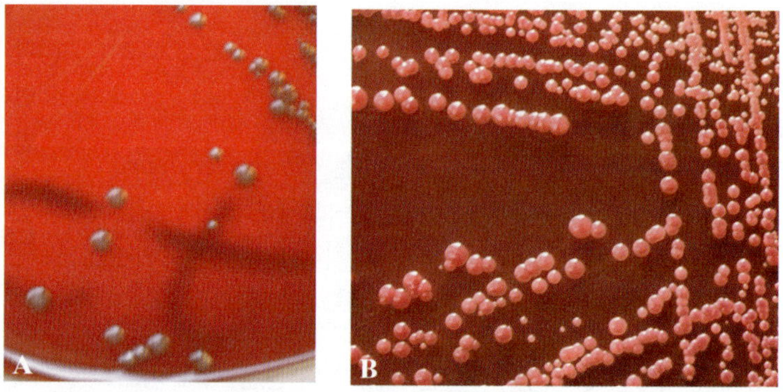

그림 122
여러 가지 배지 상에서 *Citrobacter freundii*의 생장. (A) 혈액고체배지. (B) 맥콩키(MacConkey) 고체배지 상에서 젖당양성 반응.

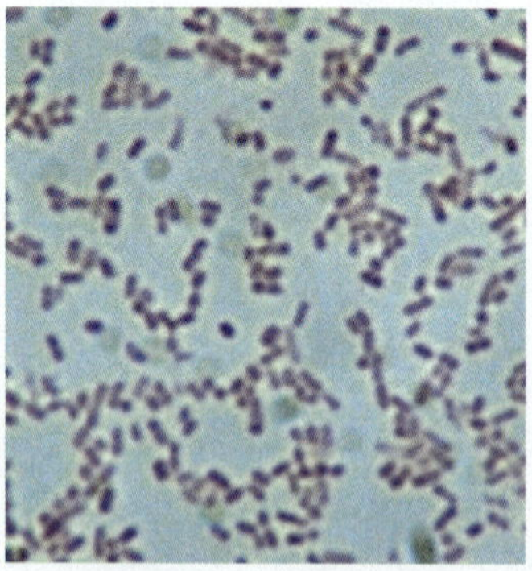

그림 123
*Enterobacter aerogenes*의 그람염색.

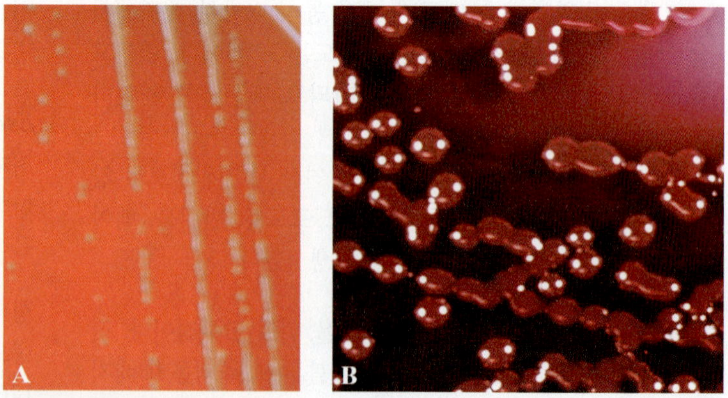

그림 124
배지 상에서 *Enterobacter aerogenes*. (A) 혈액고체배지 상에서의 초기 배양체. (B) 뚜애 고체배지 상에서의 집락. 배지 내로 반응(진한 붉은색)의 확장 범위를 주목하라.

자란다(그림 127). 최적온도범위는 30~37°C이다. 영양배지나 혈액배지에서 집락은 크림이나 황갈색을 나타내며, 완전하고, 볼록하며, 환형, 매끈하다. 에오신-메틸렌블루 고체배지(eosin-methylene blue agar) 상에서 진한 보라색의 집락을 생성하며, 젖당발효를 한다(그림 127C). 어떤 종류의 집락은 금속성 광택을 나타낸다.

*E. coli*는 황화수소, 요소분해효소, 옥시다제 음성, 카탈라제 양성이며, 포도당과 탄수화물을 분해하여 산과 가스를 생성한다. I(인돌), M(메틸레드), VP(voges-proskauer), C(구연산) 반응 양상은 +, +, −, −이다(그림 70 참고).

병리와 임상특성. 사람에서 질병을 일으키는 몇 가지 형태의 *E. coli*가 최근에 알려졌다. 이들 세균은 병원성 기작에 근거하여 몇 가지 범주로 구분될 수 있다: 장내병원성 대장균(enteropathogenic *E. coli*, EPEC), 장내출혈성 대장균(enterohemorrhagic *E. coli*, EHEC), 장내침입성 대장균(enteroinvasive *E. coli*, EIEC), 장내점착성 대장균(enteroadherent *E. coli*, EAEC), 그리고 장내독소형 대장균(enterotoxigenic *E. coli*, ETEC) 등이다.

ETEC 균주는 두 가지 병원성 특성을 가지는 것으로 알려져 있다: 장내 조직에 부착하는 능력(그림 128 및 129)과 열에 약한 효소와 열에 안정한 두 가지 엔테로톡신(enterotoxin)을 생산하는 능력이다.

1~2일의 잠복기의 계속되는 설사, 구토, 오한, 두통, 열 등의 경미한 감염 징후와 증세를 나타낸다. 더 심각한 감염은 심한 복통, 독혈증(toxemia), 혈액과 점액으로 구성된 물대변(watery stool) 등을 생산한다. 심각한 탈수, 쇼크, 사망도 일어날 수 있다.

진단. 분리와 생화학적 시험은 동정을 위해 사용되는 중요한 접근 방법이다. 특별한 선별 및 분별 배지와 입자 응집(agglutination) 방법과 같은 면역학적 시험은 *E. coli* 0157:H7 균주의 동정을 위해 사용된다(그림 127D).

Haemophilus

Haemophilus 종은 작은 것부터 중간 크기의 난형 또는 막대형의 그람음성 세포이다(그림 130). 이 세균은 비운동성이 통성혐기성이다. 이 세균들은 포도당 및 기타 탄수화물로부터 산을 형성하며 질산염을 아질산염으로 환원한다.

거의 모든 종은 적혈구에서 발견되는 헤마틴(hematin) [X 요소(X factor)]과 NAD 또는 nicotinamide adenine dinucleotide(V 요소)와 같은 예비 생장소를 필요로 한다. V 요소는 다양한 생체구성 물질에서 발견되며 *Staphylococcus*와 같은 세균과 효모에서 발견된다. *Haemophilus influenzae*는 혈액배지 상의 이 생장소를 생성하는 *S. aureus* 집락 주변에서 자라게 된다. 이 현상을 **위성현상(satellitism)**이라고 한다(그림 131).

Haemophilus influenzae

*Haemophilus influenzae*는 수막염, 특히 어린이에서 중이염, 폐렴, 후두개염(epiglottitis) 등의 다양한 감염의 원인체로 알려져 있다. 이 세균은 사람의 정상 상기도 미생물상에서 발견된다.

전파. *H. influenzae*는 콧물이나 기침에 의한 분비물과 접촉을 통해 전파되며 손에서도 발견된다.

형태와 배양특성. *H. influenzae*는 비운동성, 흔히 캡슐화, 그람음성의 작은 막대형으로 폭은 1.0 μm 이하이며, 길이는 다양하다. 초콜릿 고체배지와 같은 복합배지에서 가장 잘 자란다(그림 132).

병리와 임상특성. *H. influenzae*는 후두개 염증의 보편적인 원인 가운데 하나이다. 감염은 종종 빠르게 진행되며 즉각적인 진단이 이루어지지 않으면 호흡기 차단과 죽음에 이르게 될 수 있다. 대표적인 징후와 증세는 편도선, 열, 삼키기 어려움, 호흡곤란 등이 있으며, 혓바닥에서 인후를 막는 밝은 적색의 체리와 같은 특징적인 부푼 후두개가 나타난다.

*H. influenzae*가 비강인두(nasopharyx)에 집락을 형성하면 여기부터 감염은 전체 조직, 중이 등으로 확대되어 혈류로 들어가 수막염, 폐렴, 기관지염, 부비강염(sinusitis), 골수염을 일으킨다.

진단. 여러 가지 시료는 직접 현미경 관찰 또는 배양에 사용된다. 이들 시료로는 혈액, 척수액(그림 130), 기관지폐포 세척액(bronchoalveolar lavage), 소변 등이 포함된다. 다당류 항원의 탐색을 위한 신속 면역학적 시험도 진단에 사용된다.

Haemophilus ducreyi

*Haemophilus ducreyi*는 **연성하감(chancroid 또는 soft chancre)**으로 알려진 성매개 질병의 원인균이다(그림 133). 사람은 유일하게 알려진 질병의 숙주이다. 연성하감은 열대지역과 미개발지역에서 제한적으로 발견되었다. 그러나 1985년 이래 몇몇 커다란 창궐이 도처에서 일어나고 있다.

형태와 배양특성. *H. ducreyi*는 그람음성의 가느다란 막대형으로 쌍이나 연쇄상으로 발견되며 폭 0.5 μm이고 길이 1.5~2.0 μm이다. 이 세균들은 "물고기 떼(school of fish)"와 같은 형태로 배열된다.

배양 48~72시간이 지나면 선택배지 상에 작고, 평편한 부드럽고 노란색 또는 회색의 집락이 나타난다. 이들 집락은 반투명하거나 불투명하다. *H. ducreyi*의 부가적인 배양

통성 혐기성 그람음성 간균 (계속)

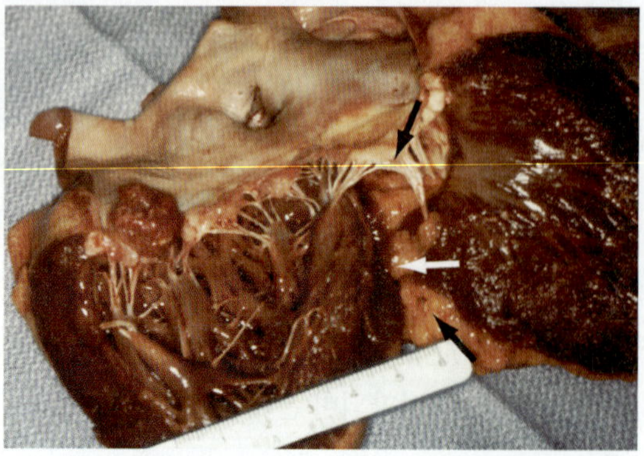

그림 125
승모판(mitral valve)에서 조직증식(vegetation)으로 알려진 피브린과 백혈구 및 적혈구의 커다란 덩어리. 이 조직증식증은 *Escherichia coli*에 의한 감염된 심내막염(endocarditis)의 사례에서 발견되었다. (C. Watanakuna Korn과 J. Kim. *CID* 14(1992):501 인용)

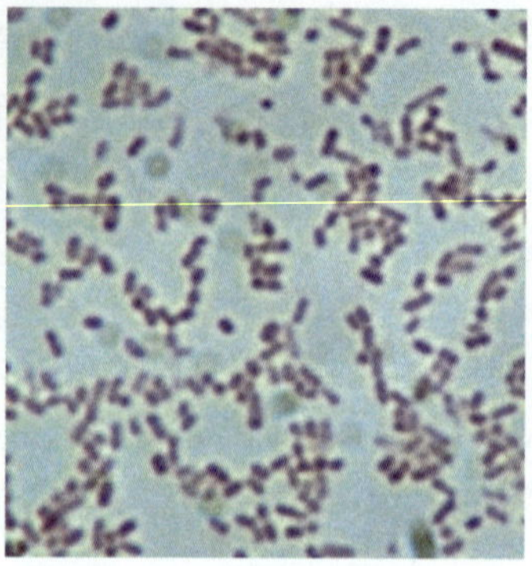

그림 126
*Escherichia coli*의 그람음성 결과.

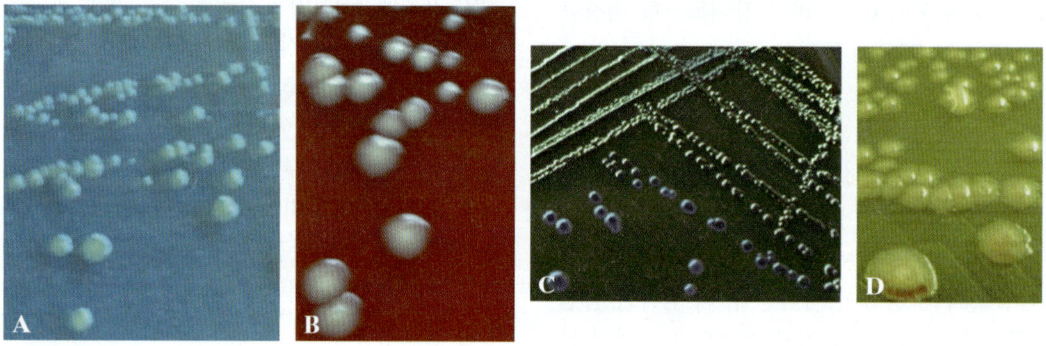

그림 127
배지 상에서 48시간 배양된 *Escherichia coli*. (A) 영양고체배지 상에서의 집락. (B) 혈액고체배지에서의 집락. (C) eosin-methylene blue 고체배지 상에서 자라는 *E. coli*에 의해 형성된 녹색의 금속광택. (D) *E. coli* 0157:H7의 소르비톨(sorbitol) 음성인 전형적인 집락. 이 배지는 맥콩키 소르비톨(MacConkey sorbitol) 고체배지이다.

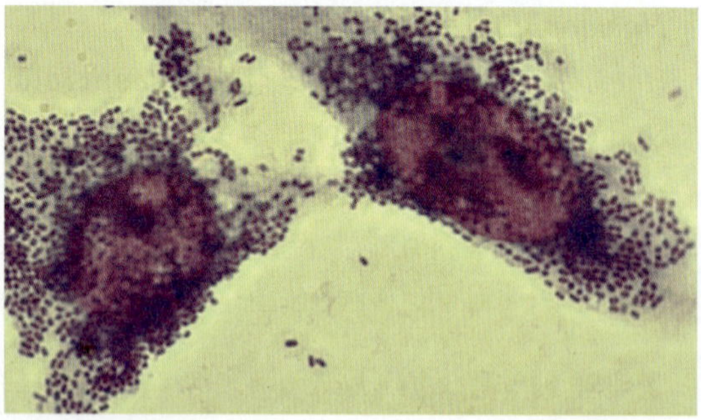

그림 128
장 조직세포에 장관부착성 *Escherichia coli*(EAEC)의 광학현미경사진. (A. Darfeuille Michaud and Associates. *Inf. Immunol.* 58(1990):893-902 인용)

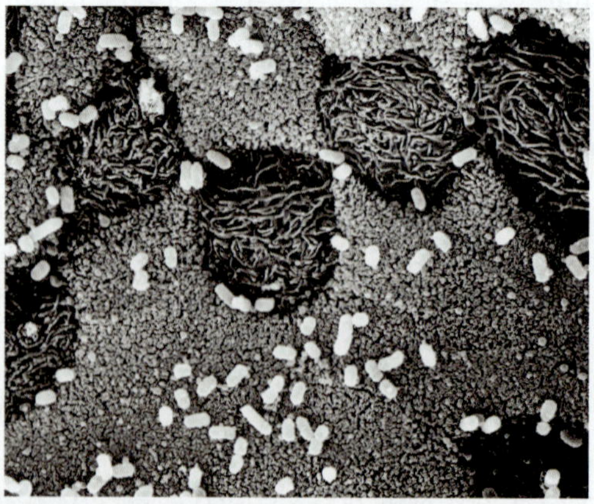

그림 129
성인의 장 조직표면에 붙어 있는 *E. coli*를 보여주는 주사전자현미경사진. (T. Yamamoto 등. *Infection and Immunity* 59(1991):3722-39)

특성은 옥시다제와 질산염 환원을 나타낸다.

병리와 임상특성. 이 질병의 잠복기는 2일에서 5일 정도이다. 감염 부위에서 전형적이며 전체적으로 붉은색의 솟은 부분 또는 구진(papule) (역자주: 습진, 여드름 등 피부에 나타나는 발진증상) 형태이다. 병변 주변부는 궤양이 생기며 상당히 아프다(그림 133).

진단. 진단에 사용되는 시료는 현미경적 관찰 또는 배양에 사용된다. *H. ducreyi*는 특징적인 배열을 나타낸다. 생장소를 포함하는 배지는 이 세균을 분리하는데 중요하다(그림 134).

Klebsiella

Klebsiella 종은 곧은 그람음성의 막대형으로 직경 0.3~1.0 μm이며 길이 0.6~6.0 μm이다. 세포는 단세포, 쌍, 또는 짧은 연쇄상으로 관찰된다(그림 135). 이 세균은 비운동성이며 캡슐을 생성한다(그림 136).

Klebsiella 종은 통성 혐기성이며 옥시다제 음성, 카탈라제 양성이다. 이 종들은 질산염을 환원하며 많은 종류의 탄수화물을 발효시켜 산과 가스를 생성한다.

이들 세균은 사람 배설물, 토양, 물, 과일, 야채, 곡물과 연관되어 발견된다. 일부 종은 기회성 병원체이며 배설기관의 감염과 다양한 병원감염, 세균혈증, 폐렴 등의 원인체로 알려져 있다.

Klebsiella pneumoniae

*Klebsiella pneumoniae*는 이 속에 속하는 세균 가운데 가장 흔한 종으로서 캡슐을 생성하는 다른 세균들과 관련된 질병인 대엽성폐렴(lobar pneumonia)을 일으킨다.

*K. pneumoniae*는 특히 탄수화물 배지에서 커다란 점액성 집락을 생성한다.

진단. 세균의 분리와 생화학시험을 통해서 진단한다.

Morganella

기회성 세균인 *Morganella morganii*는 몇몇 포유류와 파충류의 배설물에서 발견된다. 이 세균은 심각한 잠재적 질환을 가진 노인들에서 감염의 원인이 되는 것으로 알려져 있다. *M. morganii*는 호흡기와 배설기 감염, 상처, 세균혈증 환자로부터 분리된다.

형태와 배양특성. *M. morganii*는 그람음성의 막대형으로 직경 0.6~0.7 μm이며 길이 1.0~1.7 μm이다(그림 137). 이 세균은 비운동성이다.

이 균은 통성혐기성이며 다양한 배지에서 잘 자란다(그림 138). 최적온도는 37°C이다. *M. morganii*는 옥시다제 음성으로, 카탈라제 양성이며 요소를 가수분해한다. 황화수소는 생성하지 않는다. 세균의 IMViC 양상은 +, +, −, −이다. 분해하는 유일한 탄수화물은 포도당과 만노스로서 산과 가스를 생산한다.

Pasteurella

Pasteurella multocida

*Pasteurella multocida*는 일부 동물들의 정상 호흡계 미생물 상에서 발견되는 몇 가지 종 가운데 하나이다. 지금까지 이 세균의 감염은 주로 감염된 개나 고양이에 물림으로써 일어난다고 알려져 있다(그림 139).

전파. 집고양이나 개에 물리거나 할퀴어 사람에게 전파된다.

형태와 배양특성. *P. multocida*는 그람양성, 난형 또는 막대형의 세균으로 직경 0.3~1.0 μm이며 길이 1.0~2.0 μm이다(그림 140). 세포들은 단일균 또는 쌍으로 발견된다.

이 세균은 비운동성이며 통성혐기성이다. *P. multocida*는 옥시다제와 카탈라제 양성이며 대부분의 탄수화물로부터 산을 생성하지만, 가스는 생성하지 않으며, 질산염을 환원한다. 메틸레드와 Voges-Proskauer 반응은 음성이다.

병리와 임상특성. 감염은 종종 24시간 이내에 물리거나 할퀸 부위에서 일어난다. 대표적 감염은 명확한 붉은색의 가장자리로 발달하는 피하조직**[봉와직염(cellulitis)]** 손상이 일어난다.

진단. 가장 좋은 진단 방법은 상처 부위에서 나오는 고름을 배양하는 것이다.

Photobacterium 종

몇 가지 *Photobacterium* 종은 다양한 바다어류와 다른 해양생물의 형태를 포함하는 상호공생적 관계를 유지한다. 해양 깊은 곳에서 밝은 빛은 물고기의 발광기관에서 자라는 세균에서 유래한다(그림 141A). 발광눈금돔(flashlight fish) (역자주: 빛을 내는 발광기관이 있는 물고기)은 인도양의 산호초에서 서식하며 캄캄한 시골길에서 자동차의 전조등 불빛과 같은 방식으로 빛을 낸다. 이들 해양형태의 발광기관은 피식자를 유인하여 포획하는데 사용될 뿐만 아니라 그들 종간에 의사소통을 위해서 사용된다. 이 속의 세균들은 해양환경 내, 또는 표면, 해양 동물의 특수 구조와 장 내용물에서 발견된다.

형태와 배양특성. *Photobacterium* 발광성 종(그림 141B)은 그람음성의 곧은 막대형으로 폭 0.8~1.0 μm이며 길이 1.8~2.4 μm이다. 그 세포들은 일반적으로 극성 편모로

통성 혐기성 그람음성 간균 (계속)

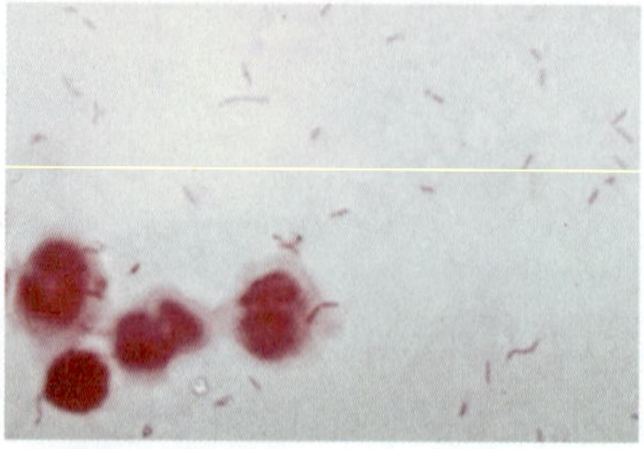

그림 130
척수액 시료에서 그람음성의 작은 막대형 또는 구상간균(coccobacillus)형의 *Haemophilus influenzae*(1,000배).

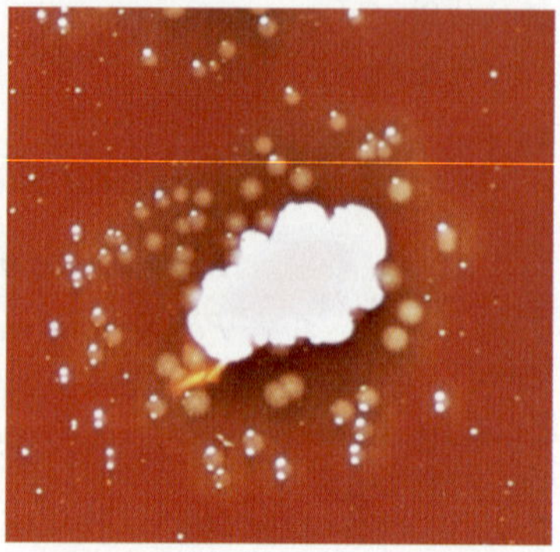

그림 131
혈액고체배지 상에서 자라는 *Haemophilus influenza*로서 *Staphylococcus aureus*를 포함하며 주변에 위성현상을 보여준다.

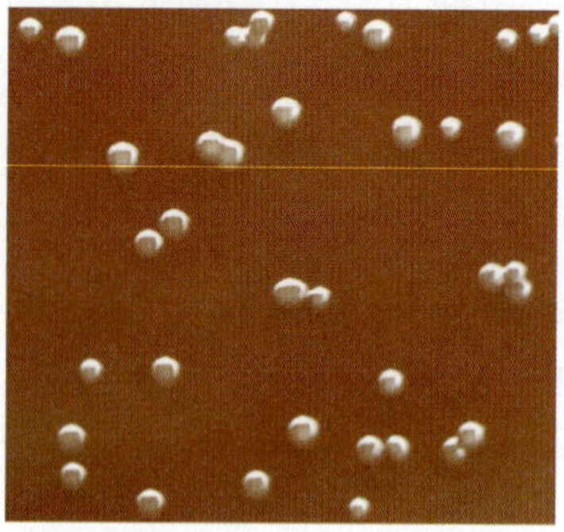

그림 132
초콜릿 고체배지상의 *Haemophilus influenzae*의 집락.

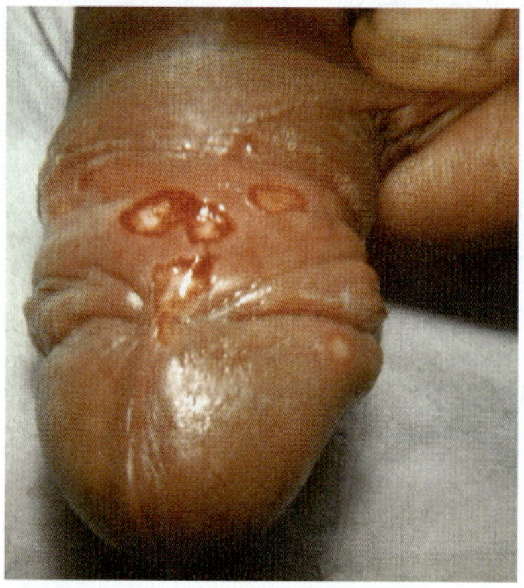

그림 133
생식기 궤양인 연성하감의 임상적 외형으로서 아프며 고름이 가득차고 부푼 림프절에 의해 수반된다.

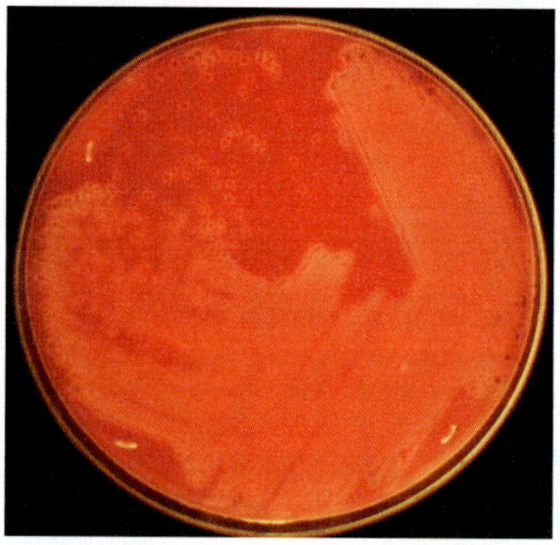

그림 134
β-용혈현상의 구역에 의해 둘러싸인 *Haemophilus ducreyi*의 전체평판의 근접사진. (P.A. Totten, D.V. Norn, W.E. Stamm. *Inf. Immunol*. 63(1995):4409-16 제공)

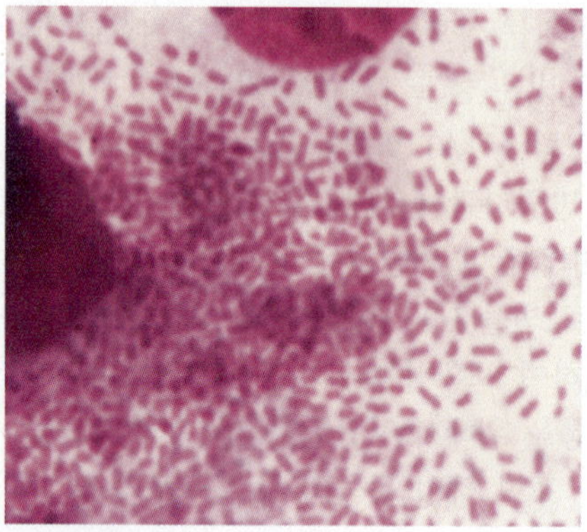

그림 135
막대형 세균인 *Klebsiella pneumoniae*(1,000배). (A. Faurse-Bonte, A. Darefeuille-Michaud, C. Forester, Université d'Auvergne, France)

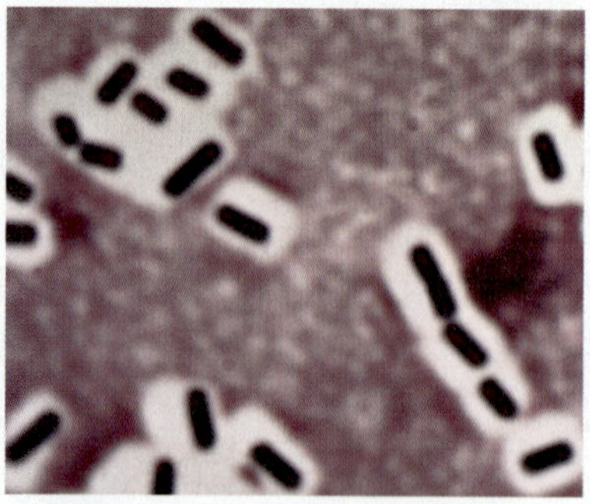

그림 136
*Klebsiella pneumoniae*와 캡슐.

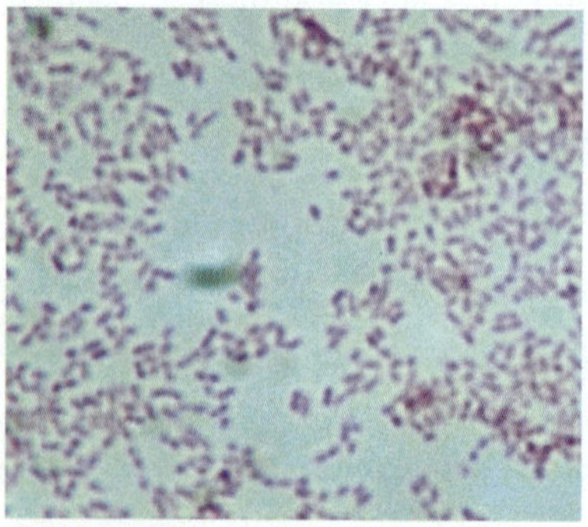

그림 137
*Morganella morganii*의 그람염색(1,000배).

움직인다(그림 141C). 발광은 산소의 존재 하에서만 일어난다. 더욱이 이 반응이 일어나기 위해서는 효소인 루시페라제를 포함하는 몇 가지 다른 요인들은 필수적으로 요구된다.

Proteus

Proteus 종은 ***P. vulgaris***와 ***P. mirabilis***를 포함하며, 다양한 포유류의 창자에서 발견되며, 퇴비, 토양, 오염된 물에서도 발견된다.

전파. *Proteus* 종은 오염된 식품이나 물의 섭취에 의해 전파된다.

형태와 배양특성. *Proteus* 종은 그람음성, 곧은 막대형으로 직경 0.4~0.8 μm, 길이 1.0~3.0 μm이다(그림 142). 이 세균은 단일 또는 쌍으로 존재하며, 주모성 편모에 의해 움직인다. 이 세균은 대부분의 한천표면 상에서 공통중심 구역에서 생장[유주(swarming)]한다(그림 143 및 144).

Proteus 종은 통성혐기성이며 요소분해효소(그림 145B 참고)와 페닐알라닌 탈아미노화효소(그림 65 참고) 양성이다. 이 세균은 옥시다제 음성, 카탈라제와 메틸레드 양성이며, 인돌, VP, 구연산 시험에서는 다양한 결과를 보여준다. 젖당이 아닌 포도당과 일부 탄수화물은 분해되어 산과 가스를 형성한다. 황화수소는 *P. vulgaris*와 *P. mirabilis*에 의해 생성된다(그림 145A).

병리와 임상특성. *P. vulgaris*와 *P. mirabilis*는 위장관 내 감염과 연관이 있으며 배설기관과 화상환자의 패혈성 병변과 같은 기타 장외(extraintestinal) 감염에서 흔히 발견된다. *Proteus* 종과 *Morganella morganii*에 의한 요소분해효소 생성은 이 세균들의 병원성, 특히 배설계 감염의 환자에서 중요한 역할을 하는 것으로 생각된다.

진단. 배양과 생화학적 시험은 동정을 위해 실시된다.

Salmonella

S. typhi(장티푸스의 원인균)와 다른 *Salmonella* 종은 온혈 및 냉혈동물의 위장관과 환경에서 발견될 수 있다. 이들 세균들은 질병을 일으키거나 숙주에 대한 명백한 해로운 효과가 없이 전달된다.

전파. 대부분 지역에서 *Salmonella* 종의 감염은 오염된 식품의 섭취와 물을 마심을 통해서 전파된다. 요리하지 않은 달걀도 식품유래 감염원이 될 수 있으며 오염된 고기와 낙농제품은 *Salmonella* 감염을 일으킨다. 감염된 식품취급자와 다른 사람들도 *Salmonella* 감염을 전파할 수 있다.

형태와 배양특성. *Salmonella* 종은 곧은 그람음성의 막대형으로 직경 0.7~1.5 μm, 길이 2.0~5.0 μm이다. 이 세균은 보통 주모성 편모를 이용하여 운동한다(그림 146).

Salmonella 종은 통성혐기성이다. 최적생장온도는 37°C이다. 이 세균들은 옥시다제 음성이며, 카탈라제 양성이며, 질산염을 산화한다. IMViC 반응 양상은 −, +, −, +이다. 포도당과 기타 탄수화물은(젖당은 예외) 발효된다. *Salmonella*는 Hecteon enteric, *Salmonella-Shigella*, XLT4 한천과 같은 여러 가지 선택 및 분별배지 상에서 특징적인 집락을 형성한다(그림 147). 황화수소는 전형적으로 다양한 종에서 생성된다(그림 147).

병리와 임상특성. 임상적 견해에서 보면 대부분의 *Salmonella* 감염은 위장염(위와 창자의 염증), 장티푸스(enteric fever), 세균혈증, 더욱 심한 장티푸스(typhoid fever)로 구분될 수 있다.

위장염은 원인균의 섭취 후 약 24~48시간의 잠복기를 가진다. 구역질과 구토 증세가 수반되거나 복통과 설사가 동반된다. 이들 징후 또는 증세는 특히 설사가 3~4일간 지속된다. 열은 환자의 절반 정도에서 생긴다. *Salmonella typhimurim*과 *S. enteritidis*는 주요 원인체이다.

장티푸스에는 특히 세망내피계(reticuloendothelial system), 간, 지라, 장간막 림프절(mesenteric lymph nodes) 등의 몇 가지 기관을 수반한다. 열이 계속되는 것은 대표적인 증세이다. *S. typhi*와 기타 *Salmonella* 종은 장티푸스와 관련이 있다.

장티푸스에서 세균은 작은창자의 내벽을 투과하여 국소 림프절에 들어가 증식하고 결국은 혈류에 도달한다. 혈류에 의해 살모넬라는 몸의 대부분의 기관으로 전달되어 계속 증식한다.

장티푸스는 7~14일의 잠복기를 가진다. 통상 초기 징후와 증세는 두통, 오한, 열, 무기력, 통증, 고통 등이 일반적이다. 설사보다는 변비가 대표적이다.

이 세균은 몸 전체로 확산되어 세균혈증과 고열의 원인이 된다. 장미반**(rose spot)**이라고 하는 출혈에 의한 작은 보라색 부분**[점상출혈(petchiae)]**이 몸통 주변의 피부에서 생긴다.

전신성 *Salmonella* 감염은 심장과 호흡계, 골격계, 중추신경계의 일부로 확산될 수 있다.

진단. 다양한 시료는 배양과 진단을 위해 사용된다. 이들 시료들에는 위장염 환자의 대변, 장티푸스(enteric fever)와 세균혈증의 혈액, 심한 장티푸스(typhoid fever) 환자의 변과 혈액, 그리고 폐렴환자의 가래 등이 포함된다.

통성 혐기성 그람음성 간균 (계속)

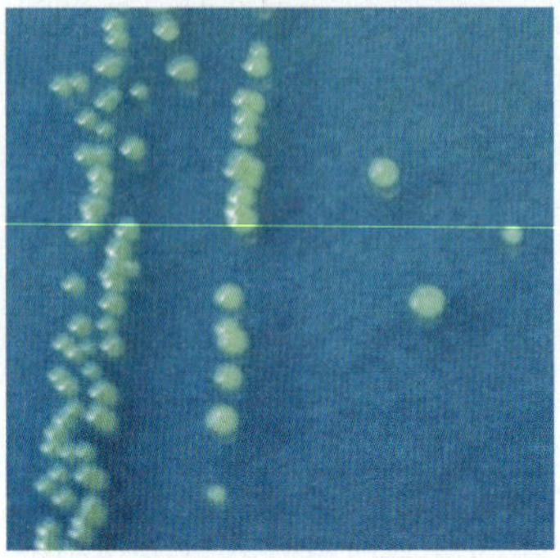

그림 138
영양고체배지 상의 *Morganella morganii* 집락.

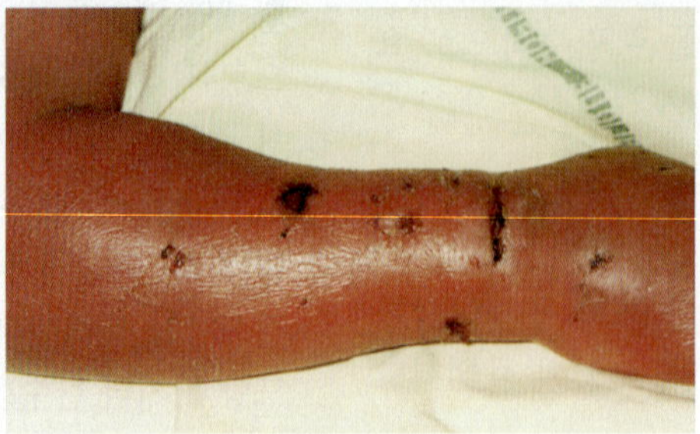

그림 139
*Pasteurella multocida*에 의해 팔의 피하조직에 생긴 상처감염과 확산염증. (O. Chosidow, *Internat. J. Dermatol*. 33(1994):471 인용)

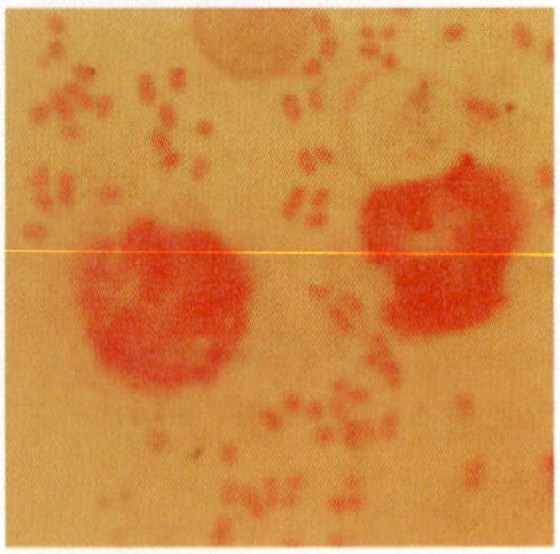

그림 140
양극성의 그람음성 구형과 막대형의 *Pasteurella multocida*. (O. Chosidow, *Internat. J. Dermatol*. 33(1994):471 인용)

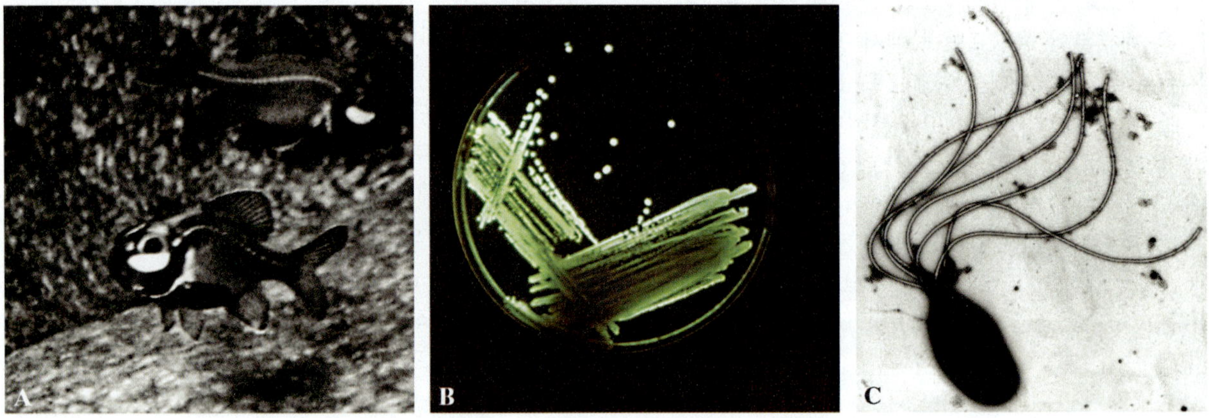

그림 141
발광세균. (A) 발광눈금돔(flashlight fish)의 미생물학적 빛 발생기관의 위치(*Photobelpharon palpebratus*). (J.G. Morin 등, Science 190(1975):74-76 인용) (B) 고체평판배지 상에서 생체발광 세균의 외형. 자신이 발산하는 빛을 이용해서 집락의 사진을 찍었다. (Kenneth Nealson 제공) (C) 물고기와 다른 수서생물의 발광기관을 집락화하는 한 종인 *Photobacterium fischeri*의 투과전자현미경사진. (J.L. Reichelt와 P. Bauman. *Arch Microbiol*. 94(1973):283 인용)

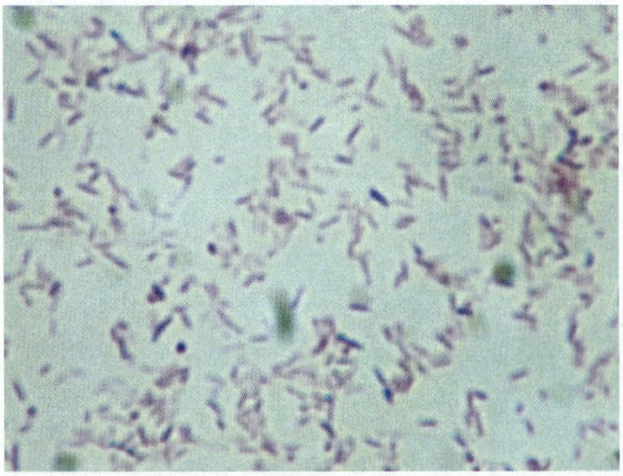

그림 142
*Proteus vulgaris*의 그람염색(1,000배).

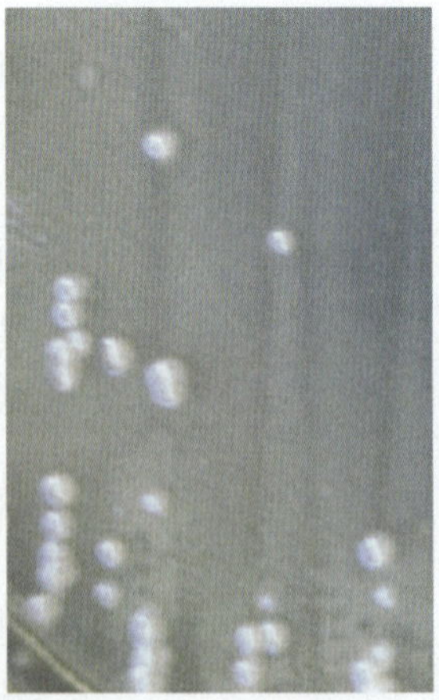

그림 143
영양고체배지 상에서 *Proteus vulgaris* 집락.

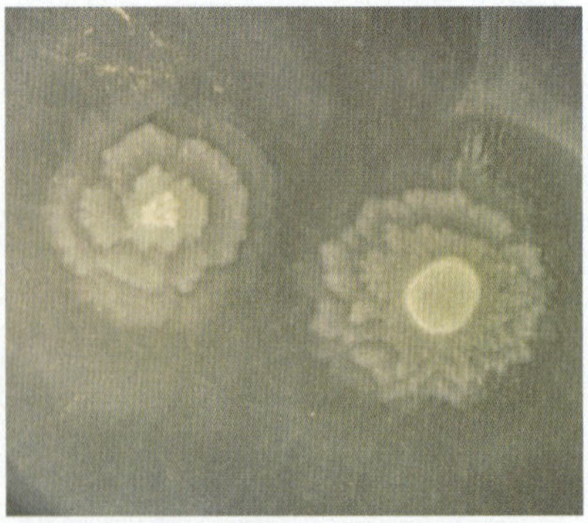

그림 144
트립틱 콩(trypticase soy) 고체배지 상에서 특징적인 유주(swarming) 효과를 나타내는 *Proteus vulgaris*.

Serratia

Serratia 종은 토양, 물, 식물의 표면, 설치류와 곤충의 소화관, 사람의 임상시료 등에서 발견된다. 붉은 색소의 *S. marcescens*(그림 148)는 입원환자에서 요로감염과 패혈증(septicemia)을 일으키는 기회성 병원균이다.

전파. 전파수단은 에어로솔을 포함한다.

형태와 배양특성. *Serratia* 종은 직경 0.5~0.8 µm이고 길이 0.9~2.0 µm인 그람음성의 막대형 세균이다(그림 149). 이들 세균은 주모성 편모에 의해 움직인다.

Serratia 종은 통성혐기성이다. 이 세균들은 30~37°C 범위에서 잘 자라며 포도당과 다른 탄수화물들을 분해하여 산과 종종 가스를 생성한다. 색소생산은 낮은 온도에서 증가한다. 대부분의 균주는 DNAse를 생산하고(그림 57 참고), 젤라틴을 가수분해하며, 질산염을 환원시킨다. VP와 구연산 시험은 양성이며, 인돌은 일반적으로 음성이다. 메틸레드 시험은 결과는 다양하다.

Shigella

*Shigella*의 네 가지 종인 *S. dysenteriae*[시가 바실러스(Shiga bacillus)], *S. flexneri, S. boydii, S. sonnei* 등은 세균성 이질의 원인균이다. 이들 세균은 사람과 일부 영장류에서만 발견된다. 시가 바실러스는 이 질병의 가장 심각한 형태의 원인이다.

전파. 대부분의 *Shigella* 감염은 분변-구강 경로, 오염된 식품이나 물의 섭취에 의해 전파된다.

형태와 배양특성. *Shigella*는 곧고 짧은 그람음성이며, 직경 0.5~0.7 µm이며 길이 2.0~3.0 µm이다(그림 150). 이 세포들은 단일 또는 쌍으로 발견된다. 이 세균들은 운동성이며, 캡슐은 형성하지 않는다.

Shigella 종은 통성혐기성이다, 최적생장온도는 37°C이며, 대부분의 종들은 매끈하고, 무색이며, 환형의 집락을 생성한다. *Shigella* 종은 옥시다제 음성, 카탈라제 양성이며, 질산염을 환원한다. 메틸레드, VP, 구연산 반응은 음성이다. 인돌생산은 다양하다. H_2S와 요소분해효소(urease)는 생성되지 않는다. 젖당은 제외한 포도당과 기타 탄수화물들은 분해시켜 산을 생성한다.

병리와 임상특성. 이 세균은 소장세포에 침입하여 장내 점막을 파괴하고, 궤양 형성, 출혈, 설사를 일으킨다. 혈액과 점액이 혼합된 이질(dysentery)을 일으킨다. 감염된 사람들에서 심한 복통이 일어난다. 시겔라증(shigellosis)은 보통 약 2~5일에 걸쳐 질병의 정해진 경과를 밟는다.

진단. 장 검사에서 채취한 대변이나 곧은창자에서 면봉으로 채취한 시료는 선택 및 분별 배지에 접종한다. 생화학적 시험과 혈청학적 시험은 동정에 사용된다.

Vibrio

형태와 배양특성. *Vibrio* 종은 곧거나 굽은 그람음성의 막대형이며, 폭 0.5~0.8 µm이며 길이 1.4~2.6 µm이다(그림 151). 이 세균은 하나 이상의 극성 편모로 운동한다.

Vibrio 종은 통성혐기성이다. 최적생장온도는 20~30°C로 다양하다. 포도당과 많은 다른 탄수화물은 발효되어 산을 생성하며 가스는 생성하지 않는다.

Vibrio 종은 해양과 강어귀 환경, 해양 동물의 장 내용물에서 발견된다. 일부 종은 담수 환경에서도 발견된다.

일부 종들은 해양척추동물, 무척추동물, 사람에서 병원성이다. 사람에 대해 병원성인 가장 유명한 균주는 콜레라의 원인균인 *V. cholerae*와 오염된 어류와 조개류와 관련된 식중독 원인균인 *V. parahaemolyticus*, 치명적인 패혈증(septicemia)의 원인균인 *V. vulnificus* 등이 있다.

Vibrio cholerae

*Vibrio cholerae*는 심한 탈수를 일으키는 설사병으로 범세계적인 전염병의 원인세균이다.

전파. 콜레라는 오염된 음식이나 물을 마심으로써 발병한다. 하수로 오염된 물에서 수영, 물놀이, 관련 활동 등은 감염되기 쉬운 위험한 행위들이다.

형태와 배양특성. *V. cholerae*는 다양한 배지에서 잘 자란다. 최적생장온도는 35°C이다. 대부분의 종은 24시간 이내에 폭이 1 또는 2 mm 정도인 집락을 형성한다(그림 152). *V. cholerae*는 옥시다제 양성이다.

병리와 임상특성. *V. cholerae*는 작은창자의 점액표면에서 빠르게 증식하여 독소인 **콜레라젠(choleragen)**을 생성한다. 이 독소의 작용은 작은창자로 체액과 전해질의 방출을 일으킨다. 감염된 사람에서 몇 시간부터 3일 이내에 구토와 복통을 동반한 급작스런 물같은 설사(watery diarrhea)의 갑작스런 발병을 경험한다. 한 사람은 24시간 동안 액상의 대변을 7리터 정도까지 배출할 수 있다. 다른 효과는 장내벽(intestinal lining)의 손상으로 대변에서 쌀뜨물과 유사한 흰색의 실뭉치 같은 것이 나타난다. "쌀뜨물 대변(rice-water stool)"이라는 용어는 이 효과를 표현하는데 사용된다.

진단. 대변시료는 현미경적 관찰과 배양을 위해서만 사용된다. 혈청학적 시험은 명확한 동정을 위해 사용된다.

통성 혐기성 그람음성 간균 (계속)

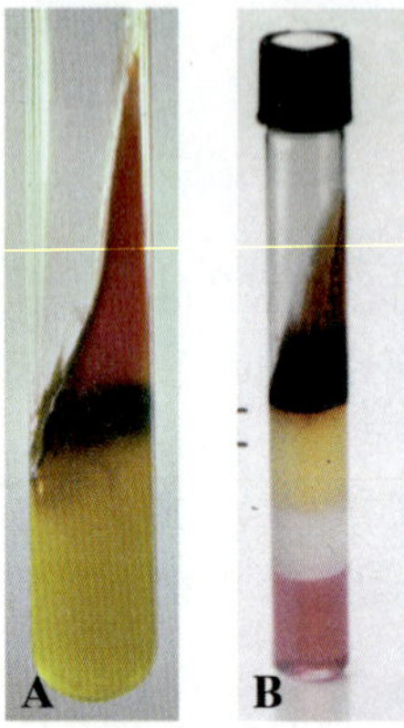

그림 145
(A) Triple sugar iron 고체 사면배지에서 *Proteus vulgaris*에 의한 황화수소(H_2S) 생성. (B) H_2S 생성(윗부분)과 Entero Screen 4 시험관의 아랫부분에서 요소분해효소(urease) 양성반응.

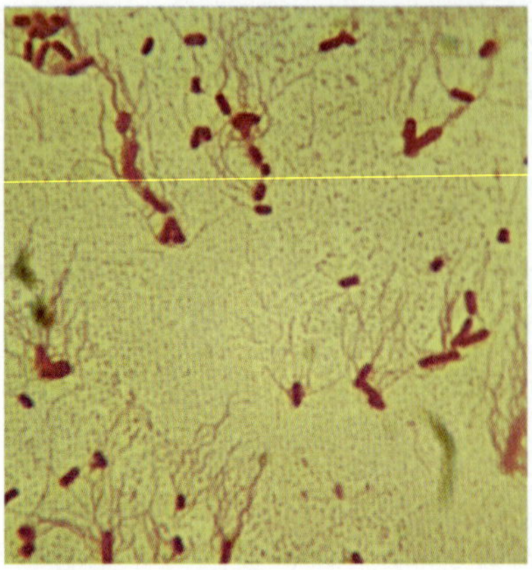

그림 146
주모성 편모를 가진 *Salmonella typhi*.

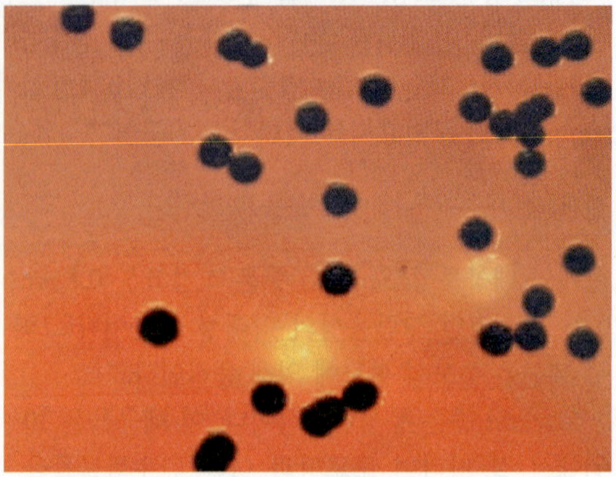

그림 147
황화수소 생성을 보여주는 XLT4 고체배지 상에서 *Salmonella* 종의 집락(검은색). (Difco Laboratories Detroit, MI 제공)

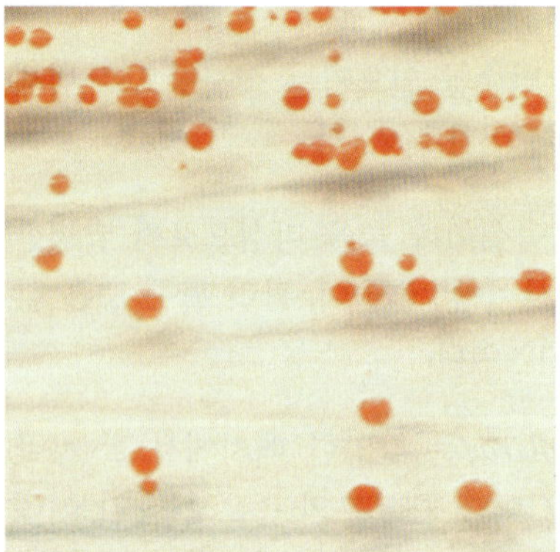

그림 148
영양고체배지 상에서 *Serratia marcescens*의 붉은색 집락.

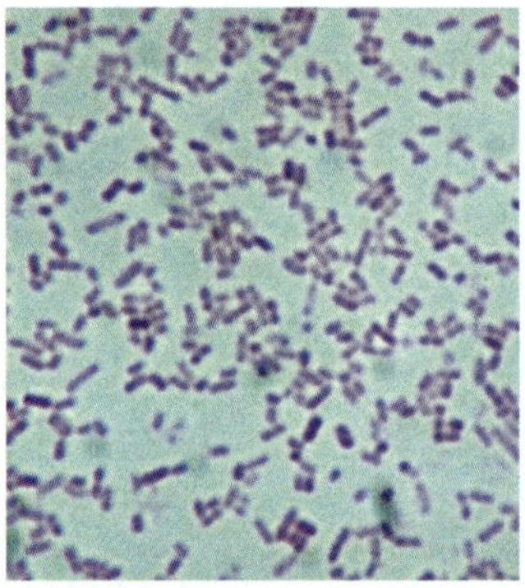

그림 149
그람음성 간균인 *Serratia marcescens* (1,000배).

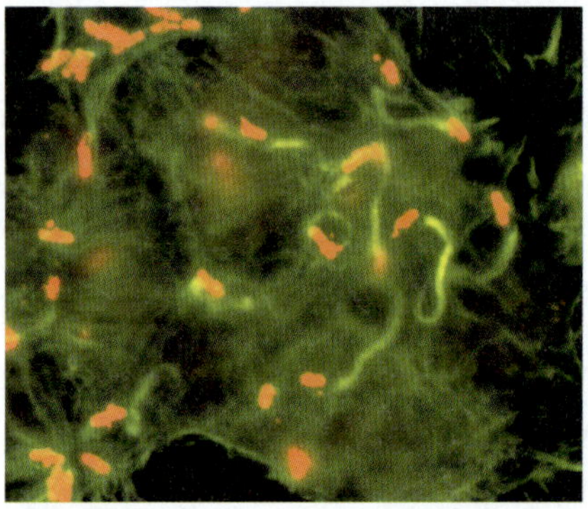

그림 150
형광라벨에 의해 보이는 *Shigella flexneri*에 의해 감염된 조직배양 세포. (P.J. Sarsonetti 박사, Unité de Pathogenie, Institut Pasteur 제공)

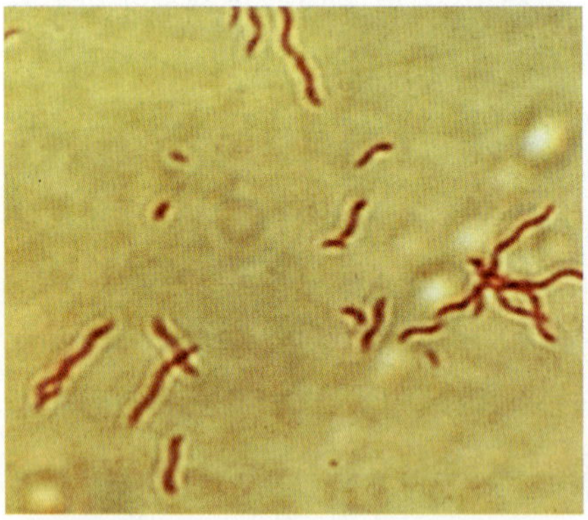

그림 151
*Vibrio cholerae*의 그람음성 염색 (1,000배)

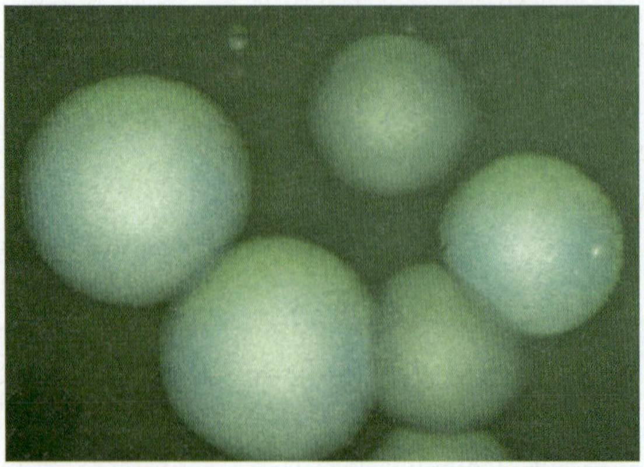

그림 152
37°C에서 하루 동안 고기 추출물 고체배지에서 자란 *Vibrio cholerae* 집락. (R.A. Finkelstein, M. Boesman-Finkelstein, Y. Chang, C.C. Hase, *In. Immunol*. 60(1992):472-78 인용)

Yersinia

Yersinia 종은 일차적으로 동물병원균이다. 이 속의 일부 종들은 사람에 대하여 병원성을 나타내는데, **전장염(enterocolitis)**의 원인균인 *Y. enterocolitica*와 흑사병(plague)의 원인균인 *Y. pestis* 등이 대표적인 세균이다. 다른 종으로는 림프절, 지라, 간에 염증과 손상이 일어나는 질병인 유결절병(pseudotuberculosis) (역자주: 장기에 결절모양의 구조물이 만들어지는 세균성 감염질병)을 일으키는 *Y. pseudotuberculosis*이 있다. 고열과 복통의 임상적 특성은 종종 급성 충수염(appendicitis)과 유사하다. 대부분의 경우에 야생동물은 감염원이 될 수 있다.

형태와 배양특성. *Yersinia* 종은 작은 그람음성의 막대형이며, 흔히 구형간균(cocco-bacilli)의 형태를 보여준다. 세포는 폭 0.5~0.8 μm이며, 길이 1.0~3.0 μm이다. 세포의 말단에서 염색을 유지하는 **양극성 염색(bipolar staining)** 현상을 나타낸다(그림 140A 참고). 대부분의 종은 30°C 이상의 온도에서 자랄 때 비운동성이다.

Yersinia 종은 통성혐기성이며 28~30°C 범위의 최적생장온도를 가진다. 이 세균은 옥시다제 음성이며, 카탈라제와 요소분해효소 양성이다. 이 세균은 질산염을 환원하며 37°C에서 자랄 때 VP와 구연산 시험에 대하여 음성이다. 포도당과 기타 탄수화물은 발효되어 산을 생성한다. 황화수소는 생성되지 않는다.

Yersinia entercolitica

*Y. pseudotuberculosis*와 더불어 *Yersinia entercolitica*(그림 153)는 여시니아증(yersiniosis)으로 알려진 질병의 원인세균으로, 이는 급성충수염에서의 증상과 임상학적으로 유사한 질병이다. 이 세균은 이 속의 다른 종들보다 폭넓고 다양한 감염을 일으킨다.

전파. 감염은 보통 오염된 식품이나 물의 섭취를 통해서 전파된다.

병리와 임상특성. *Y. entercolitica*에 의해 일어나는 가장 흔한 감염은 보통 어린이들에게서의 전장염(enterocolitis)이다. 대표적 증상에는 고열, 복부통증, 설사 등이 있다. 이 감염은 일반적으로 별다른 치료없이 회복된다.

진단. 대변 시료는 진단에 사용될 수 있지만, 이 세균은 경우에 따라 분리되지 않기도 한다.

Yersinia pestis

Yersinia pestis(그림 154)는 설치류와 같은 하등동물(그림 155A), 작은 포유류와 사람에서 흑사병(plague)을 일으키는 원인체이다.

전파. 흑사병(plague)은 **도시형(urban)**과 **야생형(sylvatic)**의 두 가지가 알려져 있으며, 이들의 두 가지 주요 임상적 형태는 **가래톳흑사병(bubonic)**과 **폐렴성흑사병(pneumonic)**이다. 이 질병은 감염된 벼룩에 물려 사람에게 전파된다(그림 155B).

병리와 임상특성. 가래톳흑사병(bubonic plague)의 잠복기는 벼룩에 물린 후 2~7일 정도이다. 보통 사타구니에서와 종종 겨드랑이에서 고열과 통증을 동반하는 서혜임파선종(bubo)이 나타나면 이 질병이 발병된다는 것을 의미한다. 이 질병은 치료하지 않으면 혈류에서 치명적인 패혈증성의 쇼크를 일으킨다. 폐렴성흑사병(pneumonic plague)은 약 5%의 사망률을 나타낸다. 초기증상으로는 고열, 일반적인 에너지 소실, 가슴에서 조이는 느낌 등이 있다. 질병이 발생하면 초기 2일 또는 3일에 가래, 호흡곤란, 청색증(cyanosis) (역자주: 산소 결핍 때문에 혈액이 검푸르게 되는 상태) 등이 생기며, 그 후 사망하게 된다.

진단. 이 병원균은 서혜임파선종 또는 혈액, 가래, 척수액 등의 시료들로부터 채취한 물질의 그람염색을 통해서 동정한다(그림 156). 유사한 시료들은 배양을 위해 사용된다.

델타 프로테오박테리아

델타 프로테오박테리아(delta proteobacteria)는 미생물의 특징적인 군이다. 여기에 포함된 미생물들은 일부는 포식종이며 황 순환과 같은 자연 생지화학적 순환에 크게 기여한다. 황 순환은 환경에서 황의 여러 가지 산화환원 단계를 수반한다.

호기성, 운동성, 그람음성 포식성의 굽은 간균

Bdellovibrio

Bdellovibrio bacteriovorus

일부 세균들은 살아 있는 세포에서 발달과 증식을 한다. 이들 위해서 일부 종들은 진핵동물과 식물세포를 필요로 하는데 비하여 다른 종들은 원핵세포를 필요로 한다. 한 가지 잘 알려진 세포내 포식세균은 *Bdellovibrio bacteriovorus*이다. 이 세균은 새로운 숙주에 들어가기 전에 피식자를 공격하고 피식자의 표면에 부착한다. *Bdello*는 그리스어로 "거머리(leech)"라는 뜻으로 특별히 이 세균의 속명에 이를 반영한 것이다. *Bdellovibrio* 종은 토양, 하수, 담수 및 해양환경에 널리 분포한다.

통성 혐기성 그람음성 간균 (계속)

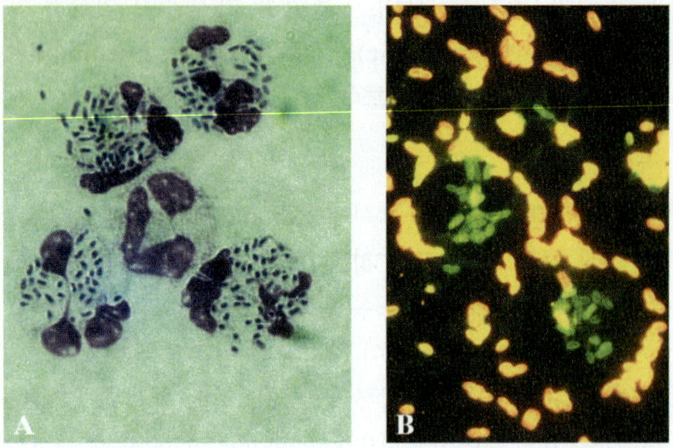

그림 153
*Yersinia enterocolitica*의 현미경사진. (A) 다핵형백혈구에 의해 섭취된 *Y. enterocolitica*를 보여주는 김자 염색(Giemsa stain). (B) 이중면역형광의 의해 보여주는 유사 식세포작용사진. 세포내 병원체는 녹색이며, 세포외부 형태는 노란색이다. (J.H. Ewald, J. Hessemann, H. Riidiger, I.B. Autenrieth. *J. Inf. Dis*. 170(1994):140-50 인용)

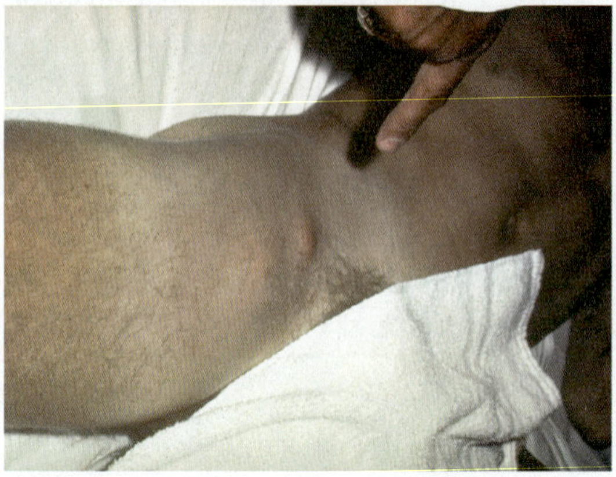

그림 154
사람에서 페스트의 최초 증후인 서혜임파선종.

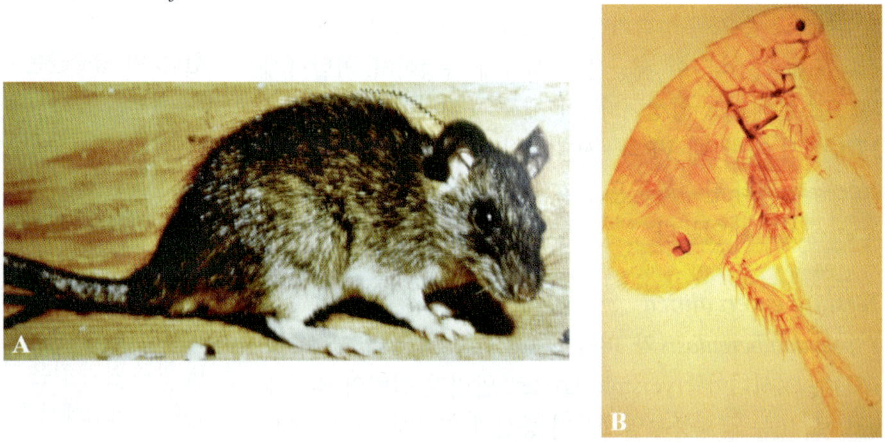

그림 155
페스트 전파의 중요한 동물. (A) 야생 쥐들 간의 *Yersinia pestis*. (B) 하등동물 간의 질병요인들 사람에게 전파하는 절지동물인 진드기.

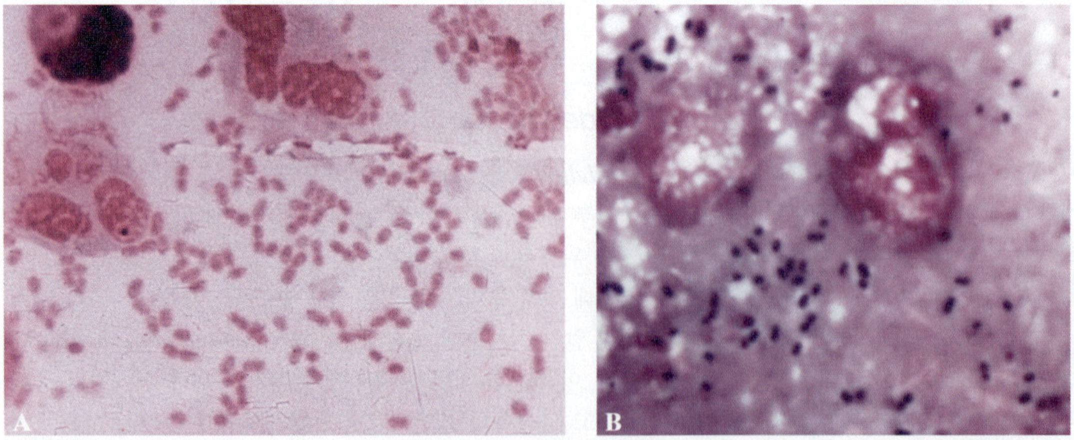

그림 156
*Yersinia pestis*의 현미경사진. (A) 페스트성 수막염(plague meningitis) 환자의 척수액의 그람염색은 양극 및 다형태의 그람음성 세포를 보여준다. (B) 가래톳흑사병(bubonic plague) 환자로부터 얻은 가검물의 Wayson 염색. (T. Bulter, Division of Infectious Diseases, Texas Tech University Health Science Center, Houston, TX 제공)

형태와 배양특성. *Bdellovibrio bacteriovorus* 세포는 그람음성 컴마형의 막대형으로 길이 0.2~0.5 μm이며, 단일 협막성 편모에 의해 움직인다. *B. bacteriovorus*는 절대호기성 화학유기영양체이다. *Bdellovibrio*는 왕성한 움직임으로 피식자에 접근한다. 이 기생성 세균은 피식자 세포체에 부착한 후 세포벽으로 침입하여 세포벽과 **주변질공간(periplasmic space)**인 원형질막 사이에서 증식한다. 침투한 bdellovibrio를 포함하는 피식자 세포는 보통 둥글고 부풀어 보이는 bdelloplast라는 구형의 구조물을 형성한다. 공격이 진행되면 피식자 세포는 곧 죽게 되고 *Bdellovibrio* 발달을 위한 기질이 된다. 발달 중인 비브리오는 나선형의 비운동성 세포로 신장하여 새롭고 작은 운동성 비브리오로 분절된다. 새로이 형성된 세균들은 포식 순환을 반복하기 위해서 피식자 세포를 떠난다. 일반적으로 그람음성 세균세포만이 부착되는 것은 흥미있는 일이다.

Stigmatella

Stigmatella aurantiaca

*Stigmatella*는 자실체 형성 myxobacteria에 속한다. 이 종은 활주세균에 속하며 보통 긴 막대형 또는 필라멘트형으로 편모가 없으며 표면에 접촉하면 움직일 수 있다. *Stigmatella*와 관련 종은 **자실체(fruiting bodies)**라 알려진 다세포성 구조를 형성할 수 있을 뿐만 아니라(그림 158), 세균들에서 발견되는 대부분의 복잡한 생활환을 가지는 흥미있는 특성을 가진다.

형태와 배양특성. 자실체를 형성하는 myxobacteria의 영양세포는 그람음성, 비편모성의 막대형이며 직경 0.6~0.8 μm 이고, 길이 4~10 μm이다. 표면을 따라 이들 세포가 미끄러지면 영양물질로서 다른 세균을 피식하며 점액성 흔적을 남긴다. 적절한 조건 하에서 보통 영양소가 공급되면 많은 영양세포들이 동시에 발생하여, 관찰가능한 자루형 자실체를 형성한다. 이들 자실체 또는 **포자낭(sporangia)**에는 myxospore라는 많은 휴면구조가 들어 있다(그림 158). Myxobacteria의 생활환이 계속됨에 따라 myxospore는 발아하여 새로운 영양성 활주세포가 만들어진다.

영양세포와 비교하여 myxospore는 건조, 열, 자외선 조사, 진동 등의 많은 물리적 요인들에 대하여 저항성을 나타낸다. 그 같은 저항성은 *Bacillus*와 *Clostridium*과 같은 세균의 내생포자에서 발견되는 것보다 낮다.

미호기성, 운동성, 그람음성, 포식성의 굽은 간균

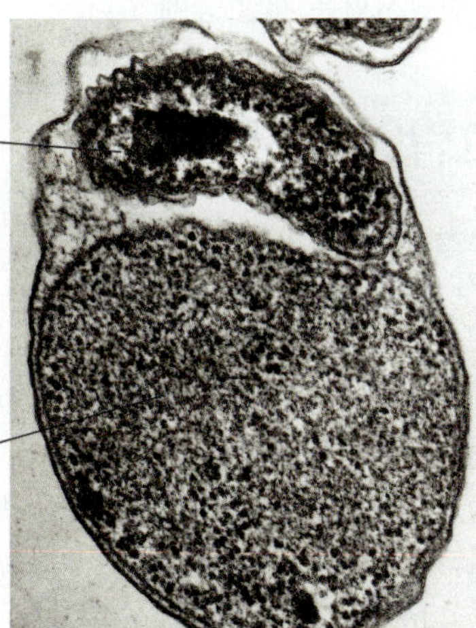

그림 157
먹이를 통과한 후 *Bdellovibrio*의 존재를 보여주는 투과전자현미경사진. 먹이세포는 포식자의 영양물질로 제공된다. 결국 먹이는 파괴되어 새로이 만들어진 bdellovibrio를 방출하게 된다. (Abram 등. *J. Bacteriol.* 118(1974):663 인용)

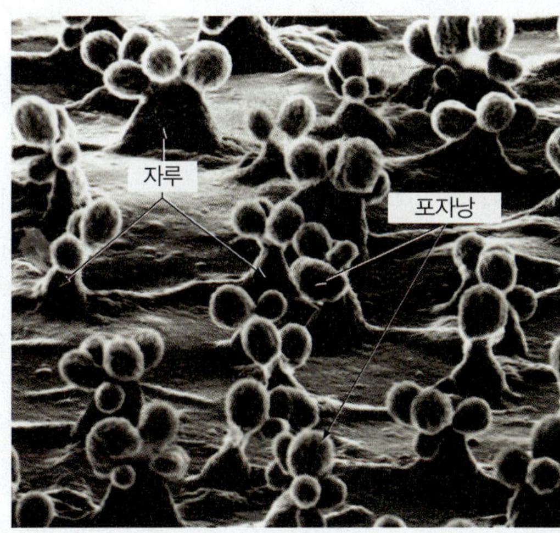

그림 158
활주운동을 하는 myxobacterium인 *Stigmatella aureantiaca*의 다세포성 자실체를 보여주는 주사전자현미경사진. 전형적인 자실체의 특별한 부분은 기낭과 지지대를 포함하는 특징적인 myxospore를 포함한다. (D. White, J.A. Johnson, K. Stephens, *J. Bacteriol*. 144(1980):400-405 인용)

엡실론 프로테오박테리아

엡실론 프로테오박테리아(epsilon proteobacteria)는 사람과 다른 동물에 병원성인 많은 종들을 포함한다.

호기성/미호기성, 운동성, 나선형/비로이드형의 그람음성 세균

Helicobacter

Helicobacter pylori

사람에 흔한 병원균으로서 *Helicobacter pylori*는 위장에서 만성 염증(위염)과 위궤양 질환의 주된 원인체이다(그림 159). 대부분의 감염이 증세가 없으며 위암의 위험요소도 될 수 있다. 일단 감염이 되면 수년간 지속되며 자발적으로 치료되는 경우는 드물다. 이들은 보통 항미생물 방법으로 치료될 수 있다. 이 세균에 의한 감염은 다른 질병의 위험성을 증가시키기도 한다.

전파. *H. pylori* 감염은 세계도처의 사람들에서 발견되며 많은 연구가 이루어졌다. 감염의 발생빈도는 나이가 들수록 증가한다. 개인 간의 전파는 가족내 감염으로 설명될 수 있다. 감염의 정확한 전파경로는 잘 알려져 있지 않지만, 분변-구강 또는 구강-구강으로 감염되는 것으로 보인다.

형태와 배양특성. *H. pylori*는 그람음성, 나선형, 굽거나 곧은 막대형이며 폭 0.5~1.0 μm, 길이 2.5~5.0 μm이다(그림 160 및 161). 이 세균은 운동성이며 미호기성으로 5~10% CO_2가 포함된 5% O_2 조건의 혈액배지와 같은 농화배지 상에서 가장 잘 자란다. 이 세균은 습도가 높은 호기적 조건에서도 잘 자랄 수 있다(그림 162). 최적온도는 37°C이다. 집락은 비색소성이고, 반투명하며, 직경이 1~2 mm이다. *H. pylori*는 독특한 요소분해효소에 의해 실험실 시험에서 요소를 신속히 가수분해한다. *H. pylori*의 요소분해효소 생성은 위장에서 산을 중화하기 때문에 위조직에서 쉽게 증식을 위한 병원균이 되기 위하여 심각한 병독요인으로서 제공된다. *H. pylori*는 옥시다제와 카탈라제 양성이다.

병리와 임상특성. 세계 대부분의 사람들은 *H. pylori*에 감염되어 있다. 일단 위에 감염되면 이 세균은 수십년간 존재하면서 산과 위장운동[**연동운동(peristalsis)**]에서 별 문제를 일으키지 않는 것으로 보인다. 대부분의 환자에서 *H. pylori*는 숙주와 공존하면서 특별한 증세나 증후를 나타내지 않는다. 그러나 이 관계가 항상 해가 없는 것은 아니다. 감염된 사람에서 위암은 약 1% 그리고 십이지장 궤양은 20% 정도 발생한다.

위암은 개발도상국에서 암으로 인하여 사망에 이르는 주된 원인인데, 그곳에서 초기 유년기에 *H. pylori* 감염은 하나의 관례이다. 감염된 어린이에서 십이지장궤양은 드물다. 그러나 성인기 초기까지, 유년기에서 얻어진 감염은 흔히 병리적 조건이 진전되어 단백질과 산을 분비하는 위선의 부분적 손상을 가져온다[**다병소 위축성 위염(multifocal atrophic gastritis)**]. 산 분비의 감소는 위궤양과 위암을 생기게 한다. 유년기 감염은 환자들이 위궤양과 위암에 걸리기 쉽지만, 십이지장궤양의 발달을 억제한다.

선진국에서 위암, 위궤양, 십이지장궤양으로 인한 사망은 줄어들고 있다. 이 같은 감소는 *H. pylori*가 현재 어린이들에게서 잘 발견되지 않는 시점에서 이 세균의 전파주기를 방해하는 위생과 경제적 조건이 개선되고 있기 때문으로 믿어지고 있다.

진단. 임상적 방법인 효소호기검사(urea-breath test)는 감염된 개개인을 동정하는데 사용될 수 있다. 그러나 조직과 미생물적 검사에는 생체검사에 의해 얻어진 조직시료가 필요하며 *H. pylori* 감염을 확인하는데 필요하다. ELISA 법을 포함한 몇 가지 혈청학적 시험은 진단에 도입되었다. 보다 새로운 진단시험은 개발 중에 있다.

그람양성 세균

그람양성 세균은 데옥시리보핵산의 구아닌(G) + 시토신(C) 염기 비율, GC 비율에 근거하여 두 가지의 아군으로 분류될 수 있다. 그러한 결정으로 세균종은 두 가지 주요 계통유전학적 아군(subdivision), **낮은 GC**와 **높은 GC**, 가운데 한 가지로 자리잡게 된다. 이들의 의미는 특수 종이 현저하게 50% 이하 또는 이상의 GC 비율을 가진다는 사실을 나타낸다. GC 비율은 일차적으로 화학유기영양세균의 이 커다란 균을 도입하는 수단으로 사용될 수도 있다. 그람양성 세균들 간에 존재하는 형태학적 및 어떤 다른 유사성 때문에 두 아종 간의 일부 공통점은 다음의 설명에서 알게 될 것이다.

호기성/미호기성, 운동성, 나선형/비로이드형의 그람음성 세균

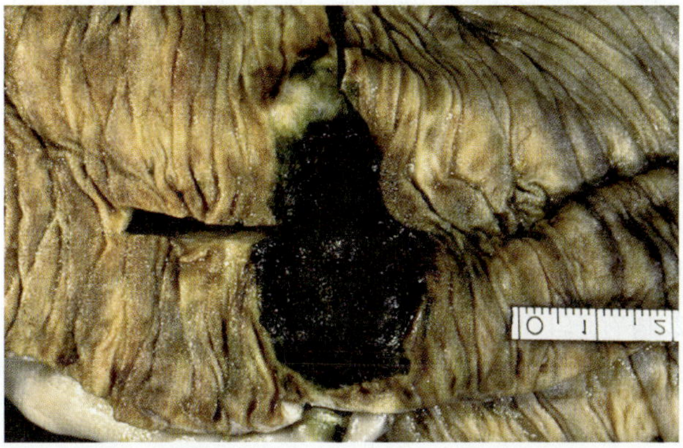

그림 159
크고 윤곽이 뚜렷한 위궤양. (M. Koona와 associates. *Acta Pathol. Jpn.* 42(1992):267-71 인용)

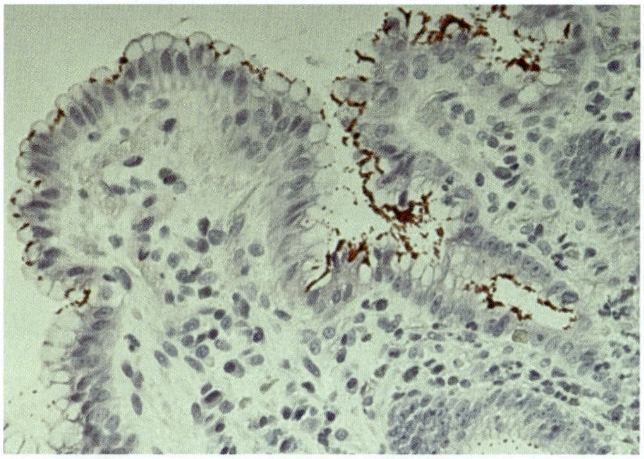

그림 160
위장의 내층을 따라 존재하는 *Helicobacter pylori*(붉은 세포) 덩어리(1,000배). (미발표 사진, L.P. Andersen 박사 제공)

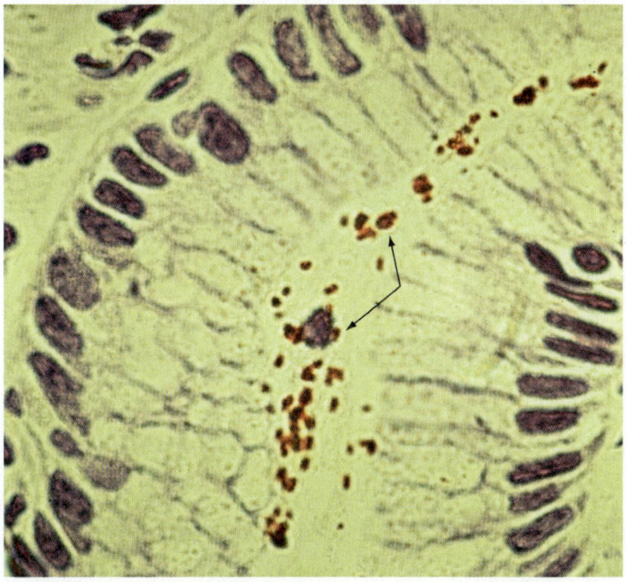

그림 161
사람의 장 내에 있는 *Helicobacter pylori*(붉은색) (1,000배). (L.P. Andersen 박사 제공)

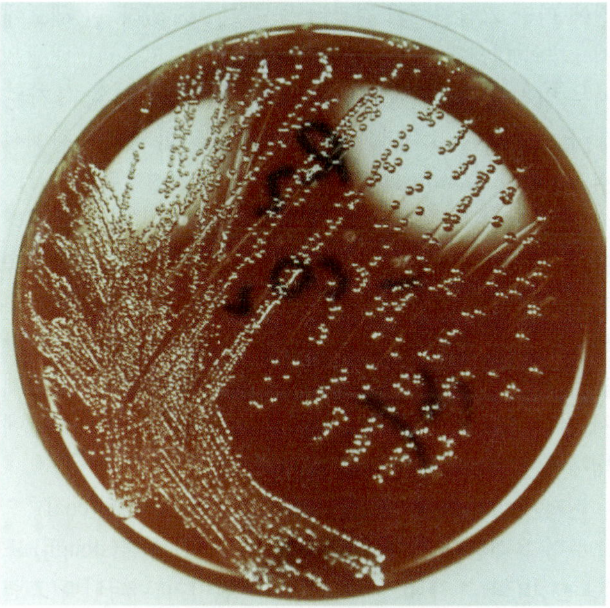

그림 162
한천평판 상에서 호기적으로 자라는 *Helicobacter pylori* 집락. (H.X. Xia, C.T. Keane, C.A. O'Morain. *European J. Clin. Microbiol. & Inf. Dis.* 13(1994):406 제공)

낮은 GC 함량의 내생포자형성 그람양성 간균

Bacillus

Bacillus 종은 자연에, 특히 토양, 먼지, 물, 동물과 식물질 등에 널리 분포한다. 대부분의 *Bacillus* 종은 비병원성이며 드물게 사람이나 하등동물에서 질병과 관련이 있다. 예외적인 종으로는 탄저병을 일으키는 *B. anthracis*, 사람에서 수막염과 화상감염, 식중독의 원인균인 *B. cereus*, 그리고 특정 곤충군에 대하여 병원균으로 알려진 *B. larvae, B. popilliae, B. thuringiensis* 등이 있다.

전파. *Bacillus* 종은 에어로솔에 의해 전파되며, 가축이나 다양한 형태의 털 등의 감염동물 또는 동물제품과 접촉함으로써 전파된다.

형태와 배양특성. *Bacillus* 종은 그람양성의 포자형성 막대형으로 폭 0.5~2.5 μm이며 길이 1.2~10.0 μm이다. 배양기간에 따라 그람염색의 결과는 음성일 수도 있다. 한 세포에서 1개의 내생포자가 만들어진다(그림 163 및 164). 내생포자는 일반적으로 난형 또는 때때로 구형이며, 고온, 극저온, 방사능, 건조와 소독제의 효과 등의 불리한 환경조건에서 저항성이다. *Bacillus anthracis*는 캡슐을 생성한다.

Bacillus 종은 호기적 또는 통성혐기성이며 다양한 생리학적 능력을 나타낸다. 몇 가지 종은 운동성이다. 여기에 속하는 대부분의 세균들은 단순배지에서 자라며(그림 164 및 165), 폭넓은 온도범위에서 자랄 수 있다. *B. circulans*와 같은 일부 종은 독특한 집락을 형성한다(그림 165C). 여기에서 이 속의 세균들에 의한 질병의 이야기는 *B. anthracis*에 대해서만 기술하고자 한다.

탄저병(anthrax)의 이름은 그리스 단어인 “석탄(coal)”으로부터 유래한다. 병에 걸린 부위에는 검은 허물(slough) 또는 손상[(화상 자국 등에 생기는) 딱지]이 나타난다(그림 166). 이 질병은 *B. anthracis*에 의해 일어난다.

탄저병은 현대 의학의 발달에서 중요한 위치를 차지하며 인류의 역사와 오랫동안 뒤엉켜져 왔다. 탄저병은 모세시대에 이집트 전염병 가운데 한 가지로 여겨졌으며, 실제 사례는 고대 로마인들에 의해 명백히 기록되었다. 오늘날 사람탄저병은 흔한 것은 아니다. 이 질병은 주로 소, 염소, 양과 같은 주로 초식동물에 영향을 미친다. 더욱이 인체감염은 직업적 특성에 기인하며, 채식주의자, 농부, 식육취급자, 제분노동자들 사이에 주로 발견된다.

불행히도 탄저병으로 인한 생물테러의 위협은 과학적 연구의 관점을 넘어 의학 및 공중 건 전문가들의 새로운 도전이 되고 있다. 천연두 백신의 만일을 대비한 대량의 비축이 미국에서 노출된 사람을 치료하기 위하여 바로 곁에 가지고 있다는 사실에 미루어보아 탄저병은 주요 지구적 생물학적 위협으로 간주된다. 이것은 주로 다음의 세 가지 이유 때문이다:

1. *B. anthracis* 포자(저항성 형태)는 매우 안정하며;
2. 병원균의 포자는 호흡 경로를 통해 감염될 수 있고;
3. 그 결과로 나타나는 흡입 질병(흡입성 탄저병)은 매우 높은 환자 사망률을 나타낸다.

형태와 배양특성. *B. anthracis*는 그람양성, 포자형성, 특징적으로 세포의 네 끝이 명확하고 비운동성의 막대형이며, 대나무 막대와 비슷한 모양을 나타낸다. 이 세균은 단일, 쌍, 또는 연쇄상으로 발견된다(그림 168).

감염조직에서 포자는 존재하지 않으며 세포 연쇄상은 짧고 캡슐에 둘러싸여 있다(두드러진 특성). 캡슐은 *B. anthracis*의 대표적인 병독성(질병 원인) 형태이다(그림 167B). 포자는 토양과 배양에서 생성된다(그림 168).

*B. anthracis*의 집락은 세포의 병렬 삽입 연쇄체로 구성되며 그들의 모서리에서 많은 굽고 긴 부분을 가지며 거칠고 울퉁불퉁한 표면의 집락을 형성한다. 그러한 집락은 신화에 나오는 “메두사 머리(Medusa head) (그림 169)”를 닮았다.

*B. anthracis*는 37°C의 혈액배지에서 가장 잘 자라는 통성혐기성이며 배양배지에서 혈액세포의 적혈구를 파괴하지 않는다(비용혈성). 현미경적 및 배양적 특성은 *Bacillus* 종에서 *B. anthracis*를 식별하는데 도움을 준다.

탄저병은 숙주의 면역반응, 식세포작용과 강력한 독소의 세균생성을 방해하는 세균의 캡슐의 능력에 의존된다.

전파. 사람감염은 오염된 동물 또는 가죽, 양모, 뼈, 털과 같은 동물에서 유래하는 물질과 접촉함으로 생겨난다. 비록 초식동물보다 탄저병에 다소 저항성이 강하다 할지라도 사람은 여전히 산업적 그리고 비산업적 환경에서 이 질환에 민감하다. 사람에서 사람으로 전파되는 알려진 사례는 없지만, 실험실 획득 감염의 몇 가지 사례는 보고된 바 있다. 능동적인 전파수단은 오염된 동물에서 유래하는 물질과 접촉한 피부를 통하거나 *B. anthracis* 포자의 흡입에 의한다.

최근에 피부(cutaneous), 폐(pulmonary), 위장관(gastrointestinal), 구강인두(oropharyngeal), 뇌막염(meningitis) 등의 다섯 가지 형태의 탄저병이 알려져 있다.

내생포자 형성 그람양성 간균과 구균

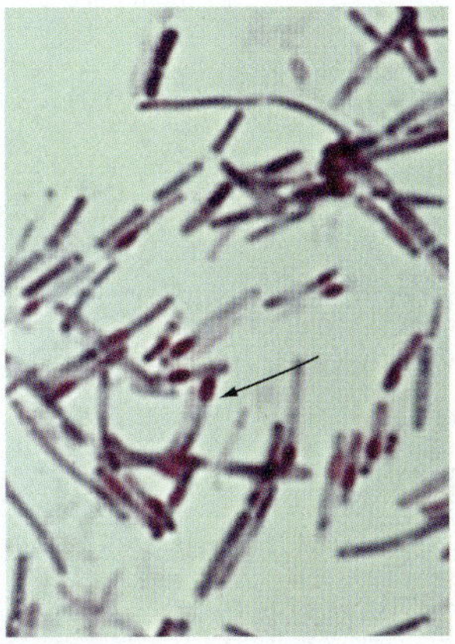

그림 163
*Bacillus subtilis*의 포자염색된 검체. 카볼푹신과 메틸렌블루가 각각 일차 및 이차 염료로 사용된다. 포자는 붉게 부푼 부분으로 나타난다(1,000배).

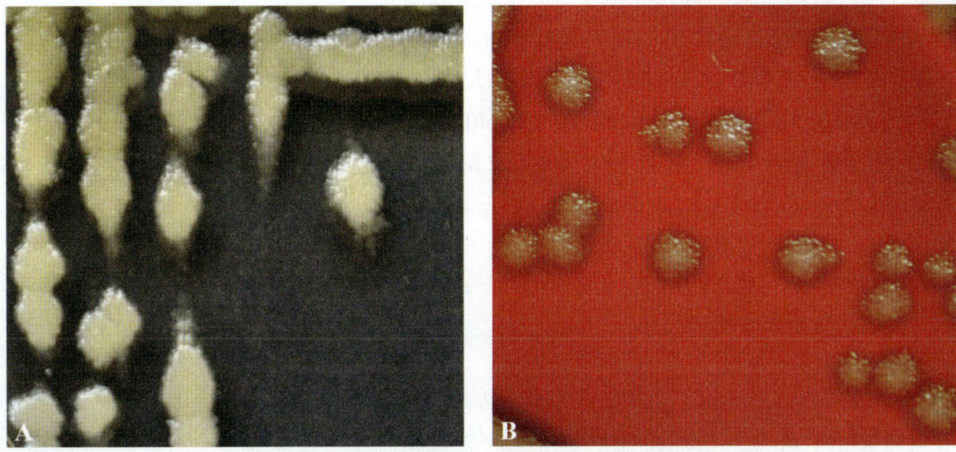

그림 164
영양배지 상에서 *Bacillus subtilis*. (A) 영양고체배지 상에서. (B) 혈액고체배지 상에서.

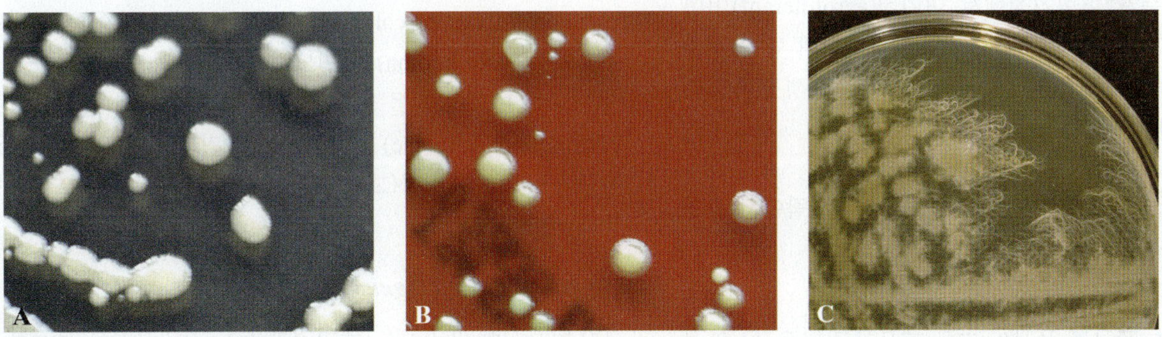

그림 165
영양배지 상에서 *Bacillus* 종. (A) 영양고체배지 상에서 *B. megaterium*. (B) 혈액고체배지 상에서 *B. megaterium*. (C) *B. circulans*의 보기 드문 사상성 생장.

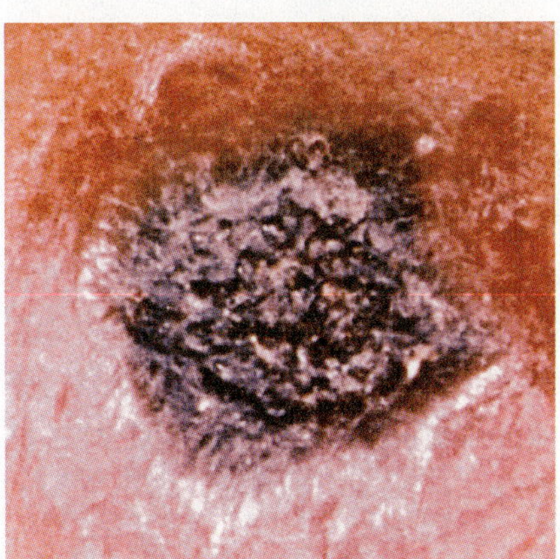

그림 166
상처에 딱지가 생성되는 전형적인 탄저병 피부 손상. (미국 질병통제예방센터 제공)

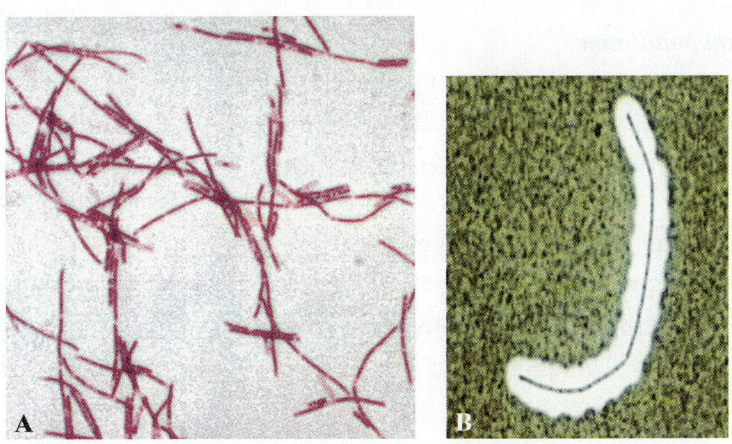

그림 167
*Bacillus anthracis*의 현미경 관찰. (A) 그람염색된 검체. (미국 질병통제예방센터 제공) (B) 긴 연쇄상 세포를 둘러싸는 캡슐. (T. Abshire와 J. Ezzell, USAMRIID, Ft. Detrick, MD 제공)

Clostridium

Clostridium 종은 환경에 널리 존재한다. 이 세균은 토양에서 뿐만 아니라 사람과 기타 포유류의 정상 장내 미생물상에서 발견할 수 있다. 이 속은 몇 가지 사물기생균(saprophytes)과 병원성 종을 포함한다. 병원균은 보툴리눔증, 파상풍, 가스괴저, 위막성 대장염(pseudomembranous colitis), 항생제 치료의 합병증 등과 같은 질병의 원인체인 것으로 알려져 있다(그림 173).

전파. *Clostridium* 종은 에어로솔, 곤충, 오염된 음식과 물질 등의 다양한 방법으로 전파된다.

형태와 배양특성. Clostridia는 그람양성이며 보통 다형태성의 막대형이며 폭 0.3~2.0 μm이며 길이 1.5~2.0 μm이다(그림 170). 세포들은 둥글거나 세포의 끝은 흔히 뾰족하며 쌍 또는 짧은 연쇄상으로 관찰된다. 내생포자는 난형에서 구형으로 다양하며 보통 세포가 팽창을 일으킨다(그림 171 및 172A).

Clostridia는 절대혐기성에서 내기성(aerotolerant)이며 보통 운동성이다. 이 종은 대사적으로 다양하며 당 가수분해 또는 단백질 가수분해를 하기도 한다. 생장온도는 10~65°C로 다양하다.

병리. 여기서 클로스트리디움에 대한 내용은 사람에서 질병의 원인이 되는데 한정할 것이다.

진단. 클로스트리디움 감염은 조직 그람염색(가능하면), 세균학적 배양, 조직배양 세포독성, 효소 면역활성, 중합효소 연쇄기술 등의 방법을 통해서 진단될 수 있다.

Clostridium botulinum

Clostridium botulinum(그림 172B)은 마비성 질병인 보툴리눔증을 일으킨다. 이 종이 생성하는 특별한 독소의 종류에 따라 8가지 형태(A, B, C alpha, C beta, D, E, F, G)로 구분된다.

보툴리눔증의 네 가지 임상적 형태가 알려져 있다. 이들은 식품유래(중독), 유아(감염 및 중독), 상처(감염 및 중독), 그리고 성인 장내집락화(감염 및 중독) 등이 있다. 보툴리눔증 독소인 A, B, E, F는 보통 이들의 조건과 연관되어 있다.

식품에서 유래하는 보툴리눔증은 오염된 음식에서 이미 생성된 독소를 섭취하여 일어난다. 유아 보툴리눔증은 *C. botulinum* 포자의 섭취, 포자의 발아, 유아의 장에서 독소생성으로 발생한다. 상처 보툴리눔증은 *C. botulinum*에 의해 깊은 상처의 오염으로 생긴다.

성인에서 장내집락화는 *C. botulinum* 포자에 오염된 음식을 섭취하여 생긴다. 이 세균이 성인에 감염되는 시점은 정확히 알 수 없다. 성인 장내집락화는 광범위 항생제 치료 후 성인에서 위장관 감염과 장 수술(intestinal surgery) 또는 염증성 장질환(inflammatory bowel disease, IBD)과 관련이 있다. 위장관 내로 일단 침입되면 유아 보툴리눔증에서 일어나는 사례와 거의 비슷하게 진행된다.

주로 유아 보툴리눔증을 일으키는 어떤 보툴리눔 독소생성 클로스트리디움이 최근에 알려졌다. 보툴리눔 독소 E형을 생성하는 *C. butyricum*과 보툴리눔 독소 F형을 생성하는 *C. baratii*는 여기에 포함된다.

Clostridium difficile

*Clostridium difficile*은 항생제 관련 위막성 대장염(pseudomembranous colitis)의 주된 원인체이다. 이 질병의 증상으로는 결장(colon)에 연노란 색의 반점(plaque)이 생긴다(그림 173A). 이들 반점은 종종 다른 것들과 결합하여 위막(pseudomembrane)을 형성하고 조직파괴, 탈수, 전해질 불균형 등을 일으킨다(그림 173B).

Clostridium perfringens

여러 *Clostridium* 종은 가소괴저와 같은 상처감염을 일으킬 수 있다. *Clostridium perfringens*는 매우 흔하게 상처감염을 일으키는 종이다. 감염은 상처주위의 정상 근육에 침입하여 일어난다. 근육 내의 탄수화물의 발효로 피하조직에서 만져 느낄 수 있는 가스를 생성한다.

Clostridium tetani

*Clostridium tetani*는 파상풍 또는 아관 경련(lockjaw)의 원인체이다. 오염된 토양 또는 손톱이나 유리조각과 같은 외부 물체에 의해 포자(그림 171)가 상처를 통해서 들어오면, 이 포자는 영양세포로 발아하여 외독소를 생성한다. 파상풍 독소는 근육기능장애(muscular dysfunction)를 일으키고 강력하게 근육을 자극한다.

내생포자 형성 그람양성 간균

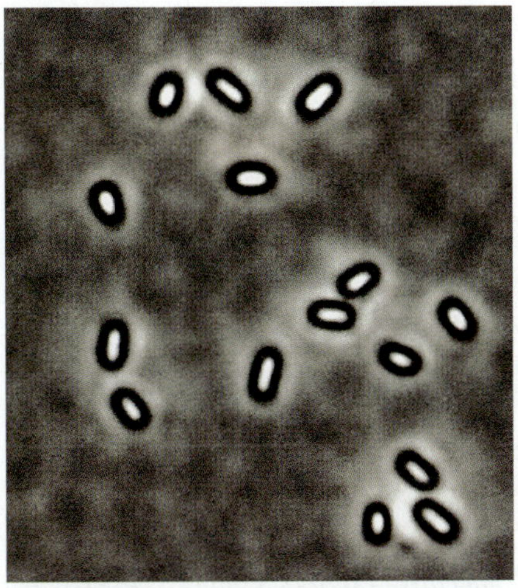

그림 168
위상차 현미경 하에서 *Bacillus anthracis*의 습식검경 검체. (T. Abshire와 J. Ezzell, USAMRIID, Ft. Detrick, MD 제공)

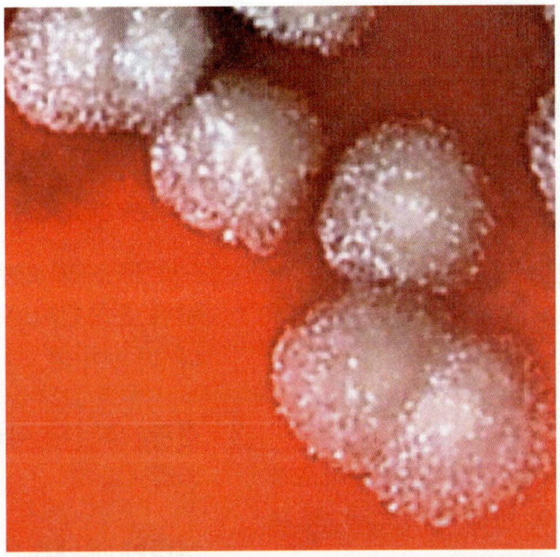

그림 169
5% sheep blood agar 상에서 *Bacillus anthracis* 집락들. 건조한 젓빛 유리 표면과 불규칙적인 집락의 주변을 주목하라. (T. Abshire와 J. Ezzell, USAMRIID, Ft. Detrick, MD 제공)

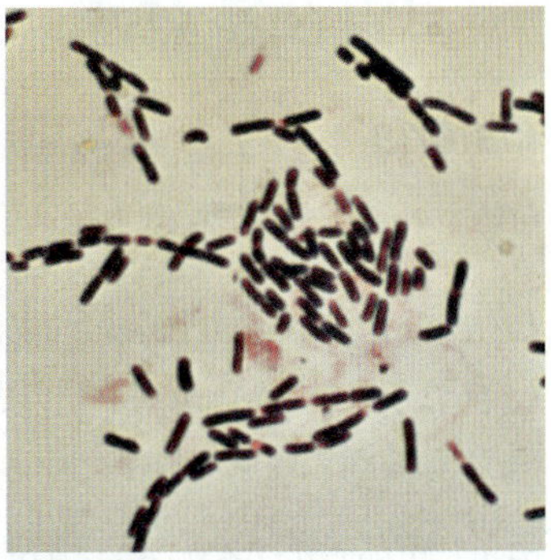

그림 170
그람양성 간균인 *Clostridium* 종.

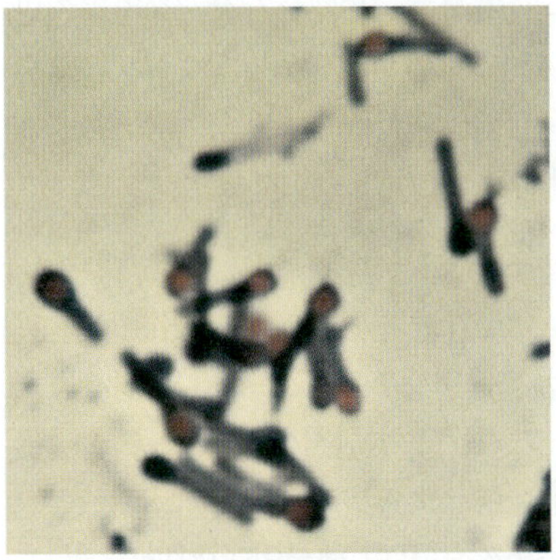

그림 171
Clostridium tetani 포자의 현미경 관찰. 붉은색 포자는 세포의 말단에 존재한다.

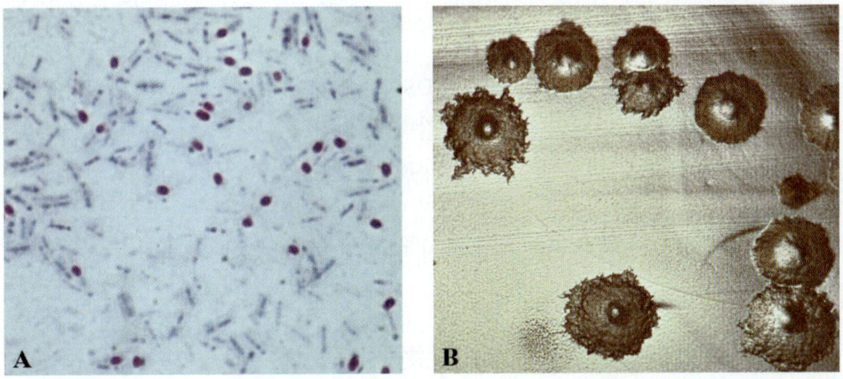

그림 172
Clostridium botulinum. (A) 포자 염색. (B) 집락.

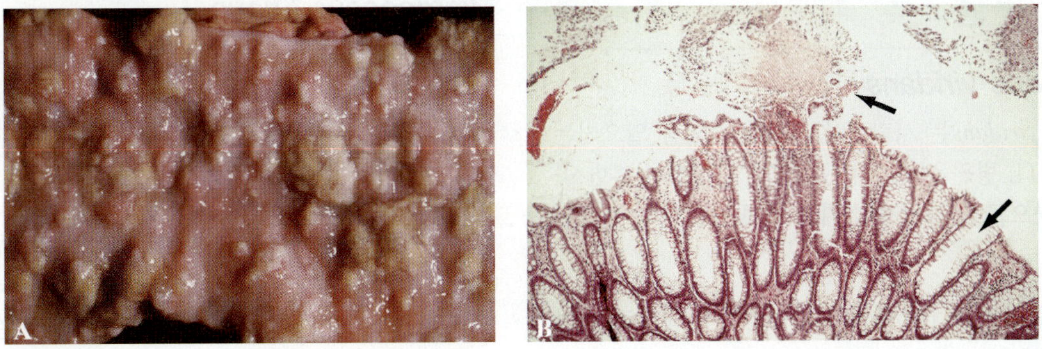

그림 173
위막성 대장염. (A) 노란 플라크(plaques)를 보여주는 대장 시료(확대부위). (B) 국부적 파괴(아래 화살표)와 위막물질(pseudomembrane material)과 파괴된 조직(위쪽 화살표)을 보여주는 시료의 현미경사진.

낮은 GC 함량의 정상 비포자형성 그람양성 간균

Listeria

Listeria 종은 환경에 널리 분포한다. 일부 종은 병원성이다.

Listeria monocytogenes

*Listeria monocytogenes*는 면역반응이 약화된 숙주에서 일차적으로 리스테리아증(listeriosis)을 일으키는 세균이다.

전파. 리스테리아증은 주로 오염된 식품에 의해 전파된다.

형태와 배양특성. *L. monocytogenes*는 그람양성의 비포자형성의 캡슐을 형성하지 않는 짧은 막대형 세균으로 폭 0.4~0.5 μm이며 길이 0.5~2.0 μm이다(그림 175). 세포들은 끝이 둥글며 단일 또는 짧은 사슬로 발견된다.

이 세균은 통성혐기성이며 세포 내에서 발견된다(그림 175). 20~25°C에서 생장하였을 때 운동성을 나타내며, 최적온도범위는 30~37°C이다. *Listeria* 종은 카탈라제 양성, 옥시다제 음성이며, 포도당을 발효한다.

병리와 임상특성. 임신 여성, 신생아, AIDS에 걸린 면역반응이 약화된 사람들은 이 감염에 특히 민감하다. 가장 흔한 감염으로는 세균혈증, 자연유산, 뇌막염, 뇌수막염 등이 있다.

*L. monocytogenes*는 숙주세포 단백질(액틴)을 인식하고 인접 세포로 확산하는 능력을 이용하기 때문에 매우 흥미있는 세균이다.

진단. 혈액배양, 뇌척수액 또는 상처를 통해서 진단된다(그림 174). 면역형광과 관련 방법도 도움이 된다(그림 175C).

낮은 GC 함량의 비포자형성 그람양성 구균

Aerococcus viridans

*Aerococcus viridans*는 사람에서 흔하게 감염을 일으키는 세균이 아니다. 병원을 포함하는 다양한 환경에서 흔한 공기전파 세균으로 면역억제 환자에서 병원감염과 관련이 있다.

형태와 배양특성. *A. viridans*는 그람양성 구균으로 직경 1.0~2.0 μm이다. 세포들은 종종 테트라드를 형성한다(그림 176).

*A. viridans*는 비운동성이며 통성혐기성 세균이다. 낮은 산소분압에서 가장 잘 자라며 최적온도는 30°C이다(그림 177). 이 세균은 카탈라제 음성이며 젤라틴을 액화시키지 못하거나 질산염을 환원시키지 못한다. 다양한 탄수화물은 발효를 통해서 산을 생성하지만 가스는 생성하지 않는다. 보기 드문 배양특성으로 pH 9.6에서 10% NaCl, 40% 담즙이 포함된 배지에서 생장할 수 있다.

Enterococcus faecalis

*Enterococcus faecalis*는 환경, 특히 척추동물의 분변주변에 널리 분포한다. 이 세균은 요도와 쓸개관 감염과 관련이 있다. 더욱이 폐, 뇌, 복부, 골반의 혼합미생물 감염에 관여한다.

전파. 오염된 식품이나 물, 매개물, 에어로솔에 의해 전파된다.

형태와 배양특성. *E. faecalis*는 0.6~2.5 μm의 그람양성 구형이다(그림 178). 세균은 쌍, 또는 짧은 연쇄상으로 발견된다. 세균은 비운동성이며, 캡슐은 형성하지 않고 통성혐기성이다. 다양한 종류의 탄수화물을 발효시켜 산을 형성하지만 가스는 생성하지 않는다.

*E. faecalis*는 37°C의 여러 배지에서 가장 잘 자라지만(그림 179), 10°C와 45°C에서 pH 9.6, 6.5% NaCl(그림 191B 참고) 또는 40% 담즙(그림 191A 참고)이 포함된 배지에서도 자랄 수 있다.

병리와 임상특성. Enterococci는 흔히 비뇨기, 복강, 또는 간 · 담도 수술에 따른 요로감염과 세균뇨(bacteriuria)와 관련이 있다. 장내구균성 세균혈증(bactereremia)은 심각하게 잠재된 의학적 문제를 가지는 노인환자에서도 종종 발견된다. 장내구균성 감염의 유행으로 인하여 enterococci는 병원감염된 환자 가운데 두 번째로 흔한 세균이 되었다.

진단. *E. faecalis*의 분리와 생화학적 시험을 통해서 동정된다.

Micrococcus luteus

*Micrococcus luteus*는 일차적으로 포유동물의 피부와 토양에서 발견된다. 대기와 오염된 식품에서도 발견되기도 한다. *M. luteus*는 실제로 높은 GC 아군(subgroup)에 속하는 세균이다.

형태와 배양특성. *M. luteus*는 그람양성의 구형으로 직경 0.5~2.0 μm인 세균이다(그림 180). 세포들은 쌍, 테트라드, 또는 불규칙적인 클러스터 모양이지만 연쇄상은 아니다.

*M. luteus*는 절대호기성이며 25~37°C의 단순배지에서 가장 잘 자란다(그림 181). 집락들은 보통 노란색이다. 이 세균은 카탈라제와 옥시다제 양성이며(그림 68 및 67 참고), 탄수화물의 발효를 통해서 산을 거의 생산하지 않는다.

규칙적, 비포자형성, 낮은 GC, 그람양성 간균과 구균

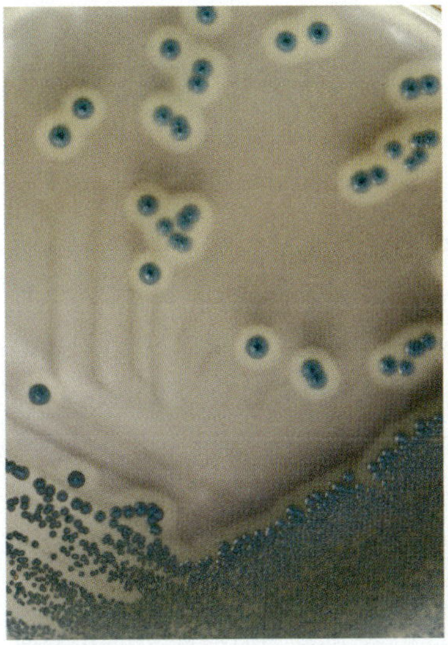

그림 174
BBL CHROMagar 상의 *Listeria monocytogenes* 집락의 외관. *Listeria*의 분리 및 동정을 위한 선택 및 분별배지이다. (Becton, Dickinson Com-pany 제공)

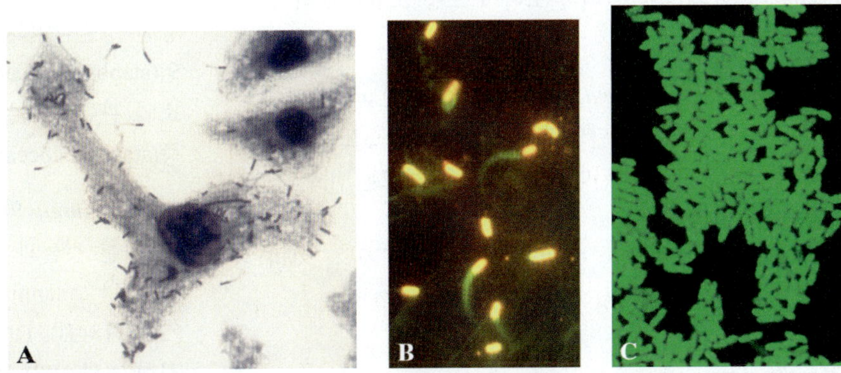

그림 175
*Listeria monocytogenes*의 현미경사진. (A) *L. monocytogenes*에 감염된 세포. (S. Jones와 D.A. Portroy 박사 제공) (B) 면역형광의 의해 관찰된 *L. monocytogenes*. (E. Gouin, P. Dehaoux, J. Kocks, P. Cossart, *Inf. Immunol*. 3(1995):2729-37 인용) (C) 특별한 핵산탐침자에 노출된 *Listeria*의 형광세포. (B. Brehm-Stecher, J.J. Hyldig-Nielsen, E.A. Johnson. *Appl. Environ. Microbiol*. 71(2005):5451-67 인용)

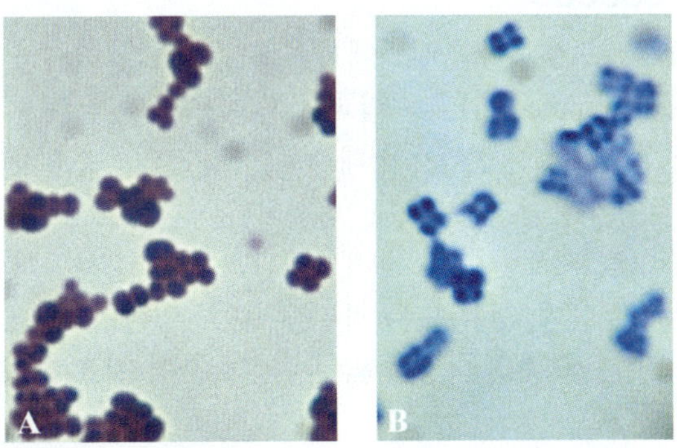

그림 176
(A) *Aerococcus*의 그람염색 검체. 테트라드 배열을 주목하라(1,000배). (B) 테트라드 배열을 보여주는 메틸렌블루 염색 검체(1,000배).

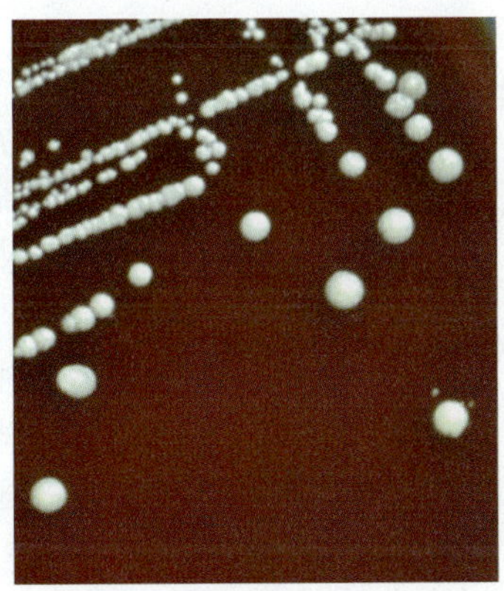

그림 177
혈액고체배지 상에서 *Aerococcus* 집락.

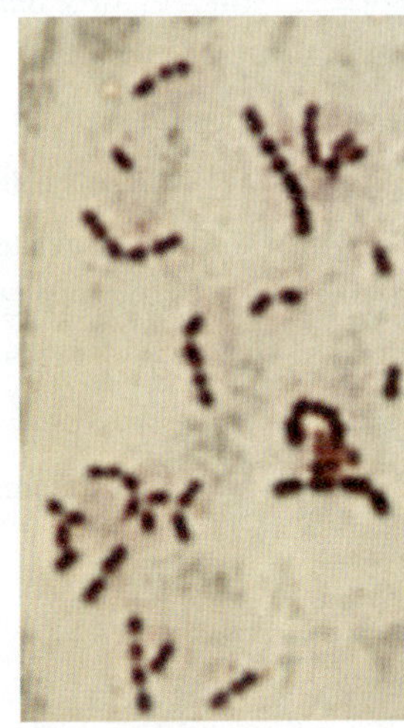

그림 178
*Enterococcus faecalis*의 그람염색.

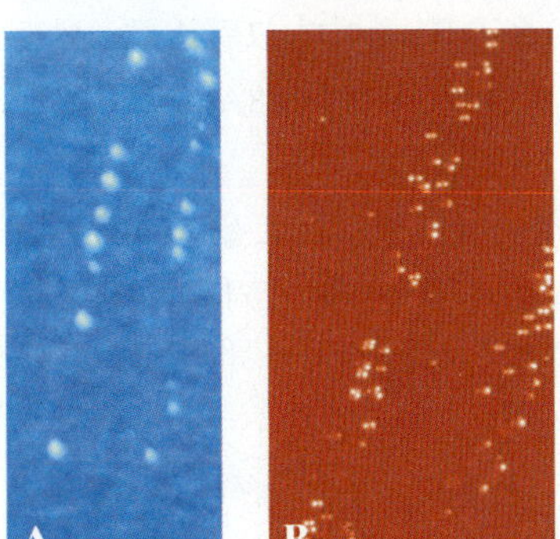

그림 179
배양배지 상에서 *Enterococcus faecalis*. (A) 영양고체배지 상에서의 집락. (B) 혈액고체배지 상에서 비용혈성 집락.

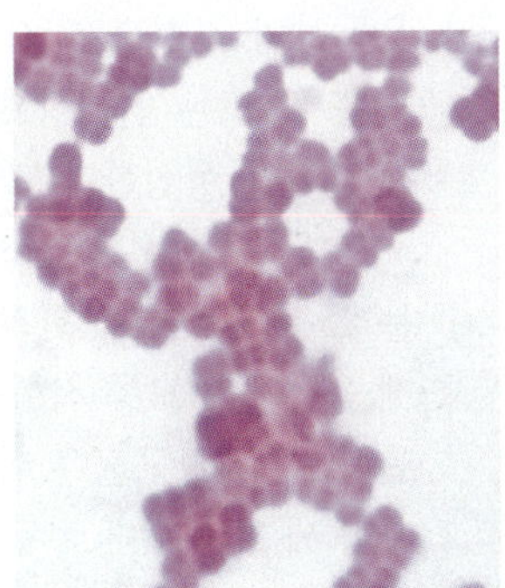

그림 180
*Micrococcus luteus*의 그람염색 검체(1,000배).

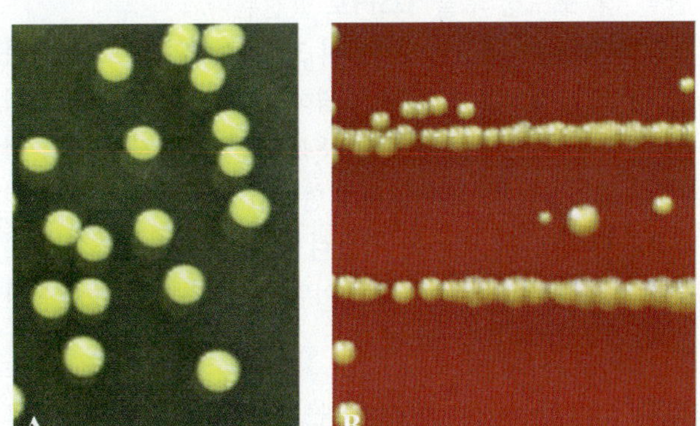

그림 181
배양배지 상에서 *Micrococcus luteus*. (A) 영양고체배지 상에서의 집락. (B) 혈액고체배지 상에서 비용혈성 집락.

Sarcina

Sarcina 종은 환경에 널리 분포하며 보통 포유동물의 장관에서 분리된다.

형태와 배양특성. *Sarcina* 종은 직경 1.8~3.0 μm인 그람양성 구균이다. 세포들은 단일 또는 쌍, 테트라드, 또는 8개 이상의 입방형으로 발견된다. 포자형성은 보고된 바 있으나 보통 발견되지 않는다.

Sarcina 종은 혐기성이며 30~37°C에서 가장 잘 자란다. 이 세균은 카탈라제 음성이며 탄수화물을 발효한다.

Staphylococcus

Staphylococci는 동물과 조류의 피부나 점막에 흔히 존재하지만 자연에 널리 분포한다. 여기서는 *Staphylococcus aureus* 종만을 언급하고자 한다.

어떤 *S. aureus* 종은 항생제인 메티실린에 대하여 저항성을 가지므로 메티실린 내성 *Staphylococcus aureus*(MRSA)라고 부른다. 혈류, 수술 부위, 상처 감염과 같이 침입성 질환(invasive disease)과 관련이 있으며, 병원과 연관된 균주는 건강관리-관련 MRSA(healthcare-associated MRSA) 또는 HAMRSA(hospital-associated MRSA)라고 부른다. 초기에 MRSA 균주들은 건강관리조절(health care setting)에 한정되었으나 현재는 주변 공동체로 확산되고 있다. 그 같은 균주들은 매우 유행하며 다른 병원성 균주와 식별하기 위해서 공동체-관련 MRSA(community-associated MRSA)로서 표시한다.

전파. 포도상구균(Staphylococci)은 에어로솔, 매개물, 상처로부터의 감염성 물질과의 접촉, 오염된 음식이나 물, 파리와 같은 곤충 등의 여러 경로를 통해 전파될 수 있다.

형태와 배양특성. 포도상구균은 비운동성, 비포자형성, 그람양성의 구형, 길이 0.5~1.5 μm이다(그림 183). 세포들은 단일, 쌍, 포도상의 클러스터로 발견된다.

*S. aureus*는 통성혐기성이며 30~37°C의 온도에서 가장 잘 자란다. 집락은 보통 불투명하고, 매끈한 환형의 크림모양이며 때때로 노란색(그림 184) 또는 오렌지색이다. 혈액배지에서 집락은 보통 β-용혈현상(β-hemolysis)을 보인다(그림 184A). 이 세균은 카탈라제 양성(그림 68 참고)이며 옥시다제 음성(그림 67 참고)이다. 질산염은 종종 아질산염으로 환원된다(그림 66 참고).

병리. *Staphylococcus aureus*는 모낭염(folliculitis) (그림 182A), 표재성 피부병변(superficial skin lesion) (그림 182B), 국부 농양(abscesses) (그림 182D) 등의 감염을 일으킨다; 뼈와 관련된 만성고질병(골수염), 중추신경계(수막염), 심장[심내막염(endocarditis)]; 독성쇼크증후군(toxic shock syndrome); 폐렴; 식중독. *S. epidermidis*와 마찬가지로 *S. aureus*는 수술 부위와 소변카테터와 같은 의료장비를 통한 병원감염의 주요 원인이 된다. 많은 포도상구균성 감염(staphylococcal infection)은 이 세균에 의해 분비되는 독소와 관련이 있는데 그 중 하나가 포도상구균성 표피박리증(staphylococcal scalded skin syndrome)이다(그림 182C).

진단. *S. aureus*의 몇 가지 중요한 특성은 이 세균을 동정하고, 다른 것들과 식별하는데 사용될 수 있다. 이 세균의 특성으로는 mannitol-salt agar 상에서 만니톨을 발효시키며(그림 184B), DNAse 생산(그림 57 참고), 양성 coagulase 시험(그림 185) 등이 있다. Coagulase는 혈장을 응고시키는 효소이다. 동정을 하기 위해서 상업적으로 이용가능한 분자적 탐침과 동정시스템, 면역학적 시험, 세균성 바이러스(파아지 타이핑) 등을 사용한다.

다양한 시료에서 MRSA의 존재를 확인하기 위하여 선택 및 분별 배지를 사용할 수 있다. 이러한 배지는 다른 세균의 생장을 저해하기 위해 cefoxicin과 같은 항생제와 병용한다. MRSA는 연보라색의 집락을 형성한다(그림 184E).

Streptococcus

Streptococcus 속은 의학과 산업에서 매우 중요하다. 다양한 연쇄상구균(Streptococci)은 사람과 다른 동물의 정상 미생물상에 존재하는 세균으로서 생태학적으로 상당히 중요하다. 일부 종들은 광범위한 질병을 일으키는 세균으로 잘 알려져 있다(그림 186 및 187). 연쇄상구균과 관련된 사람의 질병은 주로 호흡기, 혈류 또는 피부감염에서 일어난다. 산업적으로 몇 가지 종은 다양한 낙농공정과 오염 지표로서 매우 중요하다.

전파. 매개물, 에어로솔, 오염된 음식과 물 등에 의해 전파된다.

형태와 배양특성. 연쇄상구균은 그람양성, 비포자형성, 비운동성의 구형으로 직경 0.5~2.0 μm이다(그림 188). 세포들은 쌍 또는 연쇄상으로 발견된다(그림 188A). 일부 종들은 캡슐을 형성한다(그림 188B).

연쇄상구균은 통성혐기성이며 일반적으로 생장온도 범위는 25~45°C이다. 최적온도는 37°C이다. 이 세균은 카탈라제 음성이며 보통 적혈구를 함유하는 배지에서 자란다(용혈현상). 연쇄상구균은 혈액배지 상에서 일어나는 용혈현상에 따라 세 가지 형태로 구분된다: 집락주변에 녹색대를 형성하는 α-용혈현상(그림 189A) 및 어떤 현상도 일어나지 않는 γ-용혈현상 등이 있다.

연쇄상구균은 집락의 특성, 용혈성 반응, 생화학적 시험(그림 190 및 191) 및 세포벽 탄수화물, 단백질, 다당류 캡슐에서 항원적 차이점에 근거한 혈청학적 특성에 근거하여

그람양성 구균

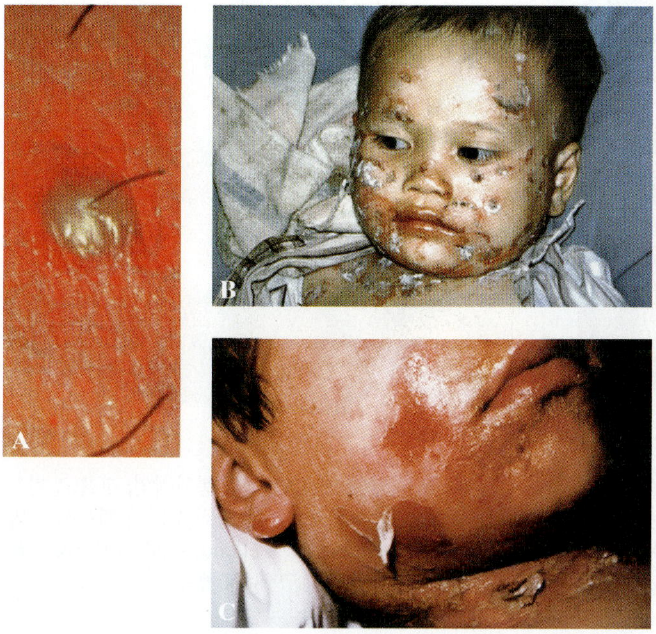

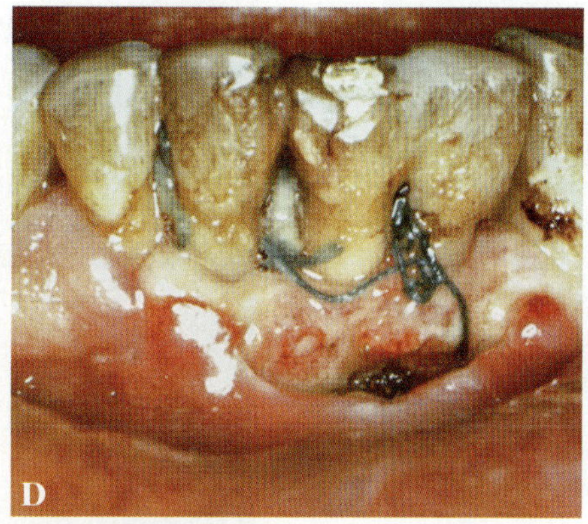

그림 182
Staphylococcus aureus 감염의 임상적 특성. (A) 모낭에 염증이 생기는 모낭염. (B) 농가진이 있는 어린이. (C) 포도상구균에 의한 표피박리증 환자. 외부의 피부층은 이미 기저층과 분리되었다. (L.A. Schenfeld, *NEJM*. 342(2000):1178 인용) (D) 페니실린 내성 스타필로코커스와 연관된 잇몸조직 손상(괴저). (H. Helovuo, K. Kakkarainen, K. Pannio. *Oral Microbiol. Immuno*. 8(1993):75-79 인용)

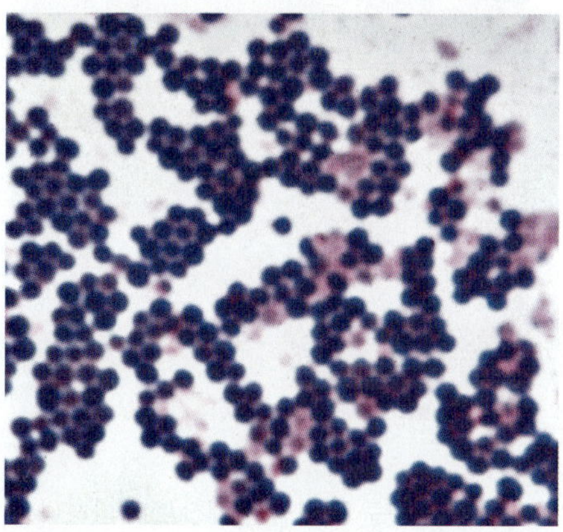

그림 183
*Staphylococcus aureus*의 그람염색.

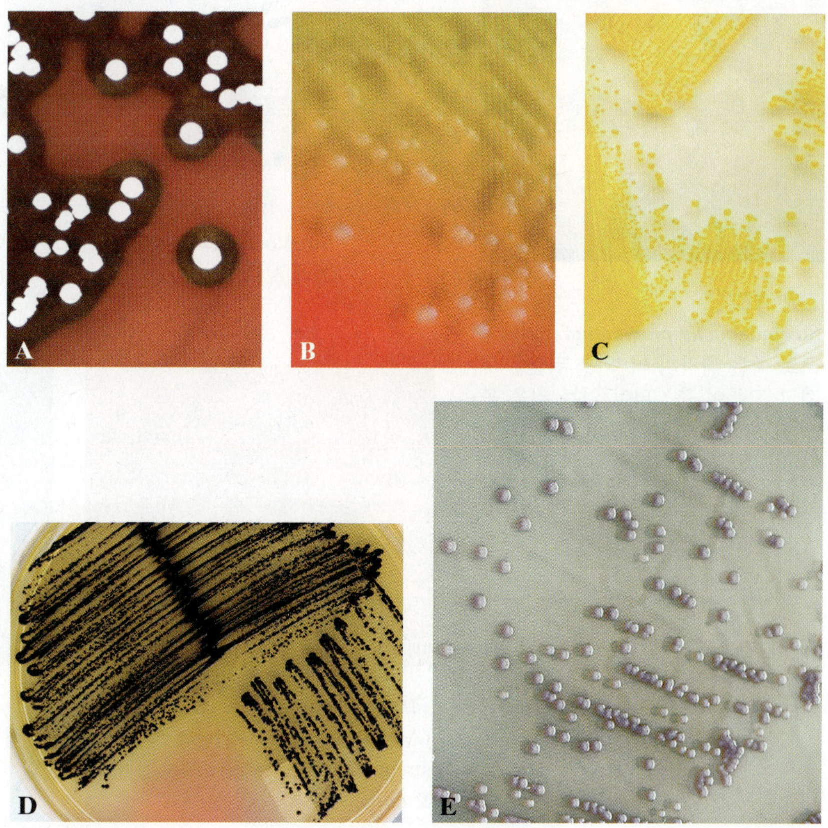

그림 184
배지 상에서의 *Staphylococcus aureus*. (A) 혈액 고체배지 상에서 β-용혈성 집락. (B) Mannitol-salt 고체배지 반응. (C) *Staphylococcus* 배지 110 상에서의 반응. (Difco Laboratories, Detroit, MI 제공) (D) Vogel-Johnson에서 *S. aureus* 반응. 배지는 coagulase 양성, 만니톨 발효균주의 초기 탐색을 위해서 사용된다. (Remel, Lenexa, KS 제공) (E) BBL CHROMagar MRSA 배지 상에서 MRSA 균주. 이 고체배지는 코에서 메티실린 내성 *S. aureus* 분리체를 직접 탐색하기 위한 선택 및 분별 배지이다. (Becton, Dickinson and Company 제공)

그람양성 구균 (계속)

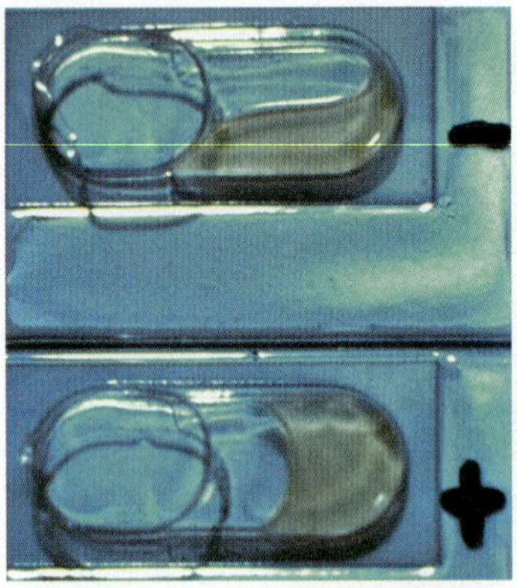

그림 185
Coagulase 반응. 양성반응은 일반적으로 잠재적 병원성의 가장 단일 지표로서 간주된다. 혈장 응고물 형성은 양성결과이며 응집이 없는 것은 음성결과이다.

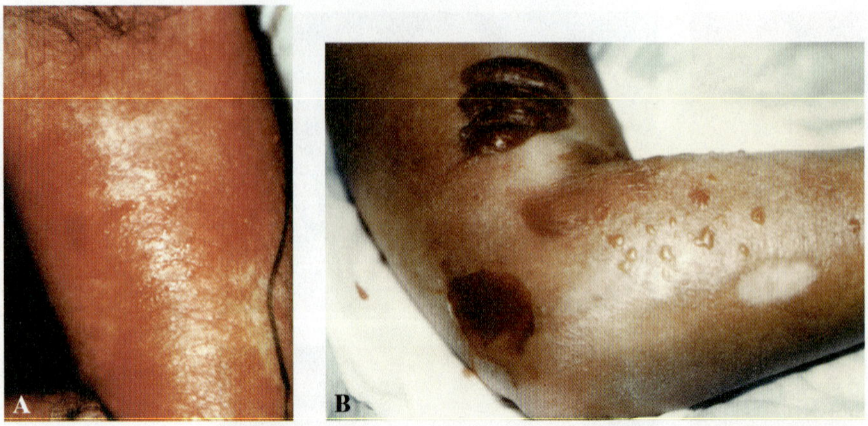

그림 186
Streptococcus A군(GAS)에 의한 피부 및 조직 감염의 예. (A) 팔의 봉와직염, 부풀고 피가 섞인 체액이 흘러나오는 피부 수포. (B) 피가 섞인 체액을 포함하는 물집을 가진 괴사성 근막염과 팔꿈치로부터 피부의 탈피. (B. demers, A.E. Simor, H. Vellend, P.N. Schlievert, S. Byrne, F. Jamieson, S. Walmsley, D.E. Low, *CID* 1(1993):792-800 인용)

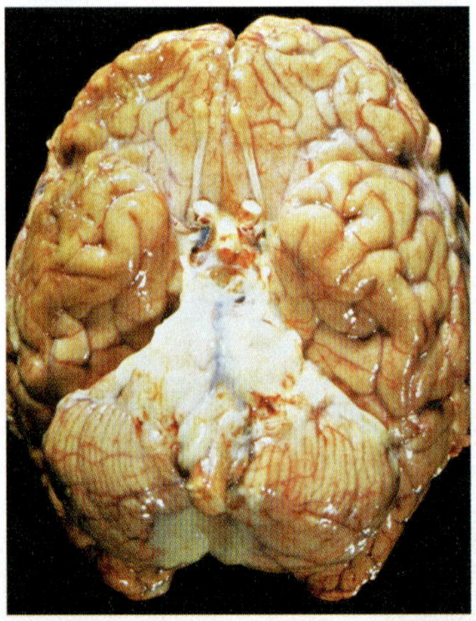

그림 187
Streptococcus pneumoniae 뇌막염으로 죽은 환자의 뇌. 뇌를 뒤덮은 두껍고 고름이 축적되어 있는 것을 볼 수 있다. (J.A. Golden and D.N. Louis, *NEJM* 331(1994):34 인용)

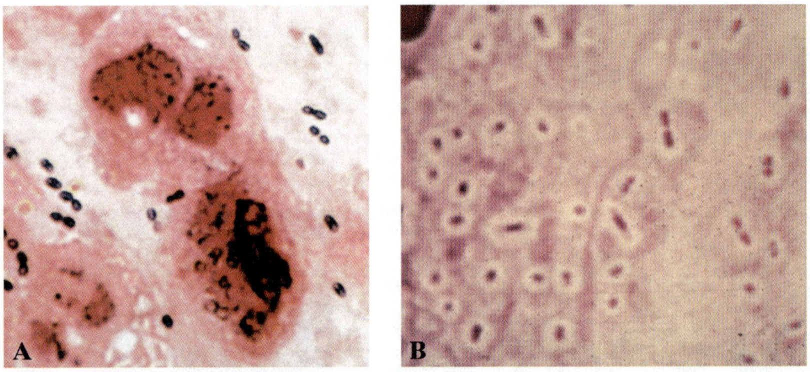

그림 188
Streptococci의 현미경사진. (A) 그람염색 양성의 쌍구균과 가끔 연쇄상으로 나타나는 가래 시료. (B) *Streptococcus pneumoniae*의 캡슐염색.

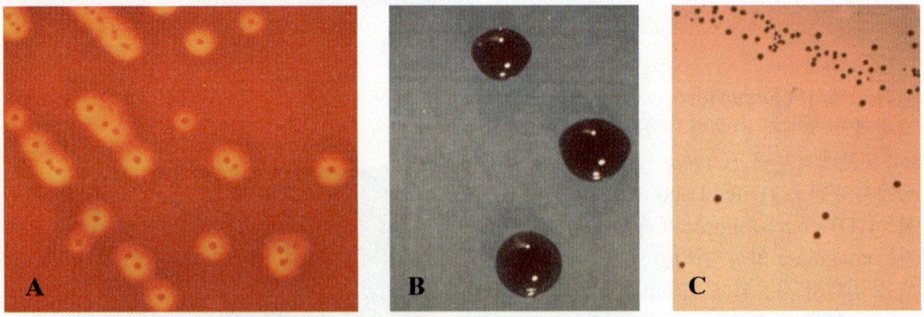

그림 189
(A) *Streptococcus pyogenes*의 β-용혈성 집락. (B) *Mitis-Salivarius* 고체배지 상의 viridans streptococci인 *S. salivarius* 집락. (C) 동일 배지 상에서 다른 종류의 viridans streptococcus인 *S. mitis*.

그람양성 구균 (계속)

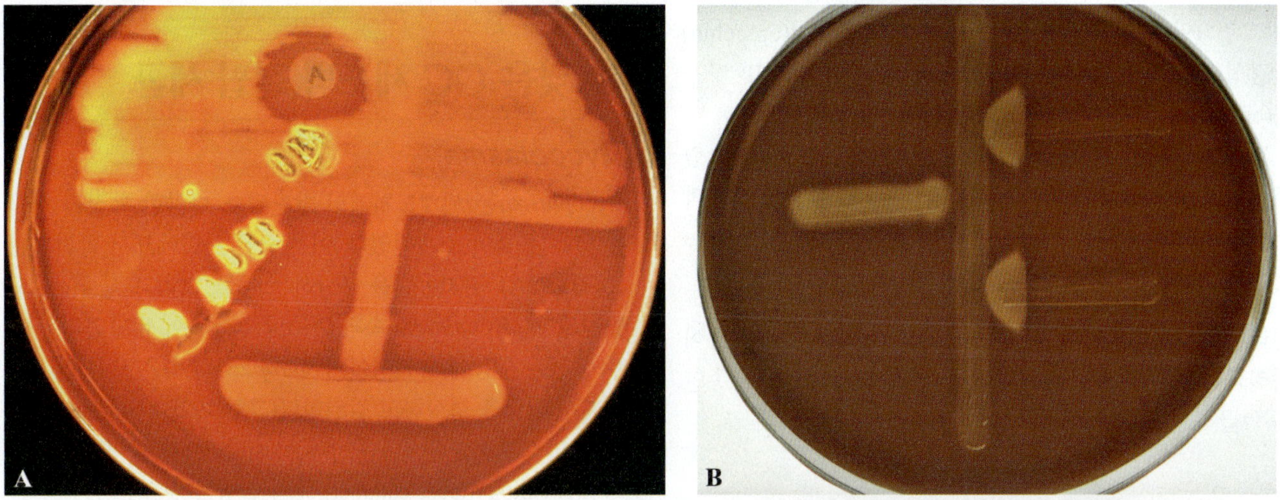

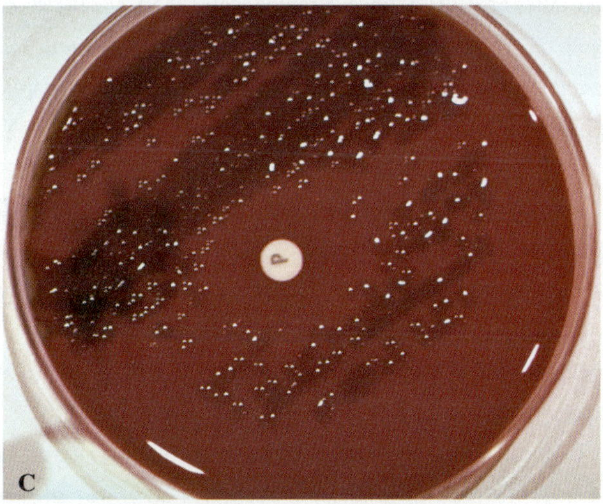

그림 190

Streptococcus 동정시험. (A) 바시트라신(bacitracin)에 의한 특징적인 생장억제. (디스크는 항생제의 2 단위를 포함함) β-용혈현상은 혈액고체배지 상에서 찢겨진 한천에서 명백하다. Christie, Atkins, Munch-Peterson(CAMP) 시험은 음성이다. (B) 양성 CAMP 반응, 양성 CAMP 반응은 β-리신 생성 *Staphylococcus aureus* 균주의 생장에 수직형태의 삼각형으로 나타난다(화살표 머리). (C) 양성 생장억제 옵토친(optochin) 반응. *P* 디스크는 ethylhydrocupreine hydrochloride를 포함한다.

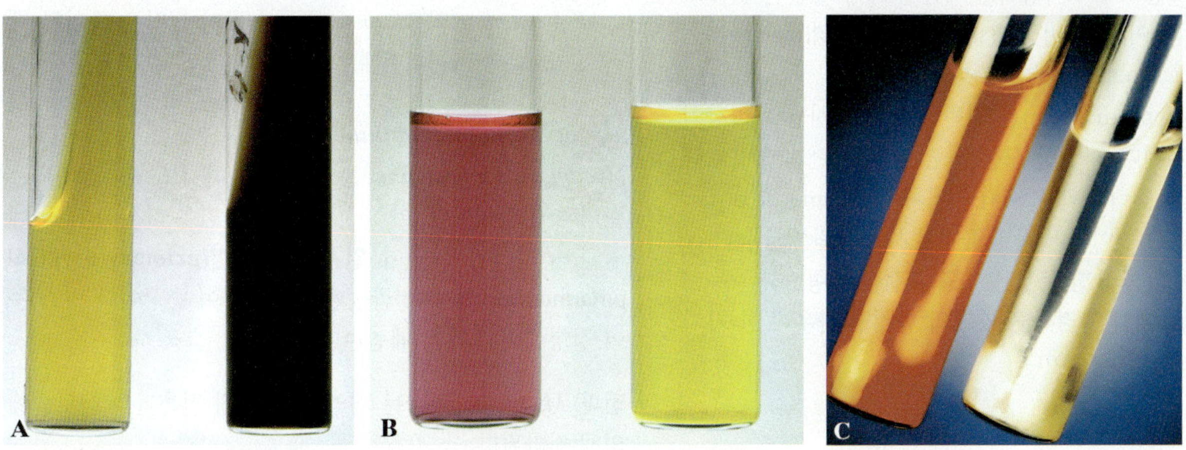

그림 191

Streptococci B군과 일부 장구균(enterococci)의 시험. (A) Bile-esculin 시험. 양성반응은 검은색 사면이다. (B) 염 내성. 양성반응은 브롬크레솔(brom-cresol) 시약이 자색에서 노란색으로 변할 때 나타난다. (C) Strep B carrot broth 배지에서 반응. 접종이 음성시험 이후에 오렌지색으로 바꾼다. 이 배지는 streptococci B군의 존재를 위한 1단계 선별로서 사용된다. (Hardy Diagnostics 제공)

구분된다. 생화학적 시험의 예로는 박테리오신 민감성을 포함하는데, 다른 용혈성 연쇄상구균(hemolytic Streptococci)으로부터 A군 streptococci(GAS)와 식별되며(그림 190A 및 190B), 담즙 용해성과 옵토친(optochin) 민감성으로 다른 viridans streptococci로부터 D군 및 장구균(enterococci)과 식별된다(그림 190C 및 191A).

Viridans 군은 *S. salivarius*(그림 189B), *S. mitis*(그림 189C), *S. mutans*를 포함하는데 이들 세균은 감염성 심내막염(endocarditis)에서 가장 보편적인 원인균이다. *S. mutans*는 치아 충치에서 중요한 역할을 한다.

병리. 사람과 동물에서 다양한 종류의 *Streptococcus* 종이 분리되었다. 여기서는 대표적인 몇 가지 *Streptococcus* 종만을 언급하게 될 것이다.

A군

A군 연쇄상구균(Group A streptococci, GAS)은 사람의 질병과 크게 관련되어 있으며, *Streptococcus pyogenes*와 *Streptococcus pneumoniae* 등이 있다. *S. pyogenes*는 인두염(pharyngitis) [패혈성 인후염(strep throat)], 농가진, 단독 등과 같은 화농성 질병과 흔치않은 질병인 패혈증, 독성 쇼크 유사 증후군(toxic shock-like syndrome) 등에서 중요한 원인체로서 알려져 있다. 어떤 균주들은 성홍열(scarlet fever)을 일으킨다. 더욱이 급성 사구체 신염, 급성 류머티즘열(rheumatic fever), 심장 류머티즘(rheumatic heart disease) (역자주: 류머티즘열로 인한 심장병)을 포함하는 면역학적 연관 질병들은 A군 인두염의 합병증과 관련이 있다.

S. pneumoniae(그림 188B 및 190C)는 미국에서 공동체에서 획득폐렴과 엽성(lobar) 폐렴의 가장 공통적인 원인균이며 개발도상국에서 치명적인 세균성 폐렴의 원인이다. 그것은 또한 중이염, 부비강염(sinusitis), 수막염(meningitis), 세균혈증(bacteremia)을 일으킨다.

폐렴구균(pneumococci)은 빈번히 건강한 사람의 비강인두에서 분리된다. 사실상 모든 사람은 어떤 단계에서(폐렴구균)에 의해 집락화되며, 폐렴균 처치율(pneumococcal carriage rate)은 어린이와 밀집된 곳에서 사는 사람에서 높다. *S. pneumoniae*의 중요한 특성은 다당류 캡슐을 형성하는 능력으로 이 세균에서 알려진 84가지의 혈청형 가운데 한 가지에 구조적으로 특징적이다.

B군

B군 연쇄상구균(Group B streptococci, GBS)은 미국에서 신생아 패혈증, 폐렴, 수막염의 일차 원인균이다. 초기발병 신생아 질병(neonatal disease)을 나타내는 신생아의 감염은 산도(birth canal)를 통과하는 동안 또는 감염된 양수(amniotic fluid)에 노출에 의해 수직 전파로 일어난다.

진단. 연쇄상구균 감염의 진단에는 임상시료로부터 적당한 세균의 분리와 배양이 필요하다(그림 186). 그람염색, 생화학적, 혈청학적 시험은 좋은 방법이다(그림 191C).

낮은 GC 세포벽 결핍 세균

Mycoplasma

*Mycoplasma*는 세계도처에서 발견된다. 다양한 특징을 가지는 많은 종들이 소개되었다. 이 세균은 사람에게서 발견되며(그림 192A), 절지동물을 포함하는 동물, 그리고 식물에서도 발견된다. *Mycoplasma* 속과 *Ureaplasma* 속에서 발견되는 일부 종들은 사람에 병원성이며 *Spiroplasma* 속은 보통 절지동물에서 집락을 형성하고 감염한다(그림 192B). Spiroplasmas는 꿀벌스피로플라스마증(spiroplasmosis)과 유아마우스백내장(suckling mouse cataract) 등의 질병을 일으킨다.

형태와 배양특성. Mycoplasmas는 자유생활을 하는 가장 작은 미생물이며, 세균과 바이러스의 중간 크기이다. 이 세균들은 세포벽이 없으며(그림 193), 매우 독특한 특성을 가진다. 많은 mycoplasma의 생물학적 특성은 이 때문이다. Mycoplasmas가 그람음성 염색반응을 나타낼지라도 계통유전학적으로 그람양성 세균과 연관이 있는 것으로 간주된다.

다양한 mycoplasma 종들은 매우 다른 세균들이며 독특한 대사특성을 가지며 배양요구성이 다르다. 이 세균들의 생장을 적절히 유지시킬 수 있는 배지는 없다. *Mycoplasma pneumoniae*는 콜레스테롤을 요구하며 ureaplasmas는 요소를 필요로 한다. Mycoplasma의 세포막에는 콜레스테롤과 같은 스테롤이 있어서 삼투 부조화의 파괴적 효과에 더욱 저항성을 갖게 한다.

*M. fermentans*와 *M. pneumoniae* 등의 집락은 특이한 계란 프라이(fried-egg) 형태로 발견된다(그림 192A).

Mycoplasma pneumoniae

*Mycoplasma pneumoniae*는 상기도와 하기도에서 발견되는 질병의 원인체이다. 이 세균에 의한 감염은 다른 형태의 폐렴과 구별하기 위하여 **일차 이형폐렴(primary atypical pneumonia)** (역자주: 급성폐렴에 비하여 증상이나 병소 등이 정형적이지 않은 폐렴)이라 불린다.

전파. *M. pneumoniae*는 개인 간의 직접 접촉과 에어로솔에 의해 전파된다.

병리와 임상특성. *M. pneumoniae* 감염은 추운 계절에 흔히 나타나며 주로 5~9세의 어린이에게서 잘 발생한다. 잠복기는 일반적으로 길며 보통 지속적인 기침, 고열, 두통 등의 증상을 나타낸다.

낮은 GC 세포벽 결핍 세균–마이코플라스마

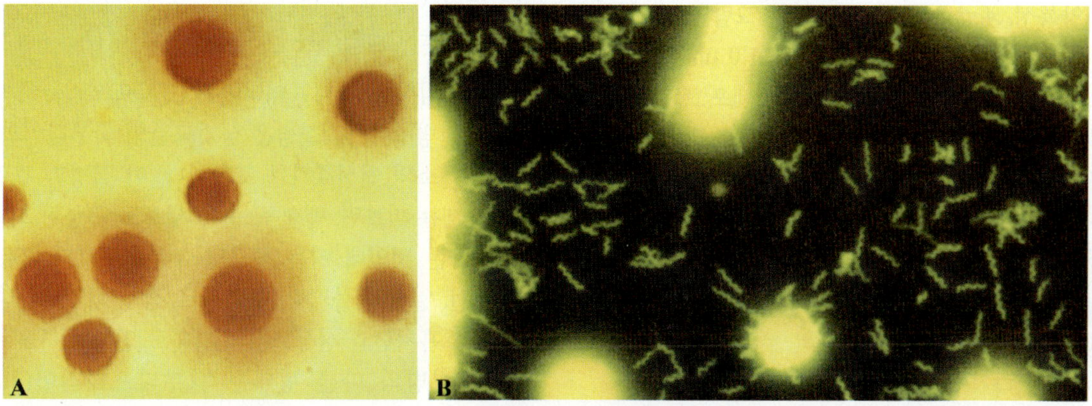

그림 192
마이코플라즈마. (A) Dienes 고체배지에서 7일간 염색한 *Mycoplasma fermentans* 집락. 고체배지 표면에서 자란 얇은 필름 주변에 움푹 패인 중앙부를 주목하라. 집락은 직경이 1~3 mm로 다양하다. (B) *Spiroplasma* 종의 형광염색 된 시료.

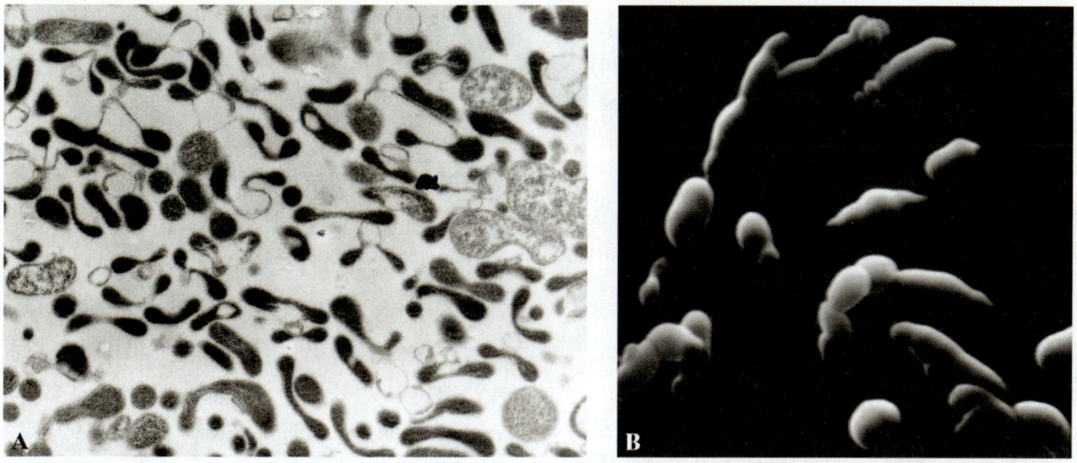

그림 193
마이코플라스마. (A) 마이코플라스마에서 세포벽이 없음을 보여주는 투과전자현미경사진. (B) 다양한 형태를 보여주는 마이코플라스마의 주사전자현미경사진.

진단. 시료와 혈청학적 시험에서 *M. pneumoniae*의 배양을 통하여 주로 진단에 사용된다.

Ureaplasma urealyticum

*Ureaplasma urealyticum*은 남성에게서 비임균성 요도염(nongonococcal urethritis, NGU), 여성에게서 PID와 낙태 후 발열(postabortal fever)의 원인이 되는 것으로 알려져 있다.

전파. *U. urealyticum*는 주로 성적 접촉에 의해 전파된다.

병리와 임상특성. *U. urealyticum*에 감염된 사람은 보통 아프거나 배뇨장애를 겪는다, 빈번한 소변보기, 독특한 요도 분비물 등의 증세가 나타난다.

높은 GC 함량의 비포자형성 그람 양성 간균

Actinomyces

Actinomyces 종은 온혈척추동물의 위장관내 일 부분에서 서식한다. 이 세균은 보통 구강과 점막에서도 발견된다.

Actinomyces israelii

대부분의 방선균증(actinomycosis) 환자(그림 194)는 다른 세균종에 의해서도 일어나지만 주로 *A. israelii*에 기인한다.

전파. *Actinomyces* 종은 점액성 표면에 잘 적응하여 보다 깊은 조직으로 침입되지 않으면 질병을 일으키지 않는다. 발치, 구강이나 턱의 외상, 조직손상 등에서 확실한 감염을 일으킨다.

형태와 배양특성. *Actinomyces israelii*는 그람양성, 가늘고, 곧거나 다소 굽은 막대형으로 폭 0.2~1.0 ㎛이며 길이 2.0~5.0 ㎛이다. 이 세균은 분지형, 단일세포, 쌍, V 및 Y 배열, 말뚝 울타리와 같은 병렬형 배열 등으로 발견된다. 세포는 불규칙적인 염색으로 나타나며 부풀어 보이기도 한다.

Actinomyces 종은 비운동성이며, 비포자형성 및 비항산성이다. 이들 세균은 통성혐기성이며 CO_2 존재 하에서 잘 생장한다. 최적생장온도는 35~37°C 사이이다. 성숙한 집락은 배양 후 7~14일 만에 나타나며 보통 감촉은 거칠며 푸석푸석해 보인다.

*Actinomyces*는 카탈라제 양성이며 인돌 음성이다. 탄수화물을 발효시켜 산을 생성하며 가스는 생성하지 않는다.

병리와 임상특성. 일단 감염이 시작되면 미생물 생장은 그들의 색깔 때문에 황 과립으로 보이는 작은 집락을 만든다. 그 같은 집락은 분지된 세포 필라멘트를 구성한다(그림 194).

감염은 보통 입 또는 턱에서 되며 보통 얼굴이 부풀어 오른다.

진단. 배양과 염색을 위해서 2개의 시료(생체검사)가 필요하다. 조직에서 황 과립의 존재를 확인하는 것이 중요하다. 보통 *Actinomyces* 종은 보다 긴 배양기간이 필요하다.

Corynebacterium

*Corynebacteria*는 식물에서, 사람의 미생물상의 멤버로서 하등동물과 식물에서 발견된다. 일부는 임상 실험실에서 흔히 발견된다.

Corynebacterium diphtheriae

*Corynebacterium diphtheriae*는 이 속의 주요한 병원균으로 디프테리아의 원인균이다.

전파. *C. diphtheriae*는 에어로솔, 직접접촉을 통한 피부감염(그림 195), 어떤 경우에는 매개물에 의해 전파되기도 한다.

형태와 배양특성. Corynebacteria는 그람양성, 곧거나 약간 굽은 가느다란 막대형으로 폭 0.3~0.8 ㎛이며 길이 1.5~8.0 ㎛이다. 세포는 보통 단일 또는 쌍으로 발견되며 V 또는 울타리 모양(palisade)으로 배열된다. 일부 세포의 말단은 곤봉모양이다. 이염과립(metachromatic granules) 또는 저장 에너지 물질인 다중인산염(polymetaphosphate)은 특수 염색 방법에 의해 관찰될 수 있다(그림 196).

Corynebacteria는 비운동성, 통성 혐기성이다. 이 세균은 카탈라제 양성이며 질산염과 텔룰라이트(tellurite)를 환원시킨다. 대부분의 종은 포도당과 다른 탄수화물을 발효시켜 산을 생산하나 가스를 생산하지는 않는다. 최적생장온도는 35°C이다. 텔룰라이트를 함유하는 *C. diphtheriae*의 집락은 회색 또는 검은색으로 나타난다(그림 197).

병리와 임상특성. 디프테리아는 *C. diphtheriae*에 의해 일어나는 질병이다. 이 질병은 상기도관의 국부감염과 이 세균의 외독소의 전신효과를 포함한다. 이 질병과 관련된 징후와 증세는 피브린, 백혈구, 죽은 세포로 구성된 회백색 막을 형성하는 것인데 이는 목구멍 부분으로부터 후두와 기관, 편도선, 일반적 불쾌감, 구역질로 점차 퍼져나간다. 독소에 의한 호흡차단과 심장조직의 파괴로 인하여 죽을 수 있다.

이 질병의 다른 형태는 피부디프테리아(cutaneous diphtheria)이다(그림 195).

진단. 디프테리아의 초기진단은 임상 징후와 증세에 근거한다. 명확한 진단은 감염 부위로부터 *C. diphtheriae*의 분리와 배양, 그리고 독소생산의 입증에 근거한다. 텔룰라이트 칼륨(potassium tellurite)을 포함하는 선택배지는 이 세균을 분리하는데 사용된다(그림 197).

Mycobacterium

Mycobacteria는 토양과 물에 널리 분포한다. 몇 가지 종은 병원성이며, 여러 척추동물에서 질병을 일으킬 수 있다(그림 198). 가장 보편적으로 알려진 병원균은 *Mycobacterium tuberculosis*(그림 200 및 201)이며, 그 다음으로 *M. avium* 복합체(그림 204 및 205), *M. kansasii*(그림 203 및 204), *M. scrofulaceum, M. marinum*(그림 198 및 199) 등이 있다. 동정이 되지 않았다거나 불규칙적이며 비결핵성 세균은 흔히 결절과 별개인 mycobacteria(mycobacteria other than tubercles, MOTT) 바실러스로 표시한다.

전파. 호흡기 질환을 일으키는 *M. tuberculosis, M. avium* 복합체(MAC), *M. kansasii*, 기타 균주 등은 일차적으로 공기 중의 비말 흡입을 통해서 전파된다. 건강관리종사자들은 환자 또는 시료를 통한 병원감염을 크게 우려한다.

오염된 식품과 매개물도 mycobacteria를 전파할 수 있다.

형태와 배양특성. Mycobacteria는 곧거나 다소 굽은 형태의 항산성 간균으로 폭 0.2~0.7 ㎛이며 길이 1.0~10.0 ㎛이다(그림 198B 및 205). 세균들은 그람염색법으로 잘 염색되지 않으며 약한 그람양성이다.

Mycobacteria는 비운동성, 비포자성이며 호기성이다. 이 세균은 생장이 느리며 집락은 배양 후 2~60일 정도 경과한 후에 육안으로 집락을 관찰할 수 있다. 일부 종의 집락은 특히 빛에 노출되었을 때 종종 색깔을 나타낸다(그림 203). Mycobacteria는 카탈라제 양성이다.

높은 GC 함량의 비포자형성 그람양성 간균

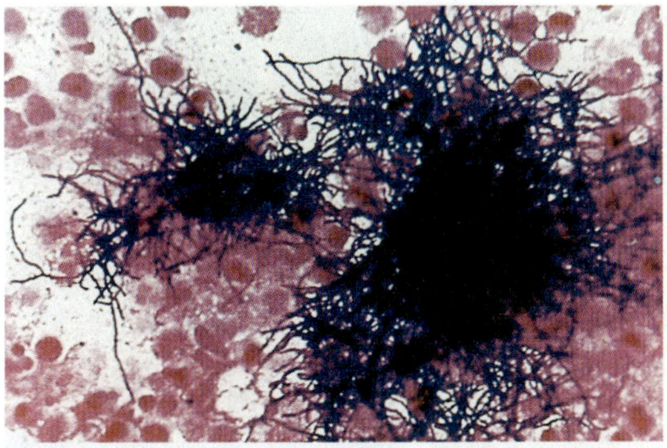

그림 193
방선균증 환자에서 채취된 시료의 그람염색 결과. 황 과립을 포함하는 손상 부위에는 *Actinomyces israelii*가 존재한다. (*Infections in Medicine* 9(1992):13. SCP Com-munications의 승인 하에 복사).

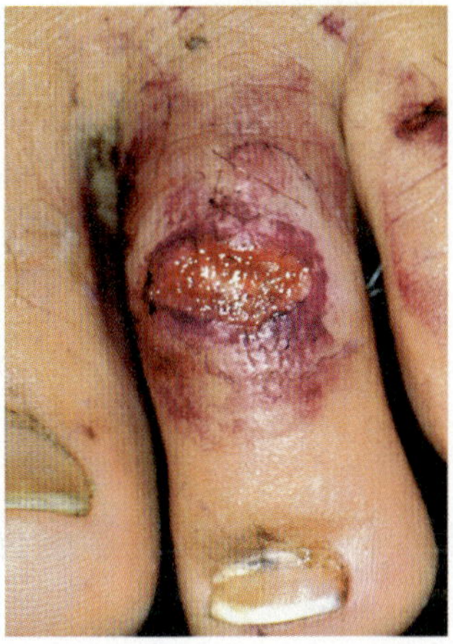

그림 195
궤양 또는 디프테리아성 농창(ecthyma diphthericum)과 같은 피부디프테리아의 가장 흔한 형태. (W. Hofler. *Internat. J. Dermatol.* 30(1991):845 인용)

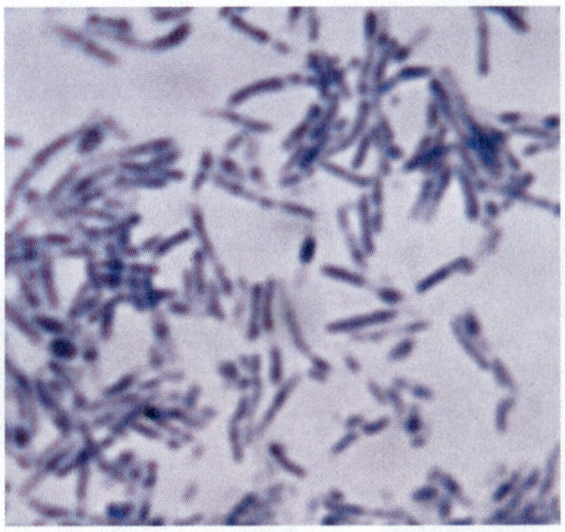

그림 196
*Corynebacterium diphtheriae*의 이염과립(metachromatic granules) (크고 어둡게 염색된 부분) (1,000배).

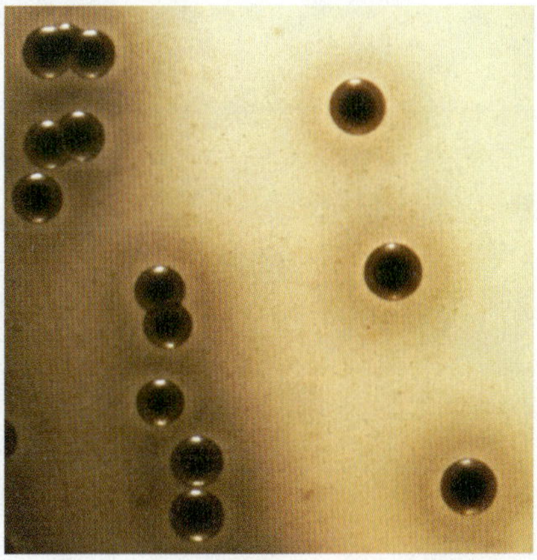

그림 197
텔룰라이트(tellurite) 함유 배지 상에서 *Corynebacterium diphtheriae* 집락.

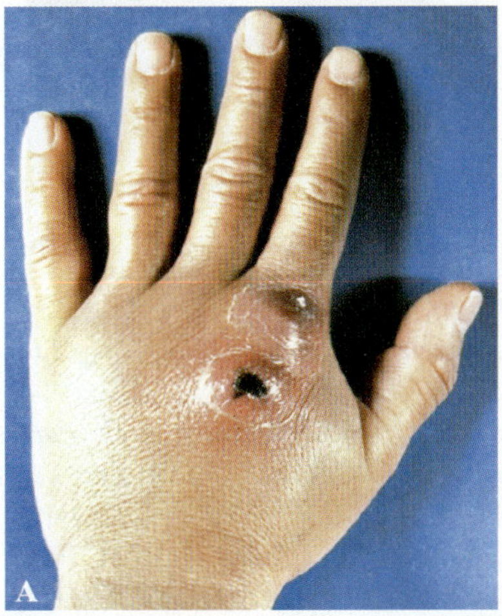

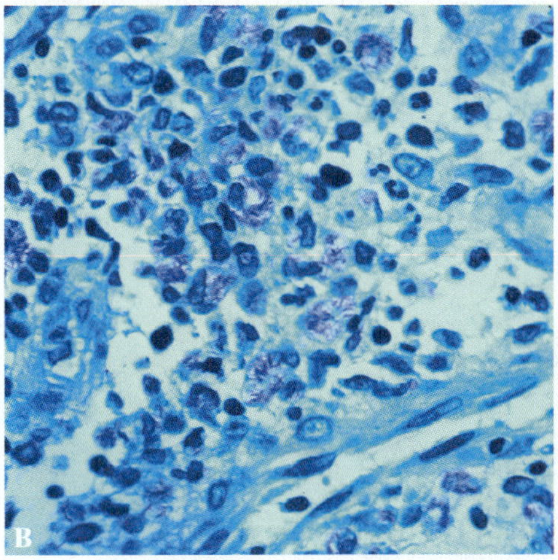

그림 198
(A) *Mycobacterium marinum*에 의해 발생하는 피부궤양과 질환. (B) *Mycobacterium marinum*에 의한 피부궤양으로부터 나온 고름의 항산성 염색 결과.

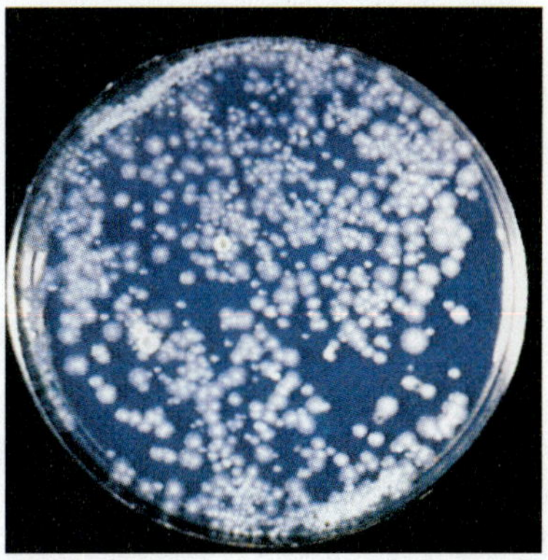

그림 199
어두운 곳에서 생장할 때의 *Mycobacterium marinum* 집락모양. 이 종은 색소성 세균으로서 빛에 노출되면 밝은 노란색으로 바뀌게 된다.

높은 GC 함량의 비포자형성 그람양성 간균 (계속)

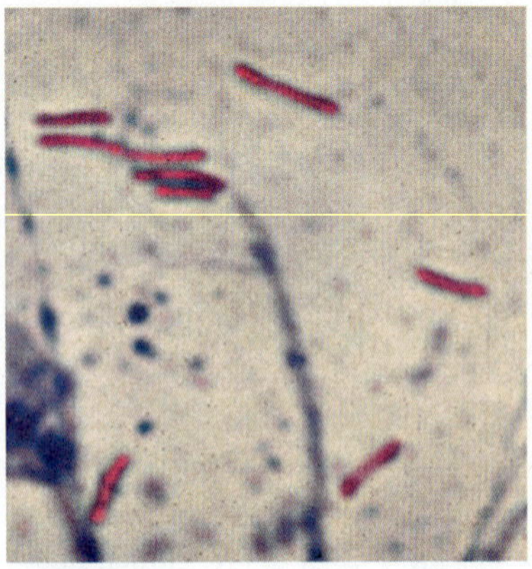

그림 200
*Mycobacterium tuberculosis*의 항산성 간균.

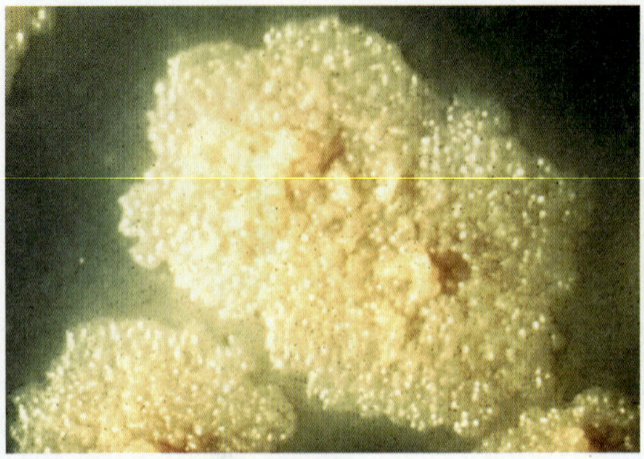

그림 201
Mycobacterium tuberculosis 집락.

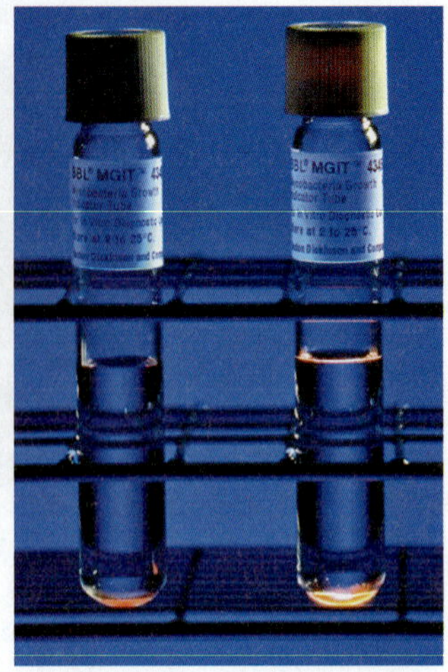

그림 202
BBL™ *Mycobacterium* Growth Indicator Tube(MGIT)™. Mycobacteria의 생장은 장파장의 자외선 광원에 노출됨에 따라 오렌지 형광의 백열 빛에 의해 나타난다. (Becton Dickinson Microbiology System 제공)

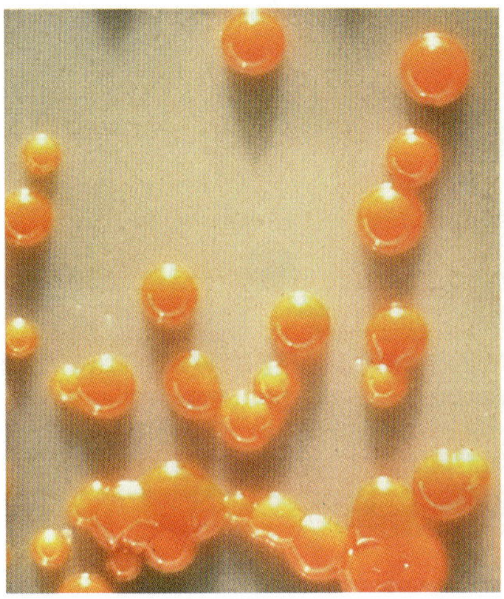

그림 203
Mycobacterium kansasii 집락.

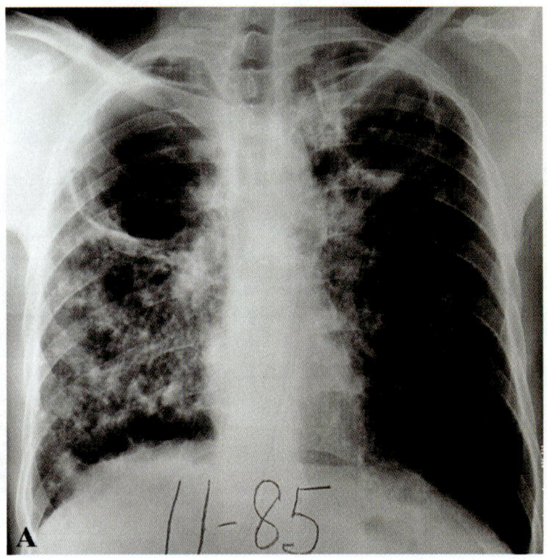

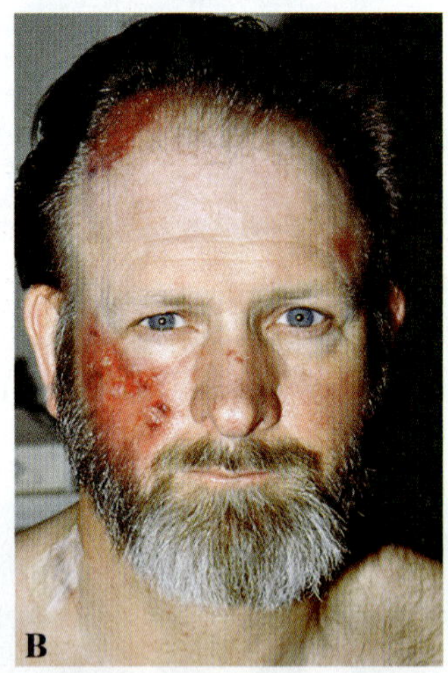

그림 204
Mycobacterium avium 복합체(MAC) 임상적 상태. (A) 폐에서 극심한 연루를 보여주는 X-선 사진. (E. Wolinsky, CID 15(1992):1-12 인용) (B) MAC에 의해 야기되는 비결핵성의 부정형 mycobacterium에 의한 피부손상을 입은 인간면역결핍 바이러스 감염환자. (S.T. Nedorost, B. Elewski, J.W. Tomford, C. Camisa. *Internat. J. Dermatol.* 30(1991):491-97 인용)

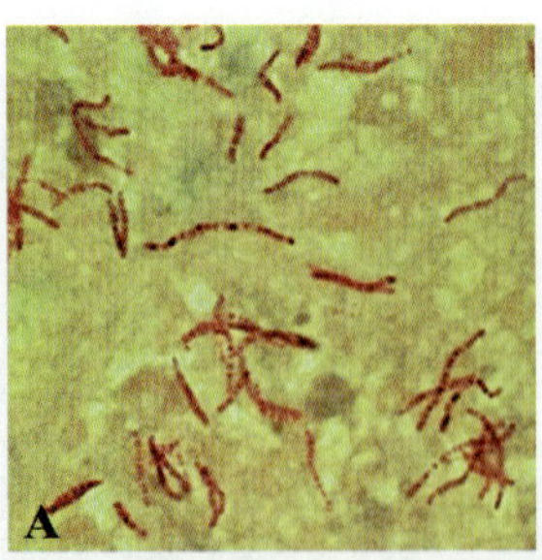

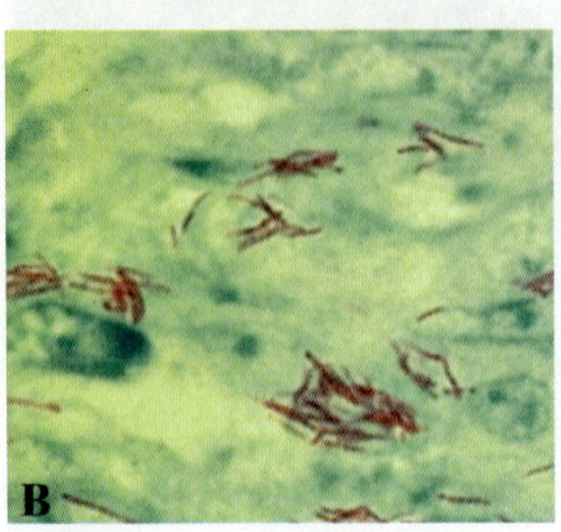

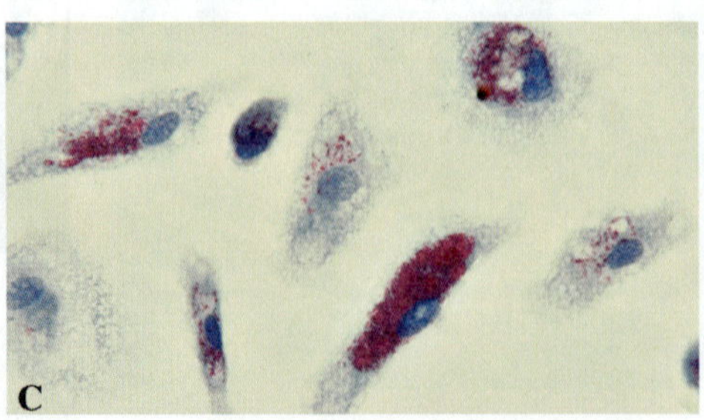

그림 205
(A) *Mycobacterium kansasii*를 포함하는 fite-염색된 림프절 시료. 간균은 짧은 구슬모양이다. (F.S. Jannotta와 M.K. Sidaway. *Arch. Path. Lab. Med.* 113(1988):1120 인용) (B) Fite에 염색된 림프절 시료. 간균은 짧은 구슬모양이다. (F.S. Jannotta와 M.K. Sidaway. *Arch. Path. Lab. Med.* 113(1988):1120 인용) (C) 세포내 항산성 간균을 보여주는 피부 시료. (S.E. Hoffner, G. Kallenius, S.B. Svenson. *Res. Microbiol.* 143(1992):391-98 인용)

Mycobacterium tuberculosis 복합체

배양과 생화학적 특성에 근거하여 *M. tuberculosis, M. bovis, M. africanum, M. microtii*는 *M. tuberculosis* 복합체를 구성하는 세균들이다. 다른 종들은 **비결핵성 mycobacteria(non-tuberculosis mycobacteria)**로서 구분되는데, 여기에는 결핵과 유사한 호흡기질환의 원인이 되는 *M. kansaii*와 *M. avium intercellulare*(그림 203~205), 그리고 피부와 연조직(soft tissue)에서 감염을 일으키는 *M. ulcerans*와 *M. marinum* 등이 포함된다(그림 198).

병리와 임상특성. 결핵은 일차적으로 하부 호흡기에 영향을 준다. 이 질병의 대표적인 증상으로는 만성 기침, 고열, 식은땀, 체중감소 등이 있다. 결핵성 mycobacteria는 숙주 방어체계에 견딜 수 있으며 **결절(tubercle)**이라는 일차 병변을 형성한다. 이 세균은 국부림프절로 퍼져나가 혈액으로 유입되어 허파로 다시 돌아와 자리잡는다. 조직손상은 세포매개성 과민반응을 일으킨다.

진단. 활동기 질환은 흉부 방사선사진, 가래 또는 기타 시료로부터 항산성 세균의 분리 등을 통해서 진단한다(그림 193). BBL *Mycobacterium* Growth Indicator Tube를 포함한 mycobacteria의 분리 및 탐색에 사용되는 다양한 방법들이 있다(그림 196).

Mycobacterium avium-intracellulare (M. avium complex, MAC)

M. avium-intracellulare(그림 204)와 기타 MOTT 바실러스에 의해 일어나는 질병으로는 만성 폐질환(그림 204), 국부림프절 염증, 피부질환, 연조직, 뼈, 관절 등이 있다. 심한 MOTT-산재성 질환은 AIDS 환자에서도 일어난다. MAC는 HIV 감염환자에 영향을 미치는 세 번째로 흔한 기회성 세균 질환을 일으킨다.

Mycobacterium leprae

*Mycobacterium leprae*는 코의 말초신경과 점막에서 만성 육아종성(granulomatous) 질병인 나병(한센병)의 원인균이다. 수세기 동안, 지금도 일부지역에서는 나병환자를 사회에서 격리시켜오고 있다(그림 206).

전파. 인공배지 또는 조직배양에서 *M. leprae*는 보통 비강점액 또는 감염성 분비물을 가지는 피부상처 부위에 오염으로 생장하는 것으로 믿어진다. 이 질병의 보균체는 감염된 사람이다.

배양특성. 인공배지 또는 조직배양에서 *M. leprae*의 생장은 일반적으로 몇 세대에서만 제한적이다. 이 세균은 정상 쥐, 방사선 조사된 흉선절제(thymectomized) 쥐, 아르마딜로(역자주: 남미산의 야행성 포유동물)의 발바닥에서 잘 자랄 수 있으며 자연적 방법에 의해서도 감염된다.

병리와 임상특성. 나병은 **결핵성(tuberculoid)**과 **나병종(lepramatous)**의 두 가지 주요 형태로 구분된다. 이 질병의 잠복기는 일반적으로 매우 길어서 수년으로 추정된다.

결핵성 나병에 걸린 사람들(그림 207)은 융기되거나 솟은 붉은색의 가장자리가 크고 납작한 패치와 피부가 건조하고 털이 빠진다. 피부의 감각 상실도 말초 감각신경의 침입의 결과로 발달될 수 있다.

나병종 나병에 걸린 사람들은 입술, 이마, 귀의 피부가 늘어지고 두꺼워지는 등의 전체적인 피부와 연관이 있어 보인다. 사자얼굴 모양은 이 질병에 감염된 사람에서 나타나는 대표적인 특징이다. 신체조직 내로 *M. leprae*가 전체적으로 침투하면 얼굴 뼈, 손가락, 발가락에서 심각한 신체 손상이 일어날 수 있다.

진단. 결핵성 나병은 임상적 특성으로 진단된다. 나병종 나병은 염색된 감염조직에서 *M. leprae*의 관찰로 진단된다(그림 208).

Mycobacterium smegmatis

M. smegmatis(그림 209)는 항산성의 막대균으로 남성의 소변시료에서 공통 오염원으로 분리될 수 있다. 소변에서 이 세균의 발견이 곧 감염을 의미하는 것은 아니다.

Bacillus of Calmette and Guérin(BCG)

Calmette and Guérin 바실러스(Bacillus of Calmette and Guérin, BCG) (그림 210)는 살아 있는 백신을 이용하여 결핵예방을 위해 사용된다. Albert Calmette와 Camile Guérin에 의해 개발된 백신은 원래 반복 계대배양으로 약해진 *M. bovis* 균주로부터 유래하였다. *M. bovis*는 소결핵의 원인체이다. 일단 심하게 앓고 나면 이 질병은 잘 생기지 않는다.

노카르디아

Nocardia

Nocardia는 토양에 널리 분포하는 세균이다. 일부 종은 사람과 하등 동물에서 기회성 병원체이다. *N. asteroides*와 *N. brasiliensis*는 의학적으로 중요하다. 이 세균들은 폐 감염(*N. asteroides*)과 피부와 피하 감염(*N. brasiliensis*)을 일으킨다.

전파. 폐 노카르디아증(pulmonary nocardiosis)은 먼지와 토양, 오염된 점액에 있는 이 세균을 흡입하여 일어난다. 이 병에 걸린 사람들은 면역체계의 기능이 불완전하다.

일반적으로 가시 또는 나무 조각에 찔려서 *Nocardia*에 의한 피부 및 연관된 감염이 일어난다.

형태와 배양특성. *Nocardia* 종은 그람양성의 막대형 또는 구형이며 직경 0.5~1.2 ㎛이다. 이 세균은 부분적인 항산성(그림 211)이며 구슬모양이다.

*Nocardia*는 호기성이며 물기가 많은 농화배지에서 잘 자라며 2~7일 이내에 집락을 형성하여 황갈색, 회색, 오렌지, 자색, 흰색의 다양한 색깔을 나타낸다(그림 212).

진단. 실험실에서 감염 부위로부터의 직접도말, 배양, 생화학적 시험 등을 통해서 진단한다.

Bifidobacterium

Bifidobacterium bifidium

일반적으로 하수에서 발견되며 온혈 척추동물의 구강과 위장관에서 미생물 개체군의 자연에 존재하는 세균으로서 발견된다. 곤충에서 bifidobacteria는 보통 비병원성으로 간주된다.

형태와 배양특성. Bifidobacteria는 일반적으로 그람양성이지만 흔히 불규칙적으로 염색된다. Bifidobacteria는 막대형이며, 단일 또는 쌍으로 발견되거나 연쇄상, 로젯형(rosette) 또는 V자형 배열을 한다. 세포들은 다소 굽거나 곤봉모양이다(그림 213).

Bifidobacteria는 혐기성, 화학유기영양성, 비운동성, 비항산성, 비포자형성세균이다. 최적생장온도는 37°C와 41°C 사이이다. 이 세균은 pH 4.5~8.5 범위에서 자라며 탄수화물을 잘 발효시킨다.

Gardnerella

Gardnerella vaginalis

사람의 성기와 배설기에서 발견되는 *Gardnerella vaginalis*는 세균성 질증(vaginosis)과 관련이 있다. 이 질병의 원인체에는 다양한 절대 혐기성 세균도 포함된다.

전파. *G. vaginalis*는 일반적으로 성행위를 통해서 전파된다.

형태와 배양특성. *G. vaginalis*는 그람음성 또는 그람염색 가변성이며 다형태성의 막대형으로 폭 0.5 ㎛이며, 길이 1.5~2.5 ㎛이다. 이 세균은 비운동성이며 캡슐을 생성하지 않는다.

*G. vaginalis*는 통성혐기성이다. 이 세균을 배양하는데 특수 배지와 CO_2 배양기는 필수적이다. 배양 48시간 이후에 작고 불투명한, 볼록한 집락들이 나타난다. 최적생장온도는 35~37°C이다.

*G. vaginalis*는 카탈라제와 옥시다제 음성이며, 포도당과 일부 다른 탄수화물을 분해하여 산을 형성하나 가스는 형성하지 않는다. 질산염을 환원하지 않는다.

병리와 임상특성. *G. vaginalis* 감염은 pH 4.5~5.5 범위에서 자라며 악취가 나는 질 분비물을 생성한다. 이 세균은 자궁내벽의 점막이 감염된 여성에서 흔히 분리된다.

진단. *G. vaginalis* 감염을 진단하는데 질 분비물을 직접 현미경으로 검사하는 것은 그 시료에서 세균을 분리하는 것보다 더 적절한 방법이다. (1) 과도한 질 분비물, (2) 4.5보다 큰 질에서의 pH, (3) **Clue cell**(역자주: 세균으로 둘러싸인 질 표피세포를 칭하며, 이때 세균으로는 *G. vaginalis*가 관여함)로 알려진 작은 그람음성의 막대균으로 덮인 질 상피세포(그림 214B), (4) 수산화칼륨(potassium hydroxide) 시험에서 물고기 비린내가 나는 등의 증세가 나타나는 것을 통해서 세균성 질증으로 진단한다.

Chlamydia

Chlamydiae는 진핵세포의 절대 세포내기생체로서 구형 세포의 작은 군(group)이다. 이 속의 세균은 트라코마, 감염성 시각장애를 일으킨다(그림 215A), 사람에서 몇 가지 공통적인 성매개 질병(그림 215B), 급성 호흡기 감염과 같은 심각한 질환을 일으킨다. 절지동물은 전파자도 숙주도 아니다.

형태와 배양특성. Chlamydiae는 그람음성이며 세포배양에서 자란다(그림 217). 이 세균은 독특한 이상(biphasic)의 생활주기를 가지며 감염성이고, 주기 중에 견고하며, 대사적으로 불활성형태의 **기본소체(elementary body)**와 비감염성이고, 연약하며, 대사적으로 활성형인 **망상체(reticulate body)**를 반복한다(그림 216).

진단. 클라미디아 감염은 종종 임상적 특성으로 진단한다. 실험실에서는 면역형광 시험(그림 217C 및 220), 핵산탐침(그림 218), 혈청학적 시험 등으로 확인한다.

Chlamydia trachomatis

*Chlamydia trachomatis*는 트라코마(그림 215A), 봉입체 결막염(inclusion conjunctivitis), 그리고 남성의 요도염(비임균성 요도염)과 여성의 자궁경부염(나팔관염) 등의 성기 감염을 일으킨다. 이 종의 혈청형(serovars)으로 알려진 다른 특별한 균주는 서혜림프육아종(lymphogranuloma venereum, LGV)이라는 성 매개 질병을 일으킨다(그림 215B 및 217B).

전파. *C. trachomatis*에 의한 안구 감염은 파리, 오염된 손가락, 무생물체(매개물)에 의해 전파된다.

병리와 임상특성. 트라코마의 임상특성은 그림 215A에서 보는 바와 같이 소낭의 발달과 눈꺼풀 내막(결막)에서 염증

높은 GC 함량의 비포자형성 그람양성 간균 (계속)

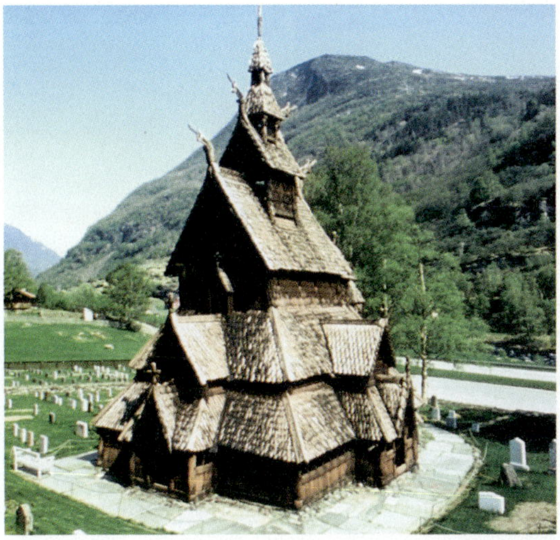

그림 206
특별한 입구와 구획을 가진 스칸디나비아의 교회에서는 세기 초반에 나병환자들을 특별히 격리시켰다.

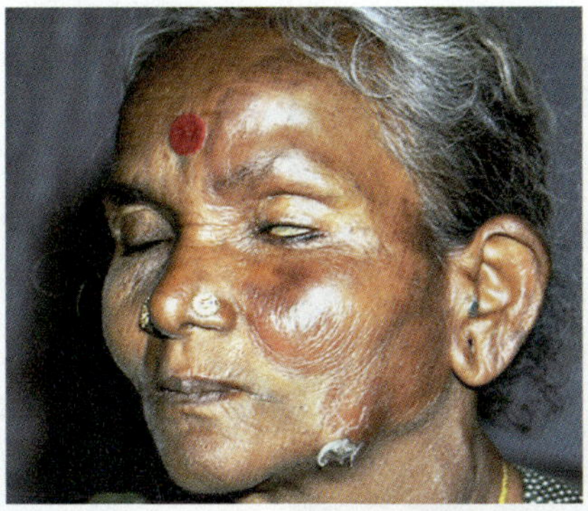

그림 207
초기 나병환자. (M.M. Hogeweg. *Trop. Doctor*. Suppl. 1(1992):15-21)

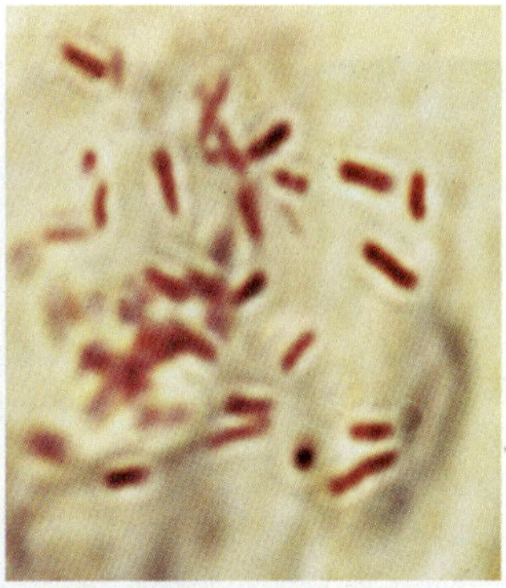

그림 208
*Mycobacteriun leprae*의 항산성 반응.

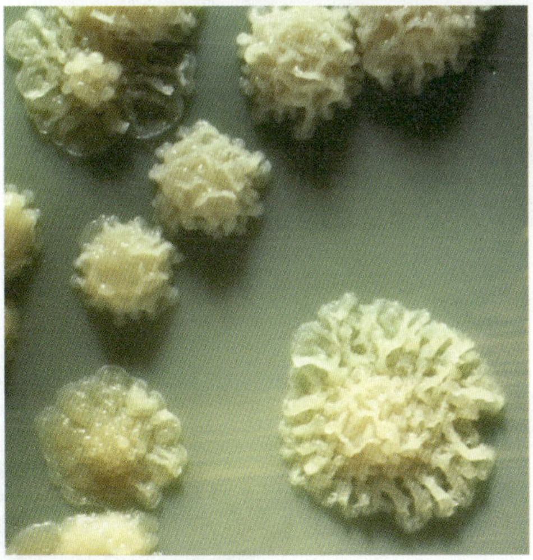

그림 209
*Mycobacterium smegmatis*의 집락.

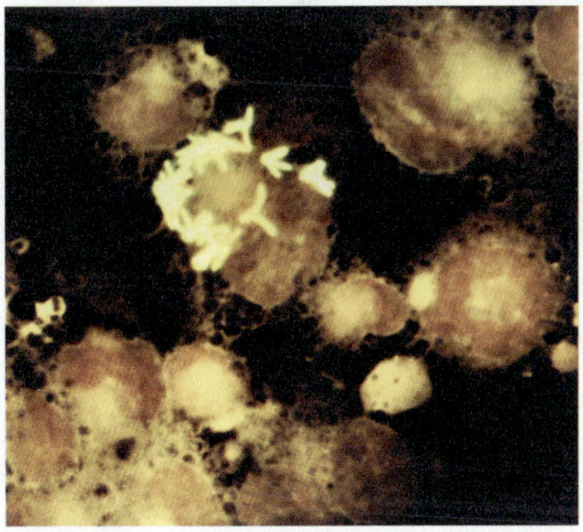

그림 210
면역형광법에 의해 보여주는 Bacillus of Calmette and Guérin(BCG). (F.C. Bange, A.M. Brown, W.R. Jacobs. Jr. *Inf. Immunol.* 64(1996):1794-99)

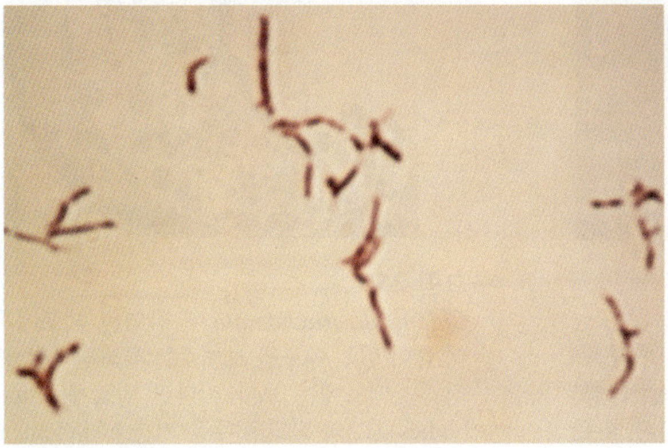

그림 211
*Nocardia asteroides*의 항산성 간균(1,000배).

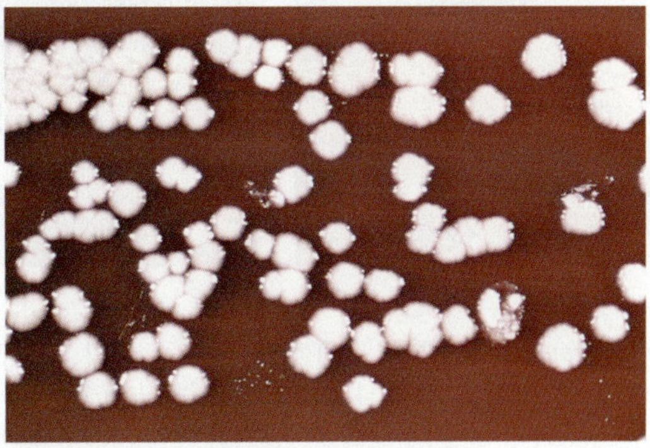

그림 212
혈액고체배지 상의 *Nocardia asteroides* 집락.

통성 혐기성, 높은 GC, 비포자형성, 불규칙 그람염색 간균

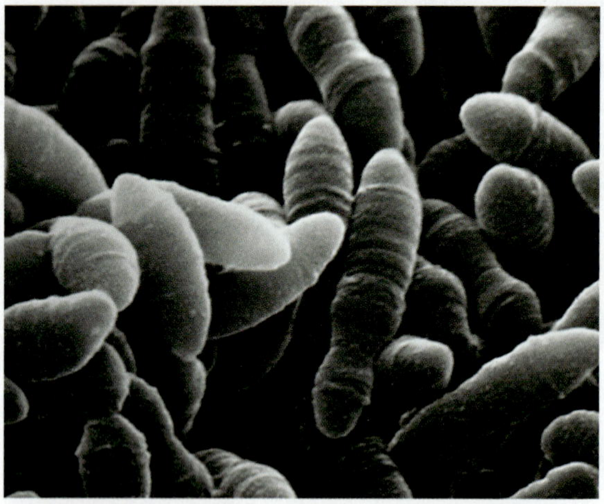

그림 213

Bifidobacteria. 이들 혐기성 생물체는 사람의 위장관 내의 자연 미생물상(相)의 중요한 구성원이다. (H. Bauer와 H. Sigarlakie. *Can. J. Microbiol*. 21(1975):1305-16)

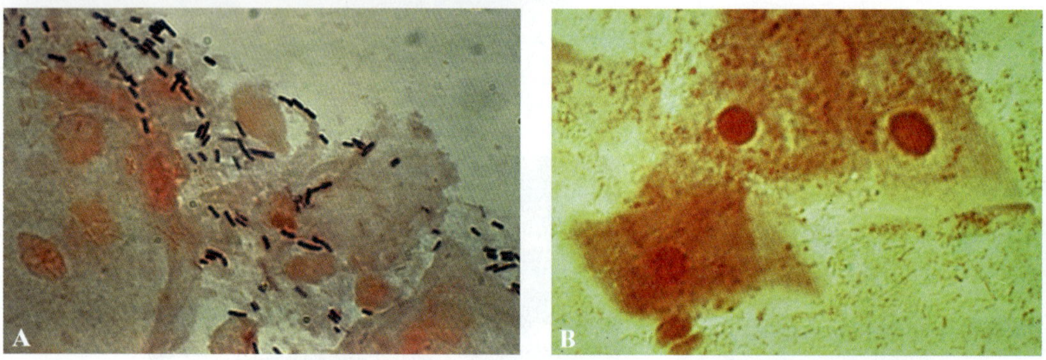

그림 214

Gardnerella vaginalis. (A) 정상 자궁경부도말로서 상피세포와 그람양성 간균을 보여줌. (B) 그람음성 간균인 *G. vaginalis*로 둘러싸인 클루세포(clue cell).

클라미디아

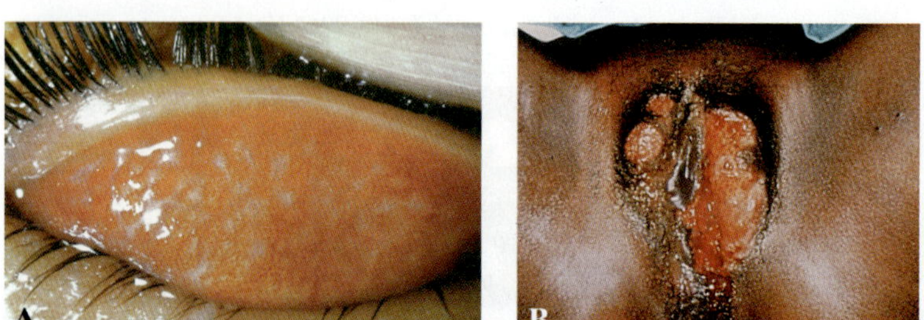

그림 215

*Chlamydia trachomatis*에 의한 임상적 상태. (A) 트라코마. 눈질환으로 많은 둥글고 창백하게 부풀어 오른(소낭) 염증이 있는 눈꺼풀 내부를 보여준다. (Director-General and Programme Manager, Prevention of Blindness, 세계보건기구 제공) (B) 서혜림프육아종(lymphogranuloma venereum)에 걸린 여성 환자의 성기에서 발견되는 손상의 임상사진. 이것은 *C. trachomatis*에 의한 성적 전파 질병의 한 종류이다.

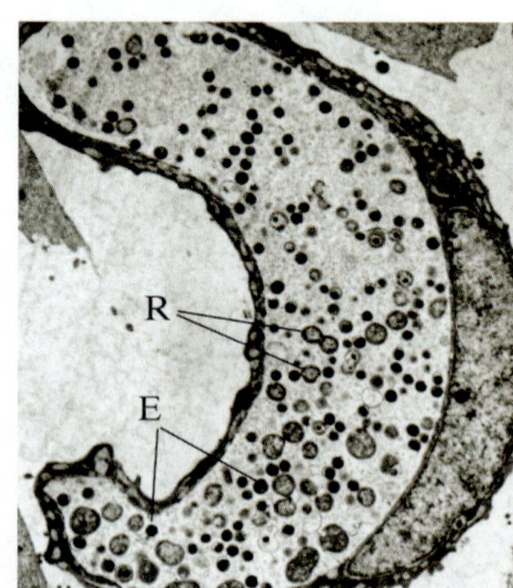

그림 216

*Chlamydia trachomatis*에 감염된 세포에서 막에 붙어 있는 액포를 보여주는 투과전자현미경사진. 이 액포에는 보다 커다란 망상체(reticulate bodies) (R)와 작고 어두운 기본소체(elementary bodies) (E)를 포함한다(4,664배). (P.B. Wyrick와 S.J. Richmond. *JAVMA* 195(1989):1509)

등이 있다. 각막이 뿌옇게 되기도 한다. 봉입체 결막염은 고름 분비물의 보다 경미한 감염이다.

서혜림프육아종은 만성, 침투성, 성적 전파 질병으로 국부성 림프절의 부종과 궤양(서혜임파선종)을 일으킨다.

Chlamydia pneumoniae

*Chlamydia pneumoniae*는 편도선, 기관지염, 폐렴 등의 사람 호흡기 감염에 중요한 원인균이다. 최근에 심장의 관상동맥의 질병에 관련되는 것으로 알려져 있다.

전파. *C. pneumoniae*는 에어로솔에 의해 사람에서 사람으로 전파된다.

병리와 임상특성. *C. pneumoniae*는 대표적 증상으로 목이 쉬거나, 장기간 기침, 기관지 천식 등의 원인균이며 호흡기의 상피세포 내벽에 손상을 준다.

Chlamydia psittaci

*Chlamydia psittaci*는 자연에 널리 분포하며 많은 포유류와 조류에서 호흡기 감염의 원인이 된다(그림 219). 이 세균은 다양한 형태의 심장질환과도 관련이 있다(그림 221).

전파. 앵무새(열대 서식성)는 주요 보균체로 간주되지만 사람의 경우는 감염된 비둘기, 참새, 오리, 코카틸 앵무새, 많은 다른 조류와 관련이 있다. 감염된 조류와 오랫동안 접촉이 발병에 필요하지 않다. 오염된 환경이나 새장 또는 새똥과 같은 물질과 접촉으로 전파될 수 있다. 에어로솔은 전파의 주요 수단이다.

병리와 임상특성. 앵무병(psittacosis)으로 알려진 인플루엔자 유사 질병은 *C. psittaci*에 의해 발병한다.

스피로헤타

스피로헤타(spirochetes)는 나선형(용수철 형태)의 운동성 세균이다. 그들의 형태학적 특성과 운동의 독특한 형태는 다른 세균들과 구분이 가능하다. 스피로헤타는 단세포성이며 그람음성이다. 스피로헤타의 크기는 0.1~3.0 μm × 5~250 μm 정도이다. 일부 스피로헤타는 매우 가늘기 때문에 암시야현미경(그림 232), 전자현미경(그림 222), 또는 명시야현미경의 해상력 범위 내에서 세균을 크게 하는 특수 염색기법을 이용하여 볼 수 있다. 암시야현미경은 입자 또는 세포의 표면으로부터 빛의 굴절을 통해서 관찰한다.

스피로헤타는 혐기성, 통성 혐기성 또는 호기성이다. 일부 스피로헤타는 자유생활을 하지만 다른 균주들은 사람과 하등동물의 정상 미생물상에 존재하는 세균들이다. 세 가지 속 – *Borellia, Leptospira, Treponema*는 사람에서 질병을 일으키는 세균들로서 인수공동전염병(zoonosis)을 일으킨다. 인수공동전염병은 자연적인 방법으로 하등동물 숙주로부터 사람에게 전파될 수 있는 감염질환이다.

Borrelia

Borrelia burgdorferi

라임병(Lyme disease) (그림 221)은 미국에서 주요 절지동물에서 유래하는 질병으로 출현하였다. *Borrelia burgdorferi*(그림 222)는 그 질병과 관련된 장애를 일으키는 세균이다.

전파. *I. dammini*(그림 223), *I. pacificus, I. scapularies*를 포함하는 여러 가지 *Ixodes* 진드기는 이 세균을 전파한다. 작은 포유류, 특히 생쥐는 이들 진드기의 중요한 숙주이며 자연에서 *B. burgdorferi*를 전파하는데 중요한 역할을 한다. 사슴은 성체 진드기 단계에서 중요한 숙주이다.

형태와 배양특성. *B. burgdorferi*는 커다란 나선형 세포로서 폭 0.2~0,5 μm, 길이 30~20 μm, 3~10 회의 느슨한 나선형으로 꼬여 있다. 그람음성이지만, 김자 염색(Giemsa stain)과 면역형광과 같은 염색 방법으로 쉽게 관찰할 수 있다. *B. burgdorferi*는 미호기성이며 혈액배지에서 잘 자란다(그림 224). 이 세균은 β-용혈현상을 나타내며, 냉온배양으로 더 확실히 볼 수 있다(먼저 34°C에서 배양 후 4°C에서 하룻밤 방치함).

병리와 임상특성. 라임병은 3단계로 구분된다.

1. **초기 국소 단계.** 감염 후 며칠 또는 몇 주 이내에 발병된다. 특징적인 상처 부위에 **홍반이행증(erythema migrans)**이 진드기에 물린 상처 부위는 명확하게 크고 둥글거나 난형의 붉은색의 특징적인 모양으로 나타난다(그림 221). 고열, 두통, 부은 국소 림프절, 근육 및 관절의 고통, 피곤 등은 대표적인 증세이다.
2. **산재 또는 확산 단계.** 며칠 또는 몇 달 이내에 일어난다. 다양한 크기의 붉은색 부위가 특징적으로 생겨난다. 초기 라임병에서 발견되는 증세와 징후도 나타날 수 있다. 안면 마비도 일어날 수 있다.
3. **후기 단계.** 몇 달 또는 몇 년 이내에 나타난다. 이 병은 장기간 지속되는 관절염과 중추신경계 연루를 포함한다.

진단. 가장 기본적인 진단법은 라임병의 초기 단계에서 개인으로부터 채취한 혈액시료에서 스피로헤타를 관찰하는

클라미디아 (계속)

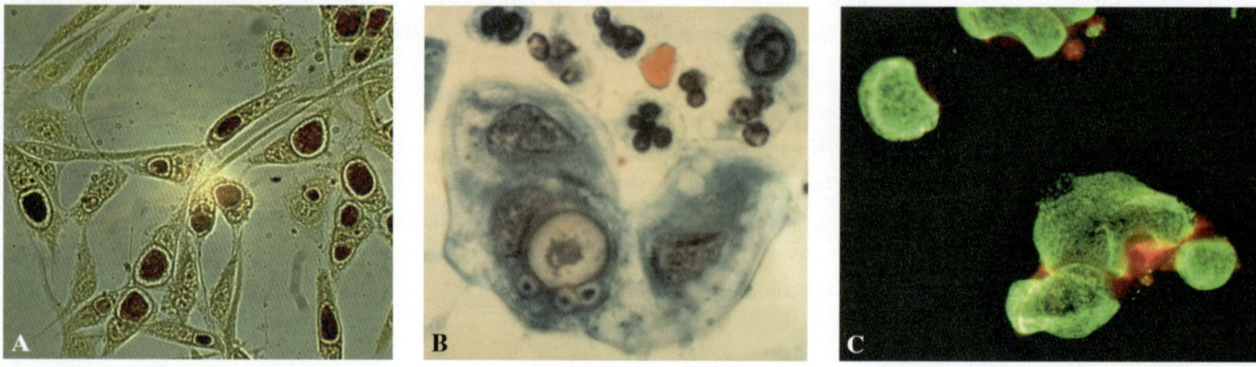

그림 217
*Chlamydia trachomatis*의 현미경적 특성. (A) McCoy 세포 내에 있는 세균. (R.L. Hodinka와 P.B. Wyrick. *Inf. Immunol*. 56(1998):1456-63 인용) (B) 서혜림프육아종(lymphogranuloma venereum) 환자에서 얻은 시료에서의 세포질내 함유물(1,200배). (C) 형광항체에 의해 보이는 *C. trachomatis*. (S.T. Knight와 P.B. Wyrick 제공)

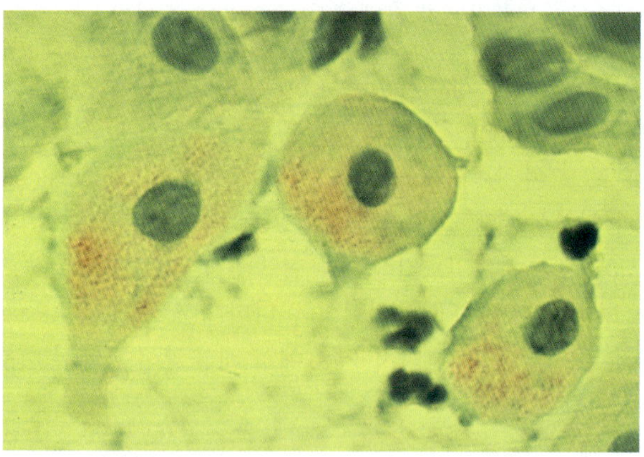

그림 218
클라미디아의 세포질내 축적은 핵산탐침기법으로 관찰되었다. (D. Raisi, C. Ghirardini, M. Portolani 박사, University of Modena and Mirandala, Hospital Cytology Lab, Italy 제공)

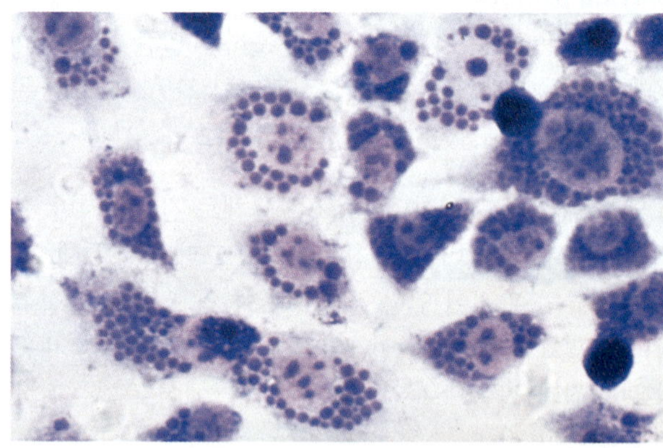

그림 219
McCoy 세포 내의 *Chlamydia psittaci* 세포함유물. (R.L. Hodinka와 P.B. Wyrick. *Inf. Immunol.* 56 (1998):1456-63 인용)

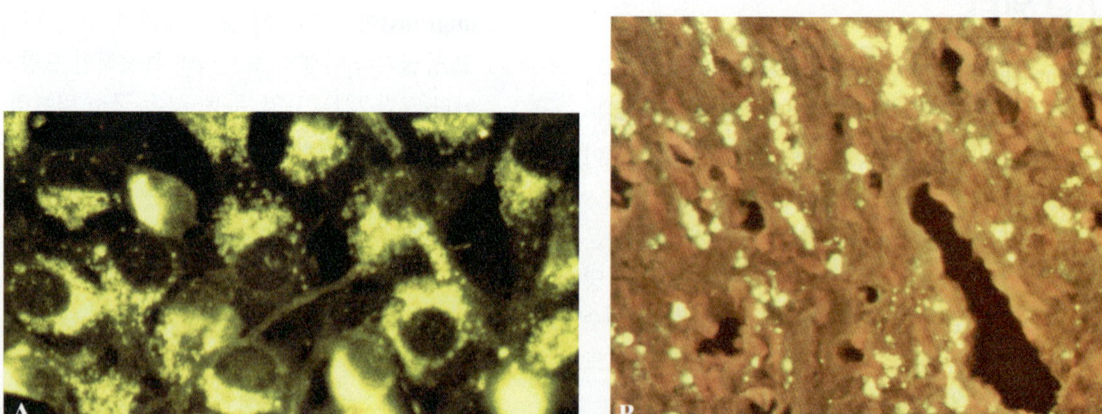

그림 220
형광항체에 의해 보이는 *Chlamydia psittaci*의 존재. (A) 인두(pharyngeal) (목) 시료로 접종된 조직배양. 클라미디아 세포함유물이 보인다. (B) 승모판(mitral valve) 성장에서 클라미디아 항원과 세포함유물(노랗게 타는 듯한 부분). (D.S. Shapiro, S.C. Kenney, M. Johnson, C.H. Davis, S.T. Knight, P.B. Wyrick. *NEJM* 326 (1992):1192-95 인용)

것이다. 대표적인 병변과 효소와 연관된 면역흡착활성(ELISA) 등의 면역학적 시험도 진단에 좋은 방법이다(11장, "면역학" 참고).

Borrelia recurrentis

풍토병성 재귀열(endemic relapsing fever)의 원인균은 *Borrelia recurrentis*이다(그림 225).

전파. 풍토병성 재귀열은 *Ornithodoros* 속의 연체진드기(soft-bodied tick)에 의해 사람으로 전파되며, **유행성 재귀열(epidemic relapsing fever)**은 *Pediculus* 속의 몸이(lice)에 의해 전파된다(그림 226).

형태와 배양특성. *B. recurrentis*는 커다란 스피로헤타이며 폭 0.3 µm이며 길이 10~30 µm이다. 그람음성이지만 어떤 경우에는 다른 염색 방법을 통해서도 쉽게 관찰할 수 있다. *B. recurrentis*는 미호기성이며 긴 사슬의 지방산이 포함된 여러 가지 인공배지에서도 배양할 수 있다.

병리와 임상특성. 약 7일의 잠복기가 지난 후에 많은 스피로헤타가 혈액에서 발견되어 심한 두통을 동반하는 고열, 근육통, 오한, 전신쇠약을 일으킨다. 약 1주일 동안 고열이 지속되며 적절한 면역(예방적) 반응으로 신속하게 고열이 멈춘다. 보통 재발은 덜 심각하며 2~4일 후에 일어난다.

진단. 발열기간 중에 채취한 혈액은 염색도말하여 혈구들 사이에 존재하는 *B. recurrentis*를 관찰한다(그림 225). 특수 면역학적 시험도 도움이 될 수 있다.

Leptospira

Leptospira interrogans

렙토스피라증(leptospirosis)은 여러 동물로부터 *Leptospira interrogans*를 통해서 발병한다(그림 227).

전파. 이 질병은 주로 감염동물의 소변에 오염된 물을 섭취함으로써 전파된다.

형태와 배양특성. *L. interrogans*는 가느다란 스피로헤타이며 폭 0.15 µm이며, 길이 5~15 µm이다. 고리모양의 말단에 미세하고 촘촘하게 감긴 나선으로 구성된다. 면역형광염색과 암시야현미경으로 관찰할 수 있다. *L. interrogans*는 호기성이며 농화된 반고체성 배지에서 배양될 수 있다.

병리와 임상특성. 렙토스피라증은 보통 두 단계에 걸쳐서 진행된다.

1. **1단계.** 7일 정도의 잠복기 후에 인플루엔자와 같은 질병이 나타난다. 대표적인 증상에는 고열, 오한, 두통, 근육통 등이 있다.
2. **2단계.** 보통 3주 이상 지속된다. 대표적인 증상은 근육통과 두통, 발진, 몸이 노랗게 변하고(황달), 실험실에서는 간과 신장 손상을 볼 수 있다. 웨일병(Weil's disease)으로 알려진 렙토스피라증의 가장 심한 형태는 간, 신장, 혈관에 커다란 손상이 일어나는 것이다.

진단. *Leptospira*는 혈액 또는 질병에 걸린 후 첫째 주에 채취한 오줌과 같은 체액에서 분리된다. 배양을 위해서 시료는 채취 즉시 사용되어야 한다.

Treponema

Treponema pallidum

성매개 질병(sexually transmitted disease, STD)인 매독의 원인균은 *Treponema pallidum*이다. 15세기 말과 16세기 초에 최초로 소개되었으며 유럽에 확산되었을 때 종종 치명적인 효과를 보여주었다. *T. pallidum*의 아종에는 열대 백반성 피부병(pinta)을 일으키는 *T. p. carateum*과 비성병성 딸기종(nonvenereal yaws)을 일으키는 *T. p. pertenue*가 있다(그림 233). 심한 경우에 딸기종(열대 지방의 전염성피부병, yaws)으로 죽은 사람에서 안장모양의 코 기형과 한쪽부분의 콧대가 부어오르는 것이 관찰된다.

전파. 매독은 성에 의해 매개되는 대표적인 질병이지만 수혈 또는 비성적 접촉을 통해서도 확산될 수 있으며, 태아는 감염된 엄마의 자궁내(*in utero*) 또는 산도(birth canal)를 통해 출산하는 동안 감염될 수 있다[**선천매독(congenital syphilis)**].

형태와 배양특성. *T. pallidum*은 점질성 스피로헤타이며 폭 0.15 µm이며 길이 5~15 µm으로 특징적인 코르크 스크류 모양을 나타낸다(그림 231 및 232).이 세균은 보통 암시야현미경과 면역형광기법을 통해서 관찰한다. 통상 세균 염색은 효과적이지 않다. 그러나 스피로헤타 표면에서 은으로 코팅하여 감염조직을 관찰한다(그림 231). 특별한 조직배양 방법은 *T. pallidum*이 배양하는데 사용될 수 있다.

병리와 임상특성. 매독은 4단계로 구분될 수 있다(그림 228-230).

1. **일차 매독.** 감염 후 21일 이내에 감염 부위에서 단단하게 부어오른 하감(chancre)이 나타나며; 치료하지 않으면 이 상처 부위는 3~8주 이내에 치료된다(그림 228A)
2. **이차(산재성) 매독.** 일차 하감이 나은 지 2~10주에 생

스피로헤타

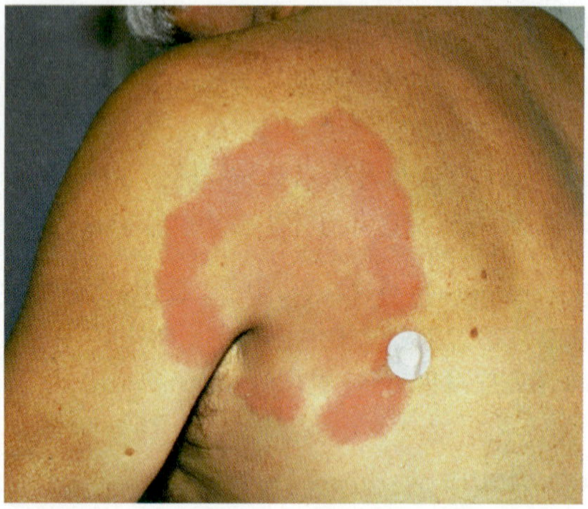

그림 221
초기 국부 라임병의 전형적 손상인 홍반이행증(erythema migrans). 이 손상은 진드기에 물린 부위에서 시작되며, 60~80%의 사례에서 일어난다. (J. Cote. *Internat. J. Dermatol.* 30(1991):500-501 인용)

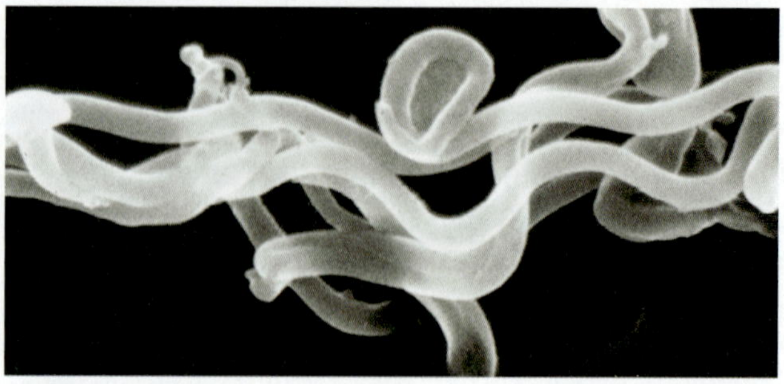

그림 222
라임병과 기타 질병의 원인균인 *Borrelia burgdorferi*의 주사현미경사진. (F.-R. Matsucha 박사, Free University of Berlin 제공)

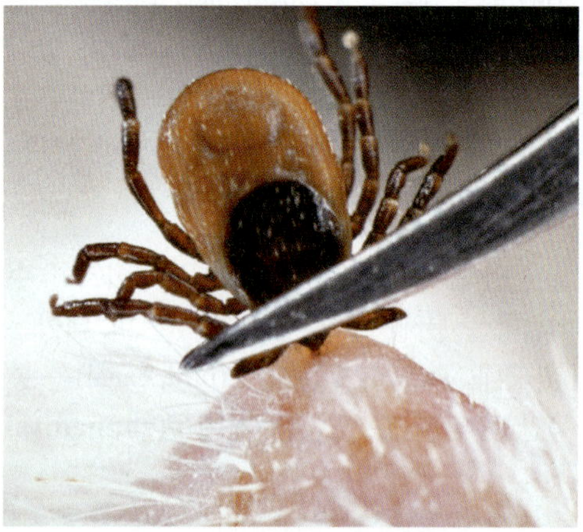

그림 223
라임병의 원인균인 *Borrelia burgdorferi*를 전파하는 사슴 진드기 *Ixodes dammini*의 암컷. (F.-R. Matsucha 박사, Free University of Berlin 제공)

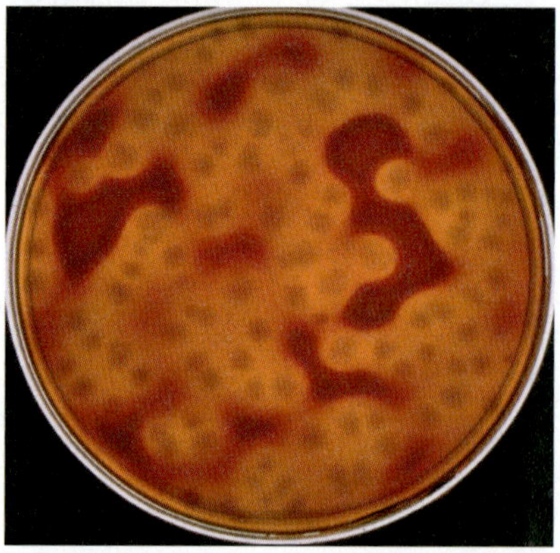

그림 224
34°C에서 배양하고, 4°C로 옮겨 밤새 배양한 후의 *Borrelia burgdorferi*의 용혈활성(혈액배지 평판). (L.R. Williams and F.E. Austin, *Inf. Immunol.* 60(1992):3324-30 인용)

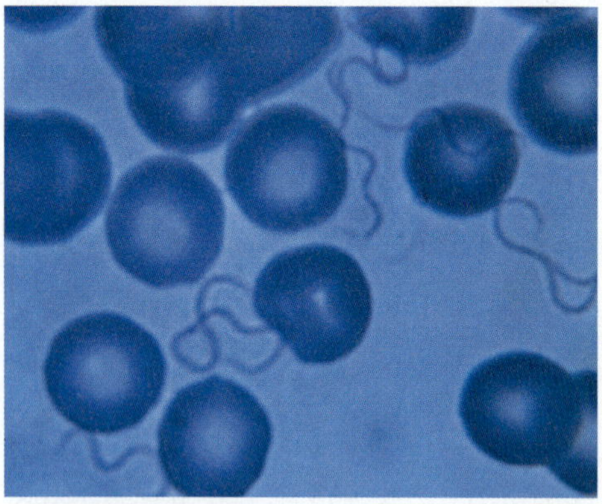

그림 225
전염성 재귀열(relapsing fever)의 원인균인 *Borrelia recurrentis*의 현미경 관찰.

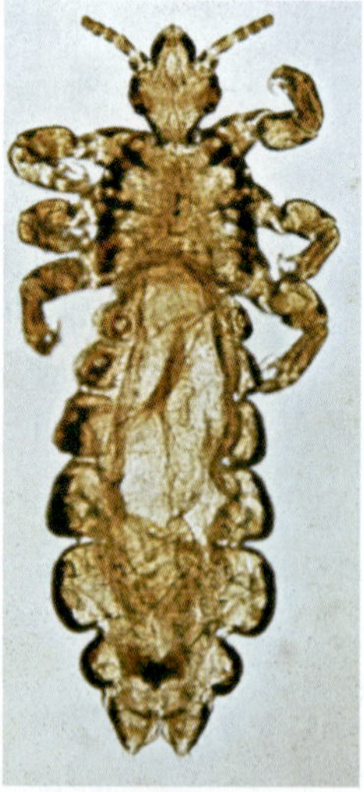

그림 226
재귀열과 기타 질병을 전파하는 것으로 알려진 사람에 기생하는 몸이(louse)인 *Pediculus humanus*.

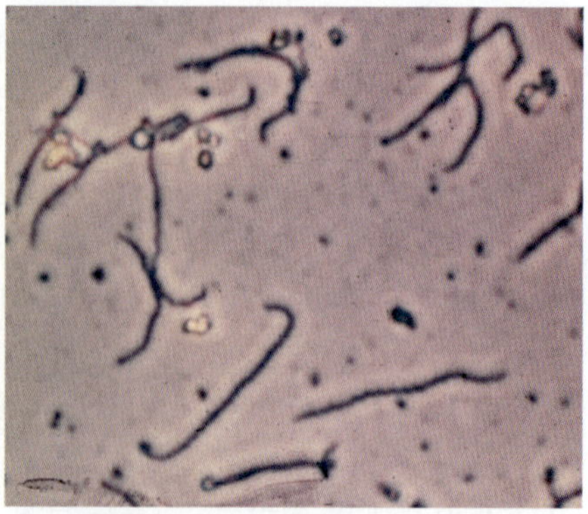

그림 227
렙토스피라증의 원인균인 *Leptospira interrogans*의 현미경 관찰.

긴다. 감염의 징후는 얼굴, 손바닥, 발바닥, 생식기와 주변 부위의 아프지 않은 사마귀모양의 생장과 같은 신체상에 수포와 같은 발진생성 등이 있다(그림 228B).

3. **잠복성 매독.** 2단계 이후에 일어난다. 양성 혈액시험보다 다른 명백한 감염의 증거는 없다.
4. **삼차 매독.** 감염 후 5년 경과시에 치료받지 않은 경우에 나타나지만, 일반적으로 15~20년 후에 나타난다. 과도한 조직파괴가 심혈관계와 신경계에서 일어나지만(그림 229), 신체의 어떤 부분이 연루될 수 있다. 40 μm 정도의 단단하고, 흰색 병변의(제3기 매독의) **고무종(gumma)** (그림 230)이 신체조직에서 발견되며 *T. pallidum*의 효과를 크게 극대화한다.

진단. 암시야현미경과 면역형광현미경(그림 232)은 일차 및 이차 병변에서 *T. pallidum*을 확인할 수 있다. 그러나 많은 매독환자의 혈액에서 항체의 존재를 입증함으로써 진단될 수 있다. 여기에는 *T. pallidum*(MHAP-TP)의 형광 매독 항체 흡착시험(FTA-ABS)과 미세혈구응집(micro-hemagglutination) 시험 등이 있다.

혐기성/통성 혐기성, 비운동성, 그람음성 간균

Porphyromonas

이 *Porphyromonas* 속은 1988년에 새로이 만들어졌다. 이 속은 세 가지 이전의 *Bacteroid* 종을 포함한다: *Porphyromonas asaccharolytica, P. gingivalis, P. endodontalis.*

형태와 배양특성. 이 속의 세균들은 짧은 그람음성의 막대형이며, 직경 0.5~0.8 μm이며 길이 1.0~3.0 μm이다. 이 세균은 비운동성이며 절대 혐기성이다. *Porphyromonas* 종은 배양 2일에서 21일이 경과된 후에 맨살(buff)에서 검은색의 색소성 집락을 생성한다(그림 234).

이 세균은 *Prevotella* 종과는 별개의 특성인 탄수화물을 분해하지 않는다.

일부 *Porphyromonas* 종은 잇몸질환과 연관되어 있으며 치근관(dental root canal)으로부터 분리되었다.

Prevotella

Prevotella 속은 1990년에 만들어졌다. 15가지 이전의 *Bacteroides* 종들이 *P. denticola*(그림 235), *P. intermedia*(그림 236), *P. melaninogenica*와 같은 사람에 병원성인 *Prevotella*를 전파한다(그림 237).

형태와 배양특성. *Prevotella* 종은 그람음성의 막대형으로 직경 0.5~0.8 μm이며 길이 1.0~3.0 μm이다. 이 세균들은 비운동성이며 비포자형성체이다. 이 세균들은 다형태성이다.

*P. denticola*는 카탈라제와 인돌음성이다. 에큘린(esculin)을 가수분해하고 포도당, 젖당, 맥아당을 발효한다. *P. intermedia*는 인돌양성이고 포도당과 젖당만을 발효시킨다는 점에서 *P. denticola*와 다르다. *P. melaninogenica*는 에큘린의 가수분해를 제외하고는 *P. denticola*와 동일한 반응을 한다. 이들 종 가운데 셀로비오스(cellobiose)를 생성하는 것은 없다.

병리. *P. denticola*는 사람의 구강에서 흔히 발견되지만 임상적 중요성은 아직 알려지지 않다. *P. intermedia*는 감염된 사람의 구강에서 뿐만 아니라 뇌와 목의 감염 및 늑막에서도 발견된다.

Streptobacillus

Streptobacillus moniliformis

이 속의 유일한 세균은 *Streptobacillus moniliformis*이다. 생쥐, 야생쥐, 실험쥐의 목과 비강인두(nasophrynx)에서 발견된다. *S. moniliformis*는 사람에서 서교열(rat bite fever)의 원인균이다.

전파. 많은 환자는 감염된 쥐, 생쥐, 고양이에게 물림으로써 전파된다. 쥐의 분변에 오염된 우유의 섭취, 일하는 사람의 환경적 노출, 또는 감염된 쥐와 같은 건물에서 생활하면서도 감염될 수 있다.

형태와 배양특성. *S. moniliformis*는 그람음성에서 그람염색 가변성의 막대형이며 직경 0.1~0.7 μm, 길이 1.0~5 μm이다. 세포는 단일 또는 길이 10~150 μm의 긴 왁스가 덮인 **구슬 끈(string of beads)**과 같은 연쇄상으로 발견된다(그림 238). 이 세균은 비운동성이다.

*S. moniliformis*는 통성혐기성이며 최상의 생장을 위해서 농화배지를 필요로 한다. 최적온도는 35~37°C이다. 혈액배지에서 이 세균은 작은 회백색 집락을 형성한다. 몇 가지 세균종 가운데 한 가지는 L형을 자발적으로 전환한다(세포벽이 없는 세포). 이 세균은 옥시다제와 카탈라제 음성이며 질산염을 환원하지 않는다. 포도당과 기타 탄수화물은 발효되어 산을 형성한다. 생화학적 시험을 위한 모든 배지는 혈액, 혈청, 또는 농화물질을 필요로 한다.

스피로헤타 (계속)

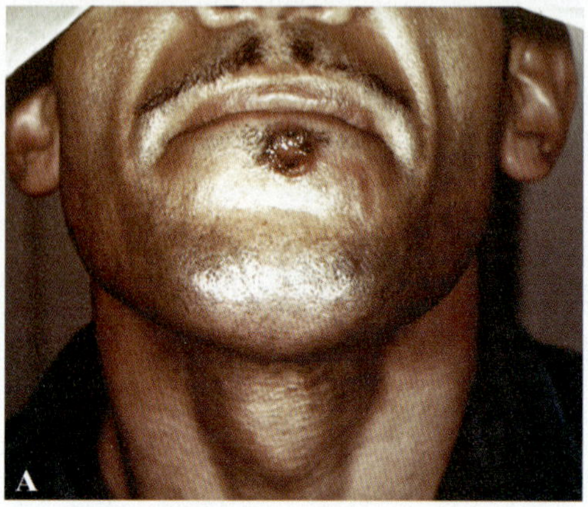

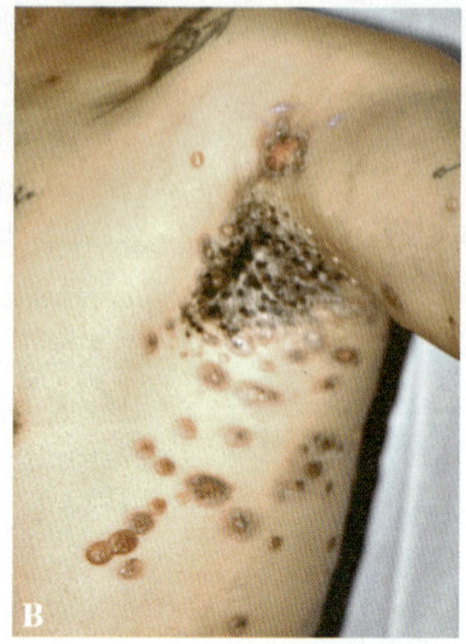

그림 228
매독의 초기 단계. (A) 일차 염증 또는 하감(下疳). 이 조직 손상 부위에는 수백 개의 *Treponema*가 존재한다. (U.S. Public Health Service 제공) (B) 이차 매독에서 발달되는 발진. (P. Lawrence and N. Saxe. *Clin. Exper. Dermatol*. 17(1992):44-48 인용)

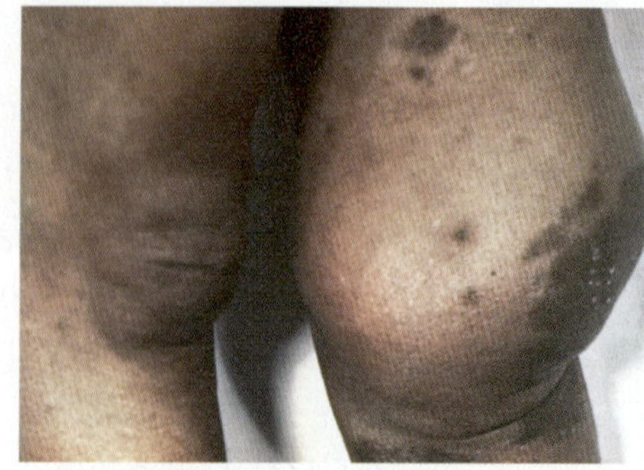

그림 229
심혈관계에 영향을 미치는 제3기 매독의 합병증인 샤르코 무릎(Charcot knee)

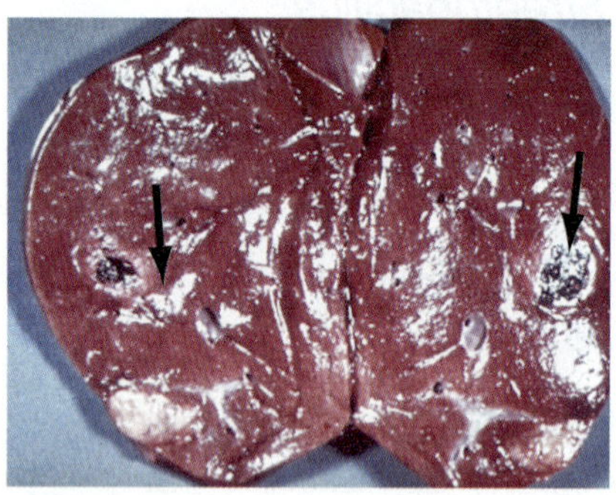

그림 230
간에서의 고무종(제3기 매독에서 생김). 2개의 고무종이 명백히 보인다(화살표). 1개에서는 커다란 조직손상이 나타나 있다.

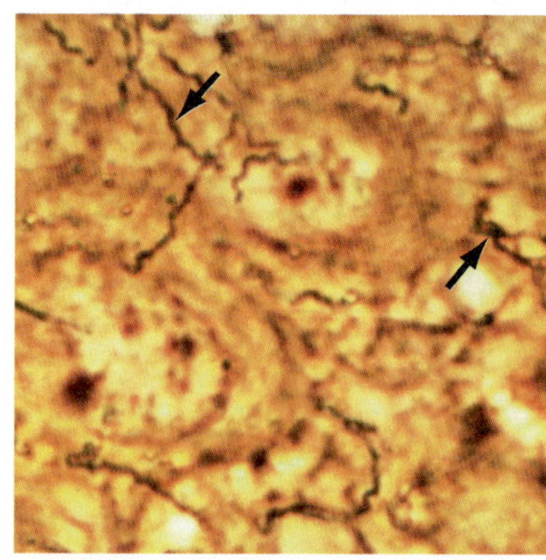

그림 231
조직 내의 *Treponema pallidum*(화살표).

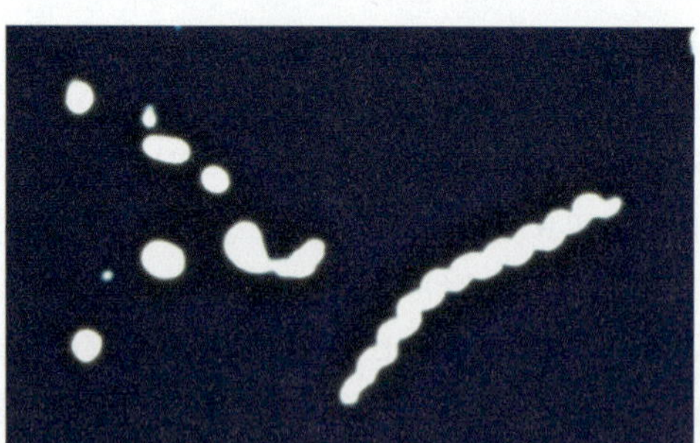

그림 232
스피로헤타인 *Treponema pallidum*이 암시야 현미경에서 관찰된다. 생물체는 어두운 배경에서 밝게 나타난다.

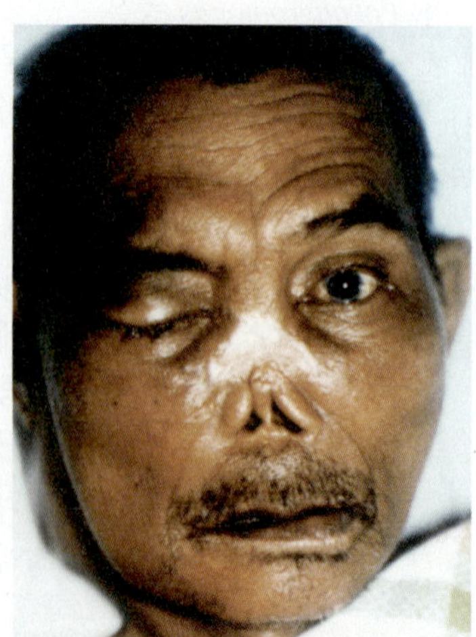

그림 233
딸기종(腫) 환자에서 코의 소실. (S. Elango와 S.P. Palaniappan 박사 제공)

혐기성/통성 혐기성, 비운동성, 그람음성 간균

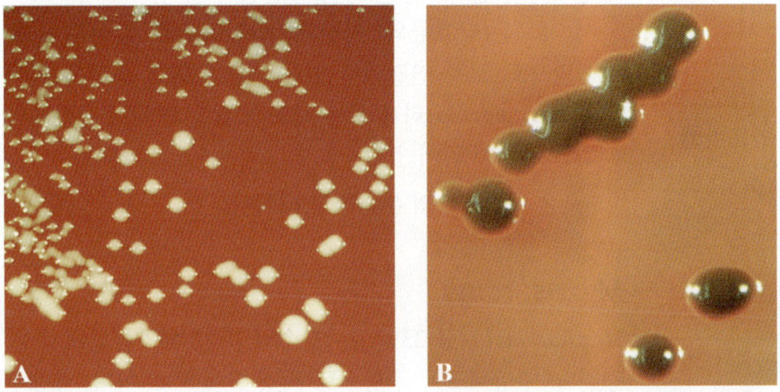

그림 234
Porphyromonas endodontalis. (A) *Brucella* 고체배지상의 집락. (B) *Brucella* 고체배지 상의 짙게 색소침적된 집락. (H.F. Somer 박사, Anaerobie Laboratory, National Public Health Institute, Helsinki, Finland 제공)

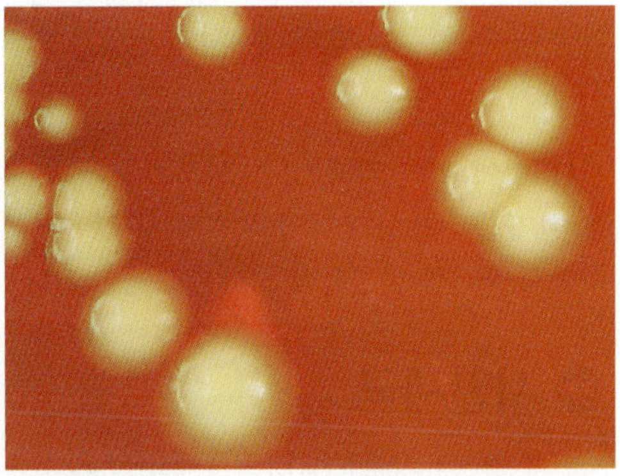

그림 235
진홍색 안료인 레이크를 포함하는 혈액배지(laked blood medium) 상에서의 *Prevotella denticola*. (H.F. Somer 박사, Anaerobie Laboratory, National Public Health Institute, Helsinki, Finland 제공)

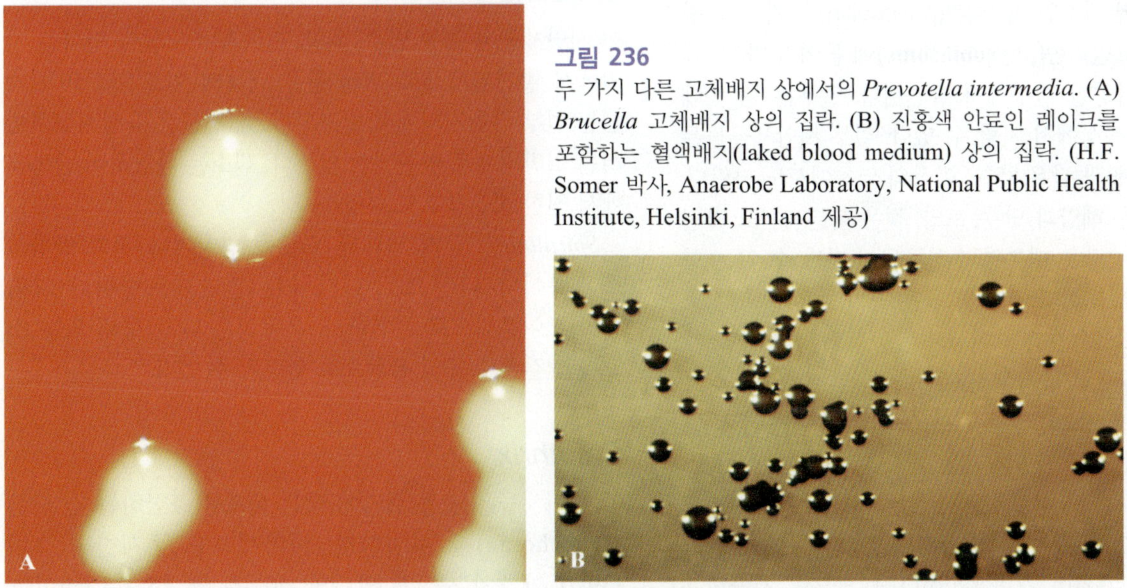

그림 236
두 가지 다른 고체배지 상에서의 *Prevotella intermedia*. (A) *Brucella* 고체배지 상의 집락. (B) 진홍색 안료인 레이크를 포함하는 혈액배지(laked blood medium) 상의 집락. (H.F. Somer 박사, Anaerobe Laboratory, National Public Health Institute, Helsinki, Finland 제공)

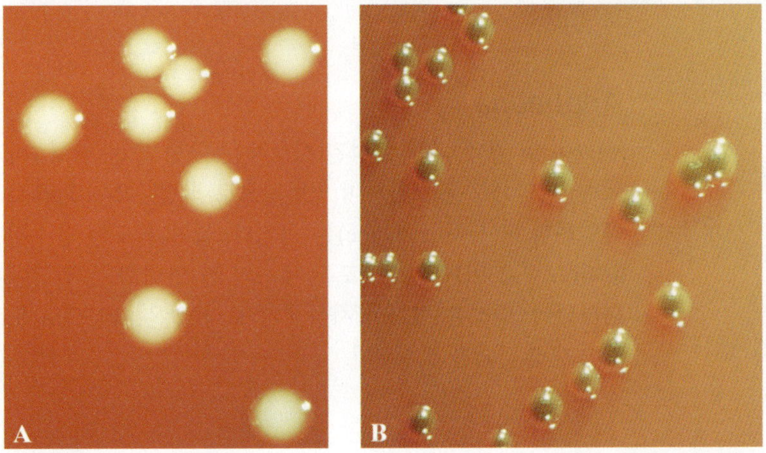

그림 237
두 가지 다른 고체배지 상에서의 *Prevotella melaninogenica*. (A) *Brucella* 고체배지 상의 집락. (B) 진홍색 안료인 레이크를 포함하는 혈액배지(laked blood medium) 상의 집락. (H.F. Somer 박사, Anaerobe Laboratory, National Public Health Institute, Helsinki, Finland 제공)

병리와 임상특성. 질병은 10일 이내의 잠복기 이후에 신속하게 발병한다. 보통 징후와 증세는 오한, 발열, 구토, 심한 두통을 포함한다. 손바닥과 발바닥에서 발진도 나타난다. 팔꿈치, 손목, 무릎, 발목에서의 관절염과 연관성이 매우 흔하다.

진단. 혈액, 기타 체액, 고름, 피부손상 부위로부터의 분비물은 현미경적 특성과 배양을 위해 사용된다. 튜브와 같은 생화학적 시험과 혈청학적 시험은 도움이 된다.

시안세균

시안세균(cyanobacteria) [남조세균(blue-green bacteria)]은 가장 크고 다양하며 가장 널리 분포하는 광합성 세균이다. 이 세균은 일반 형태에서 활주세균과 유사하며 빛에너지, 이산화탄소, 질소를 이용하는 일부 광합성 세균들은 엽록소 *a*를 가지며 효소에 의한 물 분해능은 진핵조류와 고등식물과 흡사하다. 모든 시안세균은 광합성에서 보조색소의 기능을 하는 특징적인 색소인 피코빌린(phycobilin)을 가진다. 광합성 색소는 **피코빌리솜(phycobilisome)**에 들어 있다.

시안세균은 다양한 환경에서 발견된다. 일부는 눈 속에서나 높은 산의 정상에서 자랄 수 있다. 일부 시안세균들은 옐로스톤국립공원과 같은 85°C 이상의 열천에서도 자란다. 일부 다른 종들은 해양과 담수, 토양, 젖은 화분에서도 발견된다. 일부 남조세균은 대부분의 식물들이 자랄 수 없는 화산암에서도 자랄 수 있다. 이들 세균은 공기 중의 질소(질소고정), 이산화탄소, 수증기를 이용하는 능력도 있다.

시안세균의 세포적 특성은 명백하게 진핵 조류군과 다르다. 이들은 세포벽 조성, 리보솜 구조, 단백질 합성의 특성, 핵산특성 등에서 차이가 있다.

시안세균은 구형, 막대형 또는 나선형이다(그림 239). 세포는 직경 1.5~2.0 μm, 다층의 펩티도글리칸 세포벽, 플라스미드, 필리를 가지며 그람음성이다. 대부분의 시안세균은 형태와 무성생식의 방법에 근거하여 다섯 가지 아군으로 구분될 수 있다.

1군은 단세포로 구성되지만 이분법에 의해 생긴 새로운 세포는 집합체를 형성하기 위해 연결된 채로 남아 있다.

2군은 **배오사이트(baeocyte)** (역자주: 시안세균들에 의해 형성된 직경 약 2~3 nm의 작은 구형의 생식세포)로 알려진 내생포자 형태로 증식되는 작은 구형세포를 포함한다. 이들 증식세포는 영양세포의 다중 분열로부터 형성된다.

3군은 단일 평면에서 이분법에 의해 분열되는 필라멘트성 세포로 구성된다(그림 239B).

4군은 둥근 **이형세포(heterocyst)**를 생성하는 필라멘트 형태를 포함한다. 이형세포는 영양세포의 분화를 통해서 생겨나며 질소고정을 하는 유일한 부위이다. 필라멘트에서 세포는(남조류의) **사상체(trichome)**로 알려진 공통 협막으로 서로 연결되어 있다(그림 239C). 증식은 **연쇄체(hormogonia)**라 부르는 세포의 짧은 연쇄로 사상체의 절단에 의해 일어난다.

5군은 시안세균의 분지된 형태이다.

Myxosarcina

Myxosarcina(그림 239A)는 담수와 해양 해양환경에서 발견된다. 영양세포는 구형으로 직경 5~6.3 μm이며, 입방체와 같은 집합체를 형성한다. 영양세포당 적어도 4개의 배오사이트(baeocyte)가 방출된다. 최적생장의 온도범위는 30~44°C이다.

Spirulina

이 시안세균은 보통 담수, 해양, 민물과 바닷물이 만나는 지역에서 발견된다. *Spirulina* 종은 내륙의 염호수와 50°C가 넘는 일부 온천지역에서 발견된다. 이 세균은 육상서식처에서는 일반적으로 발견되지 않는다. 색소는 다양하며 남녹색에서 진한 붉은색으로 다양하다.

*Spirulina*는 굳게 밀폐된 오른쪽 방향이나 왼쪽 방향의 스프링이나 나선으로 나타나는 필라멘트형이다(그림 239B). 이분법으로 분열한다. 운동성은 나선 형태 또는 스크류와 같은 운동의 유형으로 설명될 수 있다.

Calothrix

이들 미생물은 공통 협막에 많은 세포를 포함하는 긴 사상체(trichome)를 형성한다. 이형세포도 존재한다(그림 239D). 개개의 사상체 말단의 직경은 약 2.5~18 μm이다. 이들 생물체의 협막은 황갈색에서 진한 갈색로 다양하게 나타난다.

Anabaena

Anabaena 종에 의해 형성된 사상체는 구형 또는 난형 (바렐형) 영양세포를 포함하며 일반적으로 직경은 2~10 μm로 다양하다. 사상체(trichome)는 곧거나, 굽거나 또는 용수철 같다(그림 239D). 이형세포는 세포의 긴 연쇄 또는 말단에 나타난다. 증식은 커다란 사상체가 보다 짧은 모양으로 모체가가 분절되어 진행된다.

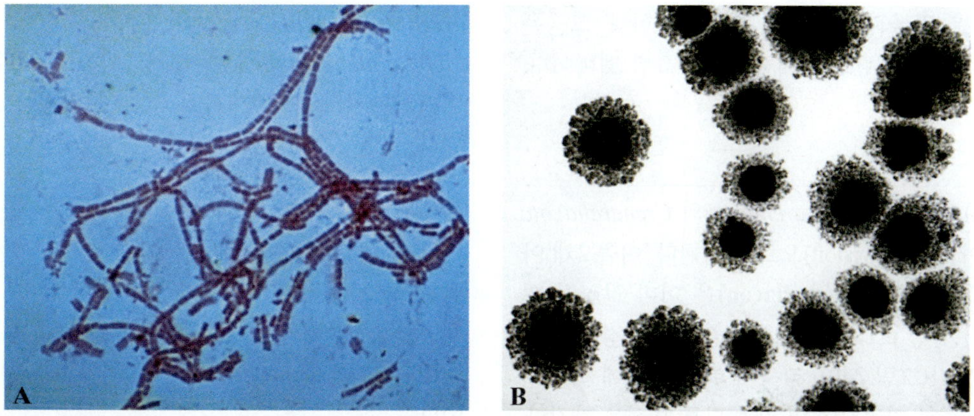

그림 238
(A) 그람음성인 *Streptobacillus moniliformis*의 길고 왁스물질의 연쇄상(1,000배). (B) Dienes 고체배지 상의 집락(200배). (M.R. Pins, J.M. Holden, J.M. Yang, S. Madoff, M.J. Ferraro. *CID* 22 (1996):471-76 인용)

시안세균

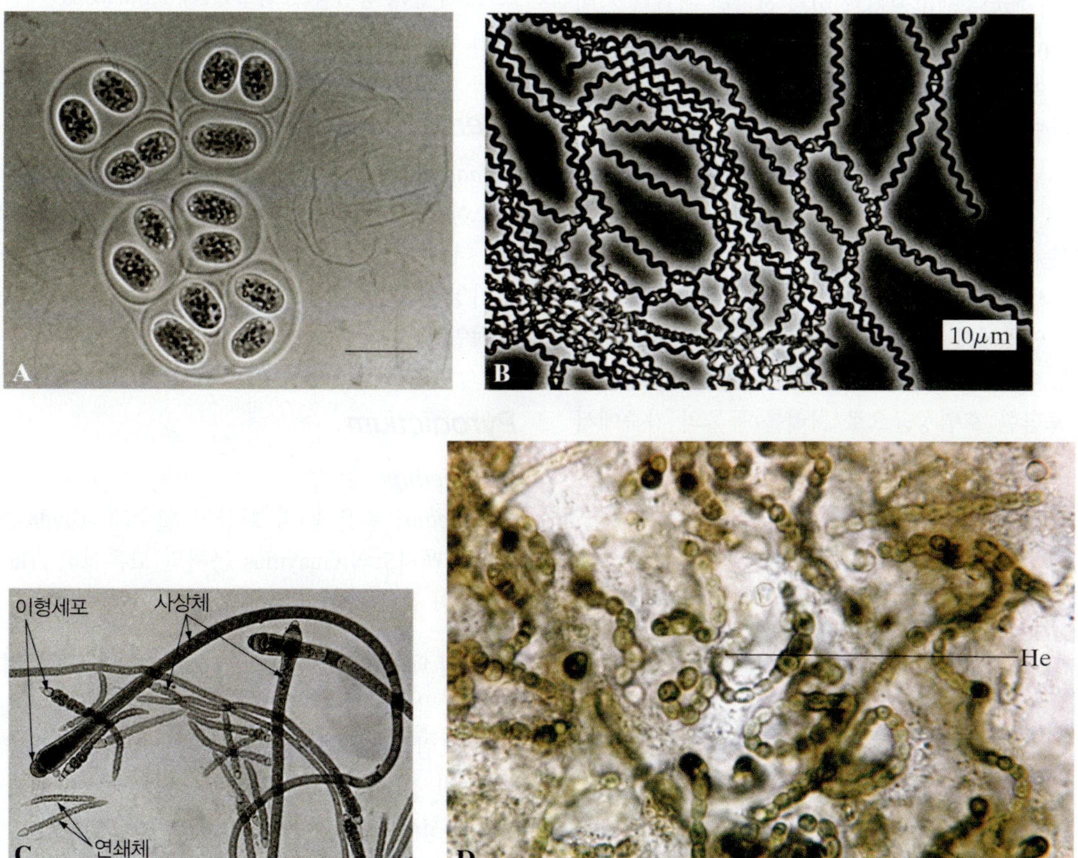

그림 239
시안세균의 예. (A) 구형의 시안세균인 *Myxosarcina*의 어린 집합체. 내부의 세포를 주목하라. (B) 나선형이며 느슨하게 꼬여 있는 *Spirulina* 세포. (C) *Calothrix*의 긴 사상체(trichomes) (**T**). 사상체는 협막 안에 많은 세포를 가진다. 더욱 짧은 세포 연쇄상, 연쇄체(hormogonia) (**Ho**), 이형세포(**He**)도 명백히 보인다. (R. Rippka 제공) (D) 많은 *Anabaena* 사상체의 광학현미경사진. 이형세포(**He**)도 볼 수 있다.

Anabaena 종은 민물과 해수에서 널리 분포한다. 그들은 이들 환경에서 식물성 플랑크톤 개체군의 중요한 멤버이다.

고세균

고세균(Archaea) 도메인은 *Euryarchaeota*와 *Crenarchaeota*의 2개의 주요 아군(subdivision)으로 구성된다. 이들 2개 아군의 원핵세균으로서 **고세균(archaeon)**은 이미 알려진 미생물의 초고온과 극한 pH와 같은 매우 열악한 환경에서 살아가는 능력이 있다(그림 240). 더욱이 이 도메인에 속하는 종들은 원핵세균들과 비교하여 몇 가지 다른 특성을 가진다. 이들 특성에는 rRNA의 다른 뉴클레오티드 서열, 세포벽의 성분으로서 뮤람산의 보편적 부재(대표적인 펩티도글리칸 성분), 단백질 합성의 번역과정에서의 차이 등이 있다.

Euryarchaeota

*Euryarchaeota*는 생리학적으로 다양한 종을 포함한다. 이 아군(subdivision)에는 메탄형성세균이 포함되어 있는데 절대혐기성 원핵세포는 메탄형성을 위해 관련된 대사를 수행한다(그림 240); 호염균(염을 좋아하는 세균)은 대사와 생식에 매우 높은 염을 요구하는 절대 호기성이다. 호염성 원핵세포는 명백하게 고농도의 염에 적응하고 그들의 자연 서식처의 빛 세기에 적응할 수 있는 특징적인 생물체이다. 호염성균은 빛을 사용하여 ATP를 생산하지만, 다른 미생물에서 사용되는 공정과는 다른 방법이다. 극호염성균의 특징적인 특성은 세포막에 붉은색 색소가 있다는 것이다. 이들 세균은 해수 연못에서 대표적인 벽돌색을 띠는 것으로 알려져 있는데, 이는 염이 증발에 의해, 소금을 뿌린 건어물 또는 염을 포함한 호염성균으로 처리를 동물의 가죽에서 회수된다.

고온호산성 세균은 상대적으로 고온이며 매우 낮은 pH에서 가장 잘 자라는 세포벽이 적은 고세균을 포함한다.

Methanothermus

Methanothermus fervidus

Methanothermus fervidus(그림 241B)는 83°C의 환경에서 자랄 수 있는 능력을 가지는 것으로 잘 알려져 있다.

형태와 배양조건. *M. fervidus*는 그람양성이며 곧거나 다소 굽은 막대형으로 폭 0.3~0.4 μm, 길이 1~3 μm이다. 단일 또는 짧은 연쇄상으로 발견된다. 이 고세균은 절대 혐기성이며 운동성을 가진다. 최적 온도와 pH는 각각 83~88°C와 6.5이다.

Methanothermus mazei

*Methanothermus mazei*는 해양 퇴적토, 호수 퇴적토 또는 어떤 자유산소도 존재하지 않는 혐기적 소화조에서 발견된다.

형태와 배양조건. *Methanosarcina* 종은 불규칙한 구형체이다(그림 241C). 이 세균은 그람-가변성 반응을 나타내며, 단일 또는 세포의 집합체로 발견된다. 흔히 고세균은 개개의 세포를 둘러싸는 공통 외부막을 가지는 커다란 소낭을 형성한다. *Methanosarcina* 종은 비운동성이며 절대 혐기성이다.

Pyrococcus

Pyrococcus furiosus

*P. furiosus*는 지열에 뜨거워진 해양환경에서 발견된다.

형태 및 배양특성. *P. furiosus*는 다소 불규칙한 구형으로 폭은 0.8~2.5 μm이다. 단일이며 쌍을 이루며 극성 편모다발로 크게 운동성이다(그림 241D). *P. furiosus*는 절대 혐기성이며 종속영양성이다.

Crenarchaeota

*Crenarchaeota*는 주로 초고온성 종을 포함하며 가장 높은 온도에서 잘 자라는 알려진 미생물을 포함한다(그림 241D). 더욱이 에너지를 유기화합물의 산화로부터 얻는(화학무기영양성) 많은 초고온성 종은 각각의 극한 환경에서 일차적인 생산자이다.

Pyrodictium

***Pyrodictium* 종**

Pyrodictium 종은 해저 화산의 열수해저(hydrothermal sea floor), 멕시코의 Guaymus 근처의 고온심해구(hot deep sea vents)와 같은 극한 고온의 환경에서 발견된다.

형태 및 배양특성. *Pyrodictium* 종은 원반 또는 접시 모양의 세포로 발견되며 직경 0.3~2.5 μm이며, 두께는 대략 0.2 μm이다(그림 241A). 이 생물체는 솜모양의 플록형태로 자라며, 속이 빈 섬유질의 망상구조를 형성한다. *Pyrodictium* 종은 그람음성이며 비운동성, 화학무기영양성, 절대혐기성이다. 생장을 위한 최적온도와 pH는 각각 105°C와 5.5이다.

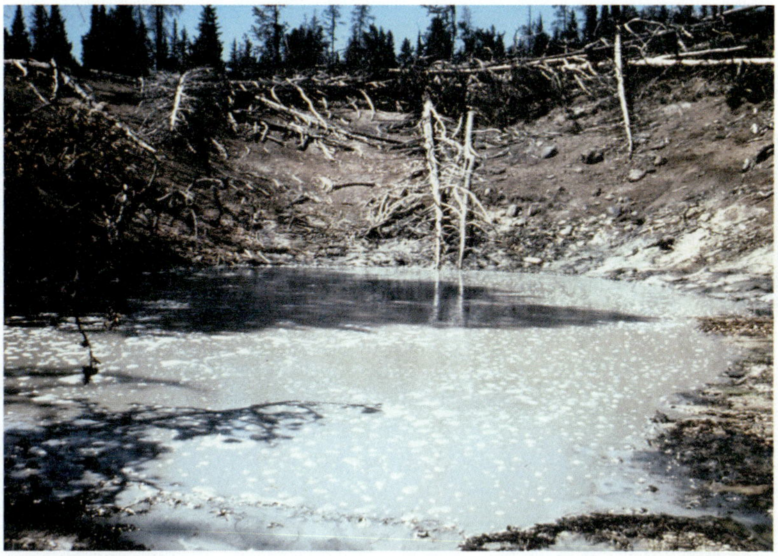

그림 240
메탄형성세균이 분리되는 옐로스톤국립공원의 열천. 물 표면의 가스기포에는 메탄과 이산화탄소가 포함되어 있다.

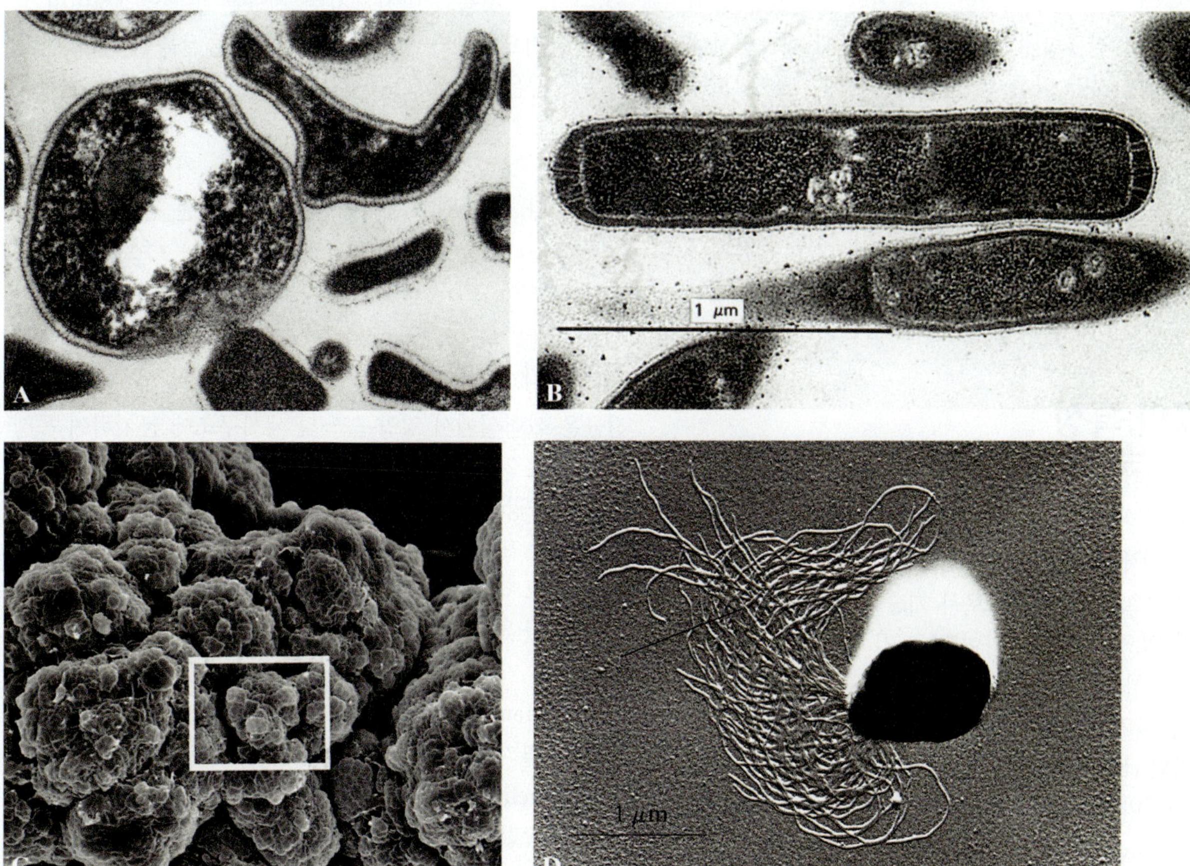

그림 241
대표적인 고세균들. (A) *Pyrodictium*의 전자현미경사진. (K.O. Stetter, University of Regensburg 제공) (B) 97°C에서 자랄 수 있는 극호열성 세균인 *Methanothermus fervidus*. (K.S. Stetter, University of Regensburg 제공) (C) *Methanosarcina mazei* 집합체에서 세포덩어리(사르시나 형성)를 보여주는 주사전자현미경사진. (R.W. Robinson 등, Department of Microbiology and Cell Science, University of Florida 제공) (D) 해양 종속영양성 고세균인 *Pyrococcus furiosus*의 투영법(shadow-cast)으로 준비된 시료. (G. Fiala와 K.O. Setter, *Arch. Microbiol*. 145(1986):56-61 인용)

5장 균학

> 이 천지간에는 말일세, 호레이쇼, 자네의 철학으로는 상상도 못할 일이 많다네.
>
> – William Shakespeare, Hamlet

균학(mycology) (진균의 연구)은 흔히 내과의사들이 일요일에 즐기는 취미처럼, 18세기에 조심스럽게 시작하였다. 오늘날 진균형태의 생물체는 여전히 내과의사에게 관심의 대상이지만 다른 분야의 많은 전문가들도 진균에 관심을 가지는 사람들로 포함되었다. 이들은 유전학자, 유전공학자, 분자생물학자, 식물병리학자, 생태학자, 산업미생물학자 등을 포함한다. 이 명단은 진균의 광범위한 분포, 연구대상 생물체로서의 유용성, 일상생활의 많은 관점에서 그들의 관련성을 반영한다. 여기서 이 군의 미생물에 대하여 간단히 살펴보고자 한다.

균류의 특성

진균은 세균처럼 매우 다양하다. 그러나 진균은 세균과는 달리 세포체계상 진핵세포의 형태를 가진다. 진균은 또한 매우 크고 진핵세포의 전형적인 세포소기관을 포함한다. 조류와는 대조적으로(다음 군으로서 기술되어 있음), 진균에는 엽록소가 없으며 그로 인하여 몇 가지 종류의 진균은 녹색임에도 불구하고 광합성을 하지 않는다. 진균은 또한 일반적으로 곤충, 게 껍질, 관련 생명체의 골격에서 발견되는 다당류인 **키틴(chitin)**을 포함하는 세포벽을 가진다.

진균은 진핵미생물에서 크고 다양한 군이지만, 현미경적인(microscopic) **곰팡이(molds)** (그림 242A)와 **효모(yeast)** (그림 242B), 그리고 육안으로 관찰이 가능한 **버섯(mushrooms)** (그림 242C 및 D) 등의 세 가지 진균류는 실제적으로 중요한 특성을 가진다.

진균은 다양한 서식지에서 발견될 수 있다. 대부분은 토양에서 또는 죽은 식물질에서 발견된다. 여기서 이들 형태는 자연에서 유기탄소의 무기화에 중요한 역할을 한다. 알려진 가장 강력한 소화효소를 가지는 부패성 진균은 엄청난 효율성을 가지고 나무, 섬유질, 음식을 기초 화합물로 바꿀 수 있다. 동물과 마찬가지로, 진균은 종속영양성이며 그들의 환경으로부터 이미 형성된 유기물질을 얻어야 한다. 일부 진균은 일차적으로 담수에서 수서생활을 하며, 일부는 해양성으로 알려져 있다.

진균은 또한 질병을 일으키는 능력을 가지는 것으로 알려져 있다. 사람을 포함하여 식물과 동물은 감염되기 쉽다(그림 243). 이들 병원성 진균은 좋아하는 숙주로부터 직접 영양소를 얻는데 필요한 효소들을 가지고 있다.

곰팡이와 효모

진균은 실험실에서 영양구조 및 생식구조에 근거하여 동정된다(그림 244~247). 실험실에서 가장 흔하게 볼 수 있는 진균은 곰팡이(mold)와 효모(yeast)의 두 가지 형태이다.

곰팡이 또는 필라멘트성 진균은 **균사(hyphae)** (단수, *hypa*)라고 하는 튜브형의 필라멘트를 형성한다. 일부 균사는 세포들을 분리하기 위한 격벽(cross-wall) 또는 **격막(septa)**을 가지며(그림 244A), 다른 균사들은 격막이 없는 **다핵성(coenocytic)** 또는 **비격막성(nonseptate)**이다. 균사는 단일 필라멘트에서 시작하며 반복적으로 가지를 쳐서 **균사체(mycelium)**라는 망상구조를 형성한다. 많은 것들은 건조하고, 솜같이 부풀은 분지형의 균사이다(그림 258~262). 균사체는 영양성(vegetative), 기중(aerial), 생식성(reproductive)의 3가지 기본적인 형태로 구분된다. 영양 균사체의 가근(rhizoid)은 영양물질의 표면을 침투하여 영양소를 흡수한다(그림 244B); 기중(aerial) 균사체는 한천배지와 같은 영양소의 표면에서 자란다; 그리고 생식(reproductive) 균사체는 **포자(spore)**라는 생식구조를 만든다(그림 244A 및 245).

무성생식은 **분생자(conidia)** (단수, conidium) 또는 포자의

균학

진균류의 특성

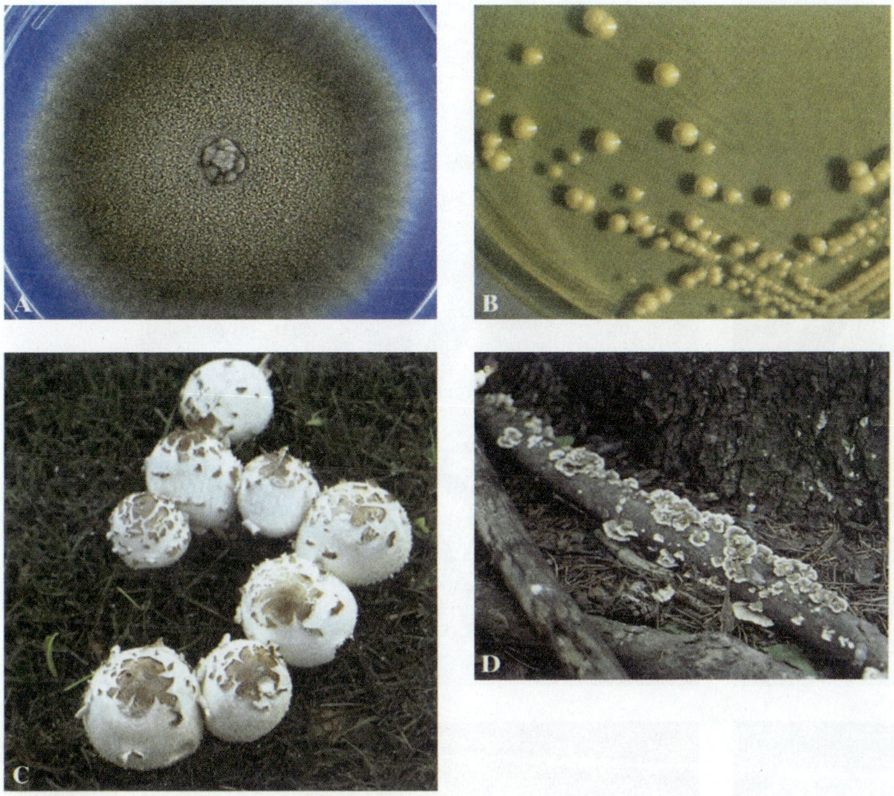

그림 242
진균류의 예. (A) Potato dextrose 고체배지 상에서 곰팡이인 *Phialiophora repens*의 솜 같은 균사체. (M. Hironga와 연구진들, *J. Clin. Microbiol*. 27(1989):394-99) (B) 양조세균인 *Saccharomyces cerevisiae*의 집락. (C) 잔디밭에서 자라는 일반 버섯인 *Lepiota cristata* (D) 죽은 나무에서 자라나는 선반버섯(shelf mushroom)인 *Polyporus versicolor*.

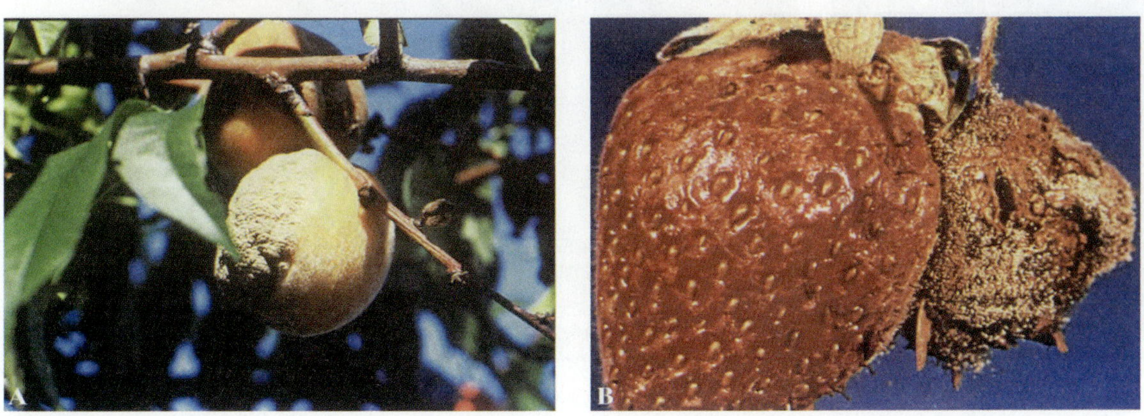

그림 243
식물의 곰팡이 질병. (A) 복숭아 갈색 썩음병. 이 곰팡이 병원균은 결국 과일로 완전히 침입하여 부패를 일으킨다. 복숭아는 "미이라(mummy)"라고 하는 마른 기형으로 변한다. (B) 진균에 의한 손상의 다른 예. 옆 사진의 딸기는 진균에 의해 손상되어 과일역병이 발생하였다.

진균류의 특성 (계속)

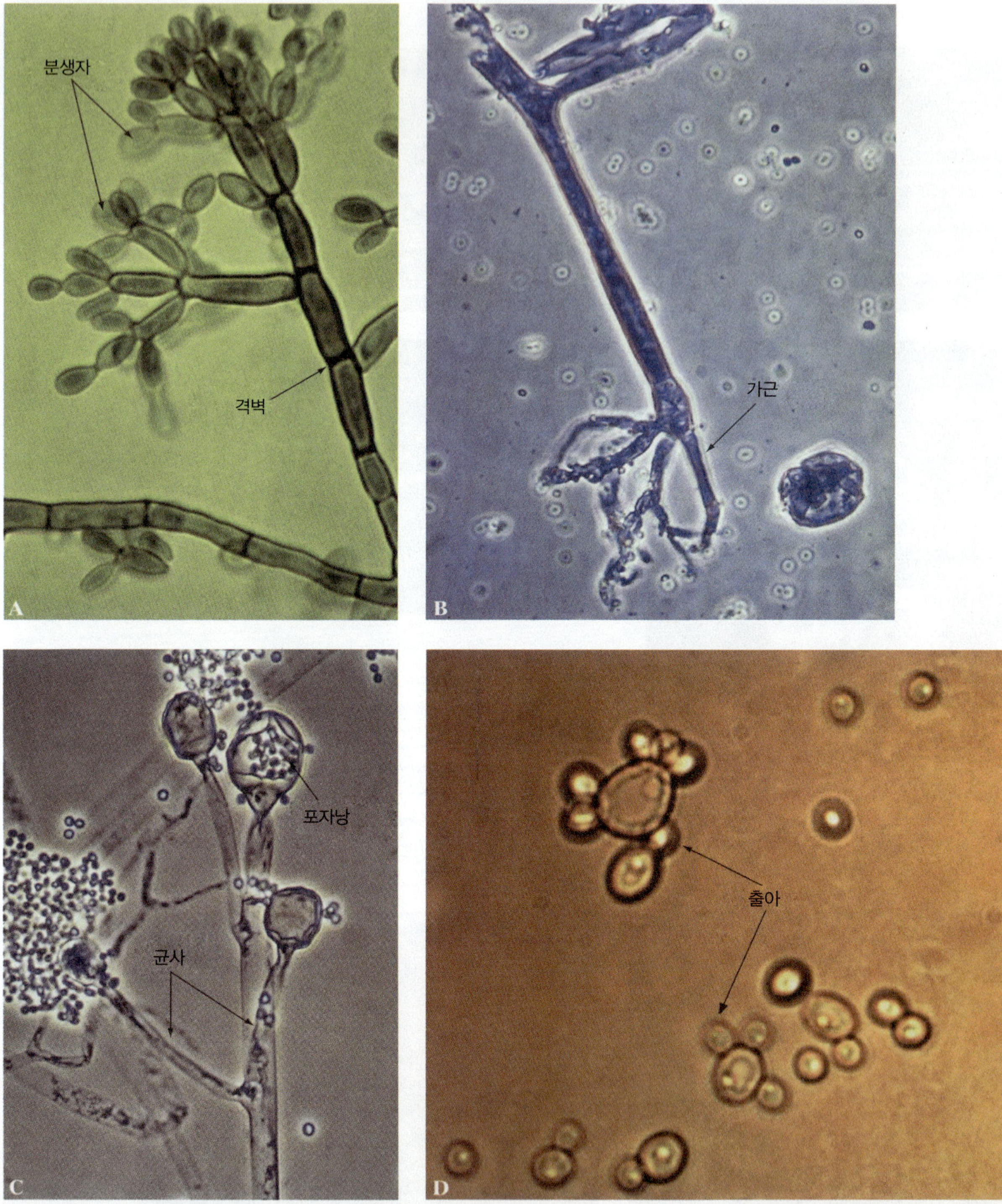

그림 244

곰팡이와 효모 간의 특징적인 구조와 차이점을 보여주는 진균류의 현미경사진. (A) 격벽 균사와 분생자(conidium)라는 둥글거나 난형의 포자를 보여주는 진균류의 현미경사진. (T. Matsumoto 박사 제공) (B) 뿌리와 같은 가근. (C) 주머니와 같은 포자낭(sporangia)과 포자낭포자(sporangiospore). 비격벽의 균사도 이 사진에서 볼 수 있다. (G. St. Germain, A. Robert, M. Ishak, C. Tremblay, S. Claveau. *Clin. Inf. Dis.* 16(1993):640-45 인용) (D) 모세포와 출아를 보여주는 효모인 *Saccharomyces cerevisiae*.

진균류의 특성 (계속)

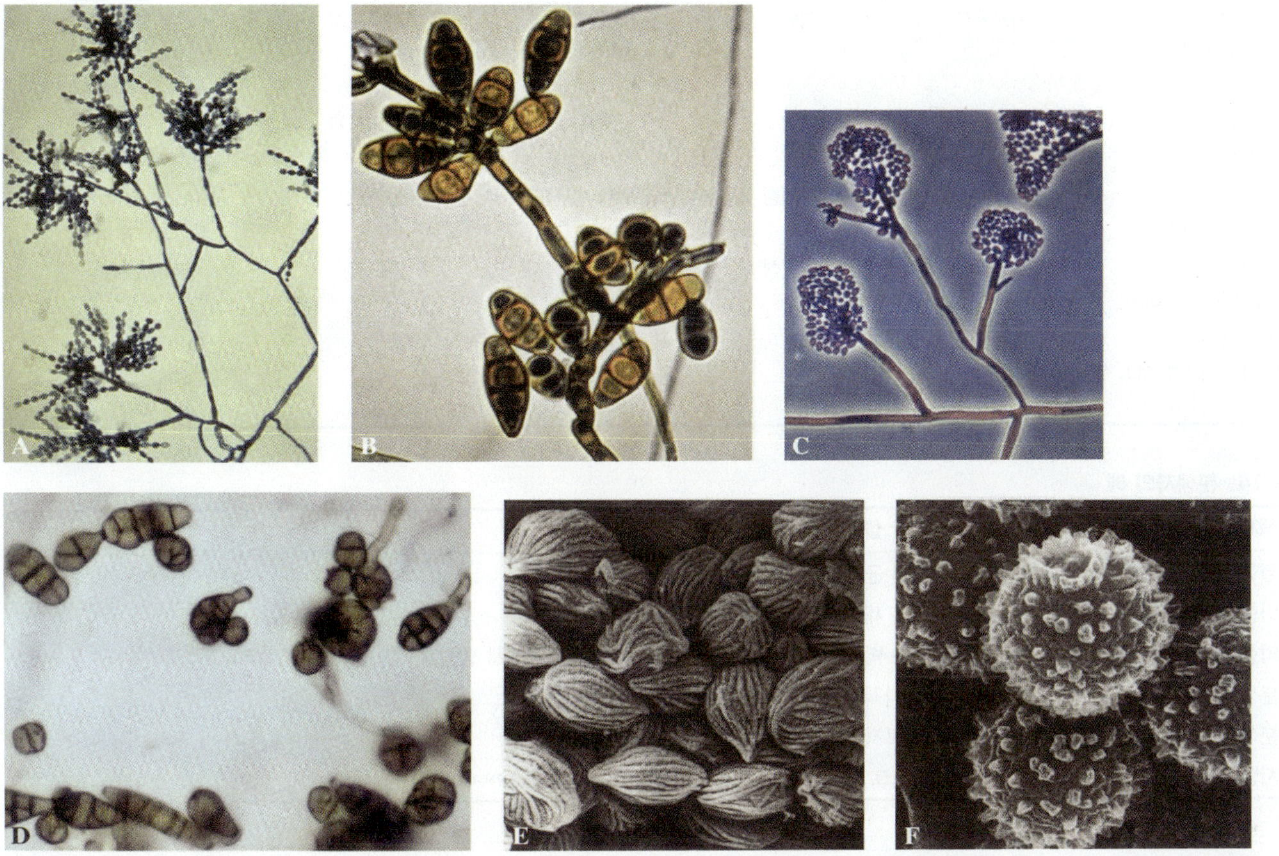

그림 245
분생자를 생성하는 진균류의 현미경사진. (A) *Cladosporidium carrionii*. 분생자병(conidiophore)은 길고, 부드러운 벽, 난형, 점같은 분생자의 분지된 연쇄상. (B) *Curvularia geniculata*. 분생자는 크고, 보통 4개의 세포를 포함하며, 중앙세포의 부품에 따라 구부러져 나타난다. (C) *Exophiala spinifera*. 분생자는 난형이며 분생자병의 끝과 측면에 클러스터로 모이며, 사상성 균사체를 따라 얼룩들이 존재한다. (T. Matsumoto 박사 제공) (D) *Alternaria* 종. 분생자는 크고, 갈색이며, 가로 및 세로로 된 격벽을 가진다. 그들은 단일 형태나 연쇄상으로 존재한다. 주사전자현미경으로 균류의 포자표면을 비교한 것이다. (E) *Rhizopus stolonifer* (8,600배). (F) *Eurotium restrictus*(5,500배). (T. Ohtsuki와 M. Osumi 교수 제공)

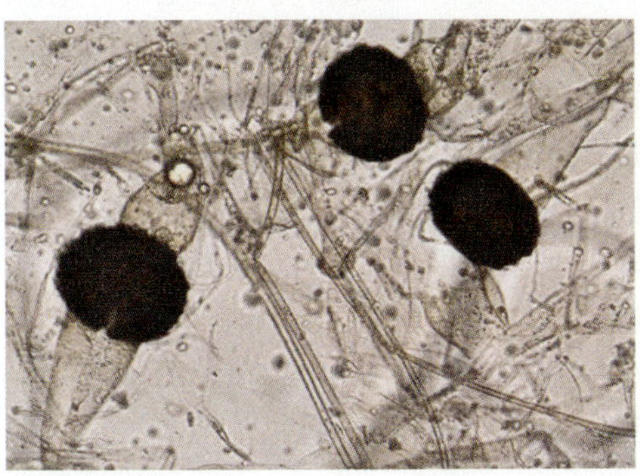

그림 246
Rhizopus 종의 대표적인 검은 접합포자들. 접합포자를 연결하는 2개의 균사 분지를 주목하라.

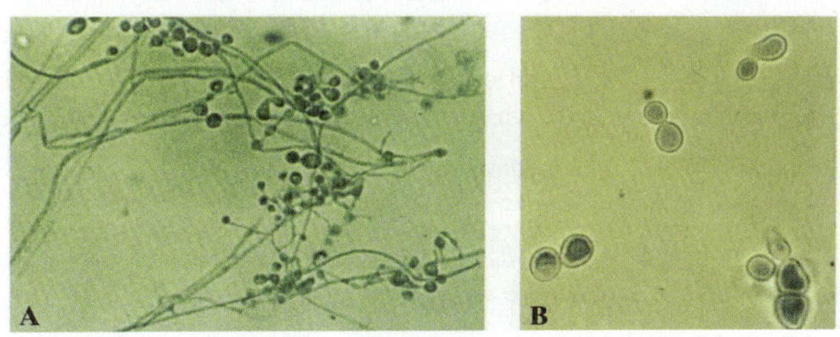

그림 247
이형현상(dimorphism). (A) 락토페놀 코튼블루(lactophenol cotton blue)로 염색된 검체의 임시 습식검경. 25°C에서 생장하는 균사형태의 *Blastomyces dermatitidis*. 단일 분생자는 균사체에 직접 붙어 있거나 작은 분생자병에 붙어 있다(400배). (B) 37°C에서 생장하는 효모. 단일 출아세포가 보인다(400배) (S.E. Hoy와 T.-Y. Chuang. *Cutis*. 48(1991):193-96 인용)

표 13 균류의 분류와 일반적인 특성

군	이름	균사	무성생식	유성포자 형태	대표적인 예
자낭균류 (Ascomycota)	자낭균류	격벽	분생자 출아형 분생자	자낭포자	*Neurospora*, *Saccharomyces*, *Morchella*(그물버섯)
담자균류 (Basidomycota)	곤봉상균류, 버섯	격벽	담자포자	담자포자	*Amanita*(독버섯) *Agaricus*(식용버섯)
접합균류 (Zygomycota)	빵곰팡이	다핵성	포자, 분생자	접합포자	*Mucor*, *Rhizopus* (보통 빵곰팡이)
난균류 (Chytridiomycota)	물곰팡이	다핵성	포자, 분생자	난포자	*Allomyces*
불완전균류 (Fungi Imperfecti)	불완전균류	격벽	분생자 출아형 분생자 경자형 분생자	–	*Penicillium*, *Aspergillus*, *Candida*

표 14 분생자의 예

분생자의 형태	간단한 설명
분절형 분생자(분절포자)	수정된 균사의 분절에 의해 생산됨
출아형 분생자(출아포자)	새로운 세포의 성장으로 생성됨
후막형 분생자(후막포자)	두꺼운 벽의 확장과 발달로 형성됨; 불리한 조건에서 생성됨
대분생자	거대 다격벽 포자
소분생자	작은 포자
경자형 분생자	플라스크 형태의 특수 분생자자루의 말단인 경자(phialide)에 생성됨

형성을 수반한다(그림 244). **포자낭포자(sporangiospores)**라고 하는 무성포자(그림 244C)는 **포자낭(sporangium)**이라는 주머니 같은 구조 내에 만들어진다. 포자낭(sporangia)은 **포자낭병(sporangiophores)**이라는 특수 균사에 형성된다. 그들은 포자낭에서 세포질 분열의 결과로 만들어진다. 포자낭(sporangia)은 전형적으로 포자낭병이라는 특수 구조에 의해 형성된다. 특징적인 둥근 지붕모양의 내부 구조인 **원주층(columella)**은 포자낭(sporangium)이 발달하는 동안 형성된다. 접합균류(Zygomycetes) 문에 속하는 진균은(표 13) 이들의 생식구조, 뿌리와 유사한 가근(rhizoid)의 존재에 근거하여 동정된다(그림 244B). 몇 가지 진균에서는 후막분생자(chlamydoconidia) **[후막포자(chlamydospore)]**라고 하는 두꺼운 세포벽에 의한 저항성을 가지는 포자를 형성할 수 있다(그림 278B). 표 14는 분생자들의 특성을 간단히 열거한 것이다.

분생자(conidia)는 비운동성 생식구조이며, 전형적으로 기중 균사를 생성한다(그림 245). 분생자는 단일세포 또는 내부 격벽에 의해 분리된 다분획 형태로 나타난다. 이 격벽의 커다란 형태는 **대분생자(macroconidia)**라고 한다(그림 245D 및 268C). 진균은 다양한 분생자를 형성한다. 분생자의 발달, 배열, 현미경적 외관은 신속하고 정확한 동정에 매우 중요하다(그림 245E). 포자와 분생자는 흔히 색소를 가지며, 건조에 대한 저항성이 있고, 새로운 서식지에 진균을 전파하는데 기여한다. 그들의 존재는 균사체 표면에 좀 더 건조하고 가루성의 외관을 나타낸다.

일부 곰팡이는 또한 유성생식의 결과로서 유성포자를 형성한다(그림 246). 분류학적 구분이 다른 진균들은 다른 형태의 유성포자를 생성한다(표 13 참고).

효모는 일반적으로 매끄럽고, 축축한 집락을 형성한다(그림 242B). 효모는 현미경적으로 보통 구형 또는 난형이다(그림 244D). 효모는 새로운 세포[**후막분생자(blastoconidium)**, 또는 출아]가 조상세포의 작은 파생물로서 형성되는 과정인 **출아법(budding)**에 의해 증식한다. 출아는 점차적으로 자라서 떨어져 나간다. 효모는 필라멘트 또는 균사체를 형성하지 않는다. 때때로 효모는 다른 것과 분리되지 않는 대신에 **가균사체(pseudomycelium)**라고 하는 연쇄를 형성한다. 일부 효모는 또한 유성생식을 수행할 수 있어 **접합자(zygote)**라고 하는 수정 세포를 형성한다.

이형현상

두 가지 다른 형태로 자랄 수 있는 진균은 **이형성(dimorphic)**으로 나타난다. 이 능력은 보통 온도 의존성이지만, 다른 요인에 의해서도 영향을 받는다. 예를 들어, 분아진균증

(blastomycosis)을 일으키는 진균인 *Blastomyces dermatidis*(그림 247)는 폐와 다른 조직에 감염을 일으키고, 37°C에서 효모로서, 그리고 23~25°C(실온)에서 곰팡이로서 자란다.

분류

진균의 많은 특성은 동정과 분류의 목적으로 사용된다. 이들은 생성된 균사와 포자의 형태, 서식지, 생화학적 반응과 배양특성을 포함한다. 표 13에는 진균의 주요 문(phyla)을 비교하였다.

배양과 현미경적 기법들

몇 가지 예외는 있지만, 시료의 직접적인 현미경 관찰을 통해서 신속하게 중요한 정보를 얻으며, 진균의 동정은 주로 배양에 의존한다. 배지의 몇 가지 형태는 다양한 목적을 위해 이용될 수 있다. 진균의 배지는 세균의 경우와 마찬가지로 농화, 선택, 또는 선택 및 분별 배지 등이 있다(그림 248). Sabouraud' s dextrose agar는 진균배양에 널리 사용되는 선택배지이다. Bird seed(그림 249A)나 염료(그림 249B)와 같은 다른 성분을 함유하는 배지들이 진균의 분리와 동정에 사용된다.

직접 현미경 관찰

일부 진균은 다른 미생물보다 더욱 더디게 자라는 경향이 있거나 분리하기 어렵기 때문에 직접 현미경적 관찰과 관련기법들을 이용함에 있어 세심한 주의가 요구된다. 일부 방법들은 직접 현미경 관찰에 이용될 수 있다.

1. **임시 습식검경(temporary wet mount).** 균사체로부터 얻은 시료의 직접관찰은 소독제(페놀)와 염색약(cotton blue)을 섞은 마운팅 액(mounting fluid)인 lactophenol

배양과 현미경적 기법들

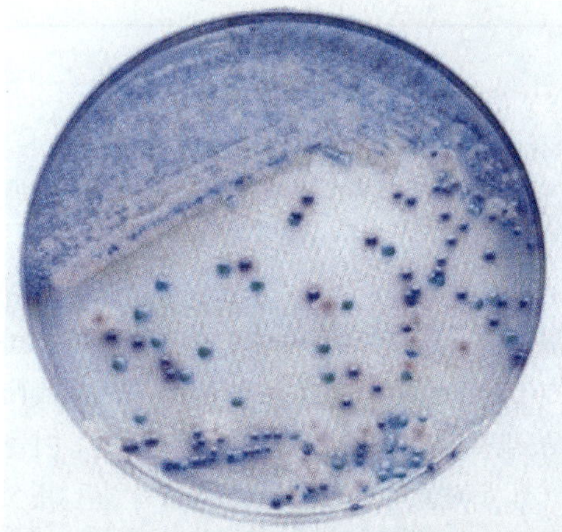

그림 248
CHROMagar 배지 상에서 *Candida*의 반응. 효모인 *Candida*의 다른 종을 직접 분리와 식별을 위해 사용되는 선택 및 분별 배지. *C. albicans*는 녹색집락을 형성하며, *C. kruseisms* 핑크빛 집락을, 그리고 *C. tropicalis*는 진한 청색이나 금속성 청색집락을 형성하며, 그들 중 일부는 후광(halo)에 의해 둘러싸여 있다. (Becton, Dickinson and Company 제공)

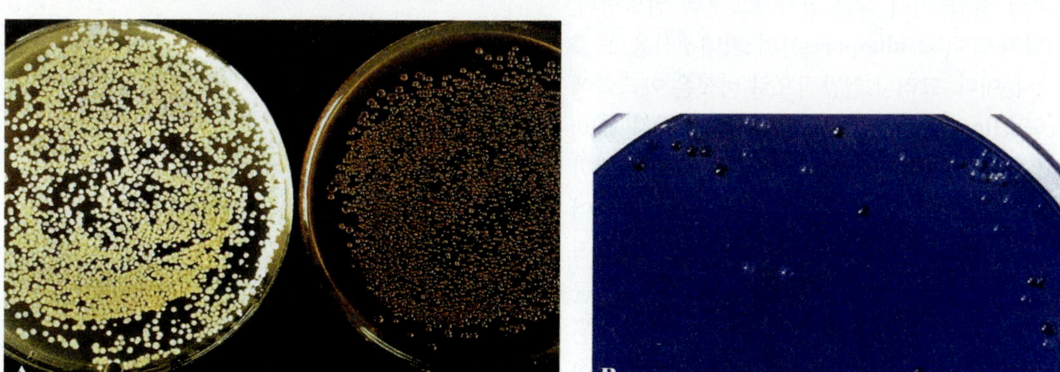

그림 249
배양기법. (A) 오른쪽의 *Guizotia abyssinica*-creatinine 고체배지 상에서 *Filobasidiella* (*Cryptococcus*) *neoformans*의 오렌지색 또는 갈색 집락이 보인다. 왼쪽의 Sabouraud's glucose 고체배지에서 자라는 동일한 세균의 비색소성 집락. (F. Staib 박사, Former Chief, Mycology Unit, Robert Koch Institute 제공) (B) Trypan blue 염색약을 포함하는 Sabouraud's glucose 고체배지 상에서 *F. neoformans*(진한 청색)와 *Candida albicans*(밝은 청색)의 집락들.

cotton blue를 적당량 떨어뜨려 관찰할 수 있다. 젖산은 세척제로서 작용하며 진균구조를 보존할 수 있도록 해준다(그림 247A 및 그림 250A).

2. **수산화칼륨(potassium hydroxide, KOH) 준비.** 이 기법은 시료에 한 방울의 KOH를 올려놓고 잘 섞은 후 부드럽게 가열한다. 냉각시킨 후, 표본을 관찰한다. KOH는 단백질과 기타 조직 잔해물을 소화시켜서 진균의 구조를 보기 쉽도록 해준다(그림 250B).
3. **인디안 잉크 준비.** 인디안 잉크는 캡슐과 같은 일부 구조를 잘 보이도록 하는데 사용된다(그림 251). 인디안 잉크는 그 구조물을 염색하는 것이 아니라 배경을 어둡게 하여 캡슐을 볼 수 있도록 한다.

많은 기법들은 또한 조직에서 진균의 관찰과 연구를 용이하도록 해준다. 이들 기법에는 항상성 염색, 변형된 그람 염색(그림 253), 특별한 병리조직 염색을 포함한다:

1. **Gomori-methenamine-silver nitrate 염색.** 이 염색방법은 진균의 세포벽에 은의 침착으로 인해 진균은 검은색으로 뚜렷한 윤곽을 형성한다(그림 252A). 균사의 내부 부분은 진한 장미색에서 검은색으로 염색되며 배경은 녹색으로 나타난다.
2. **Periodic acid-Schiff 염색.** 진균의 세포벽의 탄수화물에서 히드록실기는 과요오드산(periodic acid)에 의해 산화되어 알데히드를 형성한다. 차례로, 알데히드는 염기성 후신염료와 반응하여 핑크색-자주색을 형성한다(그림 272B).

면역형광현미경과 그와 관련된 기법들도 조직과 체액에서 직접 진균을 발견하는데 사용된다.

대표적인 진균, 독특한 특성 및 질병

균류의 거시적 관찰

버섯

버섯(그림 254 및 그림 255)은 전형적으로 **자실체(fruiting bodies)** 또는 **담자과(basidiocarp)**라 부르는 커다란 구조를 형성하는 필라멘트성 진균의 거대군을 말한다. 육안으로 볼 수 있는 형태로서 가장 잘 알려진 것은 갓 안쪽에 주름이 있는 버섯과 육질의 진균이 있다(그림 254E).

버섯은 진균의 생식 단계를 보여준다. 버섯은 토양 또는 다른 기질로부터 잘 보이지 않는 균사체로부터 발달한다. 버섯은 포자**[담자포자(basidiospores)]**의 최대생산을 보증하는 특수한 부분이다. 그러나 일반적으로 버섯은 아래쪽에서 위치하는 **균습(lamellae,** gills)이 방사상으로 펴져 있고, 포자형성 구역을 나타내는 **갓(cap, pileus)**과 갓이 위치하는 **균병(stipe) [자루(stalk)]**으로 구성된다. 많은 버섯은 어린 자실체에 **덮개(veil)**라고 하는 한 개 또는 2개의 층 조직을 가진다. 덮개물질(veil material)의 일부는 버섯 갓과 균병 부분에서 발견되기도 한다. 균병에 존재하는 고리구조는 **환대(annulus)**라고 부른다. 그림 254A는 버섯의 특징적인 부분을 보여주고 있다.

특별한 버섯의 동정은 크기, 형태, 갓, 균병(stipe), 표면외관, 촉감, 손상에 따른 구조물의 색변화, 서식지, 포자의 색깔 등을 포함하는 부분의 존재여부와 그 외의 다른 특성들의 고려에 의해 이루어진다. 포자색깔의 결정은 버섯동정에서 가장 기본적인 단계 중의 하나이다. 포자문(spore print)(그림 257)은 포자의 특징뿐만 아니라 버섯의 균습(gill)의 어떤 특성을 결정하는데 흔히 사용된다.

사람이 버섯에 가지는 주요 관심사의 한 가지는 식품으로서 버섯을 사용하는 것이다. 그리스인들과 로마인들은 덩이버섯(truffles), 버섯(그림 254A), 그물버섯(morel) (그림 256), 말불버섯(puffball) 등을 좋아했으며, 이들 버섯은 맛이 좋아서 부자들이 선호하였던 식품이었다. 버섯은 북극에서 열대지방에 이르기까지 다양한 서식지에서 발견된다. 상업적으로 기른 버섯뿐만 아니라(그림 254A), 많은 야생버섯도 먹을 수 있어서 버섯애호가들에 의해 수집된다. *Amanita* 속과 같은 어떤 버섯종은 매우 강력한 독소를 가지는 것으로 알려져 있다. 붉거나 노란색의 *Amanita muscaria*(그림 255A)는 매년 많은 버섯중독의 원인이다. 옛날에 이 버섯은 파리를 죽이는데 사용되었기 때문에 파리버섯(fly-agaric)으로 흔히 알려져 있다. 이 버섯의 갓은 실내에서 파리를 유인하기 위하여 설탕을 뿌려주면 이를 조금씩 먹음으로써 파리에 대한 살충효과를 나타낸다. 다른 버섯과 그 군(group)과 관련된 종[담자균류(basidiomycetes)]들은 곡물, 판재로 사용되는 나무, 풀 등의 다양한 종류의 농작물에 영향을 주어 농업적 손실을 일으킨다(그림 255C).

배양과 현미경적 기법들 (계속)

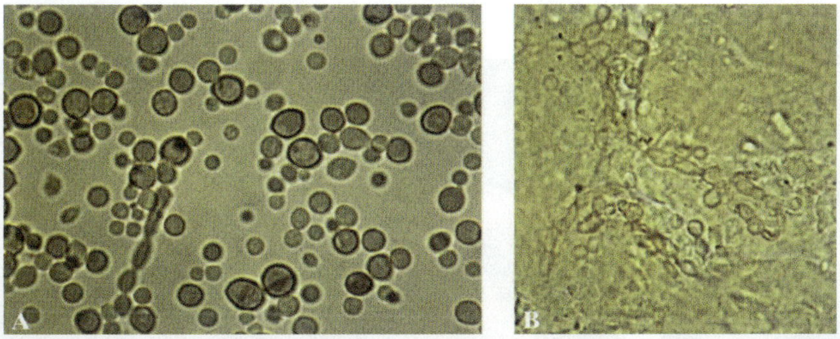

그림 250
현미경 기법. (A) 효모와 유사한 세포와 격벽을 가진 균사를 보여주는 배양의 임시 습식검경. (T. Matsumoto와 T. Matsuda 박사 제공) (B) 사상성 균사와 구형세포를 보여주는 손톱 시료의 수산화칼륨 염색 검체. (T. Matsumoto와 T. Matsuda 박사 제공)

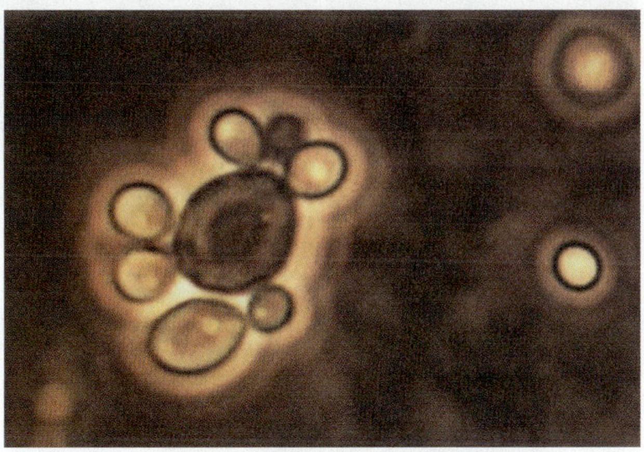

그림 251
*Filobasidiella(Cryptococcus) neoformans*의 인디안 잉크 검체.

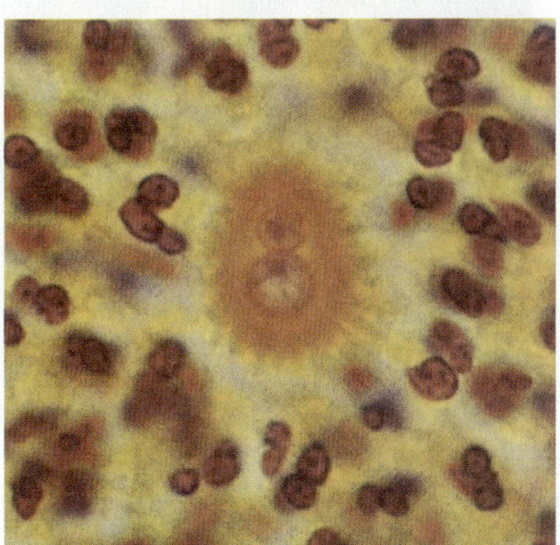

그림 253
피부시료에서 *Sporotrichum(Sporothrix) schenckii*의 출아효모세포를 보여주는 Brown-Hopps 그람염색된 검체(750배). (R.C. Neafie와 A.M. Marty. *Clin. Microbiol. Revs.* 6(1993):34-56 인용)

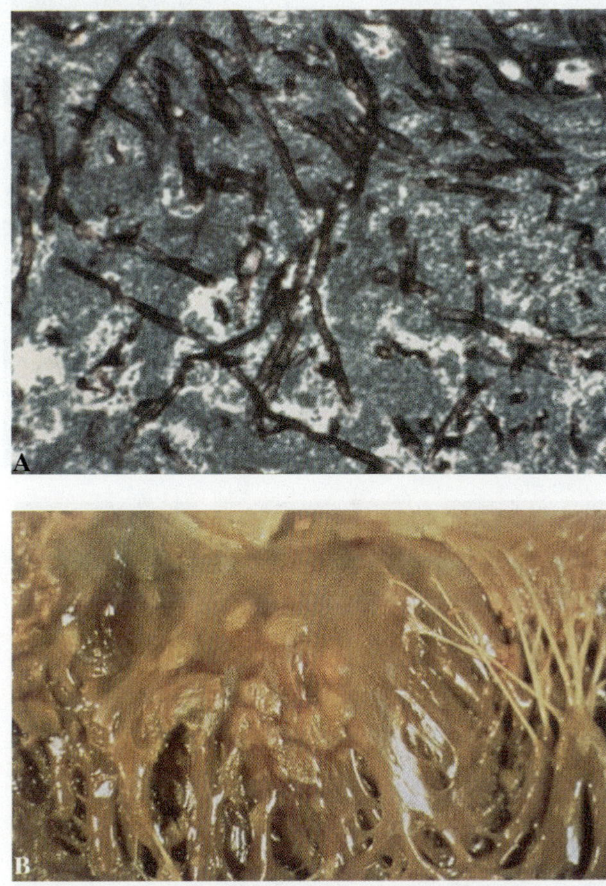

그림 252
(A) 균사 구성요소의 존재를 보여주는 심장조직을 Gomori-methenamine-silver nitrate로 염색한 검체. (B) 균류로 감염된 심내막염. 시료는 심장의 좌심실에서 불규칙적인 황갈색으로 자란 곳으로부터 채취하였다. (F. Welty 박사, Harvard Medical School 제공)

거대 균류의 외관

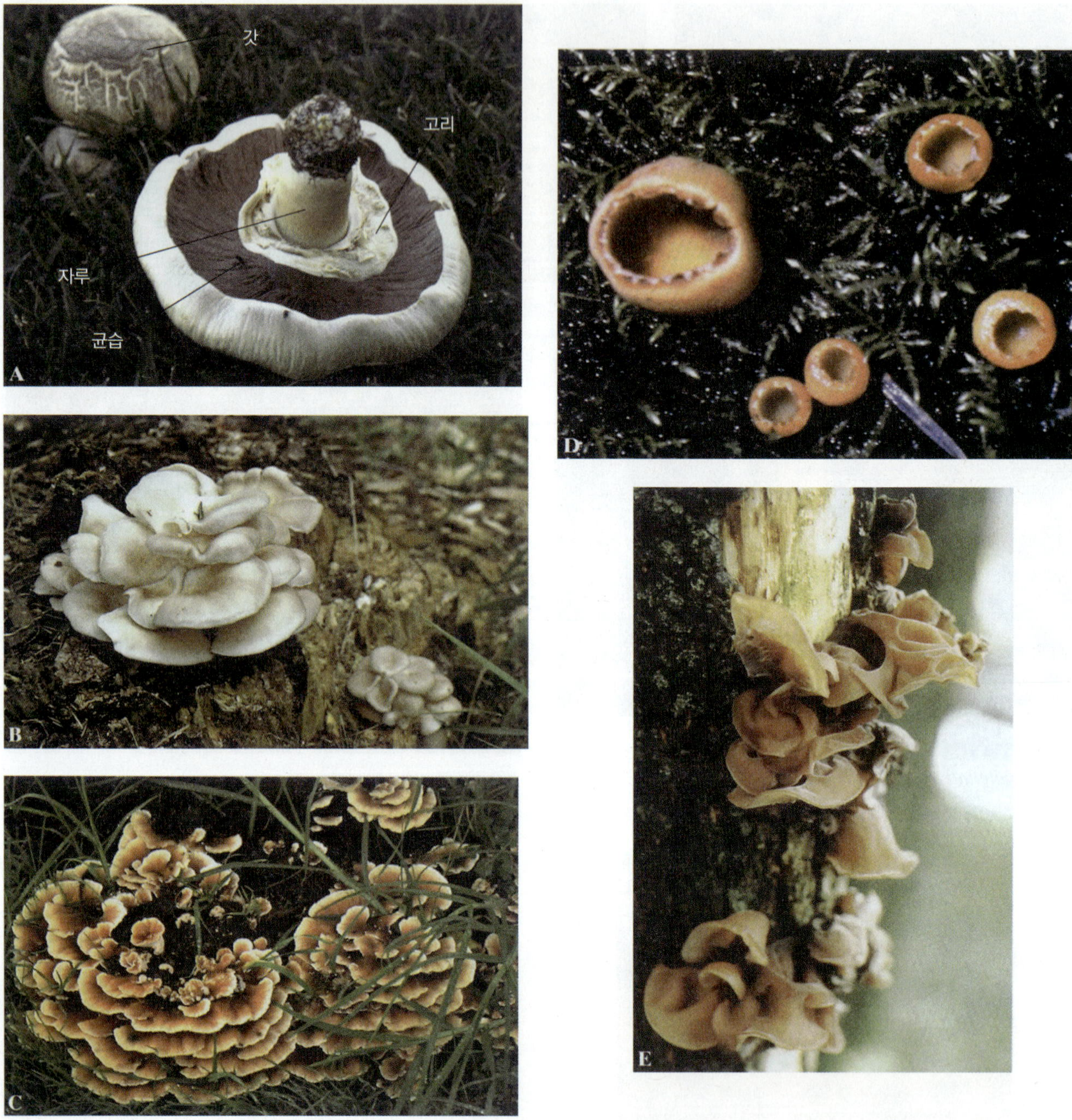

그림 254

거대 일반 균류의 예. (A) 성숙한 버섯의 구조(*Agaricus* 종). 보여주는 특별한 부분들은 자루(stipe)에 부착된 캡(pileus), 자루 주변의 고리[환대(annule)], 균습(gill, lamella)이라고 하는 조직의 방사형의 자루를 보여주는 캡의 아랫면. (B) 작은 싹(button)모양의 굴버섯(*Pleurotus ostreatus*). (C) 관목이나 암탉 모양의 목이버섯인 *Polyporus frondosus*. (D) 컵모양의 버섯인 *Peziza* 종. (E) 육질 버섯의 한 종류.

거대 균류의 외관 (계속)

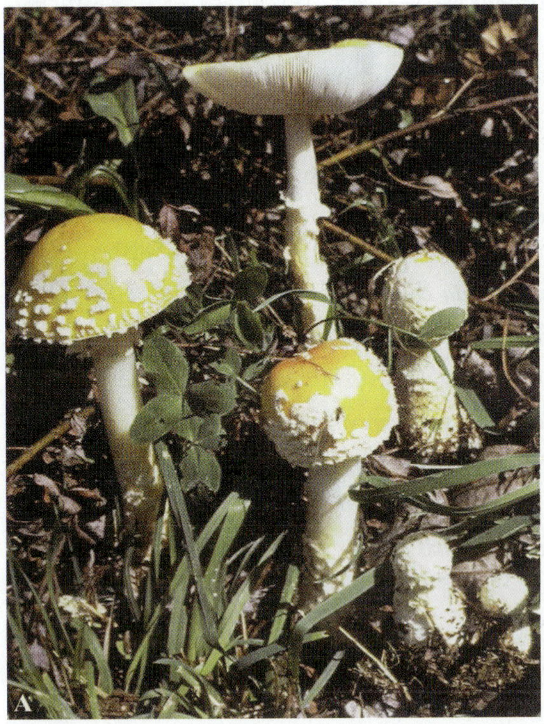

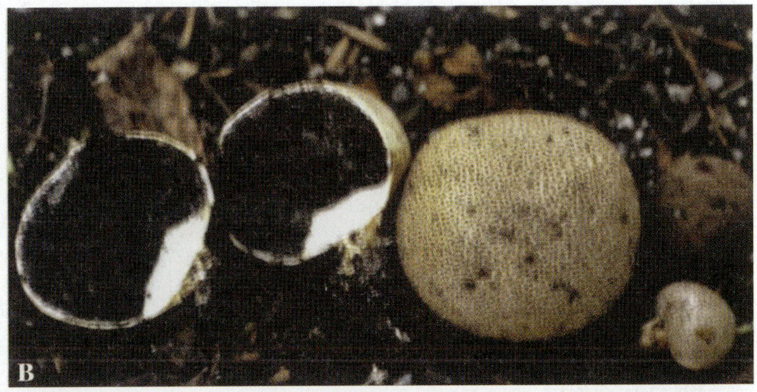

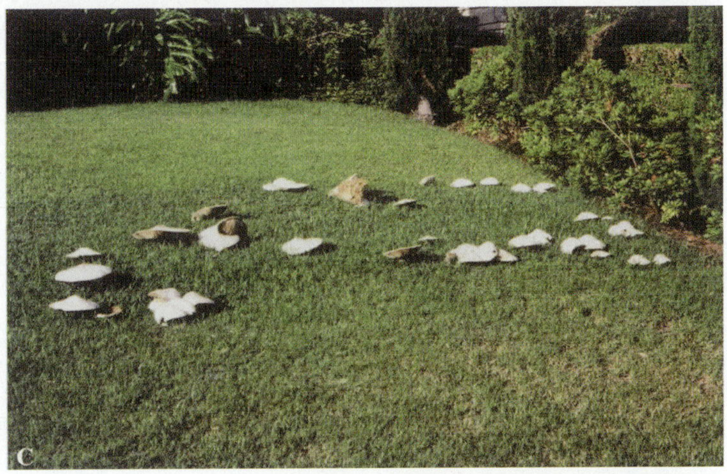

그림 255
독버섯. (A) 독성이 매우 강한 *Amanita* 종. (B) *Scleroderma citrinum*. (C) 반지요정질병(fairy ring disease)은 초원, 목초지, 공원의 잔디밭에서 해를 끼친다. 이러한 현상은 숙주 식물의 뿌리에 손상을 주는 버섯의 효소로 인하여 약하게 되어 대량의 진균이 침투하여 일어난다. 버섯이 자라는 부근을 오가는 사람들에서 정신이 혼미해지는 현상이 일어나는 것으로 알려져 있다.

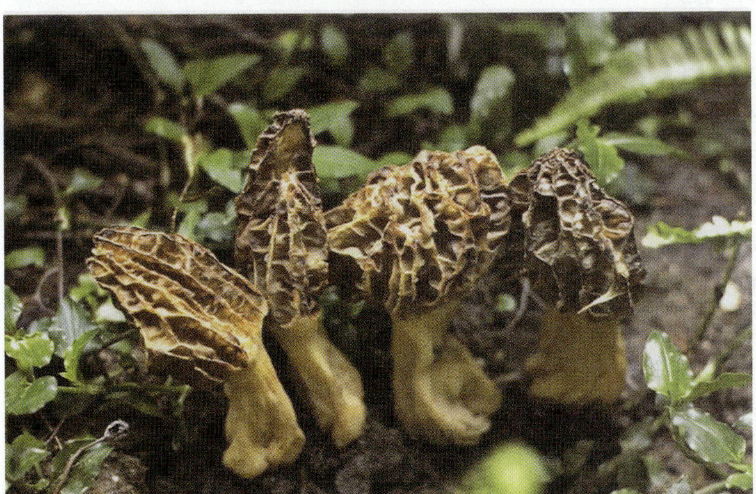

그림 256
그물버섯의 한 종류로서 식용가능한 종인 *Morchella esculenta*.

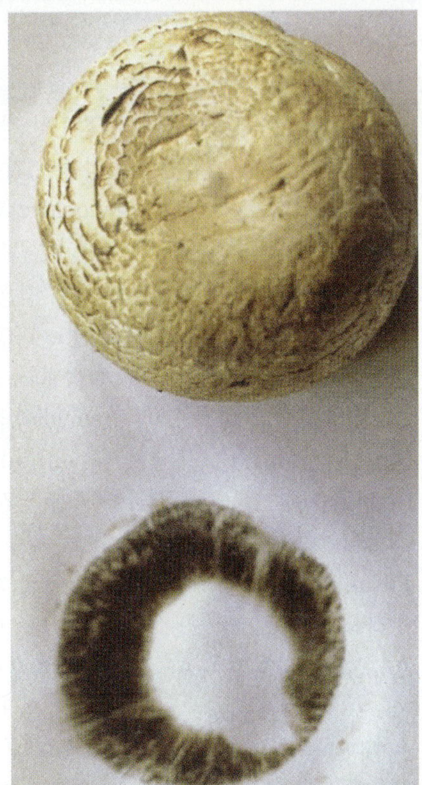

그림 257
포자문(spore print).

말불버섯

말불버섯(puffball)은 영양이 풍부한 토양과 썩어가는 나무에서 발견되는 육질의(나중에 건조해짐) 자실체이다. 자라나는 말불버섯의 내부에는 클럽형태의 많은 구조물이 있으며 여기에 많은 담자포자(basidiospore)를 생성한다.

그물버섯

진정 그물버섯(true morel) (그림 256)은 맛이 좋은 식용가능한 버섯으로서, 여기에 속하는 버섯들은 음식감정평가사들에 의해 크게 추천되기도 한다. 이 버섯은 종종 세계도처의 숲에서 발견된다.

일반 곰팡이와 효모

많은 진균은 미생물학과 관련 과목에서 흔히 연구되고 있다. 그들 가운데 몇 가지는 오염원으로서도 고려되지만 어떤 조건 하에서 그들은 병원균으로 분류되기도 한다. *Rhizopus nigricans*(그림 251), *Penicillium* 종(그림 260), *Fusarium* 종(그림 262A), *Scopulariopsis* 종(그림 260C) 등의 진균은 일반적으로 건강한 사람에게는 해를 주지 않지만, AIDS와 같은 심각한 질병에 걸렸거나 면역억제 치료에 의해 면역체계가 약화된 사람에게서 질병을 일으킨다. 어떤 보건당국에서 진균을 기회성병원균으로 구분한다.

균사체에 대한 다음의 설명은 진균이 Sabouraud's dextrose agar 상에서의 생장에 근거한다.

1. ***Alternaria* 종.** 균사체 표면은 처음에는 회색빛의 흰색이며 나중에는 초록빛을 띤 검정이나 갈색으로 변한다(그림 261). 균사는 격벽을 형성하며 거무스름하다. 현미경적 구조는 분생자병(conidiophore)과 갈색의 대분생자(macroconidia)를 포함한다(그림 245D).
2. ***Aspergillus* 종.** 흰색에서부터 녹색, 검은색, 노란색, 갈색, 회색에 이르기까지 광범위하고 다양한 균사체 색깔은 분생자의 색깔에 의해 결정된다. 현미경적 구조는 분생자가 형성된 분생자(conidia) [경자분생포자(phialoconidia)], 분생자병(conidiophore), 소낭(vesicles), 작은 용기모양의 구조물[경자(phialides)]을 포함한다(그림 259 참고)
3. ***Fusarium* 종.** 균사체는 솜 같고, 종종 확산성 핑크빛, 보라색, 또는 노란색 색소를 생성한다(그림 262A).
4. ***Penicillium* 종.** 균사체는 녹색을 띤 청색이며, 빠르게 자라서 푸석푸석하거나 벨벳촉감을 나타낸다(그림 260). 일부 종은 노란색 표면에 작은 물방울을 분비한다. 현미경적으로 진균은 분생자[경자분생포자(phialoconidia)], 분생자병(conidiophore), 경자(phialide)를 가지는 자루 또는 솔모양으로 나타난다(그림 260B)
5. ***Rhizopus* 종.** 균사체는 4일 이내에 잘 발육하여 빠르게 배지의 표면을 덮는다. 균사체의 외관은 솜 같으며 처음에는 흰색을 나타내지만 곧 검은점(black dots)이 드문드문 생성된다[포자낭(sporangia)]. 현미경적 구조는 가근(rhizoid), 포자낭병(sporangiophore), 포자낭(sporangia), 원주층(collumellae), 포자낭포자(sporangiospore) 등을 포함한다(그림 258B).
6. ***Rhodotorula* 종.** 균사체는 빠르게 발달되고 부드러우며 색깔은 핑크색에서 산호빛이다(그림 262B). 현미경적으로 *Rhodotorula*는 둥글거나 난형의 출아세포로 나타난다.
7. ***Saccharomyces cerevisiae*.** 집락은 부드럽고, 습기가 있으며, 흰색에서 크림색으로 생장한다. *Saccharomyces*는 출아효모세포로 나타난다(그림 242D 및 244D)
8. ***Scopulariopsis* 종.** 균사체는 밝은 황갈색에서 잿빛 회색의 범위에 있다(그림 262C). 현미경적 구조는 분생자병(conidiophore)과 배(pear)모양의 두꺼운 벽으로 된 연쇄상의 분생자를 포함한다.

유사균류 원생생물

점균류(slime molds)는 유사균류(funguslike) 원생생물의 예이다. 점균류는 진핵세포이며, 진균과 원생동물의 두 가지와 유사한 특성을 가진다. 점균류는 단일 아메바와 같은 세포로 구성된 **세포성 점균류(cellular slime molds)**와 일정치 않은 크기와 형태의 누드원형질덩어리(naked protoplasm masses)인 **변형체(plasmodia)**로 구성된 **비세포성 점균류(acellular slime molds)**의 두 가지 군(group)으로 나누어진다.

진균증 스펙트럼

사람과 동물을 감염하여 질병을 일으키는 많은 곰팡이는 연관된 일차 부위인 조직 또는 기관의 수준에 의해 구분된다. 이들 범주는 **표재성진균증(superficial mycoses)**, **피부진균증(cutaneous mycoses)**, **피하진균증(subcutaneous mycoses)**, **전신성진균증(systemic mycoses)** 등을 포함한다.

표재성 진균증과 피부진균증 원인체(피부사상균 감염증)

표재성진균감염(superficial fungal infection) [진균증(mycoses)]은 피부 또는 모축(hair shaft)의 일부 외각층(outmost layer)만이 연루된다. *Phaeoannellomyces werneckii*는 그러한 피부감염을 일으키며, *Trichosporon beigeli*와 *Piedraia hortae*는 모축(hair shaft) 및 **백사모증(white piedra)**과 **흑사모증(black piedra)**로 알려진 모근

일반 곰팡이와 효모

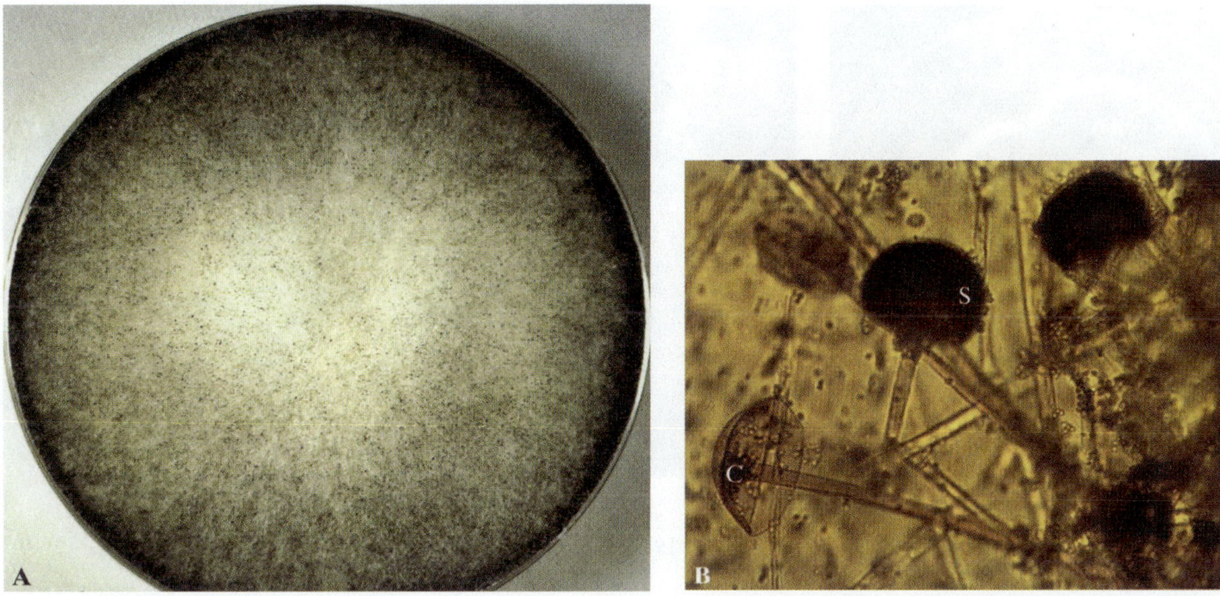

그림 258

빵곰팡이인 *Rhizopus nigricans*. (A) Sabouraud's dextrose agar 상에서 자란 균사체. 다른 생장 패턴에 주목하라. 검은색 점 같은 구조가 포자낭(sporangia) [포자낭포자(sporangiospore)의 주머니]이다. (B) 현미경사진. 포자가 가득한 검은색의 포자낭(sporangia) (S) 원주층(columella) (C)과 자유포자를 볼 수 있다.

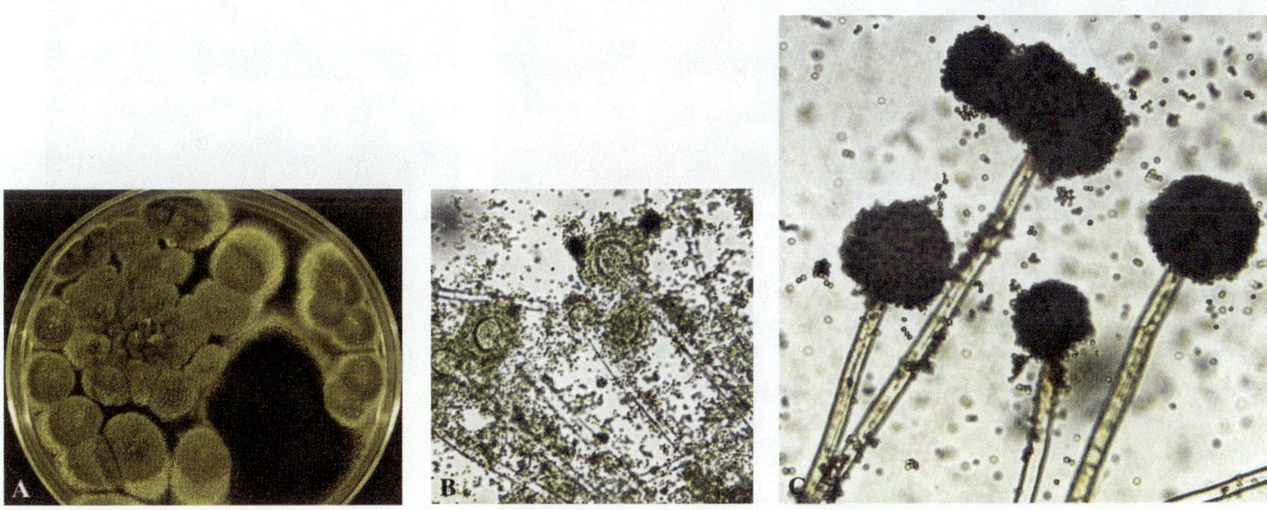

그림 259

Aspergillus 종. (A) *A. niger*(검은색)과 *A. flavus*(초록색)의 두 가지 다른 균사체를 보여준다. 분생자병(하부 지지구조), 경자(phialide)와 연결된 팽창된 소낭, 난형의 분생자를 보여주는 *A. niger* (B)와 *A. flavus*의 현미경사진.

일반 곰팡이와 효모 (계속)

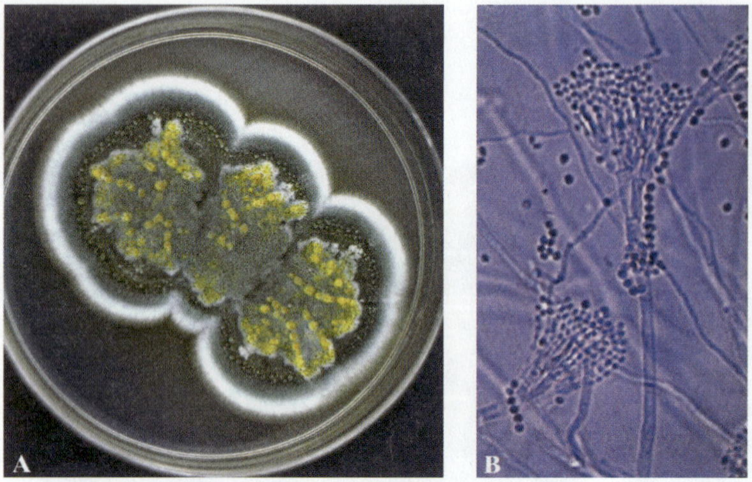

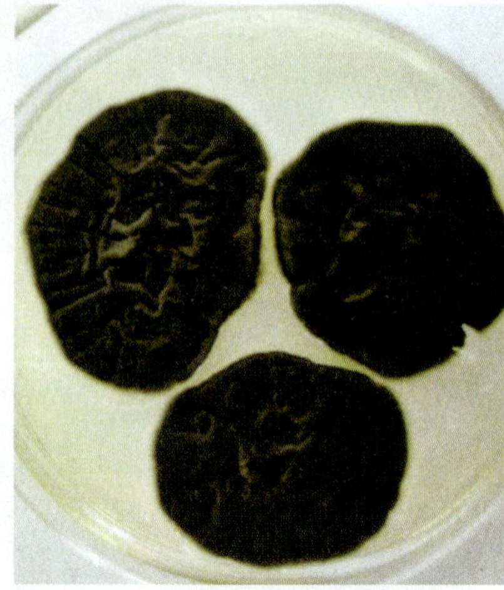

그림 260
Penicillium 종. (A) 균사체. (B) 경자(phialide)와 난형의 분생자와 연결된 하부 지지 분생자병을 보여주는 현미경사진.

그림 261
Alternaria 종의 균사체. 이 곰팡이의 포자는 그림 245D를 참고하라.

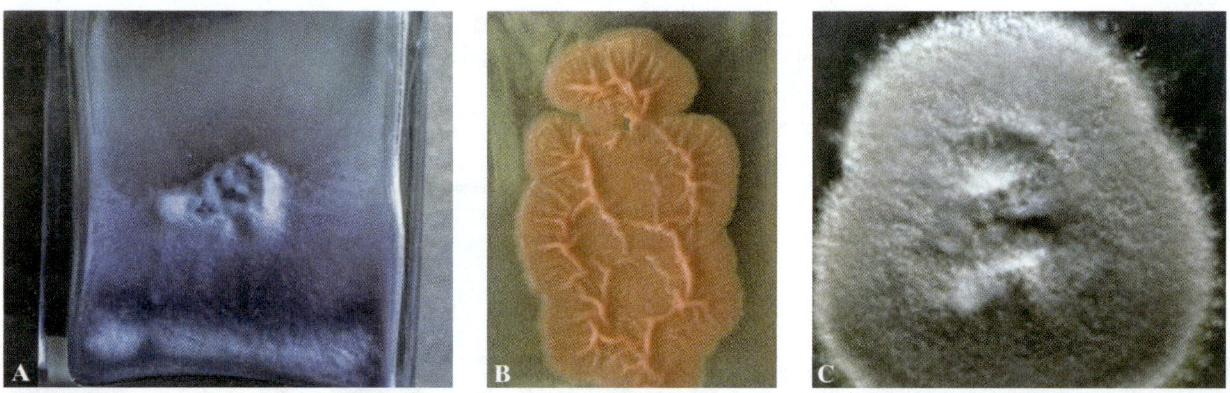

그림 262
면역체계가 약해진 사람에서 감염을 일으킬 수 있는 흔한 진균들. (A) *Fusarium* 종. 이 곰팡이는 솜 같은 균사체를 형성하며 확산될 수 있는 핑크색, 자주색, 또는 노란색의 색소를 수반하기도 한다. (B) *Rhodoturula* 종. 이 속(genus)은 점액성으로 노란색에서 붉은색의 집락을 형성하는 비발효성 효모를 포함한다. (C) *Scopulariopsis* 종. 이 곰팡이는 흰색에서 밝은 베이지 또는 흐린 잿빛의 균사체를 생성한다.

유사균류 원생생물

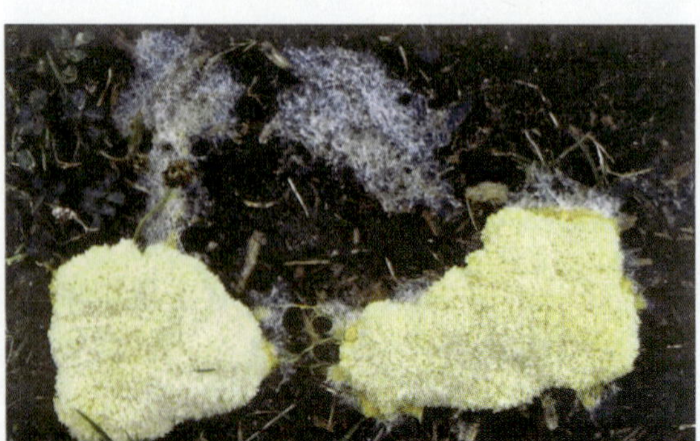

그림 263
스크램블 달걀모양의 점액성 곰팡이인 *Fuligo septica*. 잘 형성된 노란색의 변형체와 사상으로 새로이 형성된(흰색) 변형체가 보인다.

표재성 진균증과 피부진균증

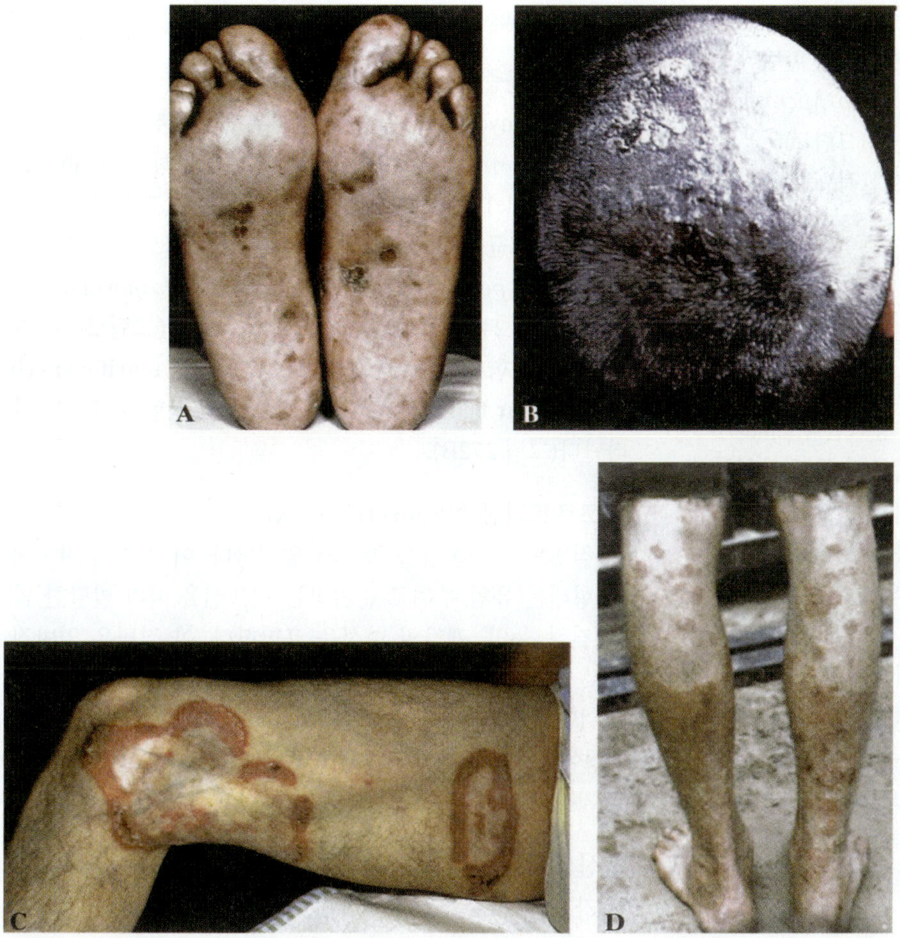

그림 264
버짐에 의한 피부감염의 예. (A) 무좀, 족부백선(tinea pedis). (B) 두부백선(tinea capitis)에 의한 두피손상(화살표). (C) 체부백선(tinea corporis). (D) 이차 연쇄상구균에 의한 감염으로 복합적인 손상을 일으킨 진균감염.

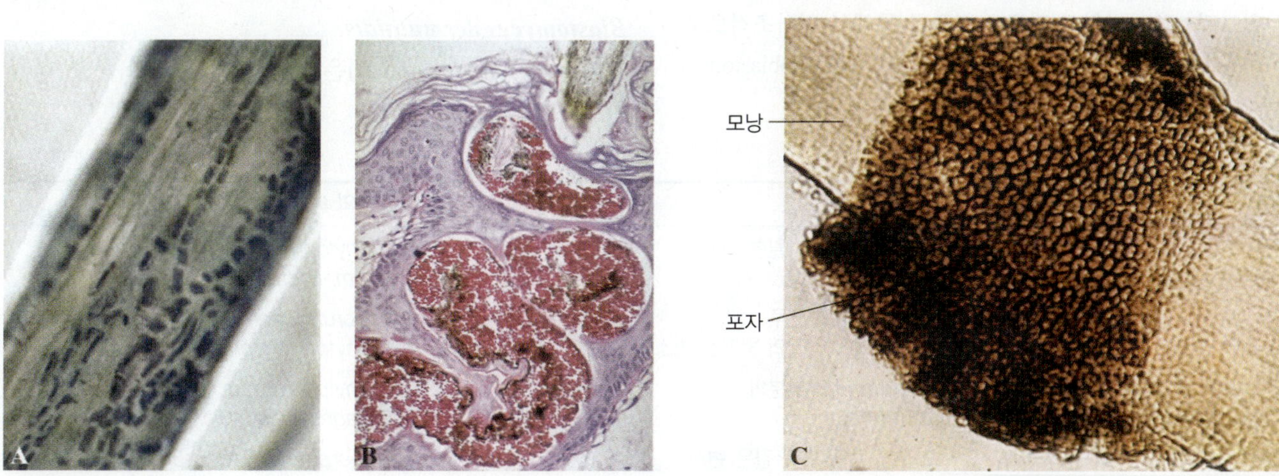

그림 265
머리털의 감염. (A) 모내사상균(endothrix) 감염. 분절분생자(arthroconidia)는 감염된 머리털에서 볼 수 있다. (B) 포자로 덮인 머리털은 두피에서 진하게 염색된 플러그를 형성한다[각질층(stratum corneum)]. 포자는 거의 모발을 대체함). (J. Lee, Y.-Y. M.-L. Hsu. *J. Cutan. Pathol.* 19(1992)54-58 인용) (C) 모외사상균(외부) 모발감염. *Piedra hontae* 원인. 모낭표면 상의 많은 분생자를 주목하라.

감염(follicle infection)을 각각 일으킨다(그림 265). 수산화칼륨(potassium hydroxide) 표본은 진단에 유용하다.

피부진균증(cutaneous mycoses) 또는 피부진균(dermatiphytes)은 살아 있는 숙주에서 머리털, 손톱 또는 피부의 감염을 말하며(그림 264 및 265), *Epidermophyton*, *Microsporum*, *Trichophyton*의 세 가지 종에 의해 일어난다(그림 266 및 271).

이들 진균은 케라틴으로 된 조직에 제한적으로 공격한다. 그들은 **피부진균(dermatophyte)**으로 간주된다. 흔히 백선(tinea)과 버짐(ringworm)은 질병[피부진균증(dermatophytosee)]이 생겼다는 표시로 사용된다. 표 15에는 피부진균증의 몇 가지 예가 열거되어 있다. 일반적으로 *Microsporum* 종은 머리털과 피부를 공격하지만 손톱은 공격하지 않는다. *Trichophyton* 종은 머리털, 피부, 손톱을 공격한다. *Epidermophyton floccosum*은 피부를 감염하고 종종 손톱도 감염한다. 피부진균증(Dermatophytose)은 일반적으로 감염된 사람과 직접접촉 또는 다른 동물과 매개체를 통해서 전파된다.

모발을 침입하는 두 가지 알려진 진균의 형태는 **모내사상균(endothrix)**과 **모외사상균(ectothrix)**이다. 모내사상균 감염에서 균사는 모낭(hair follicle)에서 자라나서 모축(hair shaft)으로 침투한다(그림 265). 모외사상균(ectothrix) 감염은 포자, 분절분생자(arthroconidia) (털을 둘러싸는 주변에 빈번한 절편화에 의해 형성된), 협막유사 덮개의 형성, 모축 주변에 생장하고 궁극적으로 그것을 파괴하는 균사에 의해 특징지어진다.

피부진균증의 진단은 적절한 시료와 배양된 KOH 표본을 포함한다. 균사체의 특성과 배양의 현미경적 관찰도 진균의 동정에 사용된다(그림 266~271).

피하진균증 원인체

피하진균증(subcutaneous mycoses)은 피부의 심층에 영향을 준다(그림 272). 병원성 진균은 상처를 통해서 피하조직으로 유입된다. 이 질병의 예로는 색소효모균증(chromoblastomycosis)과 스포로트리쿰증(sporotrichosis)이 있다(그림 273). 이들 두 가지 질병을 일으키는 진균류는 이형성으로 피하진균증(subcutaneous mycoses)을 일으키는 다른 진균류와 다르다.

색소효모균증(Chromoblastomycosis)

이 진균증(mycosis)은 원인균이 피부로 이식된 후에 시작된다. 손상은 서서히 발달되며 점점 커져서 피하결절(subcutaneous nodule) 또는 종양(tumor)을 형성한다(그림 272A).

색소효모균증(chromoblastomycosis)을 일으키는 진균은 *Fonsecaea pedrisoi*(그림 272 C~E), *Cladosporium carrionii*(그림 245A 참고), *Exophiala spinifera*(그림 245C 참고) 등을 포함한다. 이들 생물체는 조직에서 **muriform cell** 또는 **Medlar body**라는 두꺼운 벽으로 된 구형의 세포로 나타난다(그림 272B).

스포로트리쿰증(Sporotrichosis)

이 질병도 조직손상을 통해서 일어난다. 이 질병의 전형적인 형태는 유입 부위로 순환하는 림프선을 따라 발달한 많은 결절, 농양, 궤양의 형성을 포함한다. 이 질병은 일반적으로 이 부위 밖으로 확장되지 않는다

원인균인 *Sporotrichum* (Sporothrix) *schenckii*는 25°C의 배양에서 곰팡이로서 자라며 조직에서 효모와 같은 세포형태로 자란다(그림 273). 이들 특성은 진단에 잘 이용될 수 있다.

전신성 진균증의 원인체

몇 가지 진균류는 전신성 진균증(systemic mycoses)을 일으키는 것으로 알려져 있다. 여기서는 *Blastomyces dermatitidis*(그림 247), *Coccidiodes immitis*(그림 274), *Histoplasma capsulatum*(그림 275) 만을 논하고자 한다. 이들 진균은 환경에서 분생자의 흡입을 통해서 감염된다.

Blastomyces dermatitidis

분아진균증(blastomycosis)은 만성이며, 폐에 육종을 형성

표 15 대표적인 피부기생균증

질병	설명	진균질병의 예
모창 (Tinea barbae)	수염난 부분에서 원형 패치; 모발의 일부 소실	*Trichophyton mentagrophytes* *T. rubrum, Microsporum canis*
두부 백선 (Tinea capitis)	두피와 모발의 연루; 두피 상에 피각질의 벗겨진 병소	*Microsporum canis* *Trichophyton tonsorans*
체부 백선 (Tinea corporis)	중앙의 벗겨진 부분의 고리형 병소	*Trichophyton rubrum,* *T. mentagrophytes Microsporum canis*
고부 백선 (Tinea cruris)	고리형, 종종 가죽 같은 변화, 치골 부위의 피부주름에서 가려움	*Epidermorphyton floccosum,* *Trichophyton rubrum, T. mentagrophytes*
족부 백선 (Tinea pedis)	액체로 채워진 병소, 피부 갈라짐, 벗겨짐, 발가락 가려움	*Epidermorphyton floccosum,* *T. mentagrophytes, T. rubrum*
손발톱 백선 (Tinea unguium)	손톱의 경화 및 탈색	*Epidermorphyton floccosum,* *T. mentagrophytes, T. rubrum*

표재성 진균증과 피부진균증 (계속)

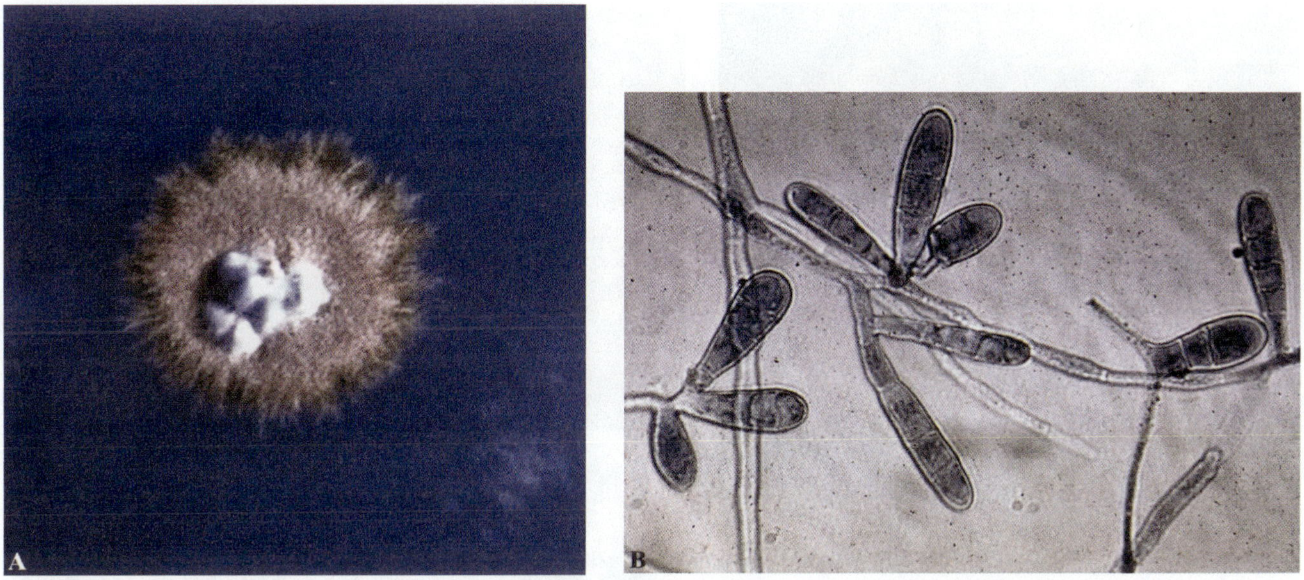

그림 266
Epidermophyton floccosum. (A) Sabouraud's dextrose agar 상에서의 균사체. (B) 대분생자(macroconidia)의 현미경사진.

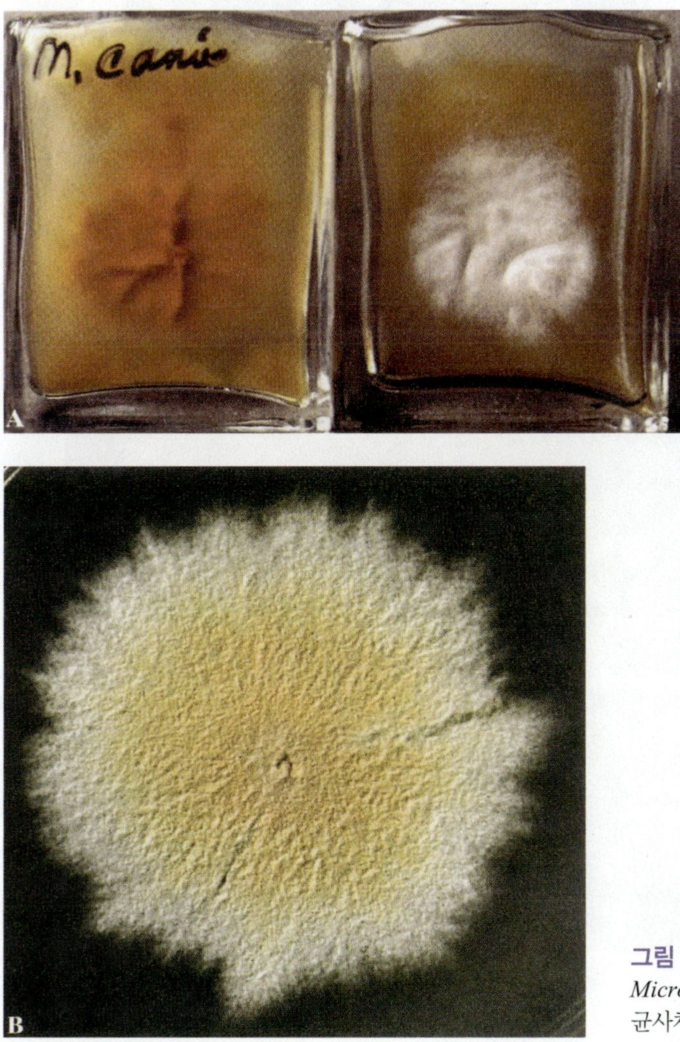

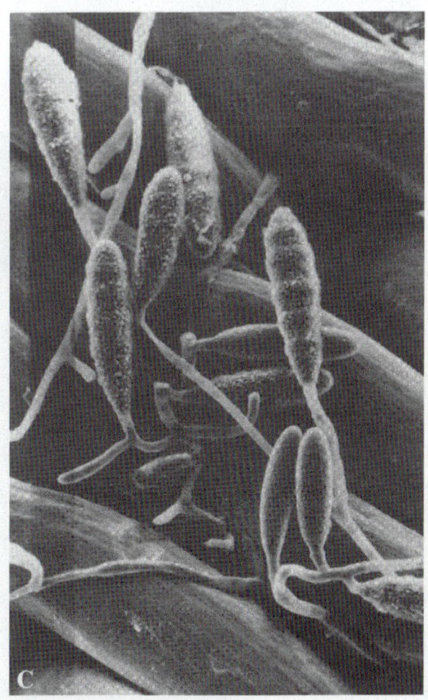

그림 267
Microsporum 종. (A) *M. canis*의 균사체 표면. (B) *M. gypseum* 균사체. (C) *M. gypseum* 대분생자의 주사전자현미경사진.

표재성 진균증과 피부진균증 (계속)

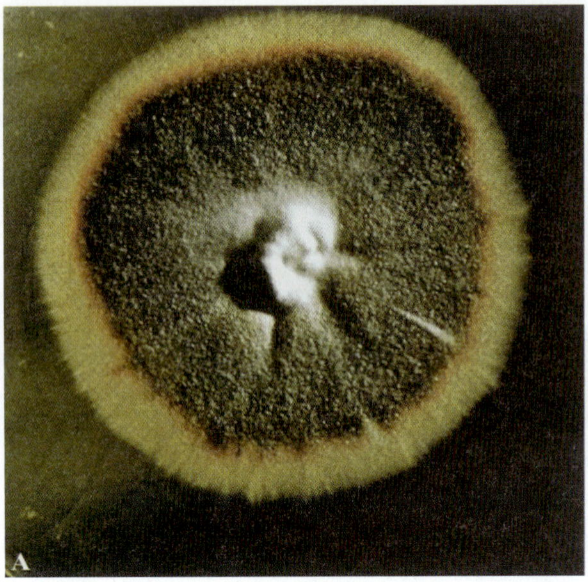

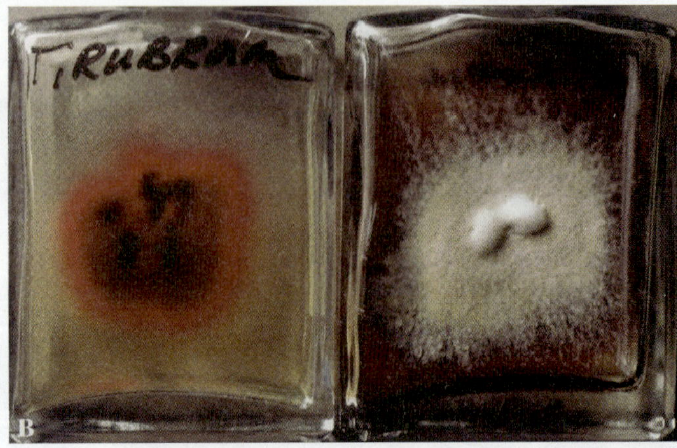

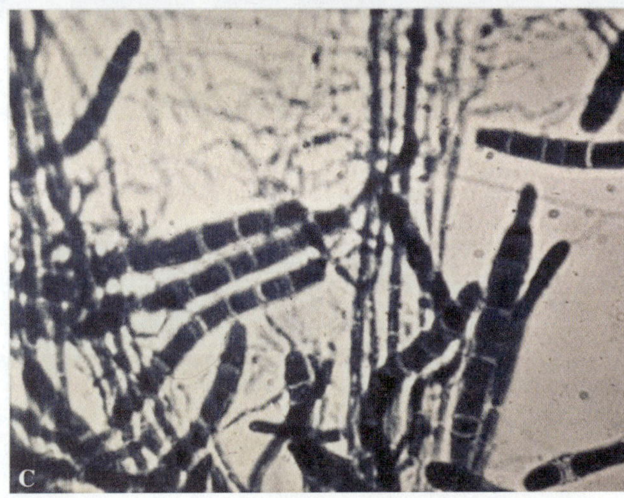

그림 268

Trichophyton rubrum. (A) Sabouraud's dextrose agar. (B) 곰팡이에서 생성된 붉은색에서 자색의 색소는 하면에서 볼 수 있다. (C) *T. rubrum* 대분생자.

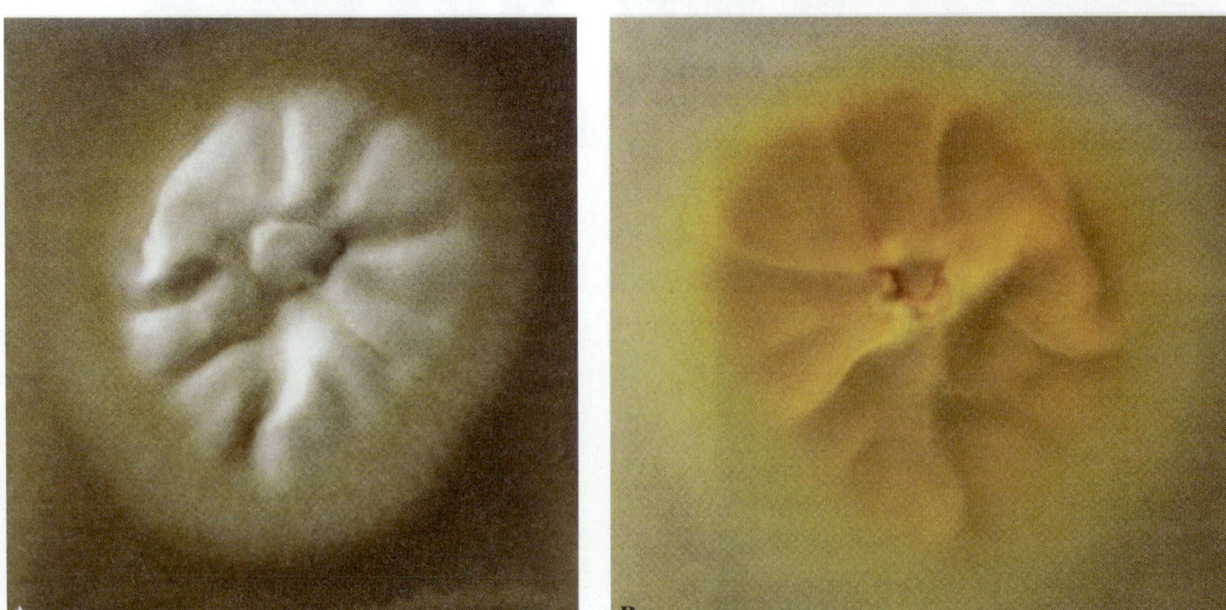

그림 269

Trichophyton tonsorans. (A) 균사체의 윗면. (B) 균사체의 아랫면.

표재성 진균증과 피부진균증 (계속)

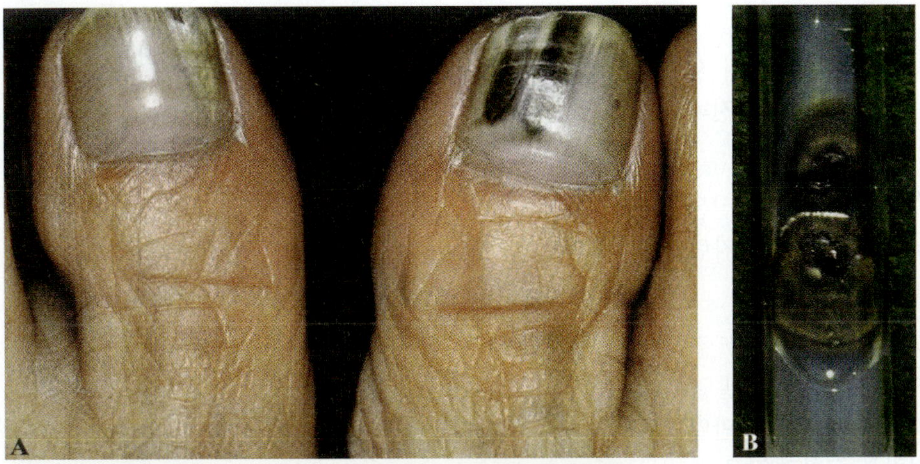

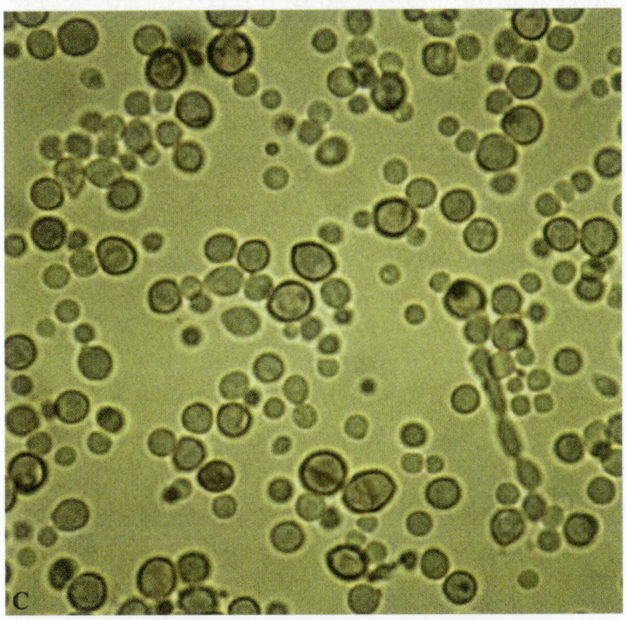

그림 270
진균성 흑색손발톱(melanonychia) 환자(손톱의 검은 색소화)의 손톱감염. (A) 발톱의 검정 탈색. (B) *Wangiella dermatitidis* 균사체. (C) 균사와 분생자(600배). (T. Matsumoto, T. Matsuda 등. *Clin. Exp. Dermatol.* 17(1992):83-86)

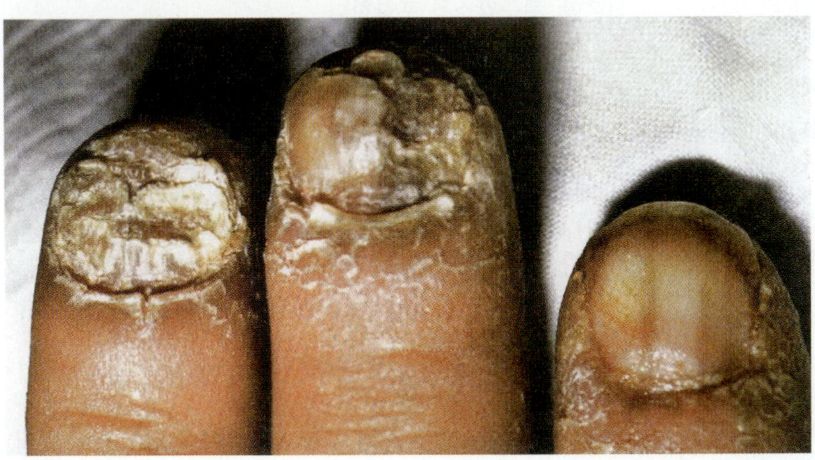

그림 271
*Trichophyton rubrum*에 의한 손톱감염. 37세의 AIDS 환자에서 심한 조갑진균증(onychomycosis).

하는 감염으로 다른 조직으로 전파될 수 있다. 원인균인 *Blastomyces dermatitidis*는 전 세계적이며, 토양이나 목재에서 발견될 수 있다.

전파. *B. dermatitidis*는 흡입을 통해서 전파된다. 그러나 사람에서 사람으로 전파되거나 하등동물에서 사람으로 전파되지 않는다.

형태와 배양특성. *B. dermatitidis*는 이형성 진균이다. 실온에서 곰팡이로서(그림 247A), 신체조직과 37°C에서 자란 배양에서 효모로서(그림 247B) 나타난다.

병리와 임상특성. 대부분의 감염은 징후와 증상이 없다. 질병의 증상은 보통 경증의 호흡기 감염으로 나타나며 발열, 체중감소, 전신쇠약, 가래가 나오는 기침을 동반한다. 만일 이 진균이 전파되면 피부, 뼈, 관절, 전립선, 고환과 같은 조직이 가장 흔하게 연루된다.

진단. 진단을 위한 가장 빠른 방법은 KOH 표본에서 효모세포를 직접 관찰하는 방법이다. 일상적인 진균 배지에서 배양하기도 하며 4주 정도 걸린다.

Coccidioides immitis

콕시디오이디스증(coccidioidomycosis) 또는 계곡열(valley fever)은 보고된 사례를 근거로 하여 주요 전신성 진균증 가운데 가장 역사가 있는 질병이다. 이 질병의 원인균인 *Coccidioides immitis*는 비가 적은 기후의 토양에서만 자라기 때문에(여름의 고온과 온화한 겨울이 있는 건조지역) 이 군에 속하는 진균에서 발생하는 질병 가운데 가장 지리적으로 제한적이다.

전파. 감염은 보통 분절분생자(arthroconidia)의 흡입으로 생긴다(그림 274G). 그러나 이 진균이 다른 부위로부터 유입되면 별다른 치료없이 회복되는 감염을 초래하기도 한다(그림 274A 및 B). 가축, 동물원의 동물, 야생동물은 이 감염에 민감하다.

형태와 배양특성. *C. immitis*는 이형성 진균이다. 이 균은 실온 및 37°C의 일상적 배양에서 곰팡이로 자란다(그림 274E). 효모-단계 대신에, 진균은 조직에서 크고 특유의 둥근벽(round-walled) 구조인 **소구체(spherule)**에 수백 개의 내생포자를 생성한다(그림 274F). 이 구조는 병원성 진균들 가운데 독특하다.

병리와 임상특성. 이 질병은 별다른 치료없이 회복되며, 일반적 증상은 기침, 흉부통증, 식욕감퇴, 불쾌감, 피곤 등을 포함한다. 감염환자의 반 이상은 무증상이거나 질병이 너무 경미하여 확인되지 않는다. 산재성 콕시디오이디스증(disseminated coccidioidomycosis)은 피부조직(cutaneous tissue) 및 피하조직(subcutaneous tissue) (그림 274D), 수막(meninges), 내장기관(visceral organ)에 연루된다.

진단. 실험실 진단의 가장 빠른 방법은 직접 KOH를 적용시켜 가래와 기타 시료에서 비후벽의 소구체(thick-walled spherule)를 관찰하는 것이다. 가래와 피부, 기타 조직과 혈청학적 및 피부 시험으로부터 배양도 유용하다.

Histoplasma capsulatum

히스토플라스마증(histoplasmosis) (역자주: 주로 폐의 감염증)은 전 세계에 분포하는 질병이다. 원인균인 *Histoplasma capsulatum*은 토양, 닭장이나 비둘기 우리, 박쥐가 서식하는 동굴에서 발견된다.

전파. *H. capsulatum*은 에어로솔 형태로 분생자를 흡입하여 전염된다. 감염된 박쥐도 가능한 감염원이다. 사람 대 사람 전파는 일어나지 않는다.

형태와 배양특성. *H. capsulatum*은 37°C에서 자란 조직과 배양에서 효모로 나타나는 이형 진균이다. 22~25°C에서 배양된 배양은 특징적인 구조인 **결절성 대분생자(tuberculate macroconidium)**의 형성으로 곰팡이 특성을 나타낸다(그림 275C). *H. capsulatum*은 진균을 위해 사용되는 표준배지에서 자라지만 알아볼 수 있는 균사체를 생성하는데 몇 주 걸린다.

병리와 임상특성. 히스토플라스마증(histoplasmosis)은 세망내피계(reticuloendothelial system)의 감염으로, *H. capsulatum*이 침입하고 생장하여, 대식세포(macrophage)와 거대세포(giant cell)로 증식한다. 이 질병에 걸린 대부분의 환자에서는 증상이 없거나 며칠 또는 몇 주 동안 단지 발열과 기침 증상만을 보여준다. 더 심각한 환자는 오한, 흉통, 일반적인 불쾌감 등을 느낀다. 진행성 질환으로서 폐결핵과 유사한 경로로 발달된다. 징후와 증상에는 가래생성, 식은땀, 체중감소를 포함한다.

산재성 히스토플라스마증에는 피부, 중추신경계, 폐, 위장관, 부신을 포함하는 몇 가지 기관이 연루된다(그림 275A 및 B)

진단. 폐 히스토플라스마증에서 가래의 직접 현미경적 관찰은 매우 도움이 된다. 혈액 배양 및 비장 또는 림프절 같은 세망내피계(reticuloendothelial) 기관으로부터 생체검사 시료는 더욱 좋은 결과가 얻어진다. 메텐아민(methenamine silver)은 조직시료 염색 또한 진단에 도움이 된다(그림 252).

기회성 진균증의 원인체

일부 병원균은 이들 원인체가 비면역 숙주에 들어왔을 때 확실하게 감염과 질병을 일으킨다. 이 같은 생물체는 일차 병원균으로 알려져 있다. 이들 감염성 질병원과 대조적으로 기회성인 것도 있다. 이들 미생물은 건강한 사람에서 병을 거의

피하진균증

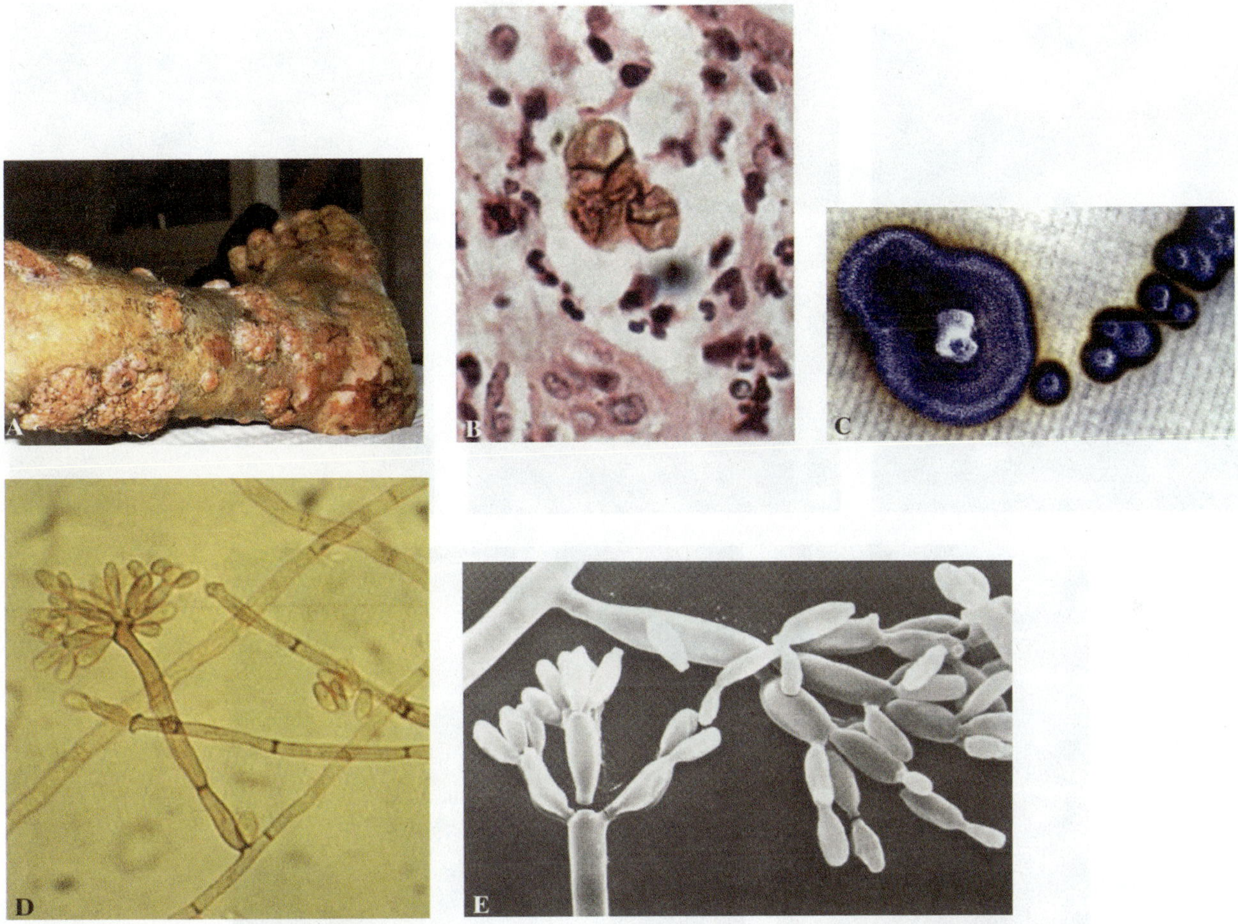

그림 272

색소효모균증(chromoblastmycosis). (A) 임상외관. (B) 과요오드산-시프(periodic acid-schiff) 기법에 의해 염색된 muriform 세포를 보여주는 피부 생체검사(효모와 곰팡이의 중간형태). (C) Sabouraud's dextrose 고체배지 상에서 자란 *Fonsecaea pedrosoi*. (D) 격벽의 균사와 전형적인 fonsecaea형 분생자 형성을 보여주는 *F. pedrosoi*의 현미경사진. (E) *F. pedrosoi* 분생자(난형세포)의 주사전자현미경사진. (F. Queiroz-Telles 등. *Internat. J. Dermat.* 31(1992):805-12)

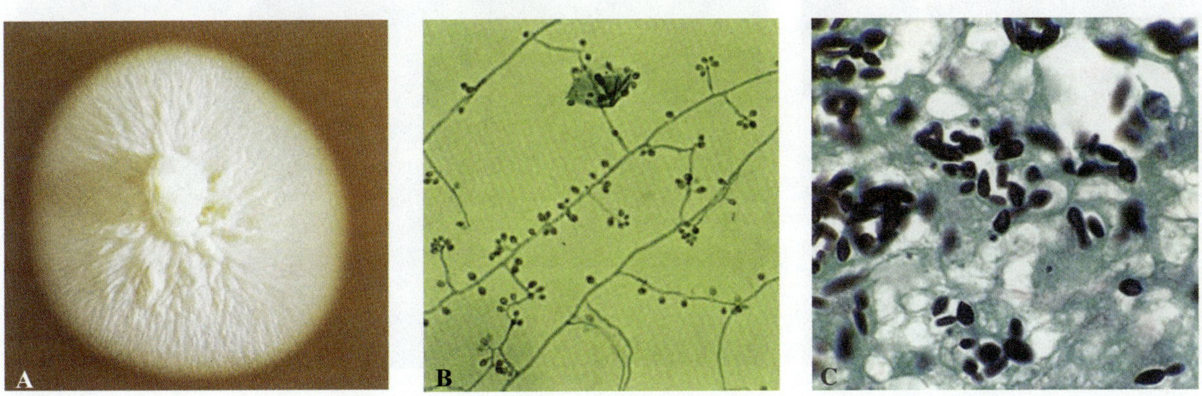

그림 273

Sporotrichum(Sporothrix) schenckii. (A) Sabouraud's dextrose 고체배지 상의 균사체. (B) 25°C에서 자라고 락토페놀 코튼블루(lactophenol cotton blue)로 염색된 세포의 현미경사진. 난형의 분생자 꽃과 같은 배열을 주목하라(400배). (S. E. How와 T.-Y. Chuang. *Cutis* 48(1991):193-96 인용) (C) Gomori-methenamine-silver nitrate로 염색한 조직 검체에서의 효모(R.C. Neafie와 A.M. Marty. *Clin. Microbiol. Revs.* 6(1993):34-56 인용)

전신성 진균증

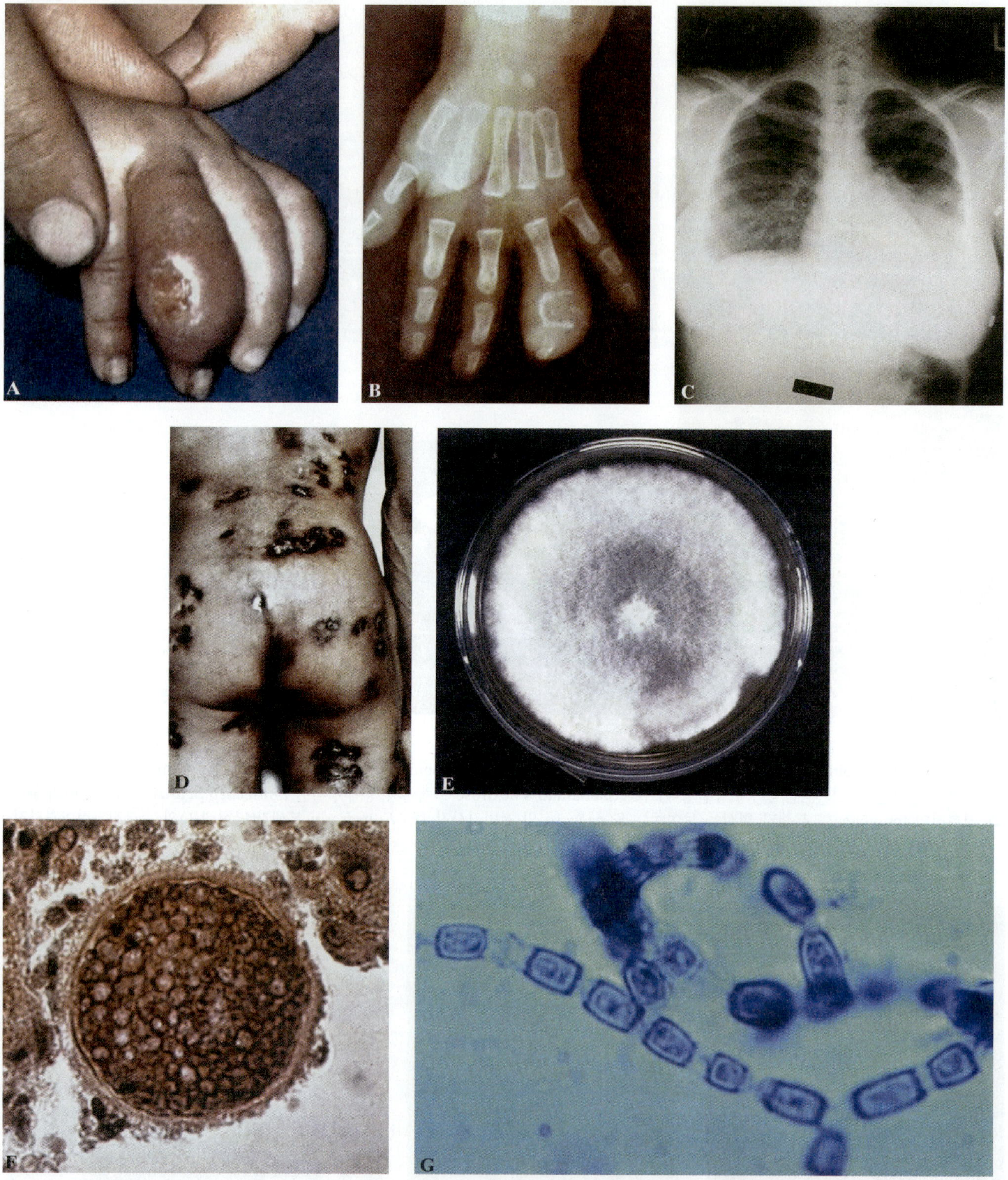

그림 274

Coccidioides immitis. (A) 손가락 감염. (B) 감염된 손가락의 X-선. (C) 환자의 왼편 아래쪽의 폐엽에 병소를 보여주는 가슴 X-선. (S.A. Westphal과 G.A. Saosi, *CID* 18(1994):974-78 인용) (D) 산재성 질병 환자에서 피부 손상. (E) Sabouraud's dextrose 고체배지 상에서의 균사체. (F) 조직에서 내생포자를 포함하는 소구체. (G) 25°C에서 자란 배양의 염색된 분절분생자(arthroconidia).

전신성 진균증 (계속)

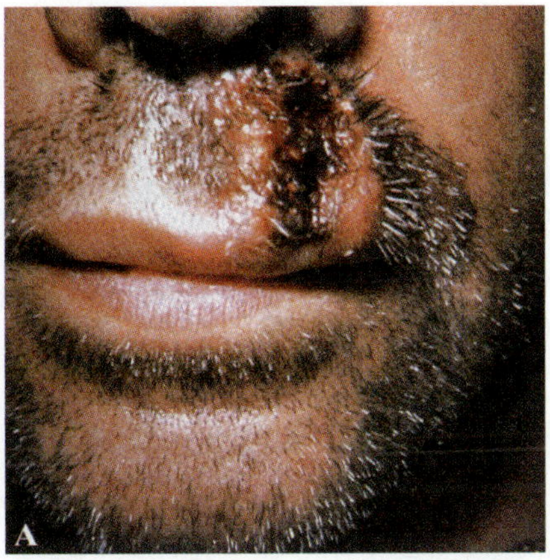

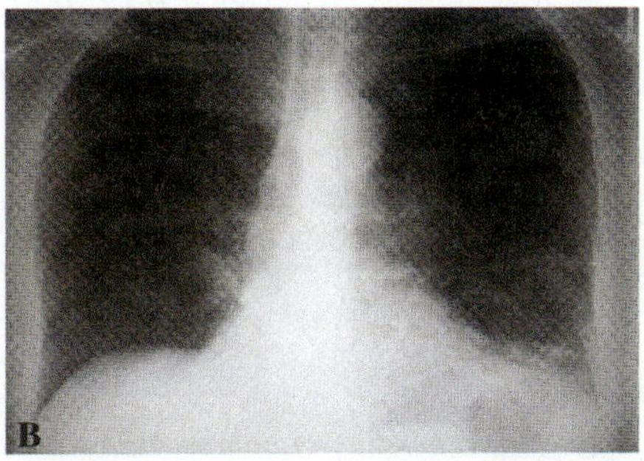

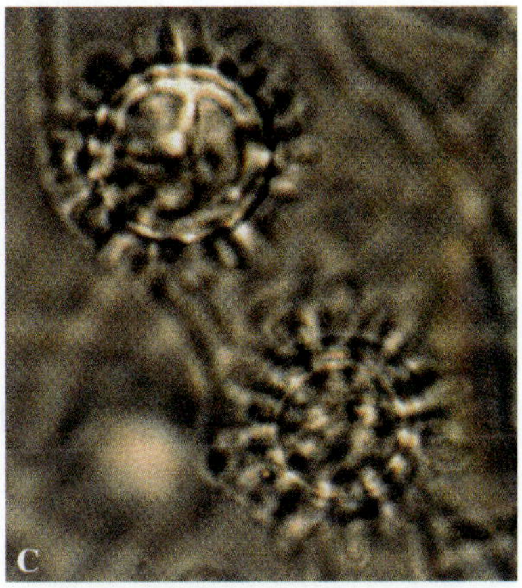

그림 275
산재성 *Histoplasma capsulatum*. (A) 피부감염. (B) 폐 연루. (C) Sabouraud's dextrose 고체배지 상에서 자란 25°C 배양의 현미경사진. 두꺼운 환형의 결절성 대분생자를 주목하라. (P.R. Cohen, J.C. Held, M.E. Grossman, M.J. Ross, D.N. Silvers. *Internat. J. Dermatol.* 30(1991):104 제공)

일으키지 않는다. 그러나 만일 개인의 방어체계가 화상 또는 기계사용(instrumentation)에 의해 면역손상 되거나 기능이 약해지면, 이 기회성 병원균은 심각하게 종종 치명적인 질병을 일으킬 수 있다. 기회성 병원균은 면역결핍 숙주의 약해진 상태를 이용한다. 기회성 감염(opportunistic infection, OI)은 아마도 면역억제 때문에 일반 대중들에서보다 HIV 감염에 감염된 사람들 가운데서 매우 빈번하게 또는 보다 심각한 질병을 일으키는 것으로 보인다. 세균, 진균, 원생동물, 바이러스 등을 포함하는 100가지 이상의 미생물들은 상당한 이환율(morbidity) 및 사망률(mortality)과 관련이 있다. 세 가지의 진균성 기회성 병원균을 설명하고자 한다.

Aspergillus 종

진균 병원균의 감염은 면역손상된 개인과 지속적인 면역억제 하에서 있는 환자에게 직면하는 위험으로서 나타난다. *Aspergillus* 종, 특히 *A. fumigatus*는 대부분의 이들 감염의 원인체이다(그림 276).

아스페르질러스 진균증(aspergillosis)은 분포에서 전세계적으로 발견되며 모든 연령과 성에 영향을 미칠 수 있는 진균성 질병이다. 이 질병은 *Aspergillus* 종에 의해 일어나는 어떤 감염을 포함하기 위해서 폭넓게 정의될 수 있다. 알려진 수백 종의 aspergilli 가운데 단지 20여 가지 정도만이 사람감염의 원인으로 확인되었으며, 이들 가운데 불과 5가지는 항상 정기적으로 병원균으로서 접하게 된다.

전파. Aspergilli는 일반적으로 공기 중으로 분생자(포자)를 방출하기 위한 복잡한 기작을 가지지 않는다. 분생자의 확산은 바람에 의한 교란과 강한 기류에 의존한다. 일단 공기 중에서 작은 크기의 분생자는 부유하여 실내와 실외의 공기를 통해서 전달될 수 있다.

형태와 배양특성. Aspergilli는 실험실 배지 또는 식료품에서 2일 이내에 균사체라는 솜털 같은 다양한 색깔의 집락을 빠르게 생산하는 곰팡이이다. *Aspergillus* 종은 분생자병(conidiophore)의 구조와 분생자의 배열의 차이에 근거하여 동정된다(그림 259B 및 C).

병리와 임상특성. 침투성 질병을 일으키는 가장 흔한 *Aspergillus* 종은 *A. fumigatus, A. niger, A. terreus, A. nidulans* 등을 포함한다. 더욱이 **알레르기 유발원(allergen)**의 가장 흔한 원인은 *A. fumigatus*와 *A. clavatus*이다. *Aspergillus*의 일부 종과 다른 속들은 **곰팡이독(mycotoxin)** (독성 물질)을 생산한다.

이들 독소의 가장 중요한 것들 가운데 하나는 **아플라톡신(aflatoxin)**이다. *Aspergillus flavus*는 흔히 저장 곡물, 견과류(특히 땅콩), 동물사료에서 자라며 아플라톡신을 생산한다(곰팡이 독의 이름 맨 앞부분은 속명의 A, 종명으로부터 *fla*로부터 유래하여 붙여진 이름임). **아플라톡신 식중독**

(aflatoxin poisoning)의 실제 및 잠재적 위험성은 1960년에 상업적인 어류 부화장에서 대규모 송어 독성의 출현과 영국에서 칠면조 X 질병의 동시 창궐에서 극적으로 보여주었다.

비록 사람에 대한 위험성은 알려지지 않았지만, 아플라톡신이 인도와 아프리카의 일부국가에서 간경변과 간암에 기여한다는 중요한 증거가 있다. 아플라톡신 중독은 섭취로서 즉각적인 효과가 나타나지 않는다는 것을 주목해야 한다. 이 중독은 간에 저장되며 섭취량에 따라 장기간 동안 질병을 일으키지 않을 수도 있다.

Aspergilli, 특히 *A. fumigatus*에 의해 일어나는 특별한 질병은 아래에 기술된 것을 포함한다:

1. 분생자의 존재 또는 입, 코, 기타 신체의 구멍들에서 진균의 일시적 생장으로 야기되는 알레르기 반응과 합병증; 이러한 알레르기 질병은 알레르기 부비강염(sinusitis)을 포함한다(그림 276);
2. 흔히 **아스페르질러스종(aspergilloma)** 또는 **진균구(fungus ball)**라 불리는 호흡기 내에 존재하는 공동(cavity)과 쇠약한 조직에서 집락화;
3. 피부, 비강부비동(nasal sinuses), 외부외이도(external ear canal), 더 드물게, 조직의 탈피 후의 화상부위, 손톱, 기타 신체부위의 표피감염;
4. 폐 침투성, 육아종성(granulomatous), 괴사 중인 감염;
5. 전신성(systemic) 및 불치의 산재성 질병.

진단. *Aspergillus* 종 때문에 침투성 감염의 실험실 진단을 입증하는 일은 어려울 수 있다. 확실한 증거는 정상 무균 부위로부터 얻어진 시료로부터 *Aspergillus* 종의 분리와 생장을 통해서 이루어진다. 또한 전형적인 분지된 균사와 포자, 명백하게 침입하는 숙주조직과 같은 진균의 부분의 존재를 보여주는 조직병리학적 관찰도 포함된다. Aspergillii의 분리를 위한 유용한 시료는 기관지 폐포 세척액(bronchoalveolar lavage fluid, BAL), 가래, 비강면봉법(nasal swab)을 포함한다. 기관지내시경검사(bronchoscopy)도 배양을 위한 적당한 시료를 제공할 수 있다.

병원성 aspergilli는 일반적으로 잘 자라며 진균 분리를 위해 사용되는 일상적인 배지에서 상대적으로 빠르게 자란다. 이 병원균만이 유일하게 35~37°C에서 자랄 수 있다. 더욱이 *A. fumigatus*는 50°C 이상의 온도에서 자랄 수 있고 생장할 수 있는 독특한 특성을 가진다.

순환형 *Aspergillus* 항원 또는 항체의 발견을 위한 혈청학적 시험은 진단에 매우 도움이 될 수 있다. 항-*Aspergillus* 항체를 발견하기 위한 20가지 이상의 진단 방법이 알려져 있다. 효소면역측정법(ELISA)은 순환형 *Aspergillus* 항원의 발견에 사용된다.

Candida albicans

효모인 *Candida albicans*는 가장 빈번하게 발견되는 기회성 진균이며 몇 가지 심각한 진균질환을 일으키는 가장 흔한 병원균이다(그림 277).

비록 세균이 병원획득 감염의 주된 요인이지만, 진균감염은 매우 가파르게 증가되고 있다. *Candida* 종은 병원획득 진균감염의 거의 80%의 원인이 되며 모든 산재성 감염 가운데 4번째로 가장 흔한 원인이다.

사람에서 감염을 일으키는 것으로 알려진 대략 150가지의 진균종 가운데, *C. albicans*는 신체의 다양한 위치에서 발견되는 정상 미생물 개체균의 구성원이다[인체미생물상(*microbiota*)]. 이 효모는 사람들 가운데 절반 정도가 지니고 있다.

전파. *C. albicans*는 구강, 하부 위장관, 여성생식기가 정상 서식지이다. 대부분의 감염은 개인 자신의 인체미생물상(microbiota)으로부터 일어난다. 그러나 *C. albicans*가 성적 접촉 또는 침입절차를 통하여 도입되는 경우처럼, 감염은 다른 사람의 손상된 조직의 직접 점막 접촉을 통해서도 일어난다.

형태와 배양특성. *C. albicans*는 두 가지 기본형태 가운데 한 형태로 자란다. 그 중 한 형태는 배아분생자(blastoconidia)(그림 244D)와 균사 요소를 가지는 효모 형태이며, 가성균사(pseudohyphae)와 진정균사(true hyphae)를 포함한다. 두 번째 형태는 특수배지에서 자란다. 이 형태는 두꺼운 벽의 후막분생자(chlamydoconidia) 또는 후막포자(chlamydospore)로 발달되는데(그림 278B), 다른 *Candida* 종들과 차이가 있다. 이 생물체는 대부분 표준 배지에서 잘 자란다(그림 278A).

가성균사(pseudohyphae)와 진정균사, 특히 효모 등의 모든 형태는 감염조직에서 발견된다. 그러나 균사세포가 더욱 침투성이 있는 것으로 사료된다.

병리와 임상특성. *Candida* 감염은 피부 또는 점막을 수반하거나 신체기관에 전파된다(그림 277C). 피부감염에서 *Candida*는 피부와 손톱에 침입하여 피부진균(dermatophyte)과 유사한 결과를 초래한다(그림 277D). 구강내 점막 감염에서 효모는 **아구창(thrush)**이라는 병을 일으킨다. *Candida* 종이 많이 존재하는 부위인 질 점액층의 연루는 **외음부질염(vulvovaginitis)**으로 알려져 있다. AIDS 환자와 같이 면역성 결함을 가지는 환자는 다양한 피부점막 형태의 칸디다증(candidiasis)을 경험할 수 있다(그림 277B).

기회성 진균증

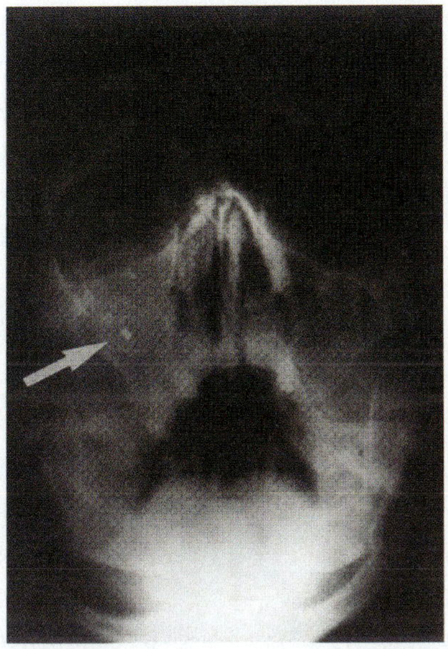

그림 276
*Aspergillus*의 부비동 감염. 진균덩어리의 위치를 보여주는 X-선.

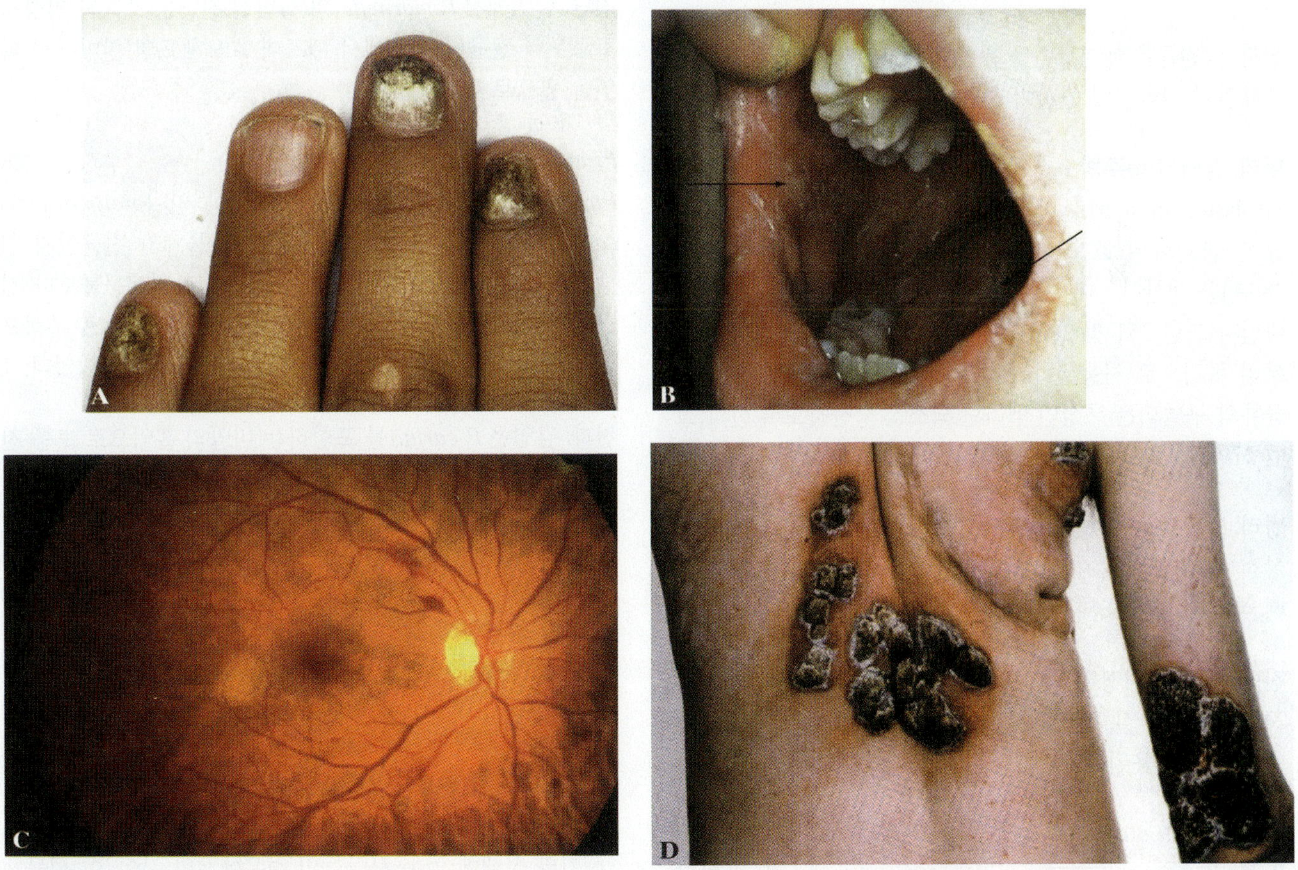

그림 277
Candida albicans 감염. (A) 손톱과 주변세포의 칸디다증. (B) 구강내 점막피부 칸디다증(C.J.Kirkpatrick, M.D., President, Innovative Therapeutics, Inc 제공). (C) 칸디다 망막염 환자에서 발견되는 망막손상. (D) 등의 커다란 부위에 넓게 번져 있는 점막피부 칸디다증. (P. Phillips. 박사 *Revs. Inf. Dis*. 9:587, 1987 인용)

연관된 *Candida* 혈류감염 또는 칸디다혈증(candidemia)으로부터 치사는 모든 혈류감염의 가장 흔한 것들 가운데 하나이다. 다른 *Candida* 종의 출현에도 불구하고, *C. albicans*는 생명을 위협하는 산재성 *Candida* 감염의 주요 원인이다.

진단. 표재성 *C. albicans* 감염으로 진단에 필요한 적절한 가검물이 제공된다. KOH를 처리한 표본 또는 그람염색을 통한 현미경적 관찰로 많은 출아 효모세포를 관찰할 수 있다(그림 278C). 직접 생체검사(biopsy)와 기관지폐포세척(bronchoalveolar lavage, BAL)을 포함하는 다양한 형태의 시료배양은 좋은 방법들이다. 생화학적 시험도 *Candida* 종들을 식별하는데 사용된다.

Filobasidiella(Cryptococcus) neoformans

*Filobasidiella(Cryptococcus) neoformans*는 크립토콕쿠스증(cryptococcosis)의 원인체이다. 이 질병의 발생빈도는 세계의 AIDS 환자수의 커다란 증가로 인하여 최근에 실질적으로 증가하였다. 크립토콕쿠스증(crytococcosis) 환자의 절반이 HIV에 감염되어 있다.

전파. 병원균은 에어로솔을 통하여 전파된다. 감염된 펭귄과 조류관련 서식지의 연관이 중요한 요인이다.

형태. 감염된 숙주의 조직에서 효모는 캡슐을 가진 배아분생자(blastoconidium)로 나타난다(그림 279A). 배양에서 이 진균은 캡슐화된 효모세포를 포함하는 점액성 집락(그림 280A)을 생산하는데, 이는 보통 인디안 잉크 표본에 의해 나타난다(그림 251 및 280B). 특수한 선택배지와 분별배지도 분리 목적으로 사용된다. Bird seed agar는 이 효모가 다른 균류와 구별되는 특성인 멜라닌 색소를 생산하도록 한다(그림 279B 및 280A).

병리. 크립토콕쿠스증(cryptococcosis)의 6가지의 일반적 임상적 형태가 알려져 있다. 그들은 폐, 중추신경계, 위장관, 뼈, 피부, 점막에 영향을 미칠 수 있다.

진단. 직접 현미경 관찰과 적절한 임상적 시료의 배양(그림 241A), 캡슐물질, 핵산탐침을 입증하기 위한 혈청학적 시험은 진단에 사용된다.

Penicillium marneffei

*Penicillium marneffei*는 인간면역결핍바이러스에 감염된 환자에서 치명적인 전신성 진균증(fatal systemic mycosis)의 원인으로 알려진 최근에 생겨난 병원성 진균이다(그림 280A). 이 진균은 열대 아시아 국가에서 발견된다.

전파. 감염은 이 진균의 흡입을 통해서 이루어진다. 대나무쥐(bamboo rat)와 같은 설치류와 토양이 *P. marneffei*이 원인일 가능성이 있다.

형태. *P. marneffei*는 다른 필상체(penicilia)와 관련된 독특한 특성이 있다. 온도에 따른 이형성(dimorphic) 생장을 나타내는 것은 유일하게 *Penicillium* 종에서 알려진 것이다. 37°C 이하의 온도에서 진균은 분생자병(conidiophore)을 포함하는 분리된 균사로 구성된 균사체로서 자란다(그림 280B). 37°C의 인공배지 또는 사람조직에서 진균은 효모와 유사한 형태로 자란다. 효모세포는 병원균의 기생성 상태를 나타낸다(그림 280C).

병리. *P. marneffei*는 일차 폐 병원체로서 나타나며 순환계를 통한 다른 내부기관으로 전파된다. 이 질병의 심각성은 감염 환자의 면역학적 상태에 따른다.

진단. 감염에서 *P. marneffei*의 실험실 진단은 조직과 임상시료로부터 진균의 배양에서 세포내 효모세포의 현미경적 확인을 필요로 한다.

Pneumocystis carinii

Pneumocystis 감염은 미분류 미생물인 *Pneumocystis carinii*에 의해 일어난다. 최근에 이 생물체가 진균인지 원생동물인지 정해지지 않았다. *P. carinii*는 원생동물보다 진균에 더 밀접한 상관관계를 보여주는 리보솜 RNA 분석으로 얻어진 결과 때문에 여기에서는 진균으로 포함되었다.

전파. 감염은 *P. carinii*를 포함하는 비말의 흡입으로 보통 전파된다. 이 생물체는 전세계적으로 발견된다. 하등동물이 중요한 감염원일 것 같지 않다.

형태. *P. carinii*는 발달되어 피낭에서 영양체(trophozoite)(활성의 영양형태)로 다시 소낭으로 돌아가서 생식한다. 이들 두 가지 형태는 폐에서 발견될 수 있다(그림 282A).

병리. 폐포자증(Pneumocystis)은 정상의 건강한 사람에서 증상을 나타내는 감염이 일어나지 않는다. 조산된 유아환자, AIDS 환자, 조직이식을 위한 면역억제 치료를 받는 사람, 암, 기타 상태에 있는 사람들의 경우에서와 같이, 이 생물체는 숙주가 면역손상되면, 불활성 또는 잠복상태로 존재한다.

기회성 진균증 (계속)

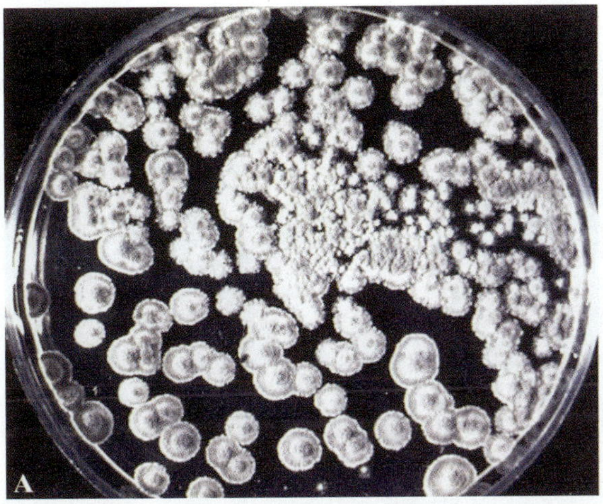

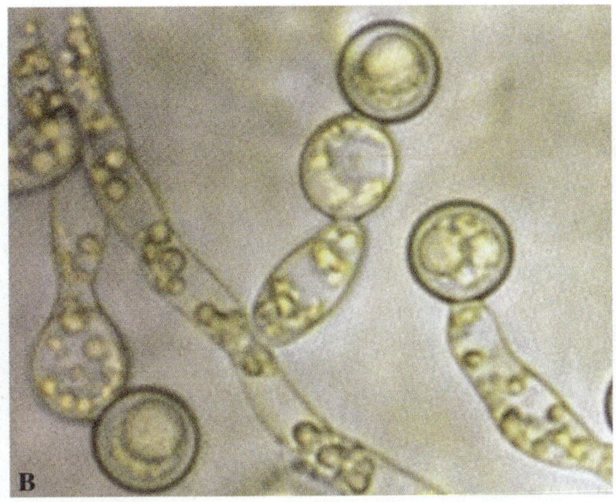

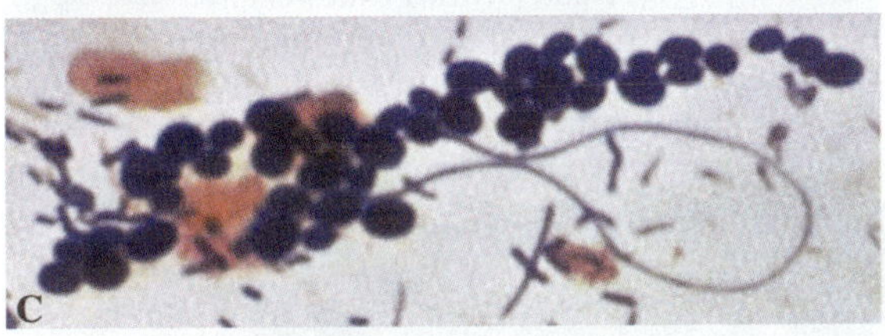

그림 278
*Candida albican*의 현미경적 및 배양적 특성.
(A) Sabouraud's dextrose 고체배지 상의 *C. albicans.* (B) 몸과 배양에서 *C. albican*는 실모양의 균사와 구형의 후막분생자(chlamydoconidia) [후막포자(chlamydospore)]로 발달한다. (C) 난형의 효모형태의 *C. albicans*를 보여주는 질의 아구창(thrush) 시료의 그람염색.

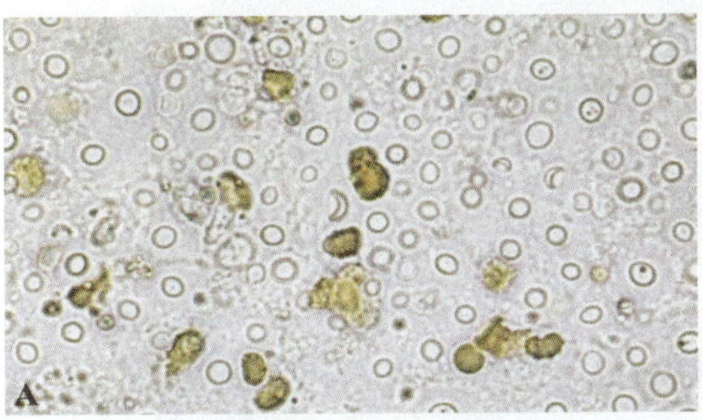

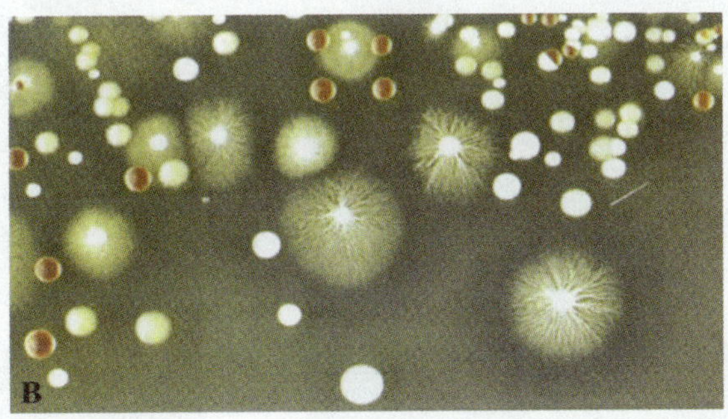

그림 279
Filobasidiella(Cryptococcus) neoformans. (A) 수막염 환자에서 분리한 많은 둥근 cryptococci의 현미경사진.
(B) *Guizotia abyssinica*(bird seed) 크레아티닌 고체배지 상에서 *F. neoformans*의 오렌지 또는 갈색 집락.

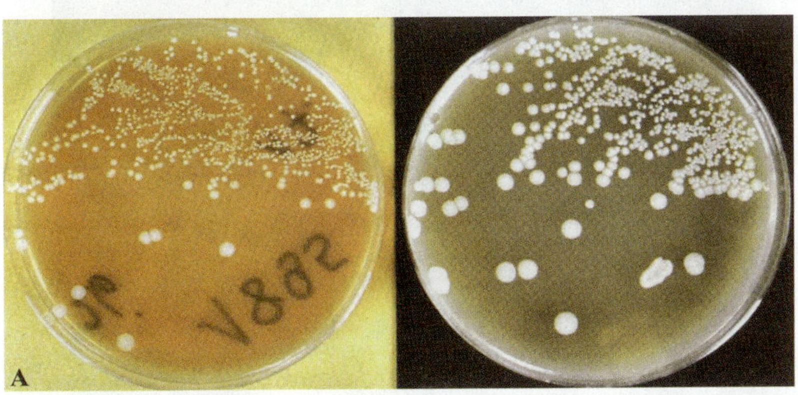

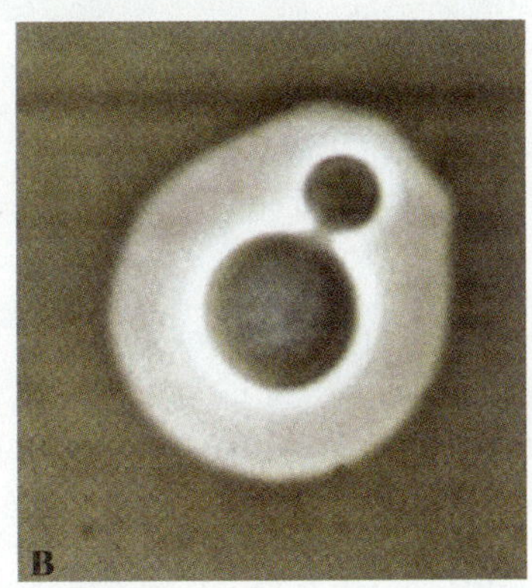

그림 280
(A) *Guizotia abyssinica* 크레아티닌 고체배지 상에서 *Filobasidiella neoformans*(작은 오렌지색 또는 갈색) 집락(왼쪽). 색소가 없는 집락이 *Candida albicans*이다. 오른쪽 평판은 일차적으로 *C. albicans*를 포함한다. (B) 출아와 주변의 후광(halo)과 같은 캡슐을 보여주는 *F. neoformans*의 전자현미경사진. (F. Staib와 M. Seibold. *Mycoses* 31(1988):175-86 인용)

기회성 진균증 (계속)

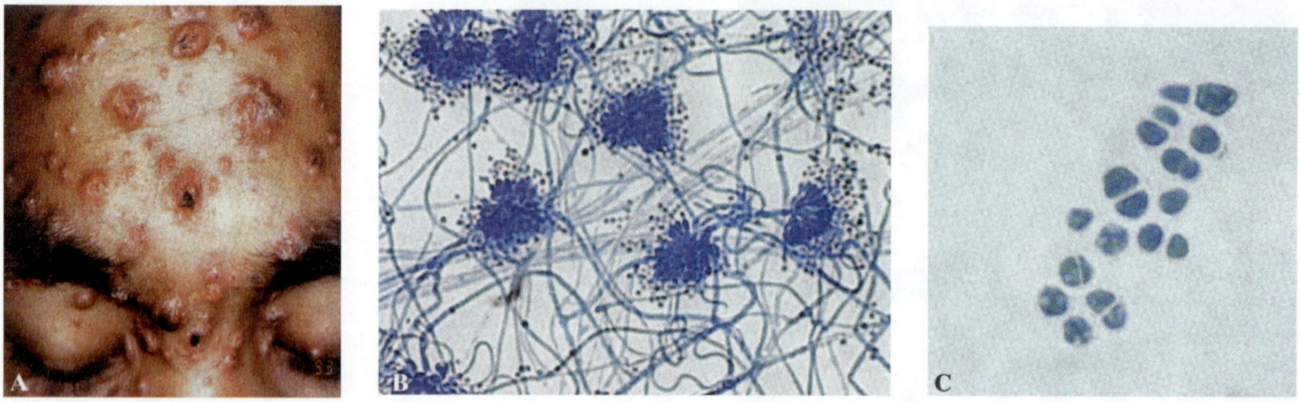

그림 281
새롭게 주목받고 있는 병원균인 *Penicillium marneffei*. (A) 진균류에 의해 발생하는 피부 손상. (부교수인 Siri Chiewchanvit 박사 제공) (B) 분생자병과 분생자. 균사의 부드럽고 연한 특성을 주목하라(100배). (C) *P. marneffei*의 효모형태. (그림 280B 및 Nongnuch Vanittanakon 교수 제공)

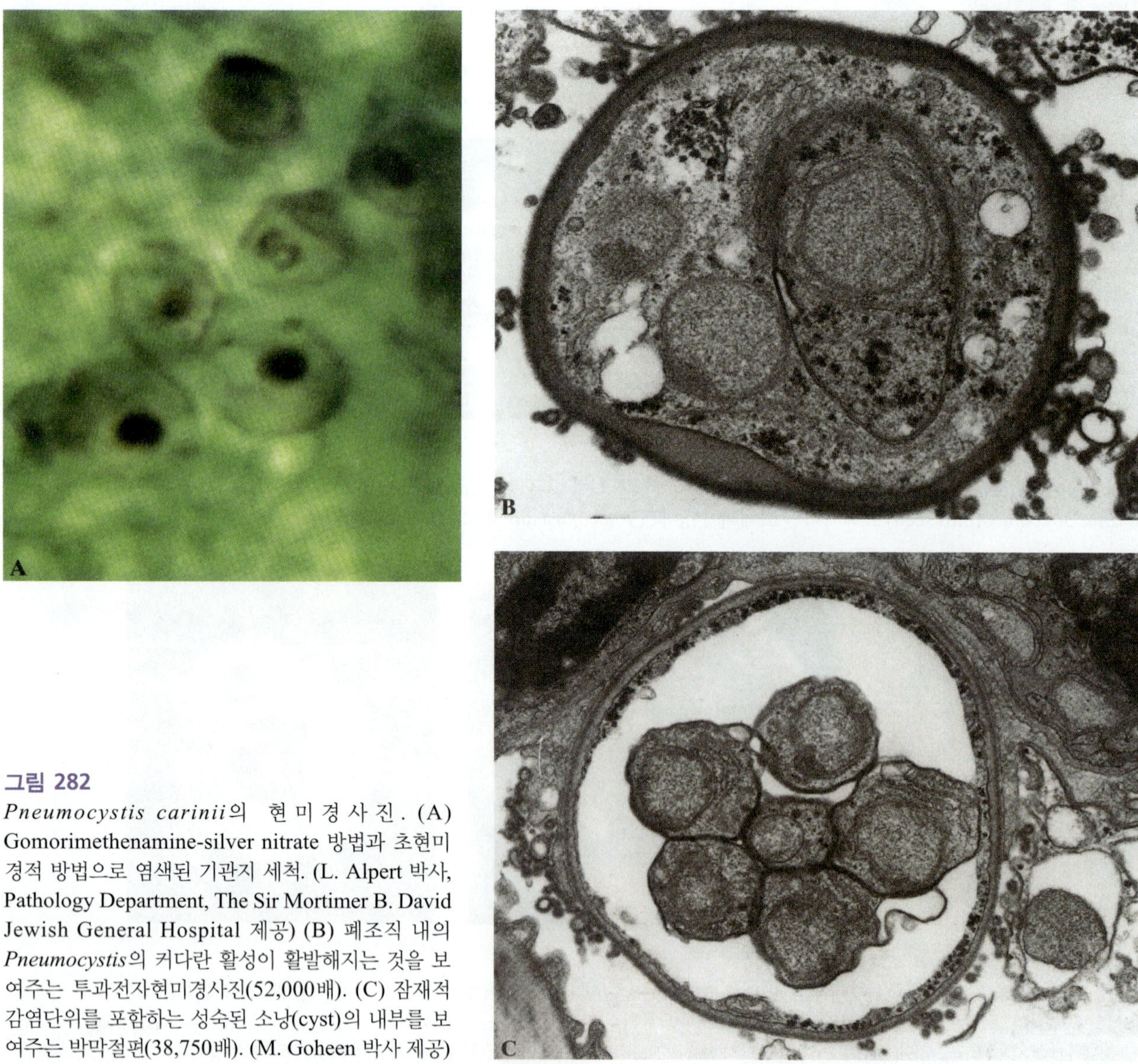

그림 282
*Pneumocystis carinii*의 현미경사진. (A) Gomorimethenamine-silver nitrate 방법과 초현미경적 방법으로 염색된 기관지 세척. (L. Alpert 박사, Pathology Department, The Sir Mortimer B. David Jewish General Hospital 제공) (B) 폐조직 내의 *Pneumocystis*의 커다란 활성이 활발해지는 것을 보여주는 투과전자현미경사진(52,000배). (C) 잠재적 감염단위를 포함하는 성숙된 소낭(cyst)의 내부를 보여주는 박막절편(38,750배). (M. Goheen 박사 제공)

감염 증세는 발열, 마른기침, 호흡곤란, 진행성 호흡부전(progressive respiratory failure)을 포함한다.

진단. *P. carinii* 감염진단은 일반적으로 방사선검사(radiography)와 가래 또는 폐조직에서 이 생물체의 관찰에 의해 이루어진다(그림 282A).

6장 조류학(원생생물-조류)

> *우리가 알고 있는 모든 지식은*
> *아직 알려지지 않은 것들에 비하면 아주 작은 것에 불과하다.*
>
> *- William Harvey, De Mota Cordis, 봉헌*

12세기 초에 대부분의 조류식물을 한 가지로 보았으며 총괄하여 조류(algae)로 불렀다. 1920년대까지 조류는 현미경적이며 덩어리 형태의 특징적인 몇 개의 관련 그룹이라는 것이 명백하게 되었다(그림 283A~291). 수서식물로 그룹화된 생물체 또는 조류는 표 16에 보여주는 것처럼 분류된다.

5개 계(kingdom)의 분류시스템은 원생생물계를 만들게 되었다. 이 시스템에 따라 황갈조류(golden algae), 규조류(diatom), 유글레나류(euglenoids), 쌍편모류(dinoflagellates)는 원생생물로 정해졌고, 다른 것들은 식물계로 구분되었다. 조류의 일반적인 특징들은 표 16에 비교되어 있다.

특성 및 분포

조류는 광합성을 하는 생물체이다. 대부분의 조류는 자유부유생활을 한다. 많은 단세포종들은 다양한 수체에서 엄청난 개체수로 존재한다. **조류대발생(algal blooms)**(그림 283A 및 B)이라고 알려진 가끔씩 발생하는 조류의 급성장은 물속에서 부산물의 축적을 증가시켜 수서 군집을 파괴시킬 수 있다(그림 283B).

공통적으로 광합성 생물의 형태는 수서환경에서 거의 모든 먹이망의 기초가 되는 먹이 생산자인 **식물성 플랑크톤(phytoplankton)**이다.

표 16 조류의 주요 군의 특성

조류군	이름	형태	색소	주요 서식처
Chlorophyta	녹조류	단세포성에서 잎모양	엽록소 *a*와 *b*	담수, 토양, 일부는 해양
Euglenophyta	유글레나류	단세포성, 편모성	엽록소 *a*와 *b*	담수, 일부는 해양
Chrysophyta	황갈조류, 규조류	단세포성	엽록소 *a*, *c*, *e*	담수, 해양, 토양
Phaeophyta	갈조류	필라멘트성에서 잎모양, 흔히 괴상(塊狀)/식물과 유사	엽록소 *a*와 *c*, 크산토필	해양
Pyrrophyta	황적조류	단세포성, 필라멘트성	엽록소 *a*와 *c*	담수, 해양
Rhodophyta	적조류	단세포성, 필라멘트성에서 잎모양	엽록소 *a*와 *d*, 피코시아닌, 피코에리스린	해양

조류학(원생생물-조류)

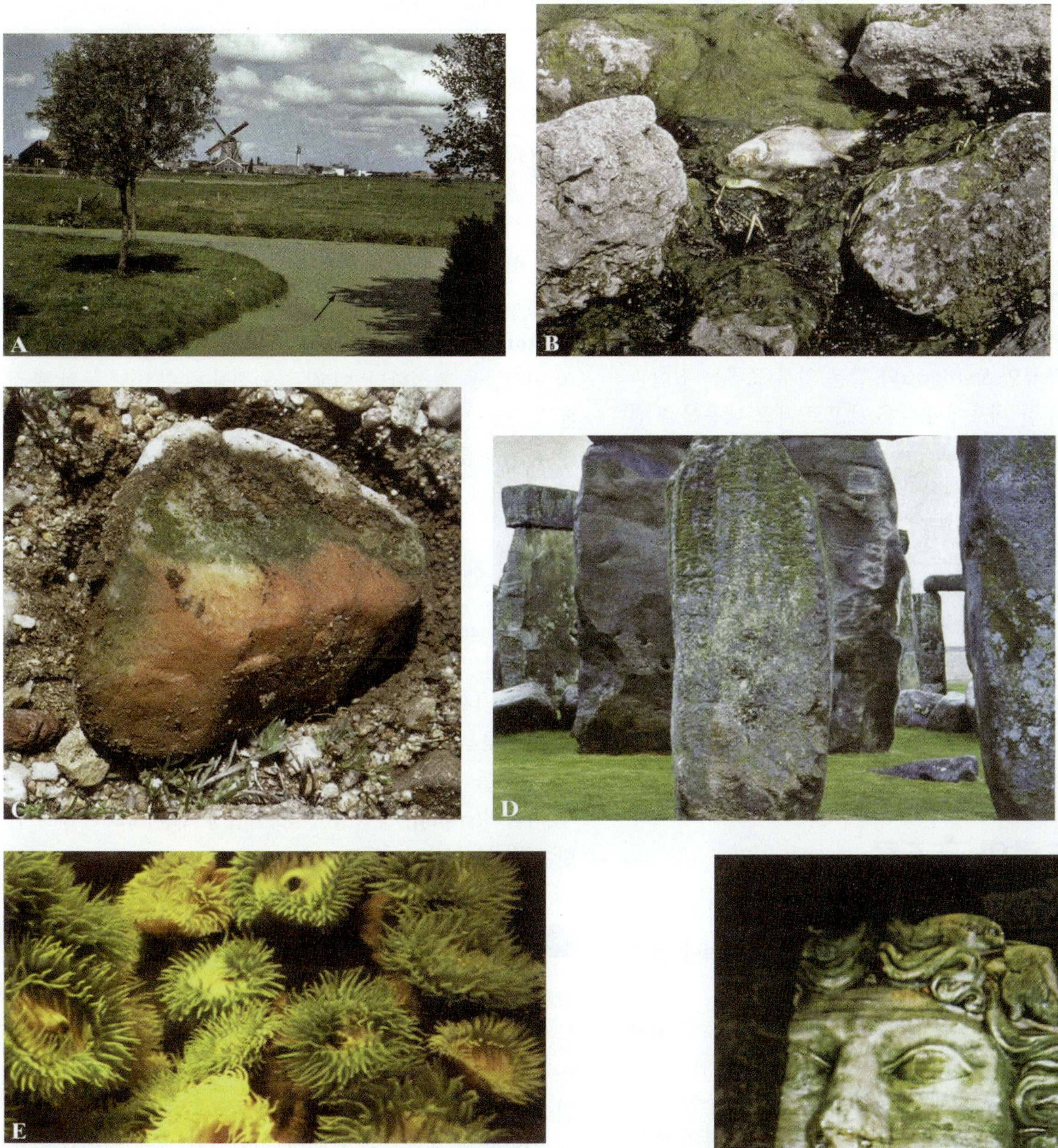

그림 283
조류의 분포. (A) 네덜란드의 작은 마을인근의 수로는 조류발생으로 연녹색으로 보인다(화살표). (B) 조류발생의 결과. 축적된 조류의 중앙부에 어류 사체를 주목하라. (C) 다공성의 사막 암석표면 아래에 수 밀리미터의 현미경적 항공우주시스템을 점유하는 녹조류. (D) 영국 Salisbury의 북쪽에 선사시대의 유적인 스톤헨지(Stonehenge)의 돌 표면에 존재하는 녹조류. (E) 녹조류와 내부공생관계에 있는 일부 바다 아네모네(녹색). 비공생적 아네모네는 흰색이다.

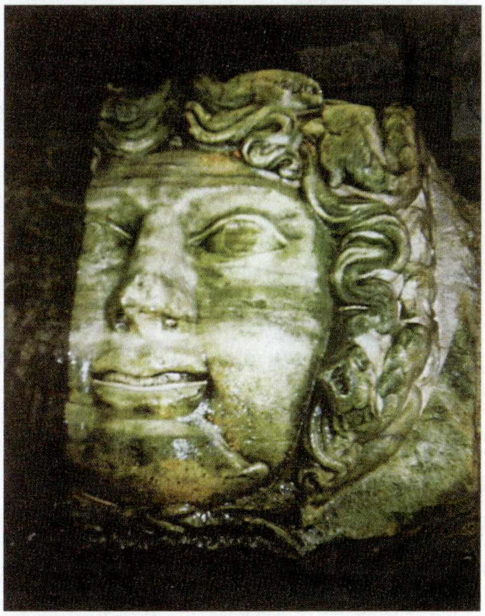

그림 284
조류로 덮여 있는 2000년 된 메두사 머리(medusa head). 이 조형물은 보통 거꾸로 된 가장 오랜 역사를 가지는 터키 이스탄불 소재 지하 저장소의 한 기둥 바닥에서 출토되었다. (Reneé, Wisztreich 제공)

대표적인 조류와 독특한 특성

녹조류

녹조류(Chlorophyta, green algae)는 식물과 구조적 및 생화학적 유사성이 가장 크며 가장 가까운 유연관계를 가진다(그림 285). 이 그룹은 다른 조류 그룹보다 더 다양하다. 이들 녹조류는 현미경적 집락 형태(그림 285D), 사상성 형태(그림 285B), 장구말(desmid) (그림 285E), 커다란 파래(그림 285A) 등을 포함한다. 녹조류는 무성 및 유성 생식을 한다. 사상성 녹조류인 *Spirogyra*와 같은 일부 조류는 접합관을 가지고 있어 한 세포에서 다른 세포로 세포 내용물을 전달할 수 있다(그림 285C).

유글레나류

유글레나류(Euglenophyta, euglenoids)는 담수, 고인 연못, 호수에서 발견된다. 이들 조류는 엽록체, 수축포, 빛에 민감한 안점을 포함한 다양한 종류의 소기관을 가진다(그림 286A). *Euglena*는 단단한 형태를 가지지만 펠리클(pellicle)과 편모가 있는 유연한 외막도 가진다. *Euglena*는 또한 광원이 있는 인공배지에서 자랄 수 있다(그림 286B).

황갈조류와 규조류

황갈조류(Chrysophyta, golden algae)로 알려진 많은 종들은 단세포이며 광합성을 한다. 실리카로 된 비늘이나 골격 성분을 가진다. 이들은 담수 서식지에서 중요하다.

규조류(diatoms)는 수서환경에 많으며, 많은 종들은 광합성을 한다. 이들 조류의 구조와 구성은 매우 독특하다(그림 287A). 규조류는 보통 형태, 대칭성, 세포벽의 구조에 근거하여 구분된다. 규조각(frustule)이라고 하는 규조류의 벽은 **밸브(valve)**라고 하는 반쪽짜리 2개로 구성되며 베개상자와 같이 서로 맞물려 있다. 커다란 반쪽은 epivalve이며 아래 것은 hypovalve이다. 원형 밸브를 가진 생물체는 **원심성 규조류(centric diatom)**라 하고 보트모양의 구조를 가지는 규조류[**우장 규조류(pinnate diatom)**]라 한다(그림 288). 다양한 크기의 방(chamber) [소실(小室, loculi)]은 밸브의 가장자리의 내부에 위치한다. 규조류의 세포벽의 구조의 세부적인 것들은 조류와 식별하는데 도움을 준다. 이들은 줄(row) [줄무늬(striae)] 또는 등(ridge)에 배열된 구멍 [holes, 누점(puncta)]을 포함한다. 다양한 물질이 누점을 통해 원형질막으로부터 유입 및 유출된다. 더욱이 일부 규조류는 등줄(raphe)이라 하는 길고 좁은 틈을 가진다.

규조류는 화학적으로 독특하여 세포벽에는 고농도의 규산염(silicate)을 포함한다. 이 규산염은 유리, 화강암, 모래의 기본 구성물질이다. 규조류는 계속적으로 규산염을 흡수하여 그들의 세포벽에 그들을 축적한다. 규조류가 죽으면 세포벽의 실리카는 빠르게 녹기 시작한다. 그러나 좋은 조건에서 이들 유리성질을 갖는 구조는 축적되어 **규조토(diatomaceous earth)**라 하는 화석규조류(fossil diatom)의 퇴적물을 형성한다. 이 같은 퇴적물은 수천 년 동안 축적된 것으로 세계의 어떤 지역에서 900 m 두께로 발견되기도 한다. 규조류 잔류물은 상업적 가치를 가지며 연마제, 필터, 절연물질로 사용된다.

갈조류

갈조류(Phaeophyta, brown algae)는 온대성 또는 한대성 해수에서 발견된다. 광합성 색소에 따라서 올리브색, 금색, 또는 진한 갈색으로 나타난다(그림 289). 갈조류는 작은 사상의 형태로부터 거대 미역에 이르기까지 다양한 크기를 가진다. 이들 조류의 일부는 **고착구조(holdfast)**, 줄기유사부분[**줄기(stipe)**], 광합성을 하는 **엽상 부분(blade)**을 포함한 조직 분화도 나타낸다.

황적조류(쌍편모류)

쌍편모류(dinoflagellates)는 해양이나 종종 담수에서 서식하는 식물성플랑크톤이다. 일부는 세포 표면의 딱딱한 셀룰로스 판(plate) 사이의 홈(groove)에 적합한 편모를 가진다(그림 290). 광합성 색소에 따라 쌍편모류는 황록색, 녹색, 갈색, 푸른색, 또는 적색으로 보인다. 붉은색은 흔히 개체군 대증식을 일으켜 바다의 색을 붉은색이나 갈색으로 변하게 한다. 잘 알려진 적조(red tide)는 이에 대한 대표적인 예이다.

적조류

적조류(Rhodophyta, red algae)는 따뜻한 조류나 열대해양, 심해에서 특히 풍부하게 존재한다(그림 291). 일부는 단세포성이며 대부분은 집락성이다. 대부분의 종은 사상성의 다세포성이며, 흔히 분지상인 것들도 있다. 적조류의 세포벽은 점액성 물질을 생성하여 부드럽고 미끄러운 촉감을 가지도록 한다. 세균학적 및 기타 배지에서 응고제로 사용

조류학(원생생물–조류) (계속)

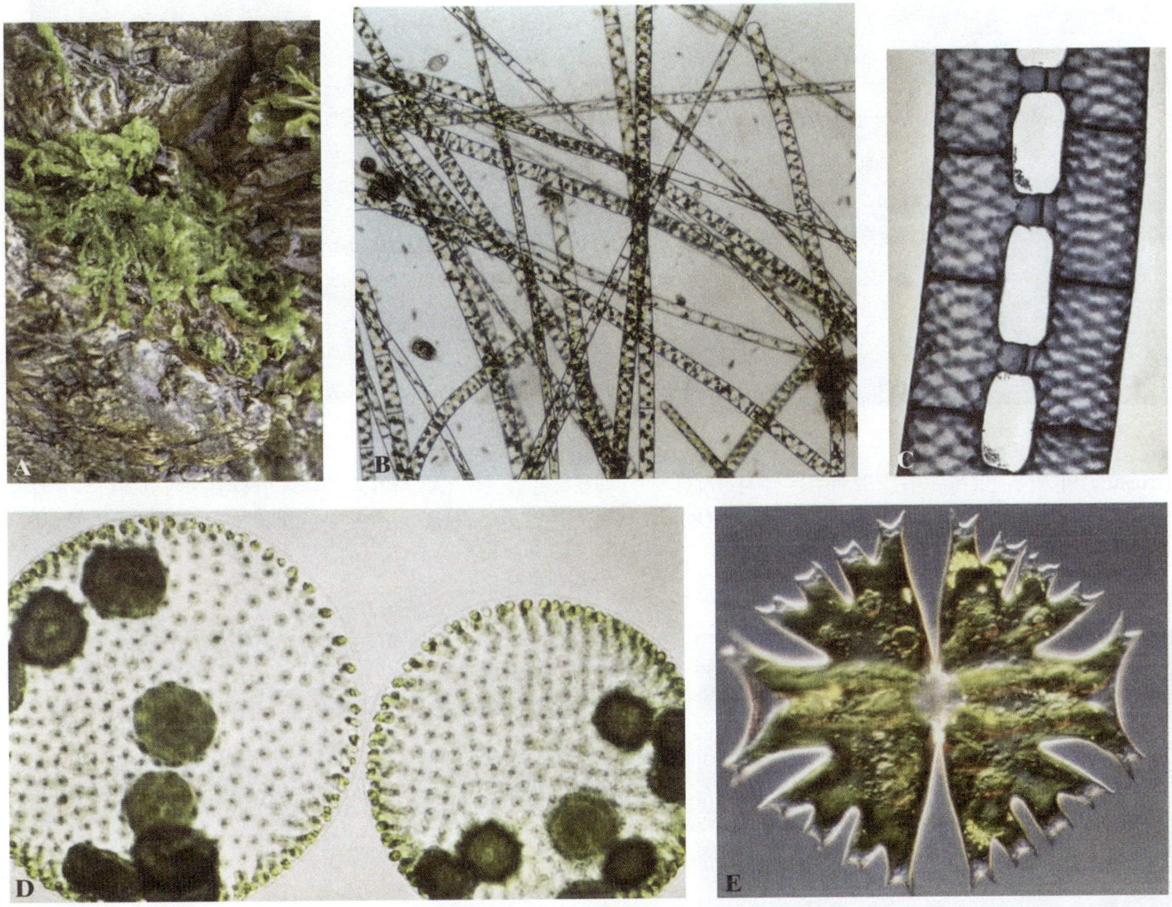

그림 285
대표적인 녹조류. (A) 조수간만이 있는 웅덩이에서 자라는 파래(*Ulva lactuca*) (B) *Spirogyra*, 분지되지 않은 녹조류로서 엽록체의 전형적인 나선형(용수철 형태) 배열을 보여준다(1,000배). (C) 유성생식 동안 형성된 *Spirogyra*의 접합(연결). (D) 상호의존적인 작은 세포로 구성된 *Volvox* 집락. (E) 세포 분열 후의 장구말(desmid)인 *Micrasterias crux-melitensis*(1,100배).

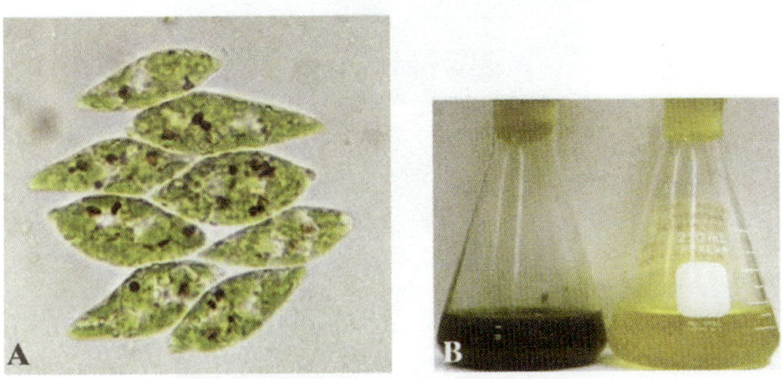

그림 286
유글레나류. (A) 많은 엽록체를 보여주는 *Euglena*. 이들 생물체는 유연한 외부 원형질막(pellicle)을 가지고 있어서 쉽게 모양이 변할 수 있다(450배). (B) *Euglena* 액체배지에서 *Euglena*의 진한 초록색 생장. 접종되지 않은 시료가 대조구로서 보인다.

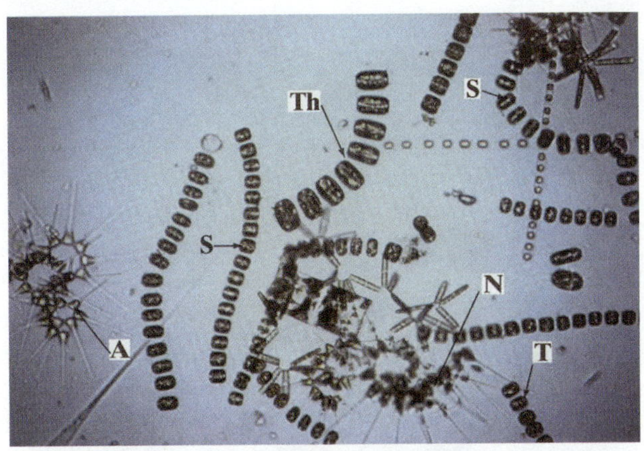

그림 287
Asterionella(**A**), *Navicula*(**N**), *Rhizosolenia*(**R**), *Skeletonema*(**S**), *Thalassionema*(**T**), *Thallassiosira*(**Th**)와 같은 다양한 규조류 속(genera)을 포함하는 해양 식물성플랑크톤 군집의 광학현미경사진.

조류학(원생생물-조류) (계속)

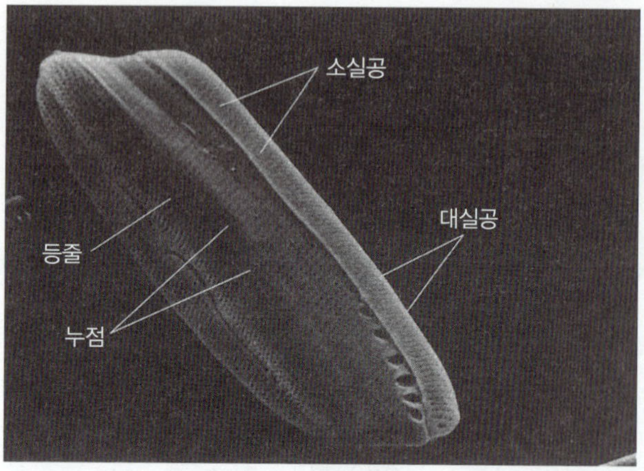

그림 288
전체 규조각(frustule)의 외부 띠(세포벽)를 보여주는 주사전자현미경사진. 특징적인 누점(distinct puncta) (P), 등줄(raphe) (R), 거대 소포기공(large locular pore) (L)도 보인다.

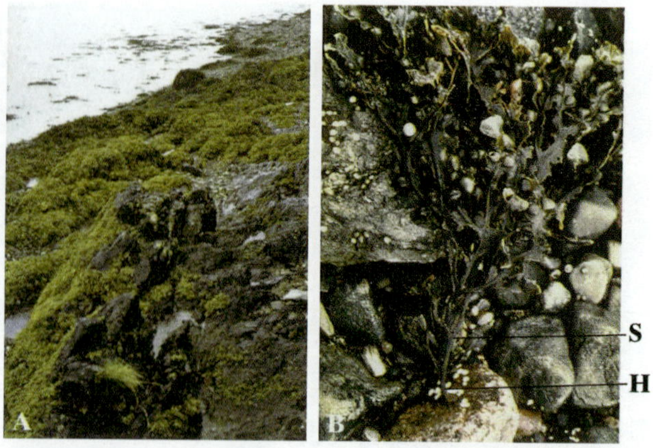

그림 289
대표적인 갈조류. (A) 차가운 해수의 암석 표면에서 자라는 조류로서 해조인 *Fucus*. (B) 암석에 부착한 조류의 분지된 전형적인 둥근 모양의 공기주머니, 긴 줄기모양의 자루, 부착기 세포(H)를 보여주는 확대사진.

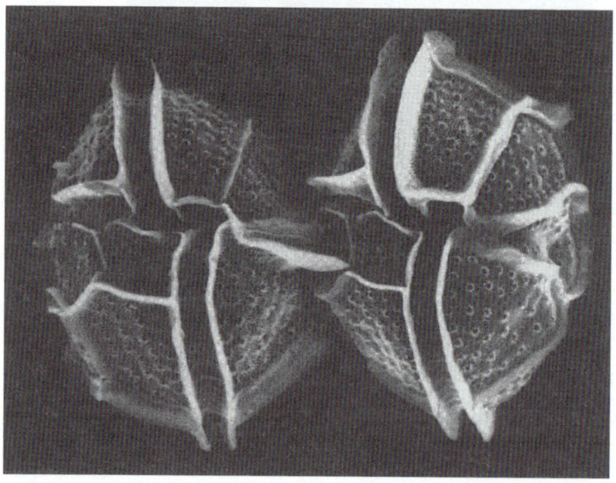

그림 290
쌍편모류인 *Pyrodinium bahamense*의 주사전자현미경사진. (코펜하겐 대학교, 식물연구소의 M. Ellengard 박사 제공)

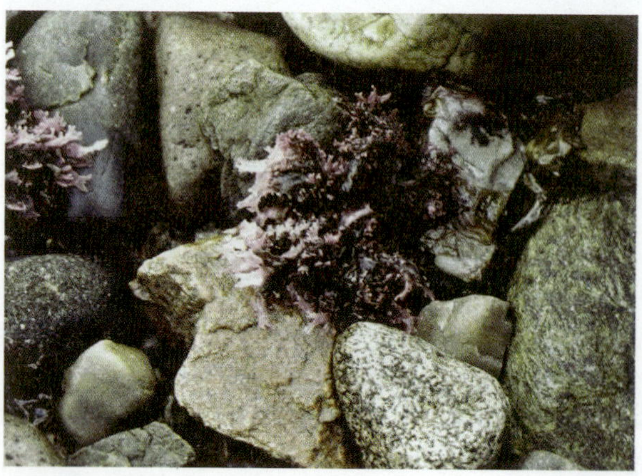

그림 291
적조류는 적색 색소인 피코에리스린(phycoerythrin) 때문에 붙여진 이름이다. 이 생물체는 해양환경에서 발견된다.

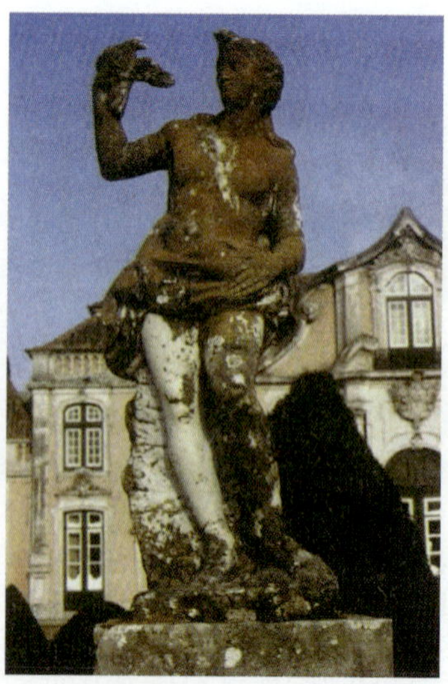

그림 292
외피로 덮인 지의류에 의한 석조기념물 부식의 예.

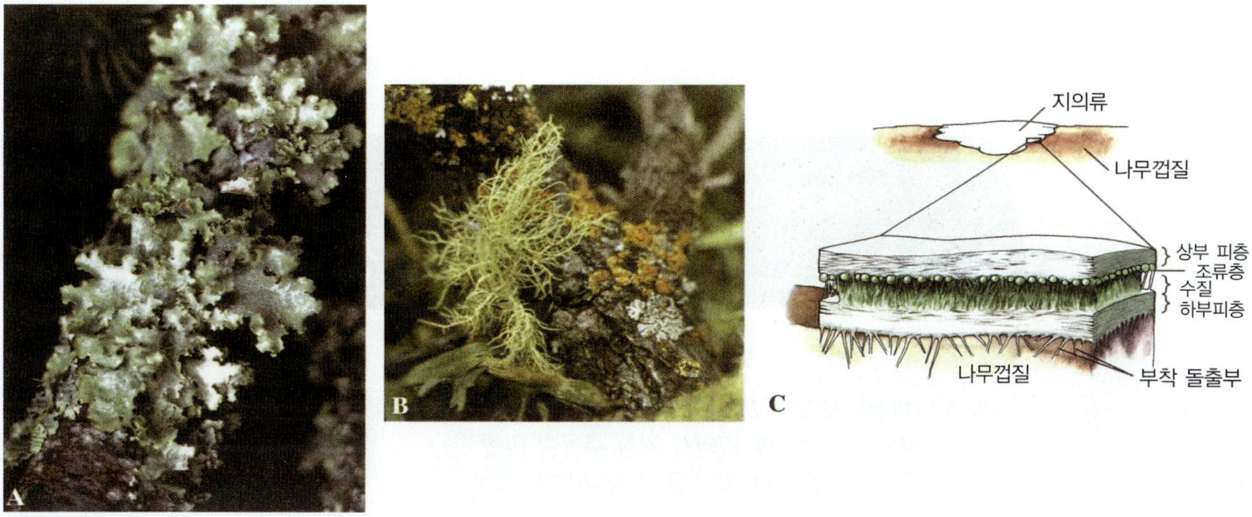

그림 293
지의류 (A) 수지상 지의류(fruticose). (B) 나뭇가지에서의 몇 가지 지의류: "노인의 턱수염(old man's beard)"으로 알려진 수지상 지의류(fruticose) 형태와 오렌지색과 흰색의 고착성 지의류(crustose) 형태. (C) 고착성 지의류 구조. 이 지의류는 고착성 지의류(crustose)와 마찬가지로 네 가지의 층으로 이루어진다: (1) 진균 균사의 두꺼운 층으로 형성된 상부 보호 피층; (2) 얇은 백의 균사 사이로 분포된 조류세포에서의 층; (3) 두꺼운 균사층인 고갱이 부분(medulla); (4) 암석표면에 부착된 지의류의 미세돌기를 지닌 균사를 포함하는 하부 피층(기질).

되는 다당류인 한천(agar)은 일부 적조류에서 추출된다.

지의류

어떤 조류 종은 **지의류(lichen)**로 알려진 구조를 형성하기 위해 진균류와 유익한 관계로 들어갈 수 있다(그림 292 및 293). 균류의 균사는 꽉찬 균사체를 생산하여 파트너인 조류를 넣어 보호한다. 균류는 환경으로부터 물과 무기물을 흡수하고 조류는 광합성을 위해 사용한다. 지의류는 많은 다른 배열과 색깔을 나타낸다. 그러나 세 가지의 주요 형태가 알려져 있다: 불규칙하고 평평한 패치 형태로서 암석이나 나무껍질에서 발견되는 **고착성 지의류(crustose)** (그림 292~293), 잎이 말려 있으며 부착을 위한 뿌리유사 구조를 가지는 **엽상 지의류(foliose)** (엽상이나 섬유상), 세 부분으로 크게 분지되고 토양에서 기원하는 **수지상 지의류(fruticose)** [관목상 지의류(shrublike)] (그림 292A). 그림 293은 고착성 지의류(crustose)의 구조를 보여준다.

지의류는 다른 생물들이 살아갈 수 없는 곳에서 자랄 수 있기 때문에(그림 292), 생존을 위해 최후의 필요수단으로서 관련 진균류와 조류간의 연합을 형성할 수 있다. 지의류는 부분적으로 건조하고 영하의 환경에서도 생존할 수 있는데, 그럼으로 생명활동을 일정기간 거의 중단하는 상태에 도달하게 된다. 일단 조건이 개선되면 지의류는 소생하여 정상 활성을 되찾는다.

지의류가 건조함, 차가움, 열, 기타 환경조건에 현저한 저항성을 가지지만 대기 오염물질에 극도로 민감하여 크게 오염된 도시지역에서 빨리 사라지고 있다. 명백히 지의류는 빗물로부터 오염물을 흡수한다. 지의류는 오염물을 배출하는 방법이 없기 때문에 독성 대기오염물의 치명적인 농도로 점차 축적된다.

지의류는 생태학적으로나 경제적으로 중요하다. 북극의 삼림순록과 순록에 중요한 먹이로 제공되며 화학과 관련 과학 분야에서 잘 알려진 지시약인 리트머스 시험지 제조에도 사용된다. 어떤 지의류는 항생물질을 생성하기도 하여 일부 세균이나 진균류로부터 유래하는 질병을 치료하는데 사용될 수 있다. 흔히 간과될 수 있는 또 다른 지의류의 역할은 토양의 유기성분으로 기여한다는 것이다. 매우 빈번한 지의류 활성은 암석의 분해에 도움을 준다. 죽은 지의류의 잔류물은 작은 암석의 입자들과 섞여 식물의 발육에 영양물과 토대로서 제공된다.

7장 원생동물학 (원생생물-원생동물)

단 하나의 세계만이 있는지 혹은 아주 많은 세계가 존재하고 있는지?
이것이 자연 연구에 있어서 가장 주목할 만한
그리고 가장 중요한 질문 중의 하나이다.

– Albertus Magnus 경

25,000종 이상의 원생동물들은 예전에 동물계에 속하였다. 오늘날 동물과 같은 이들 미생물은 원생생물계의 구성원으로 고려되고 있으며 운동수단을 포함하여 몇 가지 관점에서 한 가지 이상의 다른 문(phyla)으로 구분된다(표 18 참고).

원생동물(protozoa, 단수 *protozoon*)은 여러 다른 환경에서 발견된다. 일부 원생동물은 수체에서 발견되며 자연군집의 먹이망에서 중요한 역할을 한다. 다른 원생동물은 고등동물 또는 다른 미생물들과 상호 이익**[공생(symbiotic)]** 관계를 가진다.

원생동물의 해로운 활동도 알려져 있다. 아프리카 수면병, 아메바성 이질, 말라리아, 톡소플라스미아증(toxoplasmosis)은 이들 미생물과 관련하여 사람에서 질병을 일으킨다. 일부 원생동물은 또한 야생동물이나 가축을 감염시킨다. 심한 경우에 감염된 숙주는 불구가 되어 결국은 죽게 된다. 동일종의 원생생물은 다른 종과 유사하며 섭식을 위하여 단독으로 특화된 것은 없다. 두 개체의 교배에 의한 유성생식을 통해서 증식되기도 하지만, 원생생물의 군집에서 대부분은 조상세포의 단순한 세포분열로서 생성된다.

구조와 기능

원생동물은 기능적으로 단순한 미생물이 아니다. 필수적인 기능에는 운동, 영양소의 획득 및 사용, 배설과 삼투조절, 생식, 방어에 수반되는 일 등이 있다. 표 17에는 세포소기관들이 열거되어 있고 기능도 간단하게 기술되어 있다(그림 294, 295, 298~300, 302, 303 등은 몇 가지를 보여주는 것임).

표 17 원생동물의 구조

구조	기능
섬모	운동
수축포	배설과 삼투조절
세포항문	소화되지 않은 물질의 배출
세포구(입)	먹이 채집
편모	운동, 감각수용기
식포	소화
대핵	물질대사와 발생의 조절
소핵	전체적 세포조절과 생식과정의 조절
펠리클(강한 세포외피)	화학물질, 건조, 기계적 손상으로부터 보호
위족	운동
촉수	보호와 먹이포획
자사포	방어와 먹이포획
파동막(원형질막과 편모로 형성)	운동

영양체와 포낭

몇 가지 병원성 원생동물뿐만 아니라 수체에서 발견되는 자유생활을 하는 원생동물은 **영양체(trophozoite)**라고 하는 정상적이고 활동적인 섭식형태를 나타낸다(그림 294A, 297A, 299A). 일부 원생동물은 다양한 화학물질, 먹이 부족, 온도 및 pH 변화, 기타 거친 환경요인들에 대한 영향을 극복하기 위하여 **포낭(cyst)**을 형성한다. 이 단계는 또한 생식의 수단과 원생동물의 확산을 위해 제공된다(그림 297C 및 299C). 영양체(trophozoite)와 포낭(cyst) 단계는 원생동물에 의한 질병의 진단에도 중요하다.

분류

원생동물의 다양한 특성은 분류에 사용된다. 특성으로는 영양소 획득 방법, 구조와 기능, 특수 세포구조로부터 핵산과 단백질의 생화학적 분석, 운동 세포소기관 등이 있다(표 18).

기생성, 의학적 또는 농업적으로 중요한 원생동물들은 육질편모충류(Sarcomastigophora), 섬모충류(Ciliophora), 포자충류(Apicomplexa), 미포자충류(Microsporidia)를 포함하는 특별한 문(phyla)에 위치한다.

표 18 주요 원생동물군의 특성

속(아속)	보통명	운동수단	서식지
Sarcodina	아메바	위족	담수와 해양, 기생성
Mastigophora	편모충류	편모	담수, 일부 기생성
Ciliophora	섬모충류	섬모	담수와 해양, 일부 기생성
Apicomplexa	포자충류	일반적으로 일부 성세포를 제외하고 비운동성	주로 동물기생체
Microsporidia	미포자충류	비운동성	세포내 기생체

대표적인 원생동물, 그들의 독특한 특성 및 질병

육질편모충류

육질편모충류(Sarcomastigophora) 문(phylum)은 **육질충류(Sarcodina)**와 **편모충류(Mastigophora)**의 2개 아문(亞門, subphyla)을 포함하며 많은 중요한 질병의 원인체들로 구성된다.

육질충류

다른 원생동물과 같지 않게 이 아문의 구성요소(member)는 명확한 형태를 갖지 않으며 위족에 의해 움직인다(그림 294A). 이 단세포는 움직임에 따라서 모양이 변한다. 핵, 수축포, 먹이 함유 액포는 움직임에 따라 이 원생동물의 위치를 옮긴다.

육질충류에 속하는 많은 종류의 원생동물은 수체에서 발견된다. 가장 관심의 대상이 되는 것은 **유공충(foraminifera)**이라는 커다란 아군(subgroup)이다(그림 294C). 이들 미생물은 주변 수계의 석회(lime) 또는 모래와 같은 물질로부터 외피(shell)를 만든다. 대략 1,800종이 알려져 있으며, 주로 염수에서 발견된다.

육질충류의 다른 구성요소인 기생성 아메바는 많은 종류의 동물에서 발견된다. 사람에 해를 끼치는 가장 중요한 형태는 *Entamoeba histolytica*(그림 295), *Acanthamoeba*(그림 297), *Naegleria*를 포함한다. 다른 아메바인 *Entamoeba coli* (그림 297C)는 비병원성이다.

Entamoeba histolytica

*Entamoeba histolytica*는 사람에 감염하는 것으로 알려진 *Entamoeba* 속의 6가지 기생성 아메바 가운데 하나이다. 감염은 세계적으로 일어나지만 대개 열대지역에서 더욱 보편적이다. 사람은 감염의 주요 저장소(reservoir)이다. *E. histolytica*는 아메바증, 아메바성 간농양(그림 296), 피부 아메바증(cutaneous amebiasis)을 일으킨다.

전파와 생활환. 포낭(cyst)에 오염된 식품 및 음료의 섭취와 분변-구강 접촉은 가장 흔한 감염경로이다. 사람의 분변을 비료로 사용하는 것도 중요한 감염원이다. 파리와 바퀴벌레도 이 병원체를 전파할 수 있다.

형태. *E. histolytica*는 영양체(trophozoite) 또는 포낭(cyst) 단계에 존재하는 장내 병원체이다. 영양체는 **염색질 색소체**

원생동물학(원생생물–원생동물)
육질편모충류
육질충류

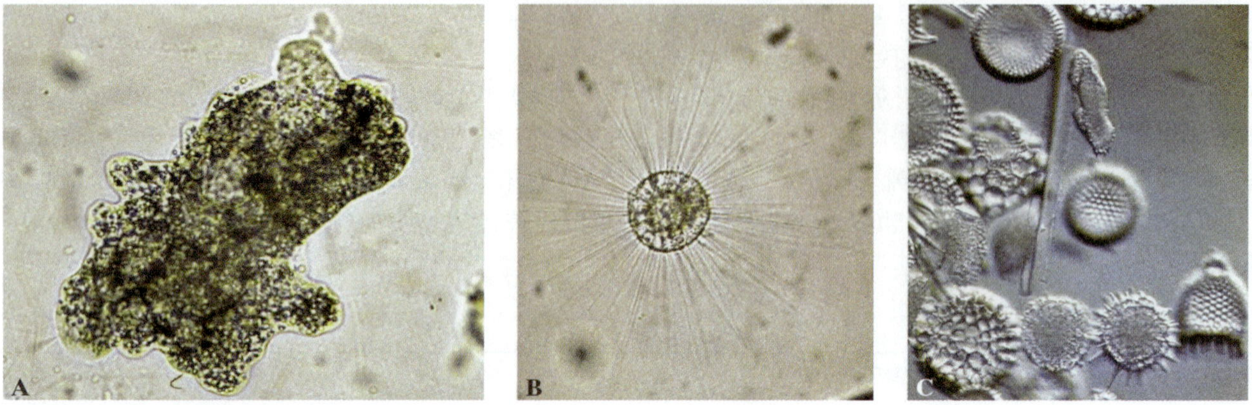

그림 294
육질충류(Sarcodina)의 예. (A) *Amoeba* 종 영양체의 임시 습식검경(100배) 쭉 뻗은 위족의 존재를 주목하라. (B) *Actinophrys*. (C) 유공충류(foraminifera)의 예.

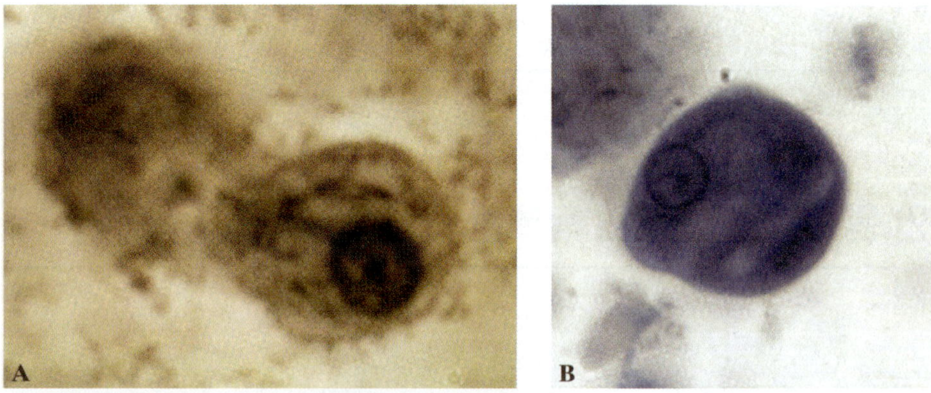

그림 295
*Entamoeba histolytica*의 현미경 사진. (A) 대변시료의 포낭으로부터 최근에 발견된 영양체(trophozoite). (B) 전형적인 수레바퀴 모양의 핵을 보여주는 염색된 검체.

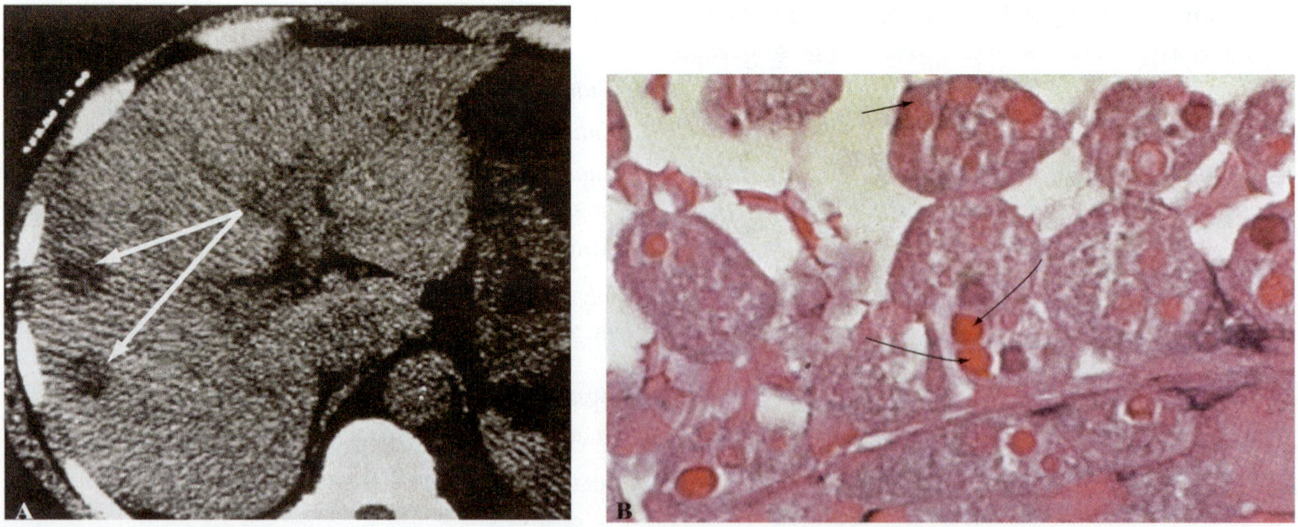

그림 296
아메바증의 임상적 및 진단적 특성. (A) 간의 파괴를 보여주는 CAT 스캔(화살표). (B) 조직에서 난형 또는 구형의 아메바를 보여주는 대장의 염색된 검체. (L. Alpert 박사, Pathology Department, The Sir Mortimer B. David Jewish General Hospital 제공)

(karyosome)라고 하는 작고 독특한 중앙체(central body)를 가지는 단일 핵과 핵막에 고르게 분포하는 핵물질을 포함한다(그림 295B). 저항성의 포낭(cyst)은 몇 개의 유사한 핵과 **염색소체(chromatoidal body)**라고 불리는 진하게 염색되는 RNA 덩어리를 포함한다.

진단. 감염의 진단은 일차적으로 대변에서 *E. histolytica*의 관찰, 영양체(trophozoite)를 관찰하기 위한 조직 생체검사, 혈청학적 시험 등이 있다.

Acanthamoeba

Acanthamoeba 종(그림 297A 및 B)은 아메바성 뇌염, 각막염(keratitis) [각막궤양(corneal ulcers)], 피부 궤양 등을 포함하는 몇 가지 질병을 일으킨다. 이 생물체는 전 세계에서 발견된다.

전파. 감염은 오염된 토양, 물 또는 이 생물체에 오염된 액상물의 흡입을 통해서 전파된다. 각막염은 보통 비살균된 생리식염수를 사용하여 콘택트렌즈를 세척하는 경우에 생길 수 있다.

형태. *Acanthamoeba* 종은 영양체와 포낭(cyst) 단계에 발견된다.

진단. *Acanthamoeba* 감염은 조직 생체검사(그림 297A), 스크래핑(scraping), 또는 갓 빼낸 뇌척수액(cerebrospinal fluid)에서 원인체를 관찰함으로써 진단된다.

편모충류

편모충류(Mastigophora, flagellates)는 대개 단세포성이며 보통 그들의 생활환의 일부 단계에서 1개 이상의 편모를 가진다(그림 299A). 이들의 편모는 운동, 먹이확보, 또는 감각수용기로 사용된다.

편모충류는 전체 원생동물의 반 이상을 차지하며 매우 다양한 군(group)이다. 편모충류는 진핵생물체 가운데 가장 오래된 형태이며 생명의 다른 중요한 형태로 믿어진다.

자유생활을 하는 편모충류는 흔히 담수와 해수에 존재한다. 많은 다른 편모충류는 토양 또는 일부 동물의 장내에 서식한다. 일부 편모충류는 자유생활을 하며, 상호공생적, 또는 기생성이다. 몇몇 편모충류는 기생성이며 의학적으로 중요하며 *Leishmania* 종, *Giardia lamblia, Trichomonas, Trypanosoma* 등이 있다.

Leishmania

리슈만편모충증(Leishmaniasis)은 리슈만편모충(*Leishmania*) 속(genus)에 속하는 17가지 다른 원생동물에 의해 야기되는 질환의 복합체(disease complex)이다. 이 질병은 세계적으로 분포하며 중미와 남미, 남부유럽과 동아프리카, 중동, 인도 아대륙(subcontinent)에서 상당수의 환자가 발생한다.

리슈만편모충증은 리슈만편모충에 의해 일어나는 질병의 일반적인 용어이다. 임상질환은 관련 종과 숙주의 면역학적 상태에 의존한다. 임상적 증상은 피부와 뼈(그림 298), 피하조직, 림프절의 국부 감염; 구비점막(oronasal mucosa)의 확산감염인 **피부점막 리슈마니아증(mucocutaneous leishmaniasis)**, 또는 **리슈마니아증(espundia)**; 단핵식세포시스템(mononuclear phagocyte system)의 내장기관(visceral organ)을 수반하는 산재성 감염(disseminated infection)인 **내장 리슈만편모충증(visceral leishmaniasis)** 또는 **흑혈병(kala azar)** (역자주: 동양 열대의 말라리아성 전염병) 등을 포함한다.

치료에 사용되는 일부 의약품에 대한 내성은 다양한 세계국가로부터 리슈만편모충증의 성공적인 제어와 잠재적 박멸을 위협하고 있다.

전파와 생활환. *Leishmania* 종은 신세계(New World)에서 *Lutzomyia* 속, 동반구(Old World)에서 *Phlebotomus* 속의 모래파리(sand fly)에 의해 전파된다. 동물 저장소(reservoir)로는 야생 설치류, 나무늘보, 다양한 육식포유류 등이 있다. 척추동물에서 리슈만편모충은 절대 세포내 기생성이다. 그들은 대식세포(macrophage)를 침입하고, 침입과정 동안 원생동물을 둘러싸는 막성구조물에서 증식한다.

형태. 최초 침입형태는 모래파리(sand fly)의 소화관 안쪽에서 발달된 긴 편모성 세포인 **전편모충(promastigote)** (그림 299A)이다. 일단 막성구조 안쪽에서 전편모충은 빠르게 분열하는 둥글고 비운동성 형태의 **무편모형 원충(amastigote)**으로 변형된다(그림 299B). 무편모형 원충은 감염된 세포가 터질 때 방출되며 그 후 인근의 숙주세포로 전파된다. 사람에서 모든 리슈만편모충증 원인체는 형태학적으로 유사하다.

진단. 진단은 골수 또는 백혈구와 같은 조직에서 무편모형 원충(amastigote)의 관찰을 통해서 이루어진다. 혈액과 골수의 배양도 진단에 도움이 된다. 배양하여 이 생물체를 분리하는데 4주 정도 걸린다. 면역형광과 핵산 탐침과 같은 혈청학적 시험은 간접적 진단에 도움이 된다.

Giardia

*Giardia*는 이핵의 편모를 가지는 원생동물로서 포유류, 조류, 파충류, 양서류에서 장내감염을 일으킨다. *Giardia lamblia* (그림 300)는 사람에서 지아르디아증(giardiasis)을 일으킨다.

전파와 생활환. 지아르디아증은 오염된 물과 음식물을 통해 전파된다. *Giardia*는 감염성 포낭(그림 300B)과 영양체

원생동물학(원생생물–원생동물)
육질편모충류
육질충류 (계속)

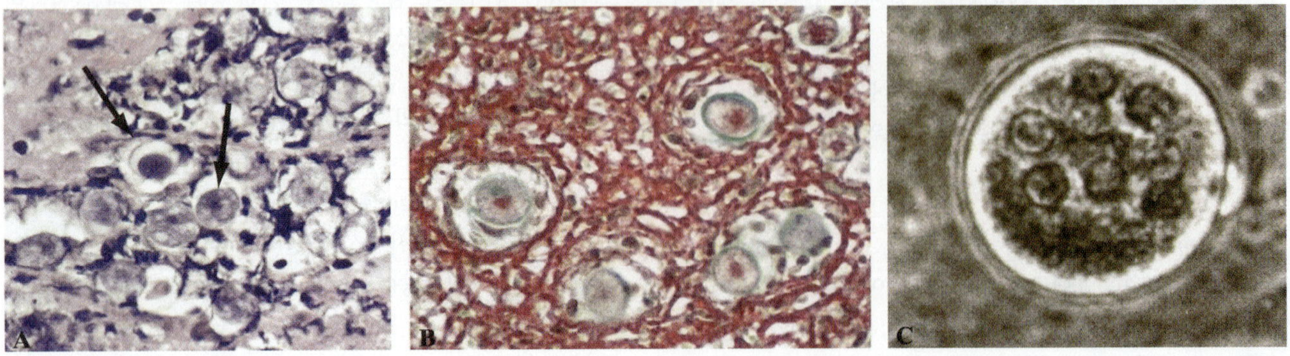

그림 297

기타 병원성 및 비병원성 아메바. (A) 위궤양 기부에서 염색된 *Acanthamoeba* 영양체. (B) *Acanthamoeba* 클러스터(40배). (K.L. Thamrasert, S. Khunamornpong, N. Morakote 박사 제공) (C) *Entamoeba coli*의 다핵성 포낭.

원생동물학(원생생물–원생동물)
편모충류

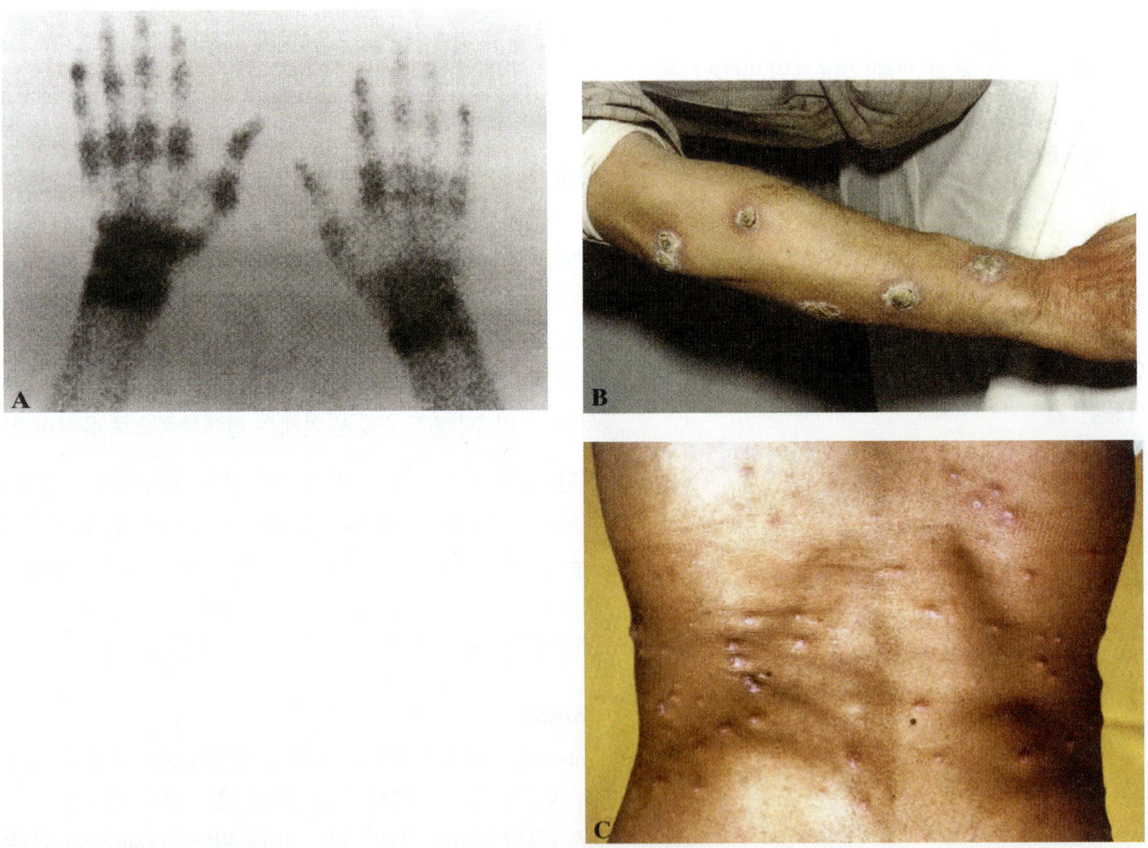

그림 298

리슈만편모충증(leishmaniasis). (A) 리슈만편모충(*Leishmania*) 감염 환자의 뼈 스캔. 감염부위의 검은 부분은 증가된 방사성 표지물질을 보여준다. (A) Perell' o Roso, *CID*, 22(1996):1113-14 인용). (B) 리슈만편모충증 환자. 흰 껍질로 덮인 6개의 궤양을 보여준다(M. Al-Taqi 박사, University of Kuweit 제공). (C) 피부질환의 특별한 형태인 산재성 리슈만편모충증(disseminated leishmaniasis)의 모양 (Achilea L. Bittencourt 교수, Bahia, Brazil 제공).

(그림 300A 및 B)로 구성되는 단순한 생활환을 가진다. 포낭을 섭취하면 작은창자에서 탈낭되어 2개의 영양체를 형성한다. 각 영양체는 작은창자에서 2개의 새로운 세포로 분열되며 감염 증세를 나타낸다. 일부 영양체는 포낭으로 전환된다. 이 생활환은 다른 숙주가 분변을 통하여 이들 포낭을 섭취함으로써 완성된다.

진단. 대변의 현미경 검사는 일반적으로 포낭과 영양체를 관찰하기 위하여 가장 먼저 실시하는 진단시험이다. 포낭은 지아르디아증이 있는 대부분의 환자에서 발견된다. 장액(intestinal fluid) 검사와 조직 생체검사의 진단에 도움이 된다.

Trichomonas vaginalis

*Trichomonas vaginalis*는 흔히 비뇨생식기 질병인 여성에서 트리코모나스증(trichomoniasis)의 원인이다. 감염된 여성은 보통 악취를 내는 분비물과 작은 병변출혈을 일으키는 질염(vaginitis)을 경험한다.

전파와 생활환. 대부분 환자들에서 트리파노소마증은 성교에 의해 전파된다. 공용으로 쓰는 수건과 같은 매개물도 이 원생동물의 가능한 전파의 원인이 될 수 있다. 신생아 감염도 보고된 바 있다.

형태. *T. vaginalis*는 배모양(pear-shaped)의 생물체이다(그림 301). 전방에 4개의 편모를 가지며, 5번째 편모는 물결모양 막으로 바깥쪽 가장자리에 위치한다. 이 생물체는 영양체(trophozoite) 단계만을 가지며 비뇨생식계에서 두 개로 분열된다.

진단. 질 분비물, 빨래, 스크래핑(scrapings)에서 이 생물체의 관찰은 일반적인 진단에 사용된다. 배양과 면역형광법도 진단에 도움이 된다.

*Trypanosoma brucei rhodesiense*와 *T. b. gambiense*

아프리카인 트리파노소마증(human African trypanosomiasis) (수면병)은 지리적 위치의 차이에 따른 두 가지 트리파노소마인 *Trypanosoma brucei*(서아프리카)와 *T. brucei rhodesiense*(동아프리카)에 의해 일어나는 전신성 및 중추신경계 감염이다(그림 302A). 감염된 사람은 질병의 초기에 고열, 두통, 비대해진 림프절 등이 나타난다. 뇌수막염(menigoencephalitis)은 나중에 발달된다.

전파와 생활환. 트리파노소마는 *Glossina* 속의 체체파리(tsetse fly)를 통해서 전파된다(그림 302B). 애완동물과 놀이동물은 주요 저장소(reservoir)이다.

형태. 사람에서 발견되는 원생동물의 형태는 **파동편모형 원충(trypomastigote)**이다. 가늘며 방추모양으로 크기는 길이가 15 μm이고, 원생동물의 총 길이로 확장되고 편모에서 끝나는 물결모양의 막을 가진다(그림 302A). 이 원생동물은 포낭 단계를 가지지 않는다.

진단. 이 질병의 초기에 혈액과 림프절 시료에서 트리파노솜의 관찰은 가장 성공적인 진단 방법이다. 초기 중추신경계 침투의 경우에 척수액도 진단에 도움이 된다. 배양, 실험동물접종, 면역형광과 같은 혈청학적 시험도 진단을 위해 보통 성공적이다.

Trypanosoma cruzi

샤가병(Chaga's disease)으로도 알려진 아메리카 트리파노소마증(American trypanosomiasis)은 남미와 중미에서 거대 동물 보균체(reservoir)의 원생동물인 *Trypanosoma cruzi*(그림 303A)에 의해 일어난다.

감염으로 인하여 일어나는 임상적 증상으로는 침입 부위에 국부염증, 심장조직에 염증, 뇌염, 다기관 연루 등이 있다.

전파. *T. cruzi*는 보통 물린 부위 또는 점액성 표면에 감염성 분변을 형성하는 흡혈 곤충(노린재)에 의해 사람으로 전파된다(그림 303B). 전파는 오염된 사람의 혈액으로 만들어진 제품 또는 감염된 엄마로부터 태아로 태반을 통한 감염으로도 나타난다.

형태. 혈액에서 *T. cruzi*는 물결모양의 막과 자유로이 움직일 수 있는 편모를 가진 짧고 뭉뚝한 세포로 나타난다. 이 형태는 다양한 세포를 감염할 수 있는데 그 안에서 편모가 없는 짧고 둥근 원생동물로 된다.

진단. *T. cruzi*는 이 질병의 초기 단계에서 염색된 혈액도말에서 현미경적으로 쉽게 관찰할 수 있다. 실험실에서 사육한 노린재가 의심환자의 피를 빨게 하는 방법인 매충 진단법(xenodiagnosis) (역자주: 실험실에서 사육한 곤충에 환자의 혈액을 빨린 후 그 분변을 검사하여 병인이 되는 감염 미생물을 검출하는 진단법)도 사용된다. 이 원생동물은 한두 달 경과 후 이들 절지동물의 위장 내용물에서 관찰된다. 중합효소연쇄반응과 핵산탐침은 매충 진단법의 대체방법이 될 수 있다.

섬모충류

섬모충류(Ciliophora) 문을 구성하는 생물들은 표면에 수많은 섬모를 가지는 특성이 있다(그림 304). 섬모는 이들 생물체가 움직이고 먹이를 얻는 기능을 한다. 섬모를 이용한 타격 방법으로 짚신벌레와 기타의 경우에서와 마찬가지로 수영하는 것처럼 세포를 움직인다(그림 304B). 섬모충류는 또한 억세지만 탄력성 있는 바깥쪽 커버인 펠리클이 있어 명확한 형태를 가진다(그림 304C).

원생동물학(원생생물－원생동물)
편모충류 (계속)

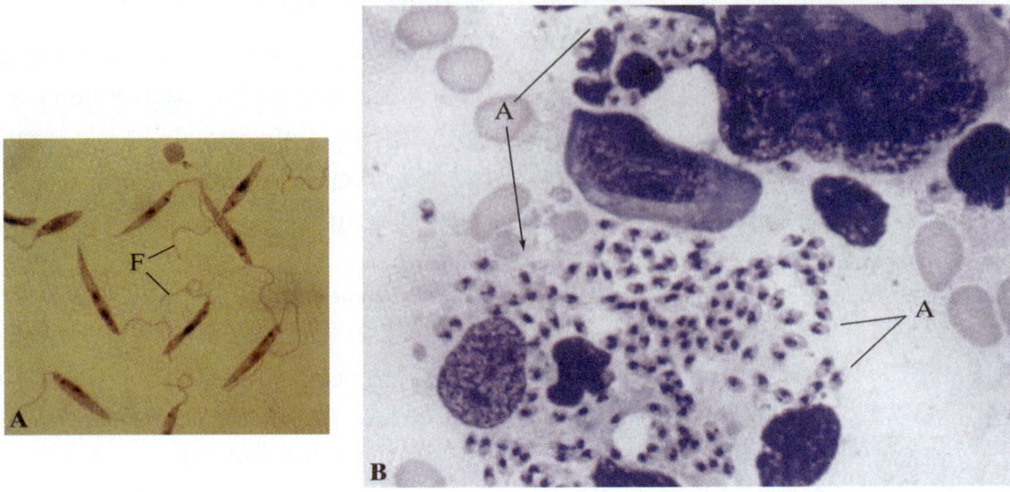

그림 299
리슈만편모충증(leishmaniasis). (A) *L. tropica* 전편모충의 편모 (F). (M. Al-Taqi 박사, University of Kuwait 제공) (B) 단핵세포 내에 위치한 무편모성 원충의 현미경사진. 시료는 내장 리슈만편모충증(visceral leishmaniasis)의 환자로부터 얻었다. (M.J. Garcia와 J. Herraz, *NEJM*. 335:1034, 1996 인용)

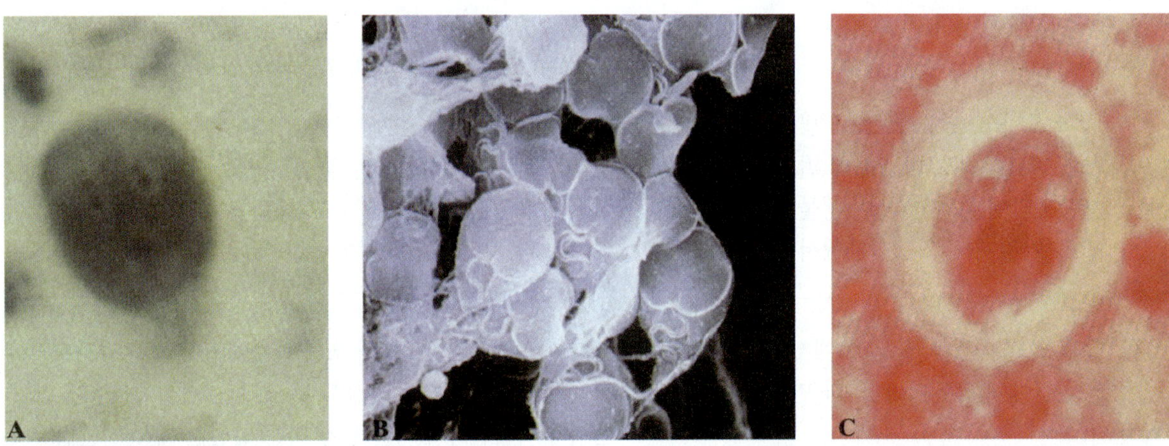

그림 300
분변도말에서 *Giardia lamblia*의 염색된 검체. (A) 영양체(trophozoite). (B) 조직에 붙어 있는 *Giardia* 영양체의 주사전자현미경사진. (C) 포낭.

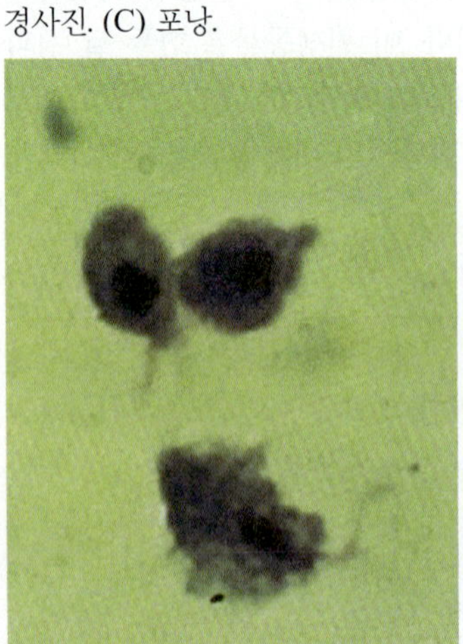

그림 301
염색도말에서의 *Trichomonas* 영양체.

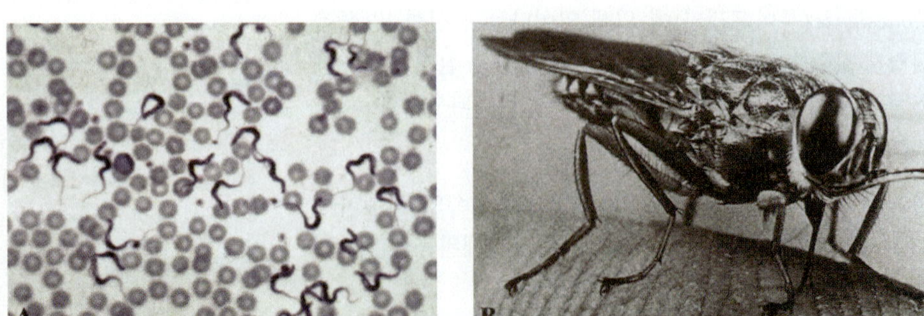

그림 302
아프리카 수면병. (A) 혈액도말에서 보여주는 원인체인 *Trypanosoma brucei*. (B) 손가락 끝에 앉아 있는 체체 파리 (*Glossina* 종). (세계보건기구 제공)

원생동물학(원생생물–원생동물)
편모충류 (계속)

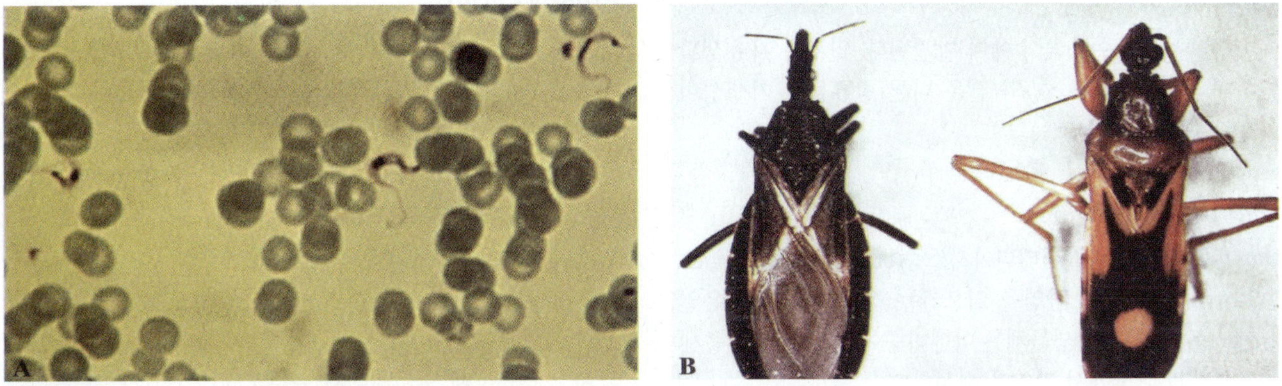

그림 303

샤가병(Chagas' disease). (A) 작은 원인균인 *Trypanosoma cruzi*, 많은 적혈구에 의해 둘러싸여 있음. (B) Reduviidae과(family)의 원뿔형 코를 가지는 벌레.

원생동물학(원생생물–원생동물)
포자충류

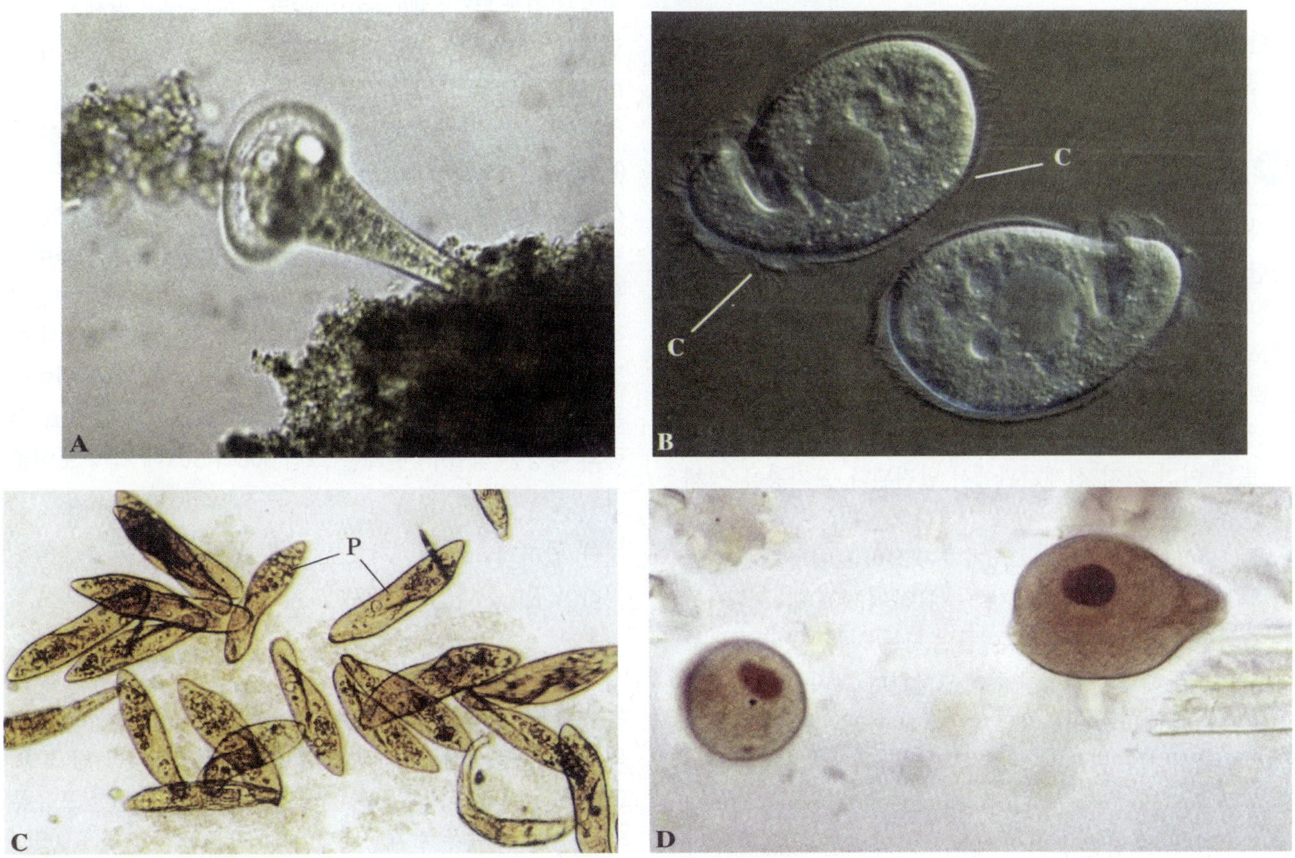

그림 304

섬모충류. (A) *Vorticella*. (B) 해양 혐기성생물체인 *Plagiopyla frontata*, 원형이나 난형의 핵을 가짐. 섬모 (C)도 명백하게 보인다. (C) *Paramecium*. 짚신벌레의 유주. 펠리클(pellicle) (P)을 주목하라(초기배율 100배). (D) 병원성 *Balantidium coli* [영양체(trophozoites)].

원생동물 가운데 섬모충류는 특별한 핵심기능을 수행하는 세포소기관을 가지고 있기 때문에 가장 특수화되었다. 세포소기관들에는 자사포(trichocyst), 대핵, 소핵, 수축포 등이 있다(표 17 참고).

섬모충류는 담수와 염수에서 발견된다. 일부는 자유생활을 하며, *Balantidium coli*와 같은 다른 종류들은 기생성이다(그림 304D).

Balantidium coli

*Balantidium coli*는 발렌티디아시스증(balantidiasis)을 일으킨다. 이것은 사람에 감염을 일으키는 것으로 알려진 유일한 섬모충류이다. 이 생물체는 아메바증에서 발견되는 증세와 유사하게 대장에서 궤양을 생성한다.

전파와 생활환. 감염은 오염된 식품 또는 물을 섭취하여 전파된다. 사람 대 사람 전파도 흔하다.

감염은 다양한 포유류에서 발견되지만, 돼지는 주요한 저장소이다. 돼지와 접촉한 적이 있는 사람들에게 많은 감염이 이루어진다.

형태. *B. coli*는 영양체와 포낭 단계를 가진다.

진단. 대변시료에서 영양체(그림 304D) 또는 포낭의 관찰로 진단할 수 있다.

포자충류

포자충류라고도 부르는 Apicomplexa 문의 구성 생물체는 **정단복합체(apical complex)**로 된 몇 가지 세포소기관을 포함하는 세포내 기생체이다. 이 구조는 이 기생체가 숙주세포로 침투하도록 한다.

모든 포자충류는 그들의 숙주로부터 영양소를 흡수하는 기생성이다. 일부는 세포 내에서 존재하며 다른 것들은 체액 또는 여러 가지 신체기관에서 발견된다. 포자충류 성체는 운동을 위한 세포소기관을 가지지 않는다.

무성생식과 유성생식의 두 가지 생식이 포자충류에서 일어난다. 많은 포자충류는 포자화를 통하여 **낭포체(oocyst)**라는 감염성 포자를 생성한다. 이들 포자는 식품, 물, 절지동물에 물림을 통해서 감수성 숙주에 도달한다. 포자는 전형적으로 **포자소체(sporozoite)**라고 하는 1개 이상의 작은 단일 생물체를 포함한다. 많은 포자충류는 복잡한 생활환을 가지며 어떤 단계는 한 숙주에서 일어나며 다른 단계는 다른 숙주에서 일어난다. 그 같은 순환의 예는 모기와 *Plasmodium*의 다른 종이 있으며(그림 305), 이들은 사람에서 뿐만 아니라 몇몇 다른 동물에서 말라리아를 일으킨다.

포자충류(Apicomplexa)에서 몇 가지 다른 병원균은 *Toxoplasma gondii*(그림 309), *Babesia* 종(그림 310A), *Theileria* 종(그림 309B), *Isospora*(그림 311), *Cryptosporidium*(그림 312) 등이 있다.

Plasmodium

사람에서 말라리아는 *Plasmodium falciparum*(그림 306), *P. vivax*(그림 308 및 307), *P. ovale, P. malariae* 등의 네 가지 *Plasmodium* 종에 의해 발병한다. 사망자의 대부분은 *P. falciparum*에 의해 일어난다. 말라리아는 세계의 주요 열대 지역에서 풍토병이다.

전파와 생활환. 말라리아는 아노펠레스 모기에 물림으로써 전파된다. 수혈, 오염된 피하주사기와 바늘의 재사용을 통해서도 전파될 수 있다.

*Plasmodium*의 감염형태인 포자소체는 무는 동안 모기에 의해 숙주로 도입된다. 이들 포자소체는 운동성이며 숙주의 순환계로 들어온다. 순환을 시작하여 약 한 시간 이내에 포자소체는 간세포(liver cells)로 들어가서 **적혈구외 무성생식(exoerythrocytic schizogony)**의 첫 번째 단계를 시작한다. 적혈구외 무성생식(schizogony)은 반복적인 핵의 분열이 일어나는 단계인 **분열체(schzont)**의 형성과 관련이 있다. 이 분열체는 커져서 결국 **분열소체(merozoite)**라고 하는 많은 딸세포로 분열된다. 간으로부터 방출된 분열소체는 그 후 순환계에서 적혈구를 공격하고 무성적으로 증식을 계속하여 분열체를 형성하는 무성생식순환의 두 번째 단계인 **적혈구용혈성 무성생식(erythrocytic schizogony)**을 시작한다. 성숙된 후 적혈구용혈성 분열체(erythrocytic schizont)는 터져서 분열소체를 방출한다. 그 후 이들 형태는 다른 미감염 세포에 침입하여 생식주기를 계속한다. 생식순환은 *Plasmodium* 종의 각각을 위해 전형적인 규칙성을 가지고 일어나며 이 분열체 단계를 통해서 특징적인 분열소체의 개수가 생성된다. 모기와 사람에서 일어나는 순환은 그림 305에 보여준다. *P. falciparum*과 *P. vivax* 두 종의 다양한(적혈구) 단계는 그림 306과 308에 각각 보여준다.

진단. 말라리아는 일반적으로 혈액도말에서 이 기생체를 동정하여 진단한다(그림 307).

Toxoplasma gondii

톡소플라스미아증(toxoplasmosis)은 *Toxoplasma gondii*에 의해 일어나는 전세계적인 인수공동전염병이다(그림 309). 고양이는 분명한 숙주이며 사람을 포함하여 다양한 포유류와 함께 이차 숙주로 제공된다.

전파와 생활환. *T. gondii*는 감염된 고양이로부터 탈락된 분변성 낭포체의 섭취에 의해 직접적으로 또는 불충분하게 조리된 포낭을 포함하는 고기의 섭취에 의해 간접적으로 전파될 수 있다. 원생동물의 전파는 또한 *T. gondii*의 선천

원생동물학(원생생물–원생동물)
포자충류 (계속)

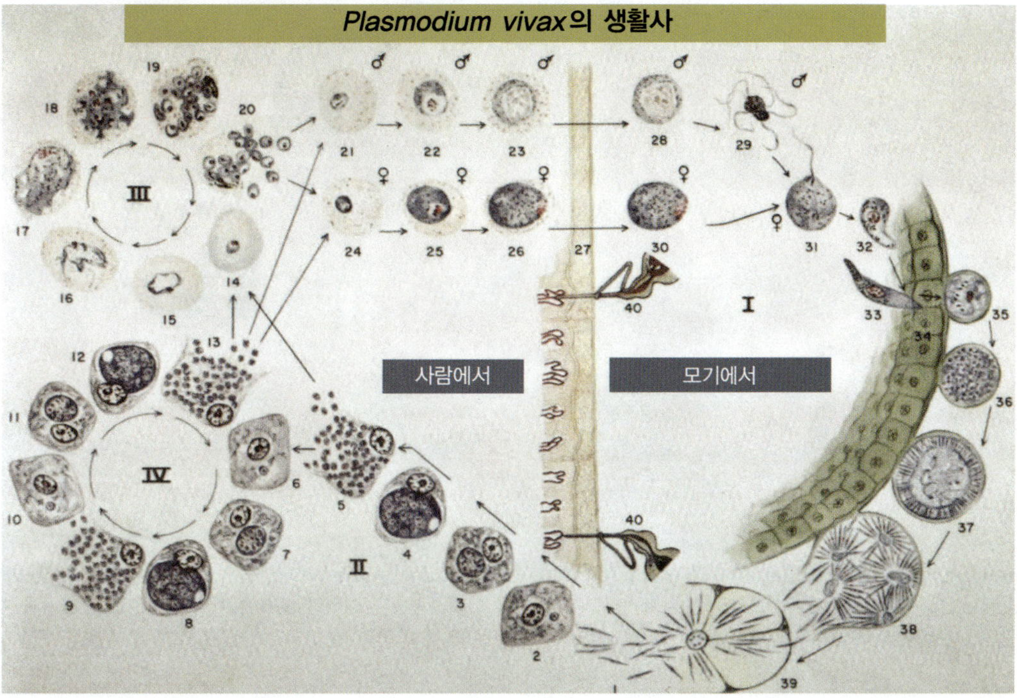

그림 305

모기(오른쪽)와 사람(왼쪽)에서 *Plasmodium*의 생활환. 사람은 작게 신장된 세포(1번)에 의해 감염되고, 아노펠레스 모기에서 만들어진 포자소체(sporozoites)는 이 곤충의 침샘을 침입한다(I부에 속하는 번호들). 암컷 모기가 피를 빨 때 사람의 혈류로 포자소체가 유입된다. 새로이 유입된 기생체는 간과 지라와 같은 기관에 의해 혈액으로부터 제거된다(II부 및 IV부의 2~13번). 여기서 그들은 증식하여 적혈구를 공격하고 무성적 순환을 수행하기 위하여 혈류로 방출되는 다른 감염형태로 만들어진다(III부의 14~26번). 이 순환의 결과로서 성세포(배우체)와 적혈구의 다른 감염단위가 형성된다(24~26번). 이들 성세포가 다른 암컷 모기에 의해 섭취되면 그들은 성숙하여 생성된 접합자에 의해 유성상태에 관여하게 된다(28~31번). 이 수정된 세포는 모기의 위장 내벽에서 발달하게 되는데, 여기서 커져 많은 포자소체를 형성하게 된다. 그 후 순환은 계속 진행된다.

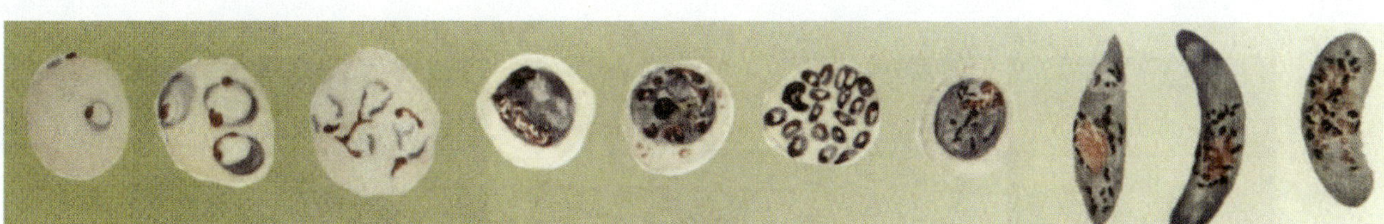

A B C D E F G H I J

그림 306

(여기에 제시된 설명은 1960년 Department of Health, Education and Welfare publication manual for the Microscopical Diagnosis of Malaria in Man에서 인용하였음) *Plasmodium falciparvum*. (A) 어린 영양체(trophozoite)로 이중 감염된 단일 적혈구. 적혈구 중앙에 인접한 기생체는 "반지모양(signet ring)"의 형태이며, 주변부에 위치한 생물체는 "주변형(marginal form)"이라고 부른다. (B) 더욱 발달된 3개의 영양체(trophozoite)를 가지는 하나의 적혈구. (C) 보여주는 기생체는 열대열(estivo-automnal) 형태로 부름. (D) 기생체는 초기 염색질(붉은색 구역) 분열 중에 있음. (E, F) 분열소체(merozoite)를 가진 성숙한 분열체(schizont). 작은 분열소체의 개수를 주목하라. (G, H) 이들 단계는 배우자모세포(gametocyte) (성세포)에서 일어나는 연속적 성과의 대표적인 것임. 그러한 형태는 일반적으로 말초순환에서 발견되지 않음. (I) 성숙한 대배우자모세포(macrogametocyte) (암컷 성세포) (J) 성숙한 소배우자모세포(microgametocyte) (수컷 성세포).

원생동물학(원생생물-원생동물)
포자충류 (계속)

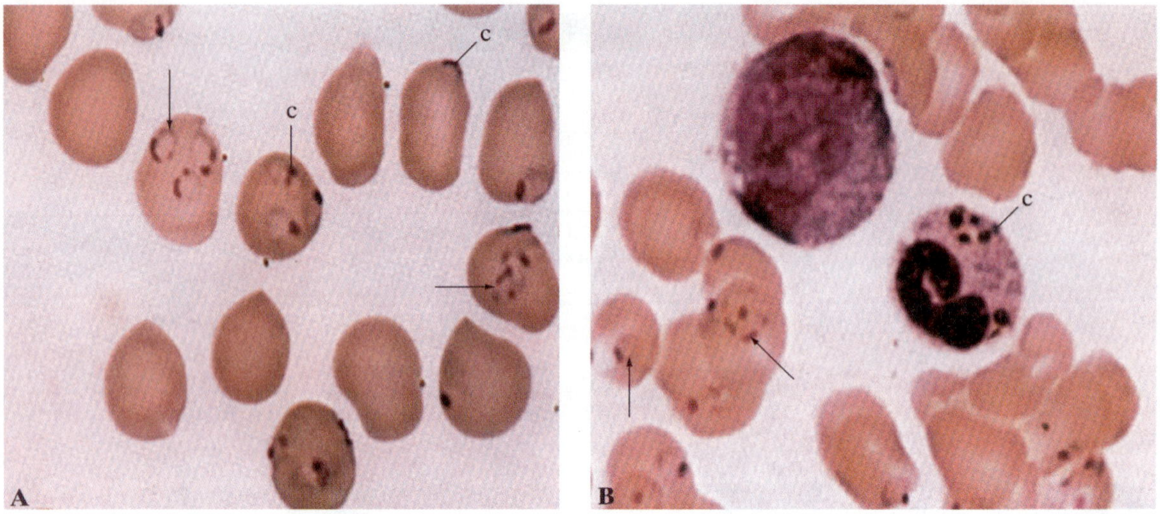

그림 307

*Plasmodium falciparum*으로 크게 감염된 환자의 혈액도말의 현미경사진. (A) 이 *Plasmodium* 종의 전형적인 고리형태(화살표)와 염색질점(chromatin dots) (C)가 보인다. (B) 감염의 정도는 백혈구에서 볼 수 있다. 배율은 대략 1,000배이다. (Y. Chalandon과 A. Kocher 박사 제공)

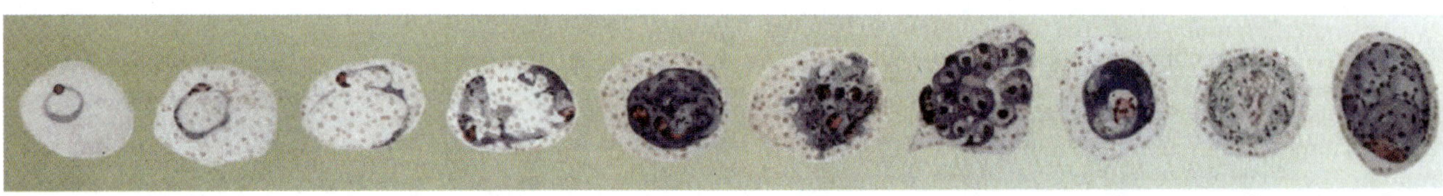

그림 308

Plasmodium vivax. (A) 전형적인 반지모양의 형태. (B) 영양체(trophozoite)의 고리형의 비대한 적혈구. 세포는 슈프너 점각화(Schuffner' s stippling)도 포함한다. 그 점각화(stippling)는 감염된 적혈구에 항상 존재하지는 않는다. (C) 다른 형태의 영양체. (D) 두 가지의 아메바 형태의 영양체. (E, F) 분열체(schizont) 분열에서 진행 단계를 보여주는 적혈구. (G) 성숙한 분열체. 분열소체를 수를 주목하라. (H) 발달 중인 배우자모세포(gametocyte). (L, J) 성숙한 소배우자모세포(microgametocyte), 대배우자모세포(macrogametocyte)인 각각의 암수 성세포.

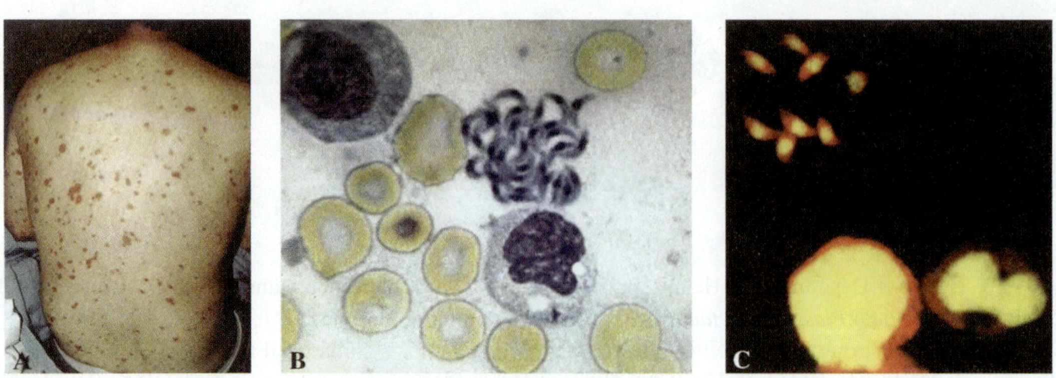

그림 309

톡소플라스미나증(toxoplasmosis). (A) 톡소플라스미아증에 걸린 피부의 외관. (P.J. Spagnuole 등. *CID* 14(1992):1084-88 인용) (B) 골수 도말에서 다르게 염색한 *Toxoplasma gondii*. 백혈구와 적혈구도 보인다. (C) 면역항체에 의해 보여주는 혈액세료에서 세포외 *T. gondii*. 원생동물은 세포 내뿐만 아니라 세포 외에서도 발달할 수 있다; 이 미생물의 초승달모양(tachyzoite)을 주목하라.

성 경로, 기관이식, 오염된 혈액의 수혈, 실험실 사고 등에 의해서도 일어날 수 있다.

고양이는 조직 포낭으로 감염된 설치류나 조류를 섭식하거나 다른 고양이의 분변을 통한 낭포체의 섭취를 통해 *T. gondii*를 전파한다. 이 기생체는 유성적으로 증식하여 고양이의 분변에서 분비되는 감염성 낭포체의 생산을 하게 된다. 사람 또는 다른 동물은 그러한 낭포체를 섭취할 때 이 생물체는 **tachyzoite**(역자주: bradyzoite 반의어로서, 급속한 성장 단계를 가짐)라고 부르는 영양체로 발달된다. 이들 tachyzoite는 신장된 초승달모양의 세포로서 활발하게 신체기관과 조직으로 침투한다(그림 309C). 결국 일부 tachyzoite는 뇌, 골격근, 심장조직에서 포낭[**bradyzoite**(그리스어에서 brady = slow, zbon = animal로서, 서서히 자라는 성장 단계를 가짐)]을 형성한다.

진단. 혈청학적 시험은 진단의 기본 방법이다.

Babesia

바베스열원충증(babesiosis)은 적혈구내 기생형 원생동물인 *Babesia* 종에 의해 일어나는 말라리아와 유사한 질병이다(그림 310A). *Babesia*는 *Theileria* 속의 생물체와 함께(그림 310B) 배모양의 적혈구 단계 때문에 **이형열원충증(piroplasmas)**으로 부른다. 두 속은 다양한 야생동물과 가축을 감염시킨다. *Babesia microti*(미국에서)와 *B. divergens*(유럽에서)는 사람에게 감염을 일으킨다.

전파. 어린 *Ixodes dammini*(진드기) [애벌레(nymphal)]는 *Babesia* 종을 전파한다. 감염은 오염된 혈액의 수혈로도 전파될 수 있다. 많은 사람들에서 *B. microti*에 의한 감염은 자각증상이 없거나 무증상을 나타낸다. 고열과 용혈성 빈혈을 동반하는 심각한, 그리고 심지어 생명을 위협하는 감염은 면역이 약화된 중장년의 사람들에서 발견된다.

진단. 염색된 혈액도말에서 기생체의 동정을 통해서 진단된다. *Maltese cross*라 하는 4개의 배모양의 감염단위인 테트라드의 관찰을 통해서 진단된다(그림 310).

Isospora belli

등포자충증(isosporiasis)은 *Isospora belli*에 의해 일어난다. 장기간에 걸친 설사증세를 나타내는 이 질병은 미국에서 흔하지만 남미와 동남아에서도 종종 일어난다.

전파와 생활환. 감염은 낭포체(oocyst)의 섭취에 의해 전파된다(그림 311). 낭포체는 대변에서 분비되며 4개의 포자소체(sporozoite)를 구성하는 포자소낭(sporocyst)을 포함한다. 섭취되면, 포자소체는 낭포체로부터 방출되어 장내막을 통과하고 증식하고 결국은 만성 장애성 설사를 일으킨다. AIDS 환자와 면역억제의 일부 형태를 가지는 사람들은 감염에 상당히 민감하다.

진단. 대변시료에서 낭포체의 관찰을 통해서 진단된다. 변형된 항산성 염색법으로 가검물을 관찰하는 일은 진단에 도움이 된다.

Cryptosporidium parvum

*Cryptosporidium parvum*는 **크립토스포리디아증(cryptosporidiosis)**을 일으키며 사람의 소화관의 상피세포내벽에 감염하여 설사를 일으킨다. 이 생물체는 전세계에서 질병의 주요 원인으로 알려져 있다.

전파와 생활환. *Cryptosporidium parvum*은 오염된 물에서 감염형태인 낭포체의 섭취, 감염된 하등동물과 접촉에 의해서 또는 개인 대 개인으로 전파된다.

*Cryptosporidium parvum*은 *Isospora belli*와 유사한 생활환을 가진다. 면역적격(immunocompetent) 숙주에서 이 질병은 정해진 기간에 정해진 경과를 밟는다. 그러나 면역억제 증상이 있는 개인에서 감염은 장기간에 걸쳐 생명을 위협하는 콜레라와 유사한 설사를 일으킨다.

진단. 대변시료를 변형된 항산성 및 기타 염색기법으로 진단한다(그림 312). 면역형광기법도 진단에 도움이 된다.

미포자충

미포자충(microsporidia)은 많은 척추동물과 무척추동물에 기생하고 동물숙주에 공생동물(commensal)로서 공존하는 절대세포내 원생동물이다. 사람에서 미포자충에 의한 질병의 역학과 병인론(pathogenesis)은 명확하지 않다. 1985년 이래 사람 미포자충증(microsporidiosis)의 환자수가 크게 증가하였으며 주로 HIV 감염 또는 면역손상환자에서 보고된 바 있다. AIDS 환자에서 보고된 대부분의 감염은 *Enterocytozoon* 종에 의해 일어난다(그림 313).

전파. 장내 및 전신성 감염은 대개 포자의 흡입을 통해서 전파된다.

진단. 보통 생체검사 또는 분변 표본의 염색으로 이 생물체를 관찰함으로써 진단된다. 최근에 미포자충종을 동정하는데 전자현미경을 이용한다.

원생동물학(원생생물−원생동물)
포자충류 (계속)

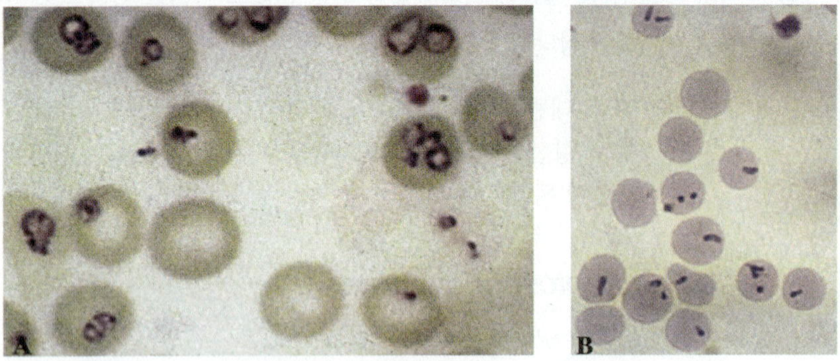

그림 310
혈액도말에서 발견되는 Piroplasmas. (A) *Babesia microti*. (B) *Theileria parva*. 이들 생물체는 순환 중인 적혈구 내에 존재하는 것을 주목하라.

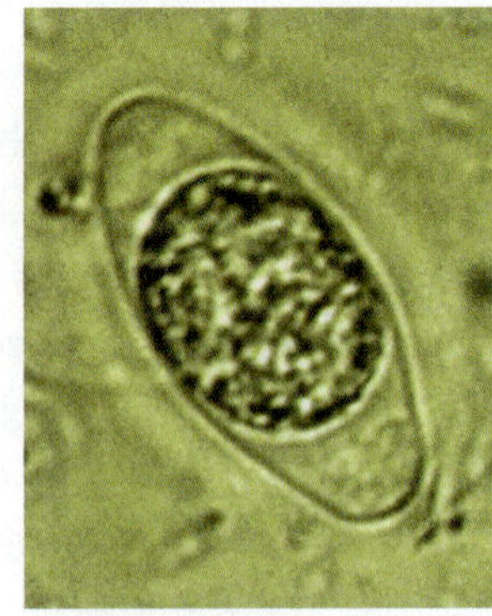

그림 311
*Isospora*의 포자화된 낭포체.

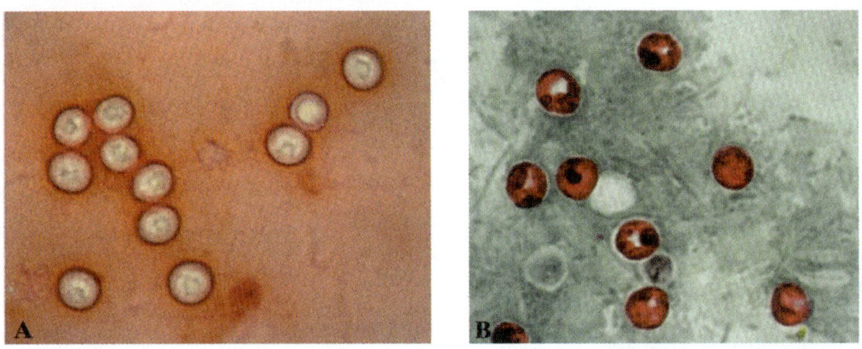

그림 312
사람 대변에서의 *Cryptosporidium parvum* 낭포체. (A) 메틸그린(methyl green)으로 신속 음성염색 방법의 결과. 메틸그린은 낭포체를 염색하지 못하며 배경만 염색된다. (B) 변형된 항산성 기법에 의해 염색된 붉은 낭포체(1,000배). (M. Scalia와 G. Chichino 박사, Laboratory of Clinical Parasitology, Institute of Infectious Diseases, University-IRCCS, San Matteo, Pavia, Italy 제공)

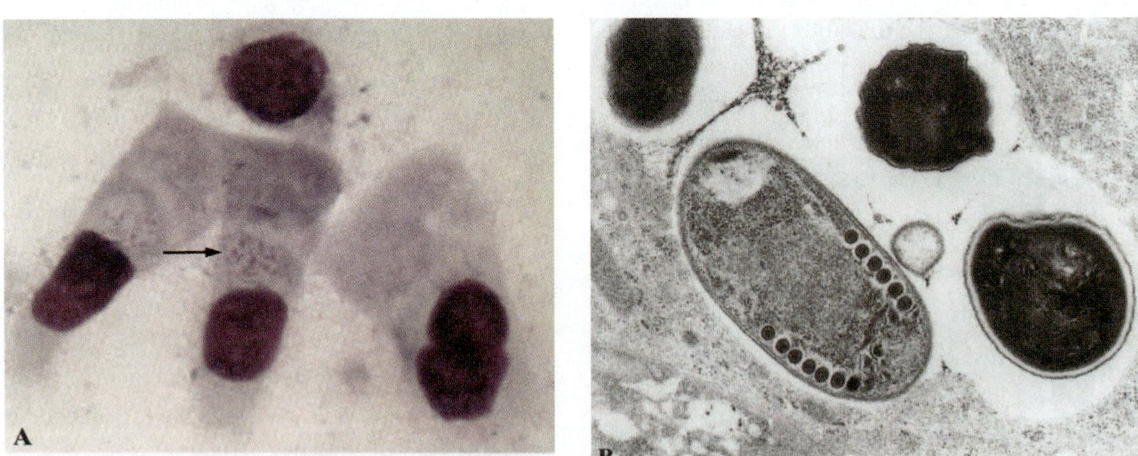

그림 313
(A) 핵 주변부를 둘러싸는 *Enterocyozoon bieneusi*의 진한 미포자충(microsporidia)을 보여주는 김자 염색(Giemsa stain)된 창자생검 시료(1,000배). (J.-M. Molina 등, *J. Inf. Dis*. 167(1993):217-21 인용) (B) *E. bieneusi*의 투과전자현미경사진. (J.M. Orenstein 박사, Department of Pathology, Georg Washington University 제공)

8장 바이러스학

그것들은 언제 어디서나 갑자기 덮칠 수 있다.
유람선에서, 모퉁이에 있는 식당에서도, 뒷문 밖에 있는 풀에서도.
그리고 누구라도 보균자가 될 수 있다.

– Michael D. Lemonick, Time Magazine

바이러스와 효과

바이러스는 지금까지 언급했던 미생물들과는 매우 다르다. 바이러스는 너무 작아서 대부분은 전자현미경으로만 볼 수 있으며 그들은 비세포성이다. 구조적으로 바이러스 입자[**비리온(virion)**]는 DNA 또는 RNA의 한 가지 형태의 핵산만으로 만들어진 코어(core)를 포함한다. 이 코어는 단백질 외피에 의해 둘러싸여 있다. 때때로 이 외피는 **피막(envelope)**이라는 지질함유막인 부가적 층으로 둘러싸여 있기도 하다. 모든 살아 있는 세포는 RNA와 DNA를 가지고 화학반응을 수행하며 자급자족 단위(self-sufficient unit)로서 증식할 수 있다. 바이러스는 다른 생물체의 세포성 기구(machinery)의 사용으로만 증식할 수 있다. 이같이 모든 바이러스는 다른 살아 있는 생명체의 기생체이다.

사실상 모든 종류의 생물체는 바이러스에 의해 감염될 수 있다－척추동물과 무척추동물, 식물, 원핵생물, 그리고 진균, 원생동물, 일부 조류와 같은 진핵 미생물(그림 314~318). 어떤 의미에서 다른 바이러스의 기생체인 "위성 바이러스(satellite virus)"도 있다. 바이러스는 다른 미생물들과 다르다. 이러한 차이는 초현미경적(submicroscopic) 크기에서 뿐만 아니라 그들이 기능과 관련된 면에서도 다른 차이점들이 있다(표 19).

비로이드와 프리온

대략 1972년까지 가장 작은 감염성 질병원은 바이러스라고 믿어졌다. 이러한 견해는 1980년대에 작고 덜 복잡한 균체인 **비로이드(viroid)**의 발견으로 바뀌었다. 많은 식물의 질병은 작고 피막이 없는(노출형) RNA 분자로 구성되는 비로이드에 의한 것으로 알려지게 되었다(그림 319).

바이러스보다 작은 병원균의 발견은 명백히 비로이드에

표 19 바이러스와 기타 미생물의 특성

미생물군	세포벽	미생물 성분		생장 요구성	
		내부막 부분	핵산 함유물	인공배지에서 배양	살아 있는 세포 요구성
조류	있음	있음	DNA, RNA	가능	필요 없음
세균	있음	없음	RNA, RNA	가능	일부
진균	있음	있음	DNA, RNA	가능	필요 없음
원생동물	없음	있음	DNA, RNA	가능	일부
바이러스	없음	없음	DNA 또는 RNA[a]	불가능	필요
비로이드	없음	없음	RNA	불가능	필요
프리온	없음	없음	없음	불가능	?

[a]각 바이러스 입자는 DNA 또는 RNA 가운데 하나를 가지며 두 가지를 갖는 경우는 없다.

바이러스학

바이러스와 그 효과

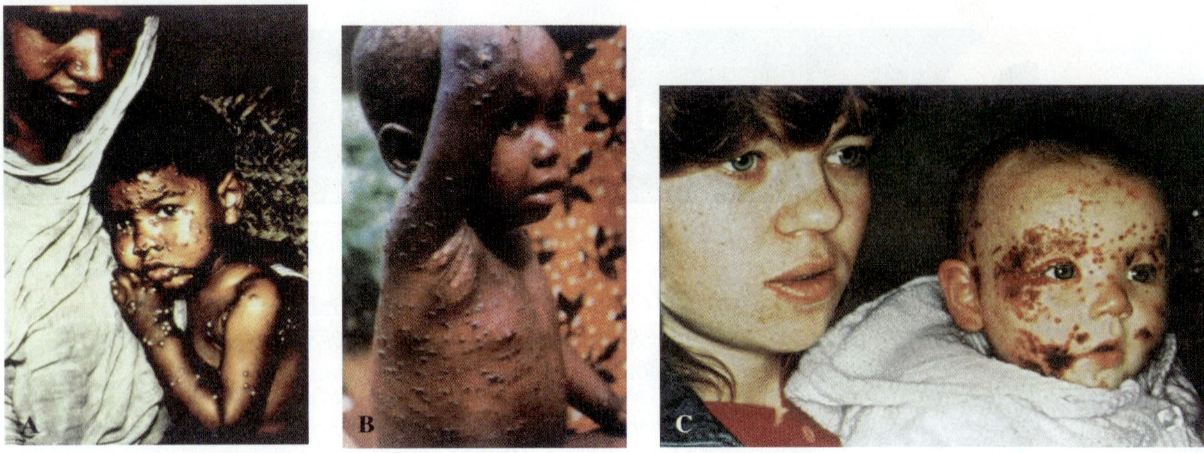

그림 314
바이러스의 효과. (A) 천연두(smallpox) 환자(세계보건기구 제공). (B) 천연두와 유사한 질병인 원숭이폭스(monkey pox) 환자. (세계보건기구 제공). (C) 엄마 입술에 단순포진(fever blister)의 재발(헤르페스 단순 바이러스의 원인)은 아기의 얼굴에 확산되어가는 감염의 원인이 아마도 직접 접촉에 의한 결과일 것임.

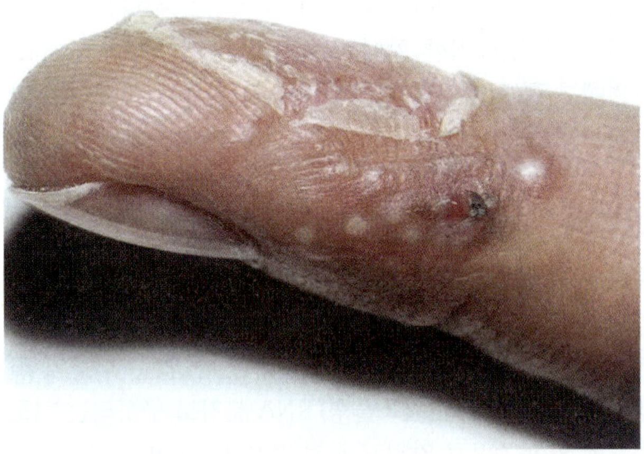

그림 315
포진성 생인손(herpetic whitlow), 단순포진 1형에 감염된 손가락.

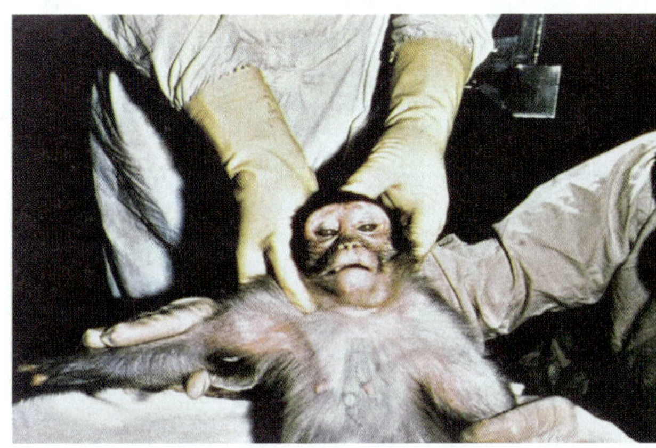

그림 316
원숭이에서의 수두(chickenpox).

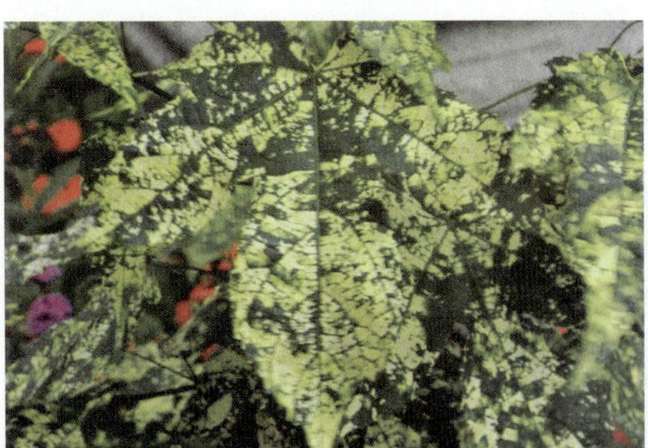

그림 317
바이러스에 감염된 식물. 노란모자이크 구역에는 바이러스를 포함한다.

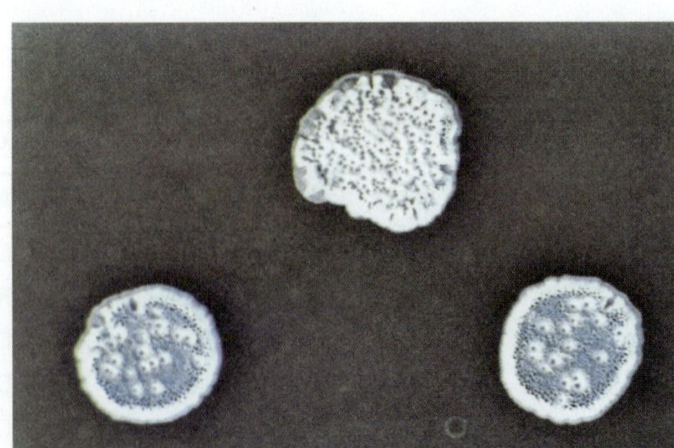

그림 318
세균성 바이러스에 의한 용균반(표면 구멍)을 가진 *Streptomyces azureus* 집락.

서 끝나지 않았다. 보다 작고 전혀 다른 형태의 포유류에서 질병원인균인 **프리온(prion)** (그림 321A)은 중추신경계의 치명적인 신경퇴행성 질병들을 일으킨다. 이들 질병의 대부분은 긴 잠복기와 신경병리학적 특성을 나타내며 그 결과 중추신경계의 여러 부위에서 스폰지 같은 병변 생성, 뉴런 감소, 성상세포(astrocyte)라는 별모양의 신경세포 파괴, 염증의 부재 등이 일어난다. 감염성 프리온은 뉴런을 만드는 액포의 형성을 초래하는 과정을 통해서 뇌조직에 손상을 주어, **해면상(spongiform)**이라고 하는 움푹 패인 구멍이 있는 스폰지같이 나타난다(그림 321B). 이들 **전염성 해면상 뇌질환(transmissible spongiform encephalopathy, TSE)**은 사람의 크로이츠펠트 야콥병(Creutzfeldt-Jacob disease), 남태평양의 식인종들 가운데 최초로 발견된 질병인 쿠루병(kuru) (역자주: 동뉴기니 원주민에게 나타나는 치명적인 뇌신경병)(그림 320), 소 해면상 뇌질환(bovine spongiform encephalopathy) 또는 소에서 "광우병(mad cow disease)", 양에서 스크래피(역자주: 양의 바이러스성 전염병; 뇌와 중추신경계의 질환), 북미에서 사슴과 엘크의 만성 소모성 질환(chronic wasting disease)을 포함한다. 이들 질병은 알츠하이머병과 같은 비전염성 단백질 축적상태와 유사한데, 거기서 단백질의 숙주원(host-source)은 오접힘(misfolded)으로 인근 세포를 손상시킨다. 녹말과 같은 특성을 가지는 단백질-다당류 복합체의 축적물인 **아밀로이드 플라크(amyloid plaque)**는 이들 질병을 일으킬 수 있다.

1장에서 언급한 바와 같이, 프리온은 두 가지 다른 형태, 다시 말하자면 정상세포 프리온 단백질(normal cellular prion protein, **PrP^{C}**)과 질병원인[스크래피(scrapie)] 형태(disease-causing form) (**PrP^{Sc}**)로 발견된다. 오접힘과 아밀로이드 플라크 형성에 수반되는 정상 숙주유래 단백질은 질병에 대한 민감성과 감염성 프리온의 복제에 요구된다. TSE에서 신경학적 악화 또는 신경퇴화(neurodegeneration)를 초래하는 기작은 명확하지 않지만, 그것은 명백하게 proteinase K라는 효소에 의한 소화에 내성을 가지는 질병관련 단백질이 환자의 뇌에 축적되는 것과 관련이 있다. 이 형태는 **PrP^{RES}**로 명시하기도 한다. 감염 후, 효소에 민감한 정상세포 프리온 단백질은 뇌병리학과 관련된 효소내성 형태로 전환된다. 효소에 민감한 정상세포 프리온 단백질(**PrP^{C}**)은 뇌와 척수의 뉴런(neuron)과 글리아(glia)에서 발견될 수 있으며, 몇몇 말초조직과 백혈구에서도 발견된다. 이 단백질은 세포표면에 존재한다. 그러나 그 단백질의 정상적인 생리학적 기능은 현재 알려져 있지 않다. 이 정상 단백질(**PrP^{C}**)의 역할을 결정하는 일은 프리온이 일으키는 질병을 이해하는 것과 관련이 있는데, 이는 그 단백질이 질병을 야기하는 형태 (**PrP^{Sc}**)로 전환될 때 정상기능을 실행하지 못하기 때문이다.

전자현미경 소개-위대한 발명의 역사

1878년 Ernst Abbé는 광학현미경으로 미세한 것들을 관찰할 수 있는 능력이 빛의 파장에 의해 제한을 받는다는 것을 입증하였다. 이것은 침수광학(immersion optics)과 자외선이 사용될 때조차도 광학적으로 얻어질 수 있는 가장 작은 것들이 100 μm 또는 10Å의 차수(order)라는 것을 의미하였다(그림 6 참고).

두 가지 발견이 이루어질 때까지 미세한 것들을 볼 수 있는 방법은 생각할 수 없었다. 이들 발견은 1924년에 움직이는 전자파의 파동성에 대한 L. de Broglie의 정의와 1926년에 H. Busch에 의한 자기코일의 효과와 전자빔 상에 집속코일 간에 유사성에 관한 것들이다. 움직이는 전자의 파장은 가장 짧은 빛의 파장보다 현저하게 짧기 때문에 이들의 발견은 전자빔과 자기렌즈의 사용으로 매우 작은 물체를 볼 수 있도록 한다는 것이었다.

1931년에 숙련된 연구팀을 이끄는 Max Knoll과 Ernst Ruska는 Broglie와 Busch의 발견을 통합하여 최초의 전자현미경을 만들었다(그림 322). 베를린 소재 Technical University의 High Tension Laboratory에서 발명된 이 기구는 20세기의 가장 위대한 업적 가운데 하나이며, 특히 바이러스와 관련학문 분야에서 그러하다.

바이러스의 기본 구조

성숙한 바이러스 입자 또는 비리온은 기본구조와 체제에서 특징적인 형태를 가진다. 바이러스의 이러한 특징은 전자현미경과 감염된 조직의 **음성염색(negative staining)** (그림 323), 그리고 **박막절편제조(thin sectioning)** (그림 324)와 같은 기법들을 통해서 잘 연구되었다.

바이러스의 DNA 또는 RNA는 비리온의 중심 코어를 형성하며 바이러스에 따라서 **캡시드(capsid)**라고 알려진 단백질 외피에 싸여져 있기도 하다(그림 323A). 각 캡시드는 **캡소머(capsomere)**라는 많은 소단위로 만들어지는데, 이는 특징적인 모양 또는 형태를 형성하기 위해서 배열된다(그림 323A 및 C). 일부 비리온은 숙주감염 세포막으로부터 유래하는 피막(envelope)으로 감싸지기도 한다(그림 323B 및 324). 바이러스 피막은 그들과 관련된 스파이크(spike)와 같은 부가적인 구조물을 가지기도 한다(그림 323B).

몇 가지 기본 바이러스의 형태학적 유형이 알려져 있다:

비로이드와 프리온

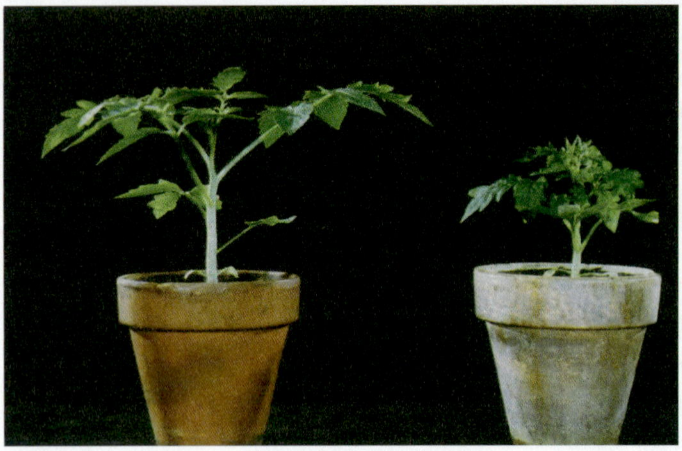

그림 319
비로이드의 영향. 작게 생장한 식물은 비로이드 감염으로 발육이 저해되었다.

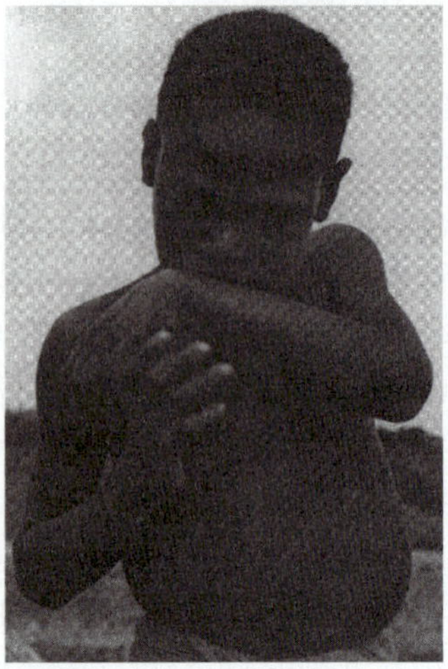

그림 320
쿠루병(kuru)에 걸린 어린이 환자. 이 어린이는 팔다리를 사용하지 못하여 식사를 할 수 없다. 이 프리온 질병은 삼키기도 어렵게 한다. (세계보건기구 제공)

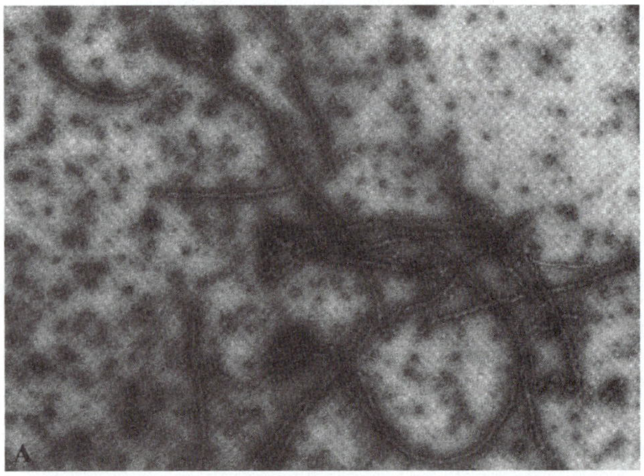

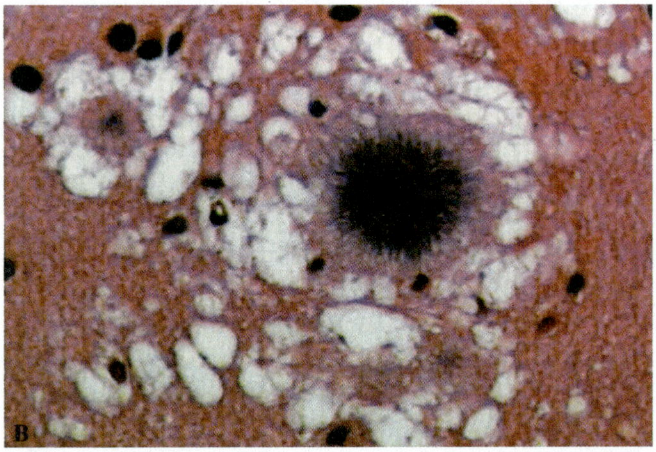

그림 321
스크래피 감염 동물에서 분리한 음성염색한 긴 입자들을 보여주는 투과전자현미경. (H.K. Narang 박사, The London Hospital Medical College 제공) (B) 크로이펠츠-야콥병(CJD) 환자의 염색한 뇌조직 시료의 광학현미경 사진. 아밀로이드 용균반의 해면상(spongiform)의 형태. (Paul Brown 박사 제공)

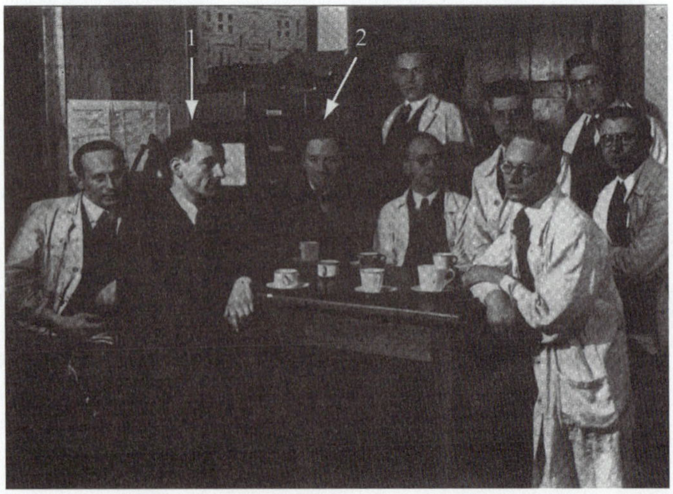

그림 322
1931년에 세계최초로 전자현미경을 발명한 연구진의 구성원들. K. Knoll (1)과 E. Ruska (2)가 사진에 있다. (Martin M. Freundlich 제공)

바이러스학
바이러스의 기본구조

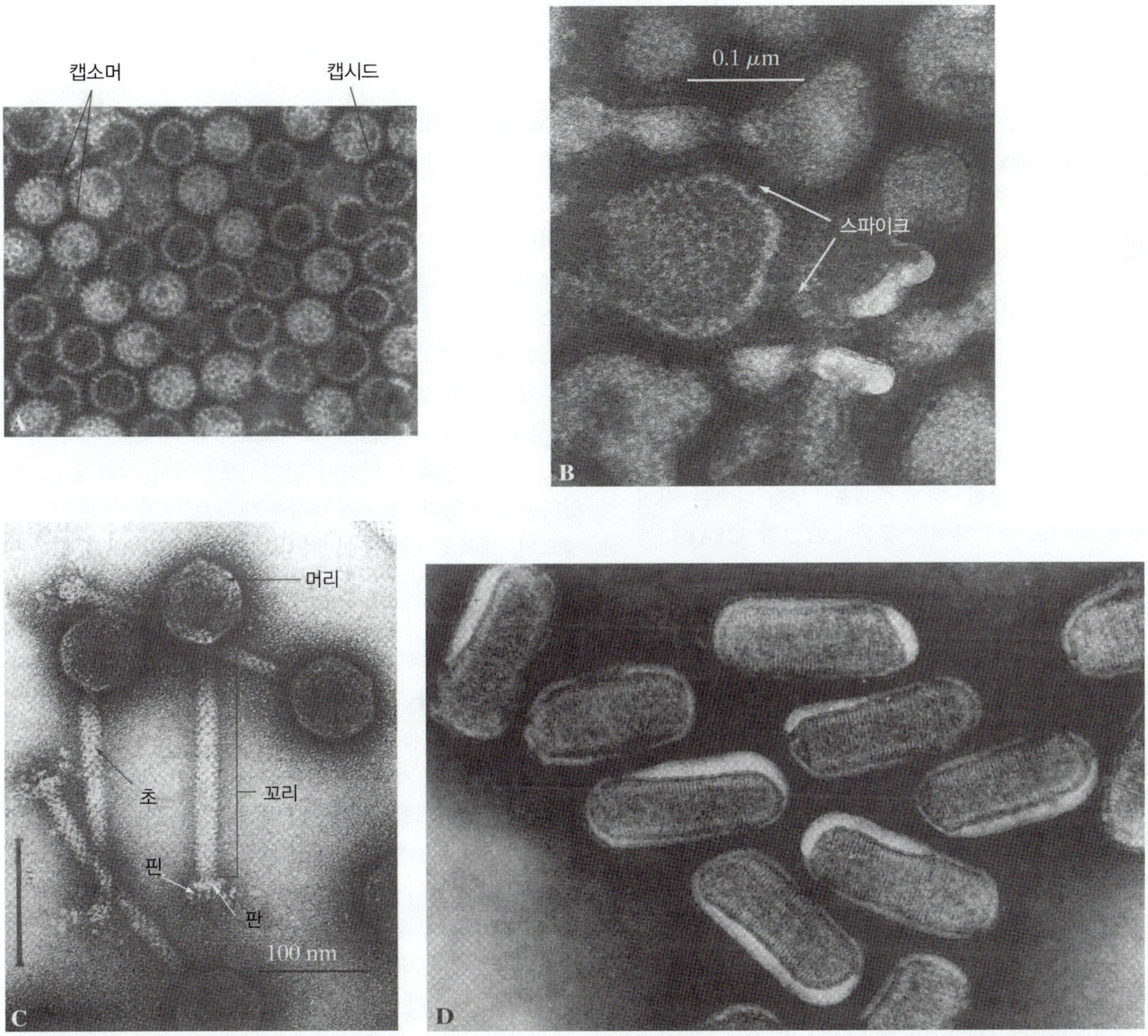

그림 323
음성염색한 바이러스의 전자현미경사진들. (A) 로타바이러스의 캡시드와 캡소머. (B) 쥐의 유선종양 바이러스의 비리온으로 스파이크로 알려진 돌출부가 피막의 표면을 덮고 있다. (C) 전형적인 부분을 가지는 세균성 바이러스. (J. Lembke와 M. Tuber, 연방낙농연구센터 제공). 국화과 방가지똥속 노란잎맥 바이러스(160,000배).

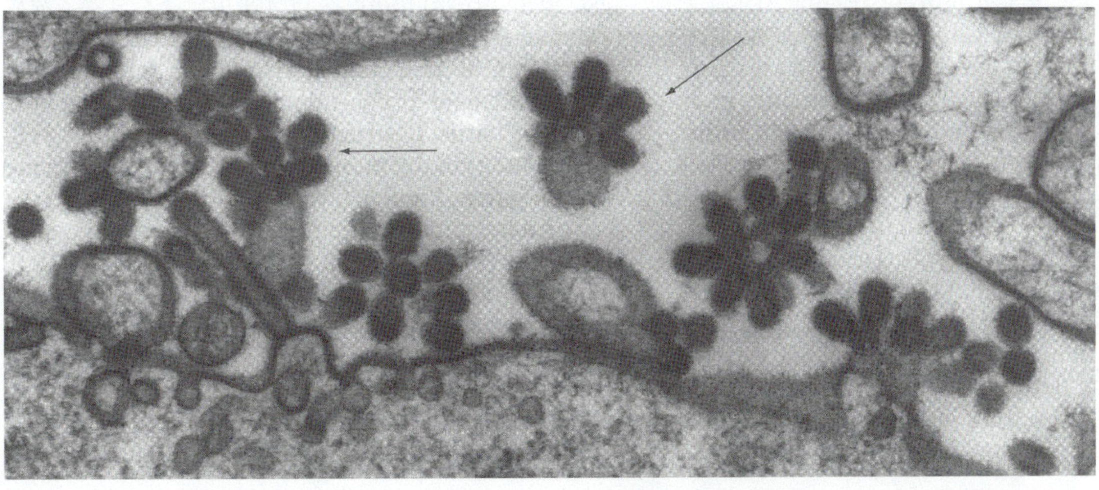

그림 324
독감바이러스가 돌출되는 세포의 초박막절편 (85,500배).

(1) 정이십면체형(icosahedral) (20개의 삼각면) 캡시드, (2) 정이십면체형 캡시드와 외피막(outer envelope), (3) 나선형 [용수철 같은(springlike)] 캡시드, (4) 나선형 캡시드와 외피막, (5) 정이십면체형과 나선형 캡시드의 조합체(그림 323C), (6) 피막에 의해 둘러싸인 핵산코어(그림 323B). 기본 형태가 없거나 부가 구조물을 포함하는 바이러스 입자들은 **복합체(complex)**라고 한다.

배양

바이러스의 증식은 다른 미생물의 복제 기작과 현저하게 다르다. 바이러스는 진핵세포와 원핵세포의 세포구조를 가지고 있지 않기 때문에 숙주세포의 밖에서 독자적인 활동을 할 수 없다. 바이러스 복제는 숙주세포 내에서만 발견될 수 있다. 대부분 바이러스의 본질은 숙주세포에 감염하고 복제하여 핵산을 포장한 후, 숙주세포로부터 나오는 것이다. 동물성 바이러스의 복제는 동물세포(그림 325A) 내에서 일어나며, 식물세포에서는 식물성 바이러스가, 그리고 세균에서는 세균성 바이러스(박테리오파아지)가 발견된다(그림 325B). 바이러스는 숙주세포에 대하여 높은 특이성을 나타낸다.

바이러스 복제는 민감하고 양립가능한 숙주세포에 바이러스가 **부착(attachment)**되어 시작된다(그림 325). 이 단계는 (1) 숙주세포 내로 바이러스 **유전체(genome)** (유전물질)의 유입, (2) 바이러스 유전체의 명령에 따라 바이러스 단백질과 핵산분자의 합성, (3) 특정 세포부위 내에서 새로운 바이러스 입자의 조립(그림 326A), (4) 숙주세포로부터 성숙한 바이러스의 방출을 포함하는 일련의 단계를 따른다.

일부 바이러스는 그들이 출현함에 따라 숙주세포 막의 덮개를 필요로 한다(그림 324A 및 326B). 바이러스 방출은 보통 숙주세포를 죽게 한다.

동물바이러스 배양

많은 실험실 동물들은 동물성 바이러스 배양에 사용된다. 이들 동물에는 쥐, 기니피그, 햄스터, 생쥐 등이 포함된다. 닭, 오리, 칠면조의 수정란도 배양에 이용될 수 있으며, 바이러스를 분리하고, 백신과 진단시약의 생산을 위한 다량의 바이러스를 획득하고, 바이러스 증식 기작과 그 공정에서 약품의 효과를 연구하기 위해서 훌륭한 실험적 시스템을 제공한다. 병아리 배아(chick embryo) (그림 327A)는 바이러스의 증식을 유지하는 몇 가지 조직과 세포가 포함되어 있다. 여기에는 난황낭(yolk sac), 양막(amnion membrane), 장뇨막(chorioallantoic membrane)이 포함된다(그림 327B). 병아리 배아에서 증식되는 바이러스는 다양한 관찰가능한 손상 효과를 일으킬 수 있다. 이들에는 죽음, 배아성장결함, 출혈 등의 결과로 초래되는 막 손상 부위, **두진(pock)**이라 알려진 산재성 불투명 구역의 형성을 포함한다(그림 327C). 두진에는 많은 바이러스가 포함되어 있다.

세포(조직) 배양

동물 또는 식물체(시험관내 세포 또는 조직 배양) 밖에서 조직을 성장시키는 기법은 바이러스 연구로서 오래된 방법이지만, 초기 바이러스 학자들은 세균과 진균에 의한 오염 문제 때문에 이 기법을 사용할 수 없었다. 조직배양이 바이러스 배양을 위한 일상적 수용이 가능했던 것은 단지 바이러스학에서 세 가지 진보가 있었기 때문이었다. 이들은 오염문제를 크게 감소시킨 항생제의 사용, 세포를 위한 특별한 성장배지의 개발, 조직 조각으로부터 세포를 얻기 위한 효소인 트립신을 도입하여 단일세포층에서 자라게 할 수 있다는 것이었다. 세포는 성장용기(튜브, 페트리접시 등)에 넣으면, 세포의 단일층이 형성된다(그림 328A). 단일층은 육안조사와 및 현미경 조사를 통하여 바이러스 감염을 확인할 수 있다. 동물조직의 배양만이 고려될 수 있다.

세포배양은 흔히 두 가지 형태로 사용된다: 일차 및 연속. **일차배양(primary cultures)**은 일반적으로 정상의 배아, 태아, 성체 동물조직으로부터 얻어진 세포로 구성된다. 일차배양은 원래조직이 가지는 몇 가지 특성을 가지지만 계대배양의 횟수에서 제한을 받게 된다. 결국 일차배양은 죽거나 다른 세포균주로 돌연변이 된다. **연속배양(continuous cultures)**은 돌연변이체 세포주 또는 암조직에서 유래한다. 그 같은 세포주는 무제한으로 분열할 수 있다.

바이러스 감염세포는 종종 비정상적으로 발달되어 외관상 변화를 보인다. 이들 변화는 **세포병변효과(cytophatic effect, CPE)**로 알려져 있으며, (1) 비정상적인 둥근 세포형태와 박리현상(그림 328B); (2) 세포 파괴(그림 328B); (3) 다핵질(syncytium) (역자주: 복수의 핵을 포함하는 원형질의 집합체), 세포들 간의 연접, 또는 거대세포 형성(그림 328C 및 329B); (4) 바이러스 덩어리 또는 손상된 숙주세포 소기관으로 구성된 봉입체(inclusion body) 형성(그림 329C) 등을 포함한다. 바이러스는 또한 적소에 세포들을 유지하기 위하여 연질한천(soft agar) 제조품으로 감염세포를 덮어씌움으로써 확인할 수 있다. 바이러스 파괴구역은 단일층에서 윤곽이 뚜렷한 구멍으로 나타난다. 명백한 패치를 **용균반(plaque)**이라고 한다. 유사한 기법은 검체에서 박테리오파아지를 확인하거나 결정하는데 사용될 수 있다.

박테리오파아지(파아지) 타이핑[bacteriophage (phage) typing]으로 알려진 다른 방법은 세균종을 동정하거나 식별하는데 사용될 수 있다. 특별한 박테리오파아지의 세트(set)

배양

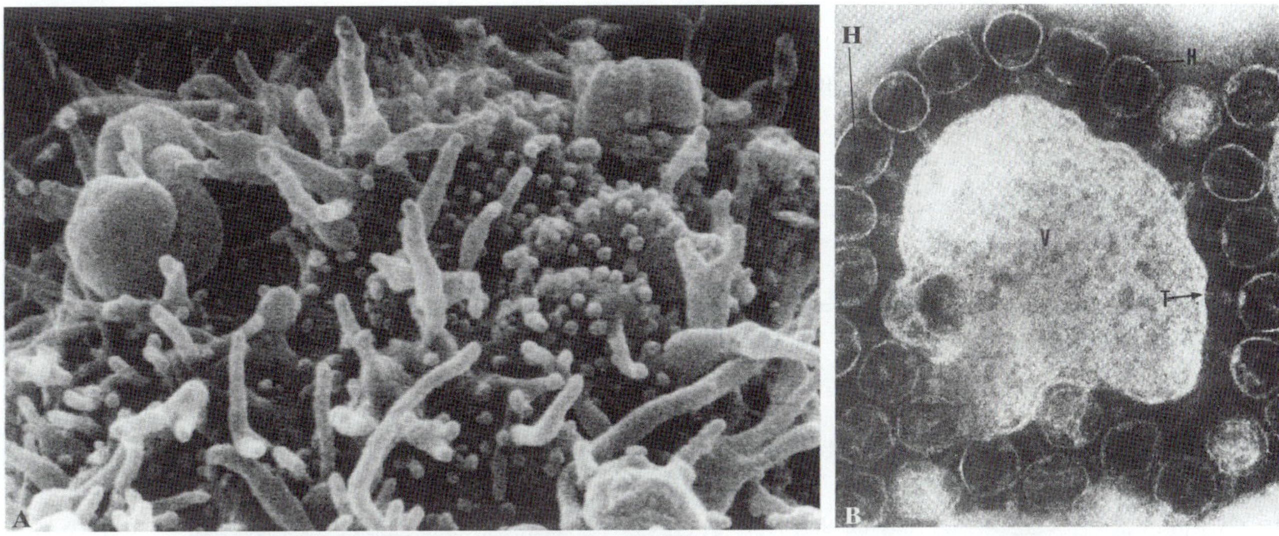

그림 325
바이러스 복제. (A) 원숭이 면역결핍 바이러스 입자(화살표)가 산재하는 감염세포를 보여주는 주사전자현미경사진. (William N. Norton 박사 제공) (B) 세균세포의 표면에 흡수된 박테리오파아지를 보여주는 투과전자현미경사진. 수축된 바이러스의 초(sheath) (T)는 일부 바이러스들을 보여준다. 핵산코어를 삽입한 바이러스는 빈 껍질 (H)로 보인다.

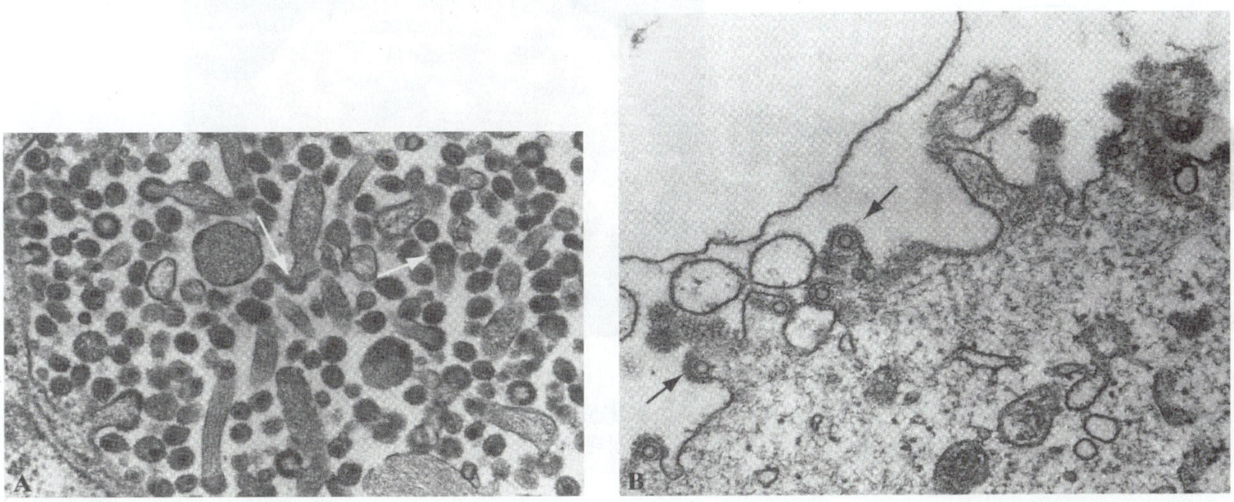

그림 326
바이러스 복제의 전자현미경사진. (A) 여러 가지 발달 단계에 있는 세포질 내의 많은 바이러스 입자들이 보인다. (B) 세포 표면으로 돌출된 바이러스들(화살표).

배양 (계속)

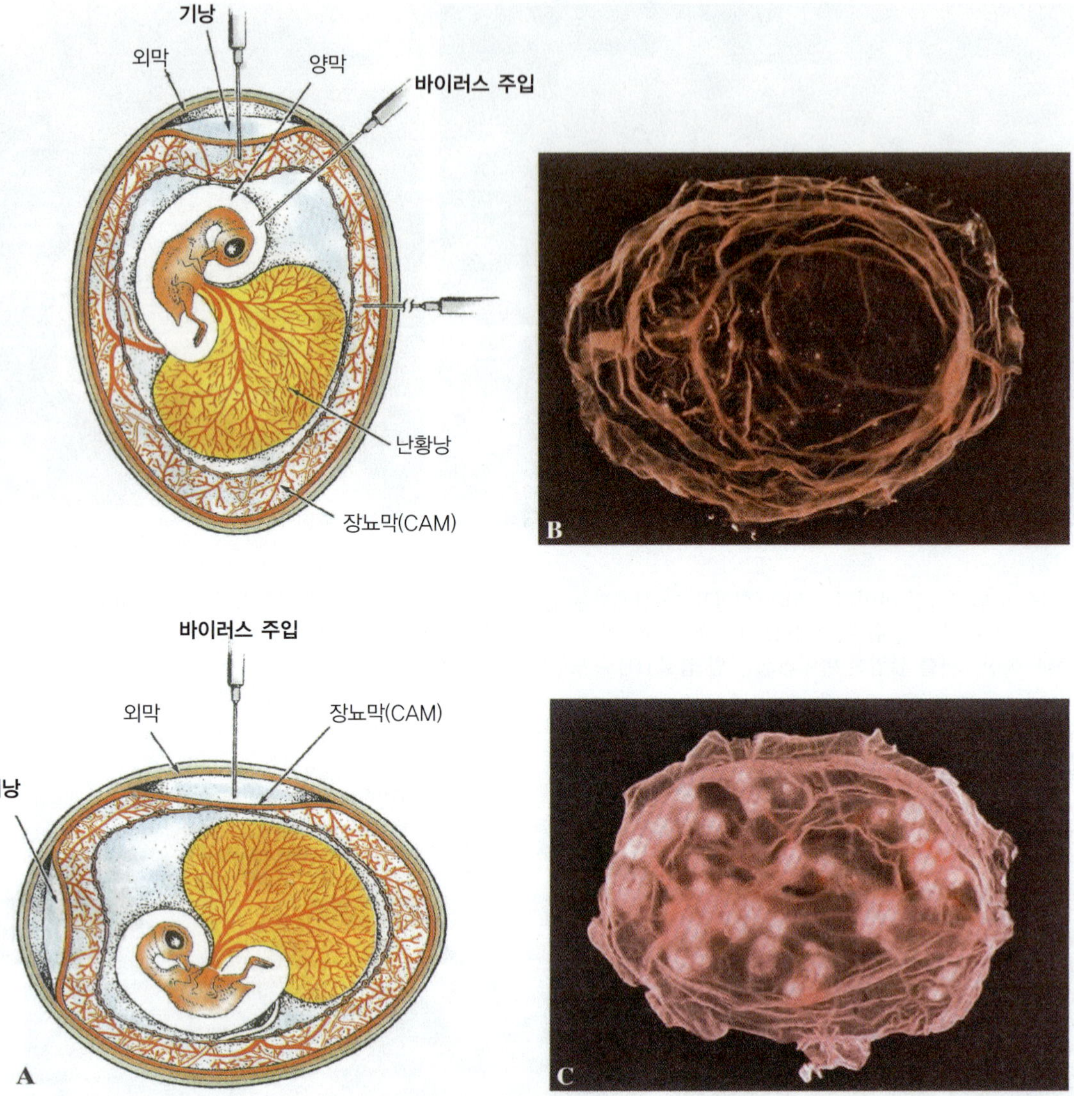

그림 327
발육란에 접종. (A) 닭의 다른 부분에서 안이 보이도록 외부의 일부를 잘라낸 모식도와 장뇨막(CAM)의 접종위치를 보여준다. (B) 정상 장뇨막의 모양. (C) 국소적 밀집구역에서의 두진(pock)과 흐린 상태를 보여주는 감염된 CAM.

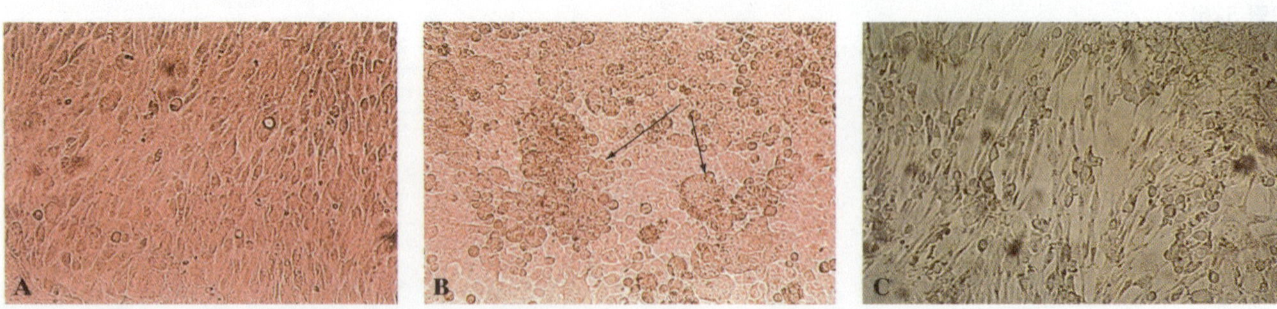

그림 328
세포병변의 광학현미경. (A) 연속층에서 자라는 염색되지 않은 정상의 토끼 각막세포. (B) 루벨라 바이러스에 의해 생겨난 거대세포(다핵성). (C) 아데노바이러스에 의한 세포층 파괴.

는 세균종의 다른 균주의 배양과 대비하여 시험된다. 세균종의 다른 균주는 일반적으로 사용된 세트에서 다른 박테리오파아지에 의해 죽기 때문에 종종 다른 종과 식별될 수 있다. 동정은 특별한 파아지에 의해 일어나는 용균반의 출현에 근거한다(그림 330B 및 330C).

분류

바이러스의 분류는 그들의 특성에 대한 연구가 진행됨에 따라 변하고 있다. 동물바이러스의 분류 원칙과 선택된 특성만을 여기에서 간단히 소개하고자 한다.

가장 널리 사용되는 분류 기준은 네 가지의 바이러스 특성에 근거한다: (1) 비리온에서 핵산의 본질, (2) 바이러스의 형태, (3) 바이러스 피막의 존재 유무, (4) 비리온의 크기. 숙주에 대한 영향과 면역학적 특성과 같은 다른 특성들은 바이러스를 “viridae”로 끝나는 이름을 가지는 분류학적 과(family)로 자리잡는데 기본이 된다. 여기에는 12개 과(family)의 RNA-포함 바이러스와 6개 과의 DNA-포함 바이러스가 있다. 이들 두 군(group)의 선택된 특성을 가지는 내표 종들이 여기에 간단히 소개되어 있다.

진단

감염의 특이한 바이러스 원인을 입증하는 일은 일반적으로 값비싸고, 시간을 낭비하며, 대부분의 임상적 설정에서 수행하기가 어렵다. 그러므로 실험실에서 수행된 바이러스 시험은 일반적으로 보존되며, 그 시험 결과는 상황에 맞게 사용되어 감염관리에 크게 기여하게 될 것이다.

실험실 진단

다양한 실험실 기법은 바이러스성 질병의 진단에 이용될 수 있다. 그 기법들은 네 가지 부류로 구분될 수 있다: (1) 형태, (2) 혈청학, (3) 바이러스 분리, (4) 핵산기술.

형태학적 시험은 적절한 임상시료에서 바이러스 또는 바이러스 일부의 존재를 직접 관찰하는 것이다. 여기에는 전자현미경과 면역형광기법을 포함한다(그림 331A).

혈청학적 시험은 바이러스 항원의 존재, 회복하는 동안 항체의 증가, 또는 질병의 초기(급성) 단계에서 특정 항체(IgM)의 출현을 보여주기 위해서 사용되는 방법을 포함한다.

바이러스의 분리기법은 실험실 동물 또는 세포배양에서 적절한 임상적 검체의 접종(inoculation)과 특이한 바이러스 복제의 추후 입증을 수반한다(그림 324~328).

핵산기법은 세포 또는 분비물에서 바이러스 유전물질(유전체)의 존재를 확인하는데 사용된다. 핵산 탐침은 매우 효과적이다(그림 331B). 탐침자는 전형적으로 방사성물질로 표지된 DNA 또는 RNA의 조각으로 정의되며, 그것은 세포 또는 분비물에서 DNA 또는 RNA의 상보적인 서열의 존재를 보여주는데 응용될 수 있다. 이 반응은 일반적으로 **핵산 혼성화(nucleic acid hybridization)**라고 한다.

발진을 수반하는 일반 감염의 특성

개인의 피부손상은 바이러스 또는 다른 종류의 미생물에 의한 감염이 어떤 단계 동안 일어나는 일반적인 발진으로 나타난다.

그 같은 손상에는 다음과 같은 것들이 있다:

1. **반점(macule):** 움푹 들어가거나 솟아오르지 않은 피부상의 작은 변색구역 또는 패취; 다양한 색깔과 크기로 나타날 수 있다(그림 332A);
2. **뾰로지(papule):** 붉게 솟아오른 구역; 보통 단단하고 주변이 명확하다(그림 332B);
3. **수포(vesicle):** 체액으로 채워진 작게 솟아오른 구역(그림 332C 및 332D);
4. **농포(pustule):** 림프와 고름으로 채워진 작게 솟아오른 구역(그림 332B); 그러한 손상은 평평하고, 주변이 명확하며, 둥글거나 중앙부가 움푹 들어가 있다.

표피층의 일차 관여(involvement) [표피(epidermis)]는 보통 수포 형성, 궤양, 딱지 등을 형성한다(그림 332E). 수포는 많은 양의 세포 분비물이 없으면 농포로 전환될 수 있다. 국소 피부모세혈관의 장기간 팽창과 심한 손상은 **점상출혈**(petechiae)이라고 하는 작은 보라색의 출혈반점을 형성할 수 있다.

생물무기로서 바이러스

생물무기는 새로운 것이 아니다. 생물학적 제제(biological agent)는 공포를 일으키고 사람들을 해치며 하등동식물들을 살상하기 위하여 수천 년 동안 전쟁과 테러의 도구로서 사용되어 왔다. 육안으로 볼 수 없고, 무취, 무미, 그리고 소리가 나지 않기 때문에 바이러스와 같은 생물학적 제제는 무기로서 사용되어 왔다. 생물 테러(biological terrorism)는 개인, 그룹(간), 또는 사상자나 질병에 대한 공포를 일으키거나 죽이는 생물학적 제제의 의도적 사용이나 위협적 사용까지도 포함될 수 있다.

미국공중위생기구(United State Public Health System)는 국가안전에 대한 위험을 기초로 하여 생물테러주의자에 의

배양 (계속)

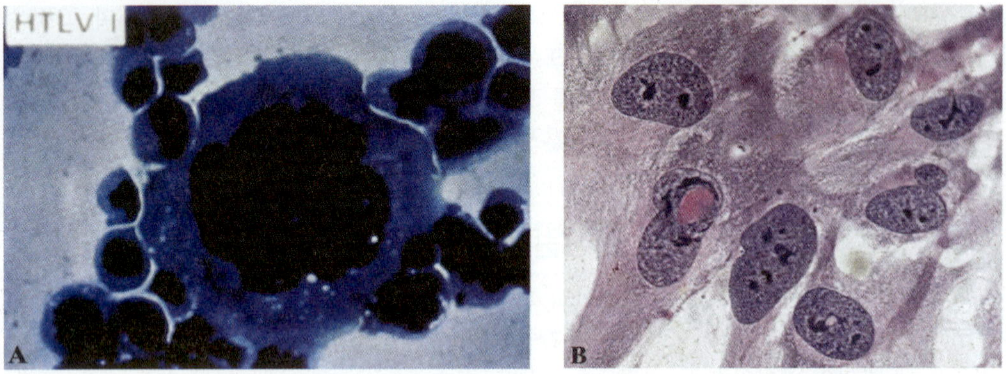

그림 329
(A) 인간 T-세포 백혈병 바이러스 1형에 의한 염색된 거대세포의 형성. (R.C. Gallo. *J. Inf. Dis.* 164(1991):235-43 인용) (B) 호산성 핵봉입체(eosinophilic nuclear inclusion body)의 형성.

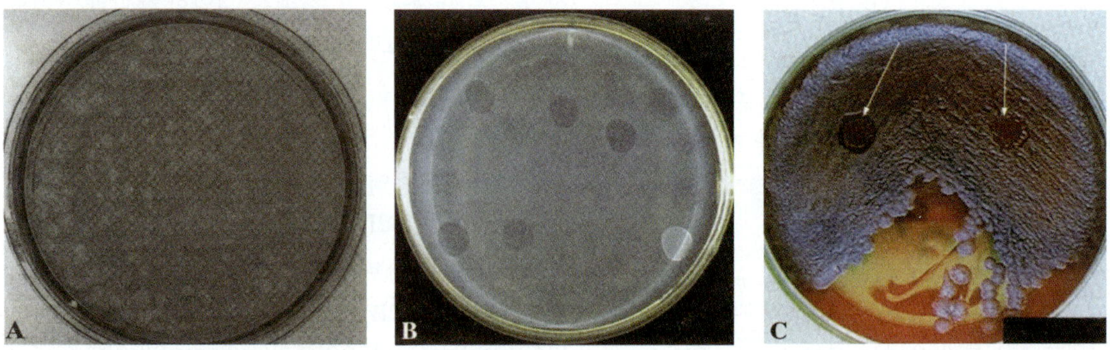

그림 330
박테리오파아지 적용. (A) 용균반 분석방법에 의한 바이러스 개수 결정 결과. (B) 용균반 형성. 감수성 세균에 대한 박테리오파아지의 효과(투명대)는 동정을 가능하게 한다. (C) 투명대는 탄저균의 양성동정을 나타낸다. 평판배지에는 *Bacillus anthracis* 집락을 포함한다. (T. Abshire와 J. Ezzell. *Clin. Microbiol.* 4780-4788, 2005 인용)

RNA 바이러스

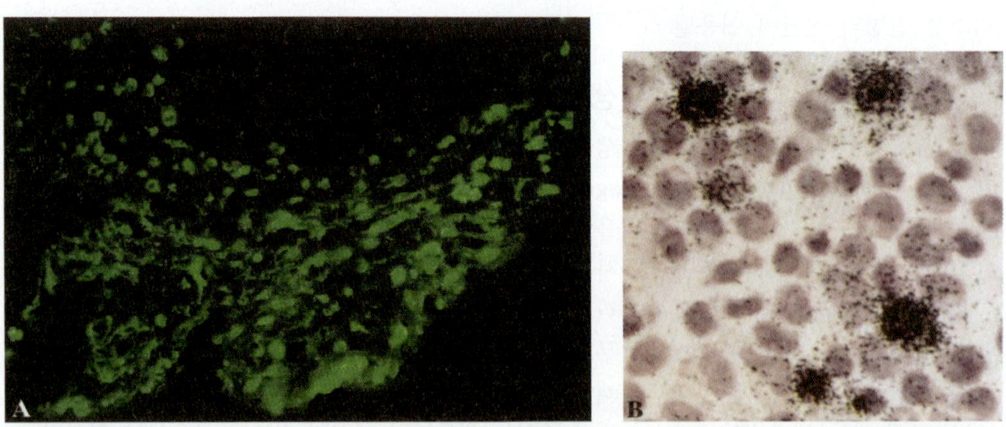

그림 331
실험실 진단. (A) 생식기 사마귀(genitial wart)의 원인이 되는 사람의 파필로마바이러스(papillomavirus)를 포함하는 시료에 면역형광기법을 적용한 결과. 바이러스 항원의 존재는 녹색 형광에 의해 알 수 있다(대략의 비율 100배). (B) 핵산탐침자를 적용한 결과. 검은 반점 클러스터는 바이러스 감염세포의 위치를 나타낸다. DNA 탐침자는 세포내 바이러스 mRNA를 동정하는데 사용된다.

피부손상

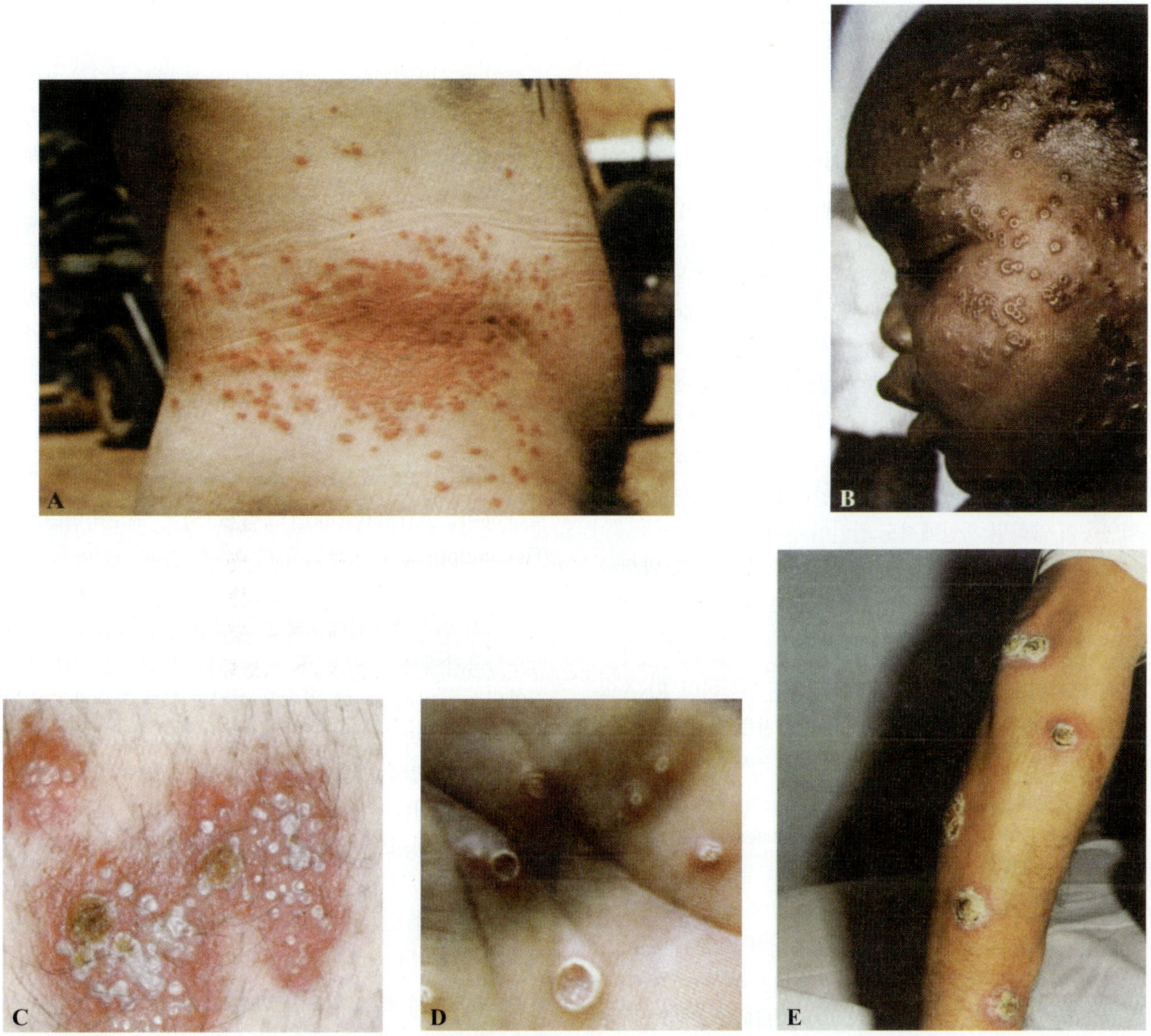

그림 332
바이러스와 관련된 피부손상과 다른 미생물 질병. (A) 반점(macule)의 출현. (B) 천연두에 걸린 어린이에서 뾰로지(papule)와 농포(pustule)의 출현. (C) 여러 단계의 수포(vesicle) 형성. (D) 손바닥에 생성 및 터진 수포. (E) 팔에서 부스럼딱지의 형성.

해 사용될 수 있는 잠재적 생물제제의 우선순위를 매기고 그들을 세 가지의 특별한 범주인 **A**, **B**, **C**로 구분하였다. 이들 범주는 2003년 12월 30일 질병통제예방센터에 의해 제정되었으며, 미국에서 흔히 볼 수 없는 병원균이나 그들의 산물도 포함한다. *Bacillus anthracis*와 *Clostridium botulinum* 같은 세균과 함께 많은 바이러스들은 생물무기로 사용되기 위한 후보미생물들로 간주된다. 이들 바이러스에는 천연두(smallpox) (그림 314A), 원숭이폭스(monkeypox) (그림 314B), 에볼라바이러스(Ebola virus), 마버그바이러스(Marburg virus) (그림 338) 등이 포함된다. 이들 병원성 바이러스의 대부분은 범주 A에 속하며, 가장 커다란 위험 및 위협으로 존재하는 생물학적 제제를 포함한다.

대표적인 바이러스와 특성 및 질병

RNA 바이러스

코로나바이러스(Corona Virus)

중증급성호흡기증후군(severe acute respiratory syndrome, SARS)으로 알려진 원인불명의 무증상 폐렴이 여러 국가에서 창궐하여 2003년 3월 11일경부터 전 세계의 주목을 받게 되었다. 홍콩의 연구자들에 의한 조사와 질병통제예방센터에서의 보고는 SARS의 주요원인체가 코로나바이러스(coronavirus)라고 동정하였다. 원래 SARS는 사람의 메타뉴모바이러스(metapneumovirus) (그림 333)에 의해 일어나는 것으로 믿어지고 있다. 이 바이러스는 영아와 어린이 시기에서 상당한 수의 호흡기 감염의 원인이 되며, 중장년층과 면역반응이 약화된 개인에서도 원인이 된다.

코로나바이러스 감염은 겨울 몇 개월 동안 주로 발생하며, 주로 성인에 영향을 미친다. 감기는 보통 이 감염으로부터 생겨난다.

형태 및 유전체 특성. 코로나바이러스는 구형이며, RNA의 단일 양성-가닥이며 **유전체(genome)** (유전물질)로서 제공된다. 이 바이러스는 지금까지 알려진 가장 커다란 바이러스성 RNA 유전체이다. 이 RNA는 바이러스의 세 가지 단백질 가운데 한 가지와 함께 **뉴클레오캡시드(nucleocapsid)** 성분을 형성하며 바이러스성 **피막(envelope)** 또는 덮개에 의해 둘러싸인다(그림 334A). **비리온(virion)**의 전체 직경은 80~160 nm 범위에 있다. 그 이름이 나타내는 것처럼 코로나바이러스는 그들의 피막의 표면에 부착된 명백히 분리된 꽃잎모양의 돌출부(projections) 또는 스파이크(spike) [페플로머(peplomer)]를 가지고 있어 다른 바이러스와 구별된다.

헬리코캡시드(helicocapsid)를 형성하는 코로나바이러스 단백질에 부가하여, 코로나바이러스는 바이러스 피막에 박혀 있는 막 당단백질(**E1**)과 바이러스 피막에서 보다 작은 꽃잎모양의 돌출부를 형성하는 당지질(**E2**)을 포함한다. E2 당단백질은 감수성 세포에 부착하기 위해 코로나바이러스에 의해 사용되며 바이러스 동정을 위해 실험실 진단시험과 연관된다.

전파. 코로나바이러스와 특히 SARS 병원균의 전파는 이들 질병에 걸린 사람을 치료하는 건강관리요원들에게서 잘 입증되었다. 가까운 사람과 사람 또는 더 구체적으로 얼굴 대 얼굴의 접촉은 대부분의 감염의 원인이 되는 것으로 알려졌다. 그 바이러스는 감염성 호흡기 비말의 흡입을 통해서 전파된다. 오염된 손가락이나 매개물에 의해 감염이 확산될 가능성도 있다.

여러 연구의 결과는 SARS 바이러스를 위한 적당한 자연에서의 보균체로서 박쥐를 지목한다(그림 334B). 그러나 박쥐가 중국 남부의 시장에서 거래되는 살아 있는 동물이기 때문에 바이러스 감염원으로 볼 수 없으므로 의심되는 여러 동물 가운데 사향고양이가 타당성 있는 감염원일 수 있다는 생각은 상당히 일리가 있다. 족제비와 같은 사향고양이(weasel-like civet) 고기는 중국시장에서 팔리고 있는 맛있는 기호식품이다. 말굽박쥐(horseshoe bat) (*Rhinolophus* 종)의 세 가지 종은 현재 사람에서 SARS를 일으키는 코로나바이러스의 자연 보균체 숙주로서 공식적으로 보고되고 있다.

로타바이러스(Rotavirus)

로타바이러스(rotavirus) (그림 335)는 레오바이러스과(Reoviridae)의 한 종류로서 미국에서 흔히 사람에게 질병을 일으킨다.

로타바이러스는 범세계적으로 발견되며 산업국가나 개발도상국가에서 태어난 지 몇 년 되지 않은 어린이들에게 감염되는 바이러스이다. 감염은 설사와 구토를 수반하며 경미하기도 하지만 입원을 요하는 심각한 상태로도 될 수 있다. 인명구조 탈수교정(lifesaving rehydration) 치료 방법에 적절하지 않거나 이용불가능한 개발도상국가에서 로타바이러스는 어떤 단일 병원균보다 더욱 치명적인 설사환자의 원인이 된다. 로타바이러스 백신의 개발은 다음 세대에서 심각한 탈수를 일으키는 설사를 예방하는데 크게 기여할 것으로 예상된다.

형태 및 유전체 특성. 비리온은 이십면체의 이중 캡시드 층으로 구성된다. 피막은 없다. 바이러스 입자의 캡소머는 인상적인 바퀴모양을 하고 있다(그림 335). 로타바이러스 유전체는 이중가닥의 RNA 분자이다.

전파. 로타바이러스는 분변-구강 경로로 전파된다.

광견병바이러스(Rabiesvirus)

광견병바이러스(rabiesvirus)는 랍도바이러스과(Rhabdoviridae)의 가장 중요한 바이러스의 한 종류이다. 광견병은 급성 뇌염이다.

형태 및 유전체 특성. 모든 광견병바이러스(rhabdovirus)는 피막형이며 나선형의 캡시드를 가진다(그림 336). 이들 바이러스는 총알형태를 나타낸다. 유전체는 단일가닥의 RNA 분자이다.

전파. 광견병바이러스는 감염 동물에 물려서 전파된다.

일부 바이러스는 독감보다 바이러스학의 역사적인 발전에 더욱 중요한 역할을 해왔다. 제1차 세계대전이 막 끝나자마자 1918년에 세계를 휩쓸었던 범세계적 전염병으로 전쟁에서보다 더 많은 사람들이 죽었다. 미국에서 최근 심각한 일부 전염병 중에서 독감바이러스는 전체 인구의 25% 이상이 병에 걸려 4만 명 이상이 죽었다.

독감바이러스(Influenzavirus)

사람의 호흡기 질환인 독감을 일으키는 오르토믹소바이러스과(Orthomyxoviviridae)의 3종은 독감바이러스 A, B, C형으로서 그들의 핵단백질 항원의 차이에 근거하여 분류된다. A형 독감바이러스(influenza A virus)는 표면 단백질인 **혈구응집소**(hemagglutin)와 뉴라미니다제(neuraminidase)의 항원성 차이에 근거하여 A0, A1, A2와 같이 "아형(subtype)"으로 세분된다. 아형은 "균주(strain)"로 다시 세분된다. 각 type에서 이들 바이러스의 모든 균주들은 핵단백질이라는 공통 내부 단백질과 막단백질을 공유하지만 표면 단백질 **[항원(antigen)]**의 차이점은 다음 절에 간단히 기술되었다.

조류독감바이러스(avian flu virus)(H5N1)는 type A형 군에 속한다. 이 바이러스의 아형은 하기도에 감염되어 사람에서 심각한 폐렴을 일으킬 수 있다.

형태 및 유전체 특성. 대표적인 독감바이러스(influenzavirus) 입자, 또는 **비리온(virion)**은 직경이 대략 100~120 nm의 불규칙적인 구형이다. 길게 신장된 입자들을 포함하여 형태와 크기에서의 변형체들을 시료에서 흔히 볼 수 있다(그림 337). 독감바이러스는 단일가닥의 분절된 유전적 요소를 포함하며 **피막(envelope)**이라는 덮개로 둘러싸여 있다. 독감바이러스 A형과 B형의 **유전체(genome)**는 리보핵산(RNA)으로 구성되며 나선형(용수철 같은) **뉴클레오캡시드(nucleocapsid)**를 형성하고, 8개의 특징적인 분절(segment)로 구성된다. 독감바이러스 C형의 게놈도 RNA로 구성되어 있으나, 7개의 분절(segment)에 분포되어 있다. RNA 유전체 분절은 **내부단백질항원**(internal protein antigen)과 **돌출부(projections)** 또는 **스파이크(spike)**의 형태에서 표면 또는 피막(envelope)과 관련된 단백질 항원인 **혈구응집소**(hemagglutinin) **(H)**와 **뉴라미니다제**(neuraminidase) **(N)**의 정보를 포함한다. 인플루엔자 비리온은 또한 핵단백질과 3개의 중합효소 분자를 포함하는 내부 단백질도 포함한다. 이 중합효소분자들은 바이러스 핵산의 형성에 중요하다. 독감바이러스 C형 바이러스의 피막(envelope)에는 뉴라미니다제가 존재하지 않는다.

혈구응집소 단백질 항원[hemagglutinin protein antigen **(H)**]은 혈구응집시험(hemagglutination test)으로 알려진 바이러스를 동정에 사용되는 실험실 시험에서 적혈구의 응괴(clumping) [응집(agglutination)]를 일으키는 역할로부터 그 이름이 유래한다. H 항원은 감염이 시작되면 독감바이러스가 민감한 숙주세포에 부착되도록 한다. 그들에 대한 특이 항원과 바리온의 혈구응집소(hemagglutinin)를 봉쇄함으로써 민감한 세포에 바이러스 입자가 부착하는 것을 막는다.

두 번째 피막(표면) 단백질 항원인 **뉴라미니다제[neuramidase(N)]**는 숙주의 점액을 용해하고 인플루엔자 비리온의 국소 확산을 용이하게 하는 효소활성을 가진다. 이 바이러스 일부의 숙주 항체는 감염을 예방하지 못하지만 바이러스 증식의 반복 순환을 막고 질병의 중증도를 감소시킨다.

핵단백질(nucleoprotein)은 비리온의 RNA segment와 중합효소 단백질과 관련된 나선형 내부 리보핵단백질 복합체(helical internal ribonulceoprotein complex)의 주요 단백질이다. 그것은 인플루엔자 A, B, C형 바이러스가 다른 것과 식별되도록 하기 위한 항원결정인자(antigenic determining factor)도 포함한다.

1980년에 세계보건기구에 의해 추천된 명명체계는 동정과 관련 목적을 위한 독감바이러스의 항원 조성을 사용하도록 하였다. 그 체계에는 바이러스의 형태, 지리적 기원, 균주번호, 분리연도, 아형을 명시한다. 이 체계에 의한 명명은 다음의 명백한 순서를 따라야 한다. 이같이 1968년에 홍콩에서 발생하여 범세계적인 전염병의 원인이 된 인플루엔자 A형 바이러스는 다음과 같이 분리된 바이러스의 특이한 특성을 구체화하기 위하여 **A/Hong Kong/1/68/(H3N2)**라고 명시하였다.

형태: A
지리적 기원: 홍콩
분리체 (균주 번호): 1(최초)
연도: 1968
아형(subtype): (H3N2)

전파. 독감바이러스는 에어로솔과 오염된 물체에 의해 전파된다. 사람 대 사람 전파는 일반적이다.

독감바이러스는 상당히 빠르게 유전적 변화**[돌연변이(mutation)]**를 하는 것으로 알려져 있다. 그들이 분절된 유전체를 가진다는 사실은 대부분의 생물체의 경우에서처럼, 그들 유전자가 긴 핵산 가닥을 따라 존재하지 않는다는 것을 의미한다. 대신에 인플루엔자 바이러스의 유전자는 연결되지 않은 RNA 분절에 존재한다. 이같이 2개의 다른 독감바이러스 균주가 동일한 세포를 감염시키면 그들의 유전자의 혼합 또는 **유전자 재조합(reassortment)**이 가능해진다. 그 같은 유전자 재조합으로 한 숙주에서 다른 숙주로 바이러스가 빠르게 이동하는 기회를 증가시켜 새로운 혼성 인플루엔자 바이러스가 생길 수 있다.

RNA 바이러스 (계속)

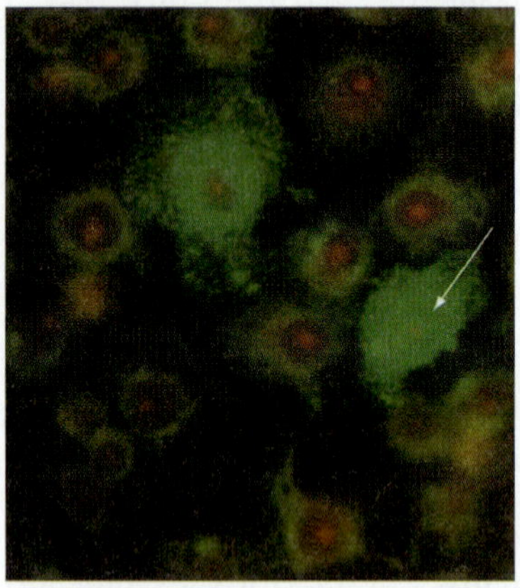

그림 333
직접 형광항체의 적용으로 탐침된 비강인두 표본에서 사람의 메타뉴모바이러스(metapneumovirus)의 관찰. (E. Percivalle, A. Saraini, L. Visai, M.G. Revello, G. Gerna. *J. Clin. Microbiol.* (2005) 43:3443-3446 인용 및 G. Gerna 인용)

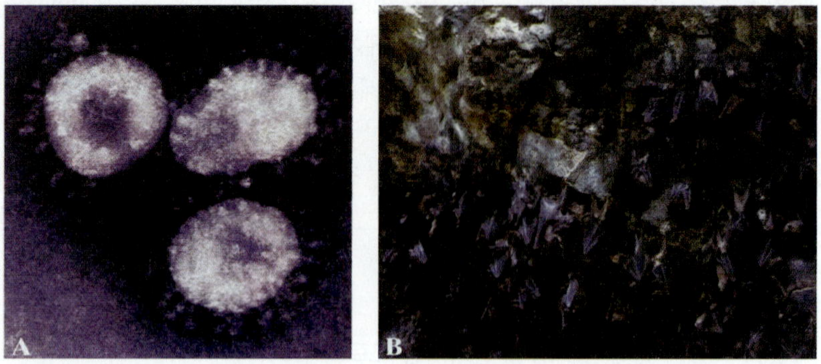

그림 334
코로나바이러스. (A) 코로나바이러스의 일반적 특성을 보여주는 전자현미경사진. (B) 벽에 붙어 있는 박쥐. 이 동물은 최근에 감염원임으로 알려져 있다.

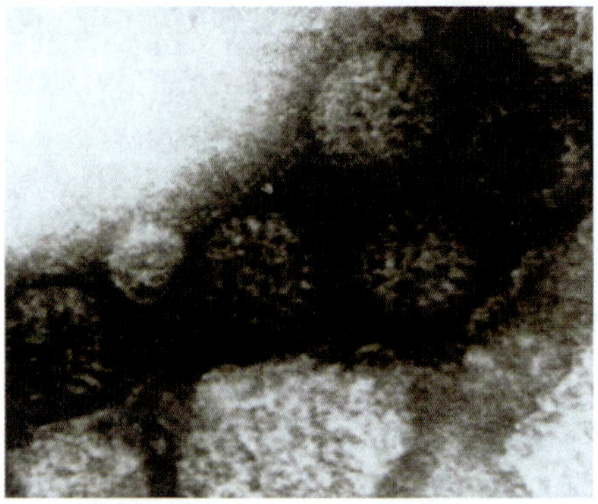

그림 335
음성염색된 로타바이러스 캡시드의 전자현미경사진(160,000배).

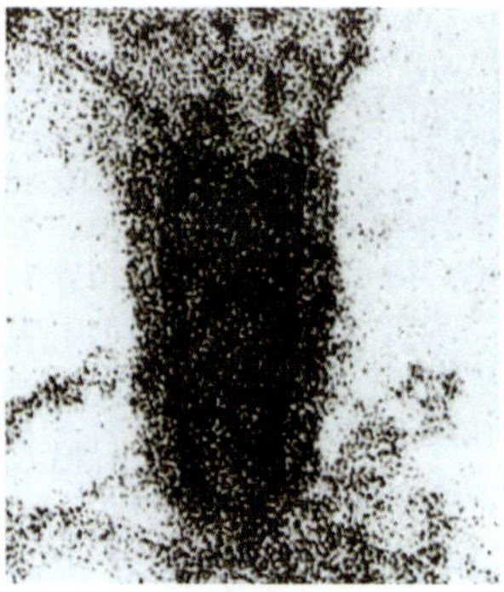

그림 336
감염된 세포의 세포막에서 돌출된 광견병 바이러스[리사바이러스(Lyssavirus)]를 보여주는 조직 절단면.

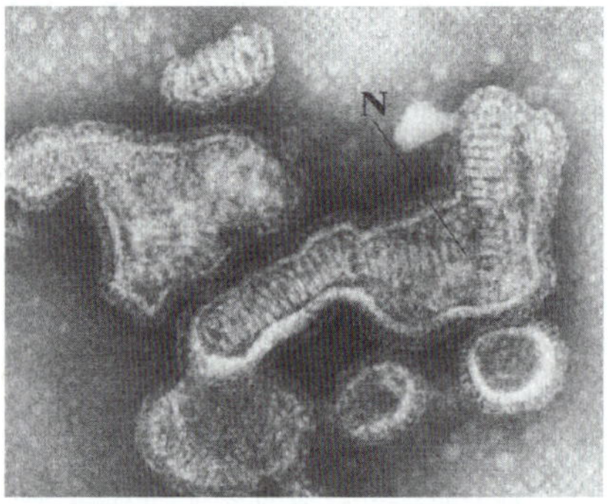

그림 337
핵산코어를 보여주는 음성염색된 인플루엔자 바이러스(260,000배).

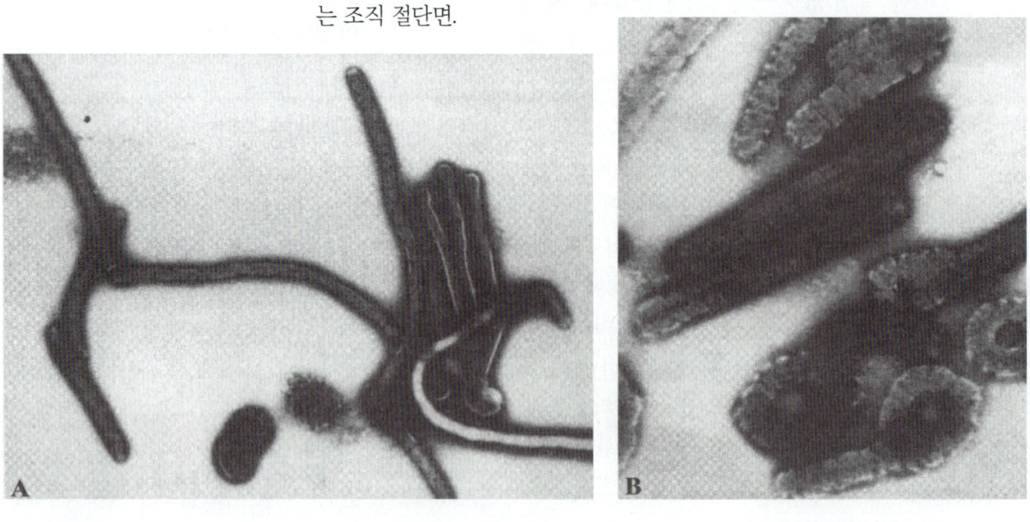

그림 338
음성염색된 필로바이러스(filovirus)의 투과전자현미경사진. (A) 에볼라 비리온. (B) 마버그 비리온. (질병예방통제예방센터 제공)

에볼라바이러스(Ebola Virus)

출혈열을 일으키는 것으로 알려진 바이러스들 가운데 에볼라바이러스(Ebola virus)는 높은 치사율이 두드러진다. 감염 후 사람과 영장류는 심각하게 급속도로 진행하는 질병으로, 고열, 여러 기관에서의 출혈, 쇼크를 동반한다. 대 만연으로 사람에서의 치사율은 거의 90%에 이른다. 에볼라바이러스는 현재 네 가지 종이 알려져 있다.

형태 및 유전체 특성. 에볼라바이러스는 피막형(enveloped) RNA 바이러스과(family)인 필로바이러스과(Filoviridae)에 속한다. 명칭으로서 filovirus는 "실(thread)"이라는 의미를 가지는 라틴말에서 유래한다. Filovirus의 비리온은 길고 실 같은 것으로 묘사되며 종종 낚시 바늘 또는 U자 형태를 보인다(그림 339A). 길이는 790~970 nm 정도이며, 직경은 일관되게 80 nm이다. 각 감염 바이러스 입자는 규칙적인 패턴의 작은 스파이크와 같은 돌출물을 가지는 숙주세포에서 유래하는 덮개 또는 피막에 둘러싸인 뉴클레오캡시드를 포함한다. 필로바이러스의 유전물질(유전체)은 단일가닥 RNA 분자 내에 포함되어 있다.

전파. 에볼라바이러스의 전파에서 가장 적당한 방법은 감염된 사람들과 근접접촉이나 환자를 보살피는 과정에서 바이러스에 오염된 주사기와 바늘의 사용을 통해서 나타난다.

감염기관과 정액에 직접접촉을 통해서도 이 바이러스에 감염될 수 있다. 가장 위험한 기간은 환자가 구토, 설사, 출혈이 일어나는 질병의 후기 단계이다. 의료시설 감염은 자주 있는 일이다.

마버그바이러스(Marburg Virus)

마버그병(Marburg disease)은 1967년에 창궐했던 독일의 Marburg로부터 이름이 붙여졌다. 이 원인바이러스는 아프리카로부터 수입된 녹색 긴꼬리원숭이(green vervet)로부터 얻어진 조직에서 동정되었다.

마르부르크병은 적어도 6개의 다른 원인이 있는 것으로 알려져 있다. 대부분의 사례는 케냐, 콩고민주공화국, 짐바브웨에서 일어났다.

형태 및 유전체 특성. 마버그바이러스(Marburg virus)는 필로바이러스과(Filoviridae)에 속하는 단일음성가닥의 피막형(enveloped) RNA 바이러스이다(그림 339B). 에볼라바이러스 감염환자에서 볼 수 있는 것처럼, 각 감염성 바이러스 입자는 스파이크(spike)와 유사한 돌기(projection)를 가지는 숙주세포에서 유래하는 피막(envelope)에 둘러싸인 뉴클레오캡시드로 구성된다.

전파. 마버그바이러스 감염은 감염기관 또는 혈액, 정액, 기타 분비물과 같은 체액과 직접접촉을 통해서 일어난다. 자연조건 하에서 사람들 간에 에어로솔 전파는 보고된 바 없다.

한타바이러스(Hantavirus)

한타바이러스(Hantavirus)는 한국의 한탄강으로부터 이름이 붙여졌다. 벙가바이러스과(Bungaviridae)에 속하는 이 바이러스는 출혈열을 일으키며 종종 다양한 정도의 급성 신장장애도 일으킨다. 최근 분리된 이 바이러스는 호흡기 질환을 일으키는 것으로 알려져 있으며 인플루엔자와 식별하기 어렵다.

형태 및 유전체 특성. 한타바이러스는 피막성 RNA 바이러스이다(그림 339A). 유전체는 분절성 단일가닥의 RNA 분자로 구성된다.

전파. 한타바이러스는 감염된 설치류의 분비물(소변, 분변, 침)의 흡입, 눈의 오염, 혹은 상처를 통해 직접 접촉한 사람으로부터 전파되는 것으로 알려져 있다. 애기 사슴(deer mice)은 이 바이러스의 주요 저장소로서 알려져 있다(그림 339B).

A형 간염바이러스(Hepatitis A Virus)

간염의 바이러스성 원인이 잘 알려지기 전에, 이 질병은 간이 공격 지점인 것으로 한정하였다. 이 질병은 전파의 수단과 특별한 징후와 증상으로 자세히 구분되었다. 진단 기법이 시간이 지남에 따라 개선되어 RNA-와 DNA-를 포함하는 바이러스 모두에 해당하는 몇 가지 다른 병원균들이 간염을 일으키는 것을 보여주었다. 이미 알려진 주요 병원균의 목록에는 간염바이러스 A, B, C, D, E형이 포함되어 있다. 이 목록이 다른 바이러스들이 추가되어 계속 늘어나고 있다. 최근 추가된 두 가지 간염바이러스는 경미한 간염을 일으키는 간염 F형과 G형 바이러스이다.

피코르나바이러스(Picornaviridae)에 속하며 헤파토바이러스(Hepatovirus)로도 알려져 있는 A형 간염(그림 340)은 바이러스성 간염을 일으킨다.

형태 및 유전체 특성. 피코르나바이러스는 비피막성이며 정이십면체의 캡시드를 가진다. 유전체는 비분획성 단일가닥 RNA 분자로 구성된다.

전파. A형 간염바이러스의 주요 전파 방법은 분변 구강 경로이다.

레트로바이러스(Retrovirus)

레트로바이러스(retrovirus)는 바이러스의 독특한 과(family)를 상징한다. 레트로바이러스과(Retroviridae)에 속하는 바이러스는 복제에 DNA를 사용한다. 유전정보는 바이러스 RNA 유전체에서 DNA로 전달되며 그 후 바이러스 RNA로 되돌아간다. 이 유전정보의 역류(reverse flow)는 특이한 바이러스 효소인 역전사효소(reverse transcriptase)에 따르며 과(family) 지정의 기준이 된다. 이 군에 속하는 바이러스는 몇 가지 발암원과 인간면역결핍바이러스(human immunodeficiency virus, HIV)를 포함한다. HIV는 여기서 주요 초점이다.

HIV 1형과 2형의 감염은 사람의 면역체계를 무력하게 하여 사람들을 다양한 기회성 감염(그림 341A)과 어떤 형태의 암에 걸리게 쉽도록 한다.

감염된 사람의 면역체계는 서서히 파괴되며 그에 수반되는 경과는 다음의 순서에 따른다: (1) **HIV 감염(HIV infection)**: 체내로 HIV의 침투와 연속적인 바이러스 증식; (2) **HIV 질병(HIV disease)**: 질병의 징후와 증상을 나타내는 HIV 증식 및 명백한 신체상의 변화와 손상; (3) **AIDS**: HIV 질병의 말기.

형태 및 유전체 특성. 렌티바이러스(lentivirus)인 HIV는 다양한 형태의 뉴클레오캡시드를 가지는 피막형 바이러스이다(그림 341B). 이 바이러스는 중앙에 "핵양체(nucleoid)" (핵산 중심)를 가진다. 유전체는 2개의 동일한 단일가닥의 RNA 분자로 구성되어 있다.

HIV-1 바이러스는 핵산의 조성과 배열에 근거하여 아형(subtype)이나 분기군(clade)으로 구분될 수 있다. 각 분기군의 바이러스들은 유전적으로 매우 관련이 있다.

전파. HIV 감염은 일반적으로 성적 방법에 의해 감염된 엄마가 태아에게로 전파, 수유, 오염된 혈액이나 체액에 노출됨으로서 전파될 수 있다.

DNA 바이러스

파필로마바이러스(Papillomavirus)

피부 바이러스에 의한 사마귀는 흔하며, 보통 해롭지 않고, 자연치유성 육종(self-limited tumor) (생장), 손과 발에 주로 발생한다(그림 342). 그 같은 사마귀(warts) 또는 유두종(papillomas)은 파포바바이러스과(Papovaviridae)에 속하는 파필로마바이러스(papillomavirus)에 의해 발생한다. 파필로마바이러스 감염에서 주요 표적은 피부와 점액성 상피내막이다(그림 342B).

50가지 이상의 파필로마바이러스 아형은 다양한 다른 모양의 사마귀를 생성하는 것으로 알려져 있다. 이들 가운데 **콘딜로마(condyloma acuminata)**라고 알려진 생식기 사마귀가 있다. 생식기 사마귀와 관련된 가장 위험한 것은 암과 관련된 것이다. 위험한 정도의 여성 자궁경부암이 더 보편적이지만, 남자에서 음경암으로 발달할 수 있다. 파필로마바이러스의 존재, 특히 아형(subtype) 16은 자궁경부암과 항문생식기암(anogenital cancer)의 원인과 중요한 상관관계를 나타낸다.

최근 개발된 백신의 도입으로 향후 자궁경부암 환자를 크게 줄일 것으로 예상된다.

형태 및 유전체 특성. 사람 파필로마바이러스의 비리온은 비피막성 정이십면체의 뉴클레오캡시드이며 직경은 55 nm 정도이다. 유전체는 한 개의 이중가닥으로 환상 DNA 분자이다(그림 342C).

전파. 생식기 사마귀(genital wart)는 성행위와 감염된 사람과의 직접 접촉에 의해서 전파된다. 바이러스의 출처는 사마귀이다.

B형 간염바이러스(Hepatitis B Virus)

B형 간염바이러스(hepatitis B virus, HBV) 감염은 흔하고 세계적으로 널리 분포한다. 헤파드나바이러스과(Hepadnaviridae)에 속하는 이 바이러스는 사람에 병원성을 나타내는 몇 가지 간염바이러스 가운데 하나이다. 이 바이러스는 간에 심각한 손상을 일으킨다. 일부 감염은 만성일 수 있다. 바이러스는 간암과 밀접한 관련이 있다.

형태 및 유전체 특성. B형 간염바이러스는 구형과 사상형을 포함하는 몇 가지 형태를 나타낸다(그림 343). 정이십면체의 캡시드를 가지는 피막형 비리온이다. 유전체는 부분적으로 이중가닥의 DNA 분자로 구성된다.

비리온은 외피의 표면 항원 (HB_sAg), 코어(core) 항원 형태의 캡시드 단백질 (HB_cAg), 그리고 코어 항원의 유도체 (HB_gAg)를 포함한다. 그림 343은 어떤 부분들 간의 상관관계를 보여준다.

전파. B형 간염바이러스는 오염된 혈액과의 접촉에 의해 전파된다. 오염된 혈액이나 혈액 산물, 감염된 사람과의 성행위, 태반 감염(감염된 엄마로부터 태아에게)은 전파의 주요 수단이다.

C형 간염바이러스(Hepatitis C Virus)

C형 간염바이러스(hepatitis C virus, HCV)는 혈액에 의해 감염되며, 간염바이러스 가운데 가장 심각한 것들 가운데 하나이다. HCV는 70~90%의 높은 유병률(prevalence)을 나타내며 상당량 또는 반복적으로 직접 피부를 통해서 피를 흘린 사람들 사이에서 보고되었다. 이들은 주사약 사용자(injection drug user, IDU), HCV 양성공여자로부터의 헌혈 수혜자, 바이러스의 불활성화를 시키지 않은 응고인자 농축물을 투여한 혈우병환자(hemophiliac) 등을 포함한다. 감염되면 간경변, 간암, 간경화를 일으킬 수 있으며, 미국에서 간 이식자의 주요 원인으로 매년 1,000건 정도로 추산된다.

HCV는 비리온 구조, 유전체의 구성, 복제 전략의 측면에서 유사성을 가지는 바이러스군인 플라비바이러스과(Flaviviridae)에 속한다. 이 과에 속하는 바이러스에는 황열병

RNA 바이러스 (계속)

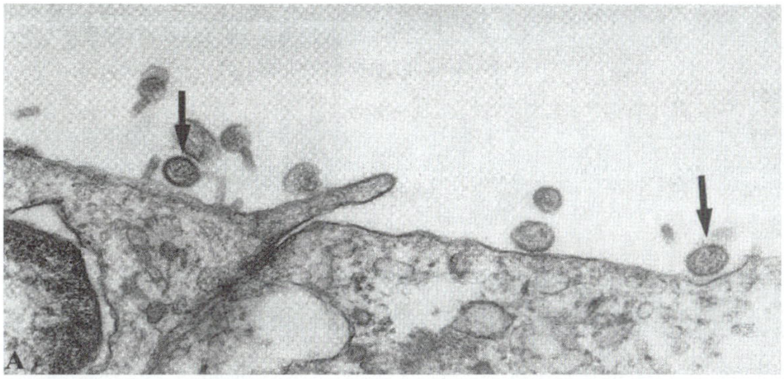

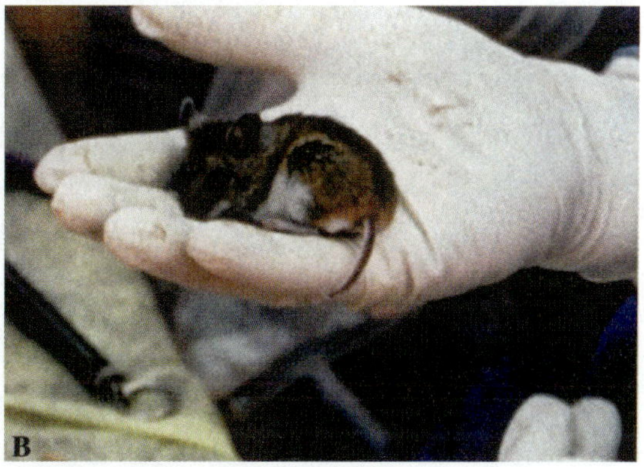

그림 339

한타바이러스. (A) 한타바이러스(Hantavirus) 입자들이 돌출하는 것을 보여주는 배양세포의 절단면. (J.M. Hughes, C.J. Peters, B.W. Cohen, J. Mahy 박사들, 질병예방통제예방센터 제공) (B) 전형적인 흰발생쥐(deer mouse).

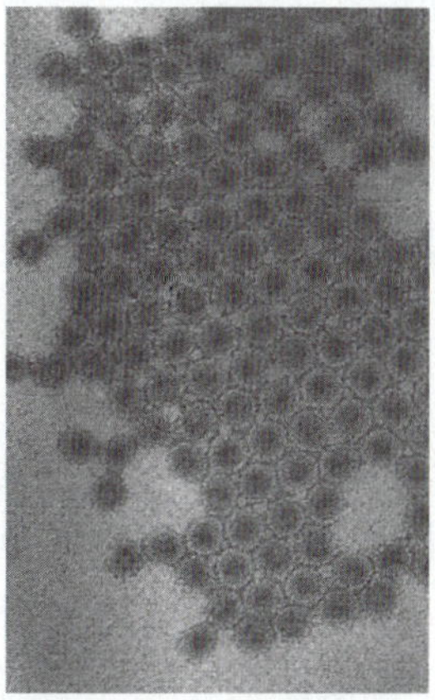

그림 340

A형 간염바이러스, 헤파토바이러스(Hepatovirus)의 투과전자현미경사진(100 nm).

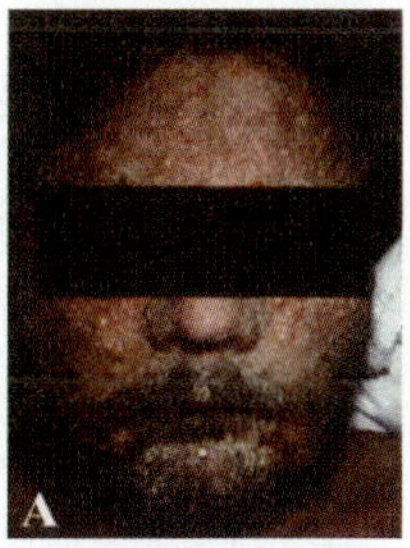

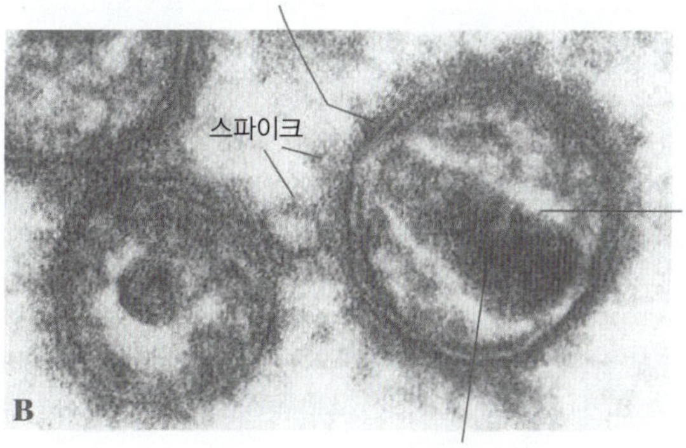

그림 341

레트로바이러스. (A) HIV 감염환자에서 매우 심한 낭포성 여드름 환자. (A.G. Martin 등. *Brit. J. Dermatol.* 126(1992):617-20 인용) (B) 바이러스 부분을 보여주기 위하여 사람면역결핍바이러스 입자를 크게 확대시킨 조직 절단면.

DNA 바이러스

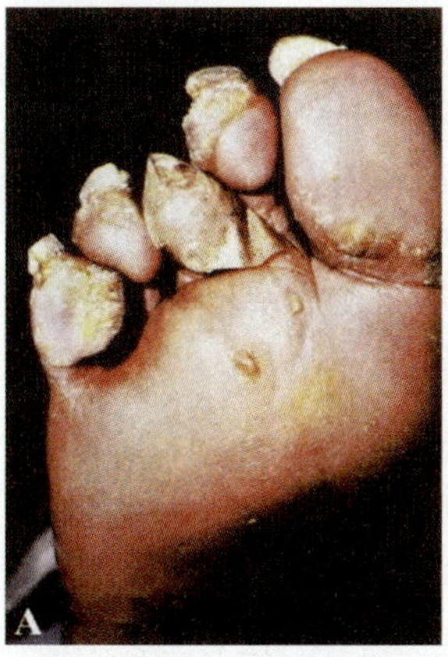

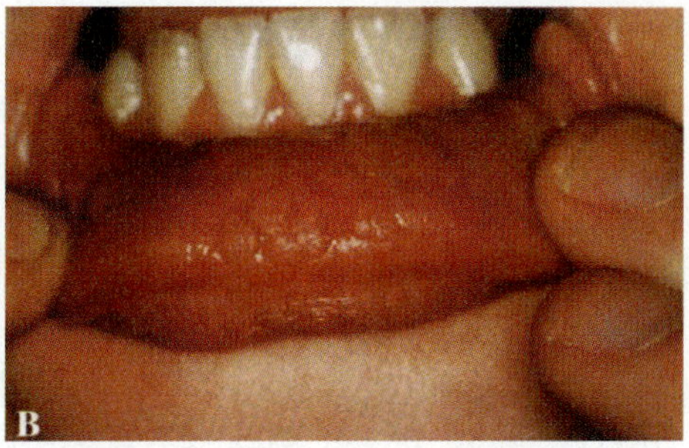

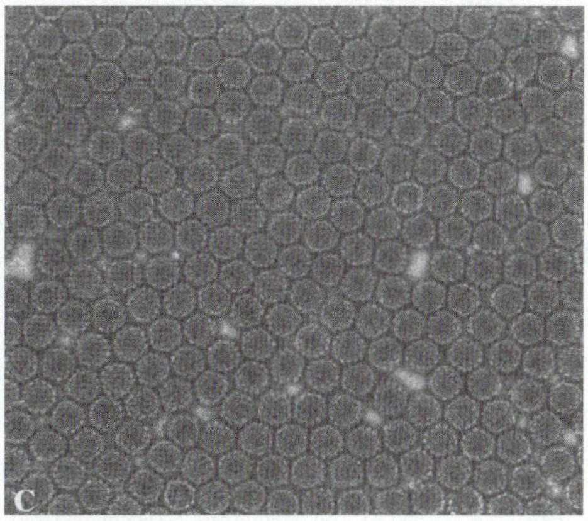

그림 342

파필로마바이러스. (A) 발바닥사마귀(plantar warts) 환자. (B) 아랫입술에 생긴 사마귀. (C) 사람 파필로마바이러스(papillomavirus)의 비피막성 비리온(100,000배). (T. Iwasaki 등. *J. Path.* 168(1992):293-300 인용)

(yellow fever), 댕기열, 일본 B형 뇌염을 일으키는 바이러스를 포함한다. HCV는 헤파시바이러스(Hepacivirus)속(genus)으로 지정되었다.

현재 혈액공여자를 선별하는 방법을 제외하고 HCV 감염을 예방하는 백신 또는 다른 관련 방법은 없다. 이같이 궁극적인 목표는 특히 HCV 감염이 더 유행하고 대부분의 사람들이 경제적인 능력이 없어 치료가 어려운 미개발국가에서 새로운 환자가 생기지 않도록 하기 위해서 효과적인 백신을 개발하는 데 있다.

형태 및 유전체 특성. C형 간염 감염체는 30~34 nm로 작고, 피막을 가지는 바이러스이다. HCV는 단일가닥이며, 양성 RNA 유전체를 가지며, 피막은 지질을 포함한다.

다양한 연구로 이 바이러스는 상호 영향을 미치는 바이러스 입자 또는 비리온의 두 가지 형태로 몸을 순환하며 지질피막이 없는 뉴클레오캡시드를 가진다.

전파. 얼마 전까지 수혈 수혜자들은 HCV 감염의 주요 위험군이었다. 이것은 주로 1990년 이전에 혈액공급에서 HCV를 선별하는데 신뢰성 시험이 없었기 때문에 많은 사람들이 모르는 상태로 감염되었다. 혈액 선별이 개선되었기 때문에 수혈로부터 HCV가 감염될 확률은 혈액 10만 유닛(unit)당 1유닛이다.

감염된 엄마로부터 태아에 전파되는 일은 드물며, 약 5% 정도가 유아감염을 통해서 일어난다. 현재 모유수여가 HCV가 전파된다는 증거는 없다.

산발성 감염은 벤 상처, 상처에 의한 오염, 또는 감염된 사람의 혈액 또는 체액을 의학적 주사를 통한 이 바이러스의 침입으로 일어날 수 있다. 더욱이 일부 건강전문가들은 이 바이러스가 아직 알 수 없는 전파경로가 있을 수 있다고 말한다. 대부분의 전문가들은 HCV가 악수, 포옹, 심지어 입맞춤과 같은 감염환자와 가벼운 접촉을 통해서는 전염될 수 없다는데 동의한다. 이 바이러스는 또한 기침, 재채기, 식사도구 또는 술잔 돌리기에 의해 전파되지 않는다. 어린이들은 혈액의 수혈이나 혈액제품을 통해 일차적으로 HCV에 감염될 수 있다.

D형 간염바이러스(Hepatitis D Virus)

D형 간염바이러스(hepatitis D virus, HDV)는 사람의 병원균들 가운데 이미 설명된 다른 형태와 같지 않은 독특한 감염성 질병의 원인체이다. 이 바이러스는 다른 바이러스의 도움으로만 증식할 수 있는 아바이러스 원인체(subviral agent)이다. 사실상 헬퍼바이러스(helper virus)는 HBV이다. 이 헬퍼와 함께 D형 간염바이러스는 간세포에서 가장 효율적으로 증식할 뿐만 아니라 HBV에 의해 야기되는 간손상을 매우 심각하게 한다. HBV의 주요 기능 또는 역할은 민감한 세포 또는 그 후 바이러스 조립에서 HDV 유입을 도와주는데 있다.

형태 및 유전체 특성. HDV 입자는 HBV의 입자보다 다소 작다. 그들은 직경이 35~37 nm 정도 되며 B형 간염 표면[피막(envelope)] 단백질로 구성되는 외층(outer layer)으로 둘러싸인 RNA 단일가닥을 포함한다. HDV 입자는 적어도 동일한 피막(표면) 단백질의 존재라는 측면에서 그들의 헬퍼 바이러스와 유사하다.

HDV의 RNA 유전체는 핵산을 가지는 뉴클레오캡시드와 같은 어떤 특이한 구조를 형성함이 없이 HDV-특이 단백질(델타항원)과 결합된다. 델타항원은 HDV에서 만들어지는 유일한 단백질이다.

전파. 자연 HDV 감염은 HBV와 동일한 방법으로 전파된다. 감염된 사람들의 혈액 내의 바이러스는 비경구적으로 전파된다. 여기에는 오염된 바늘, 오염된 혈액이나 혈액산물의 수혈, 성행위에 의한 전파 등이 포함된다.

E형 간염바이러스(Hepatitis E Virus)

E형 간염바이러스(hepatitis E virus, HEV)는 몇몇 개발도상국에서 성인에게 나타나는 전염성 간염과 급성 단발성 간염의 주요 원인체이다. 이 바이러스의 존재는 수년 동안 역학적 근거에서 의심을 받아왔다. 이 바이러스는 1990년대 초기에 분리되어 유전적으로 조사되었다. 몇 가지 분리체를 제외하고는 급성 HEV 감염이 있었던 선진국 국민들은 이 바이러스가 풍토병인 나라를 여행했었다. HEV는 HAV보다 덜 감염성인 것으로 간주된다.

형태 및 유전체 특성. E형 간염바이러스(HEV)는 정이십면체형(icosahedral) (20면)이며, 직경이 32~34 nm인 비피막성 입자이다. HEV 유전체는 단일가닥의 양성-센스 RNA 분자이다. HEV는 분변-구강 경로에 의해 전파되고 사람에서 설사를 일으키는 칼리시바이러스과(Caliciviridae)와 구조적으로 유사한 바이러스이다. 그러나 HEV의 유전체의 최근 컴퓨터 분석은 풍진바이러스(rubella virus)와 밀접한 관련이 있음을 보여준다. 결국 추가적인 연구로 HEV는 재분류되어 별도의 바이러스 과로 자리잡게 되었다.

전파. 역학적 연구는 HEV가 분변-구강(장내) 경로에 의해 전파된다는 것을 나타낸다. 오염된 물은 대부분의 조사된 사례에서 일차 감염원으로 확인되었다. 최근 연구는 미국에서 다양한 쥐와 생쥐들 가운데 광범위한 HEV 또는 HEV 유사 감염의 확실한 증거를 제시하였다. 그러한 발견은 사람보다 HEV의 다른 보균체의 존재를 암시한다.

헤르페스바이러스(Herpes Virus)

8가지의 헤르페스바이러스과(Herpesviridae) 바이러스가 사람에게 감염하는 것으로 알려져 있다: 단순포진바이러스 1형과 2형(herpes simplex virus type I 및 II, HSV-1 및 HSV-2), 수두-대상포진 바이러스(varicella-zoster virus), 거대세포바이러스(cytomegalovirus), 엡스테인-바 바이러스, 인간 헤르페스바이러스 6, 7(그림 344~352). 이들 모든 바이러스는 일차감염 이후 살아남아서 감염된 사람의 일생 동안 이따금씩 재활성된다.

헤르페스바이러스-6(herpesvirus-6)은 백혈구 수의 증가, 열병, 간염, 비 엡스테인-바 바이러스에 의한 감염성 단핵구증(mononucleosis)을 수반하는 질환과 관련이 있다. 이 바이러스는 또한 돌발성 발진(exanthum subitum) 또는 소아장미진(roseola infantum) 등의 피부감염의 원인이 되기도 한다.

헤르페스바이러스-7은 만성피로증후군, 소아장미진, 부은 간과 지라, 혈소판 수가 감소된 환자로부터 분리되었다.

헤르페스바이러스-8은 주로 카포시육종과 다른 형태의 암환자로부터 분리되었다.

형태 및 유전체 특성. 헤르페스바이러스들은 유사한 형태를 공유한다. 이 바이러스 입자는 선형 이중가닥의 DNA를 포함하는 중심코어, 밖으로는 당단백질 스파이크; 캡시드와 피막 사이의 공간을 채우는 **피포(tegument)**라는 물질을 가지는 피막성 코어를 둘러싸는 162개의 캡소머로 된 정이십면체형(icosahedral) 캡시드 등으로 구성된다(그림 347B). 이 피막은 숙주세포의 핵막으로부터 유래한다.

단순포진바이러스(Simplexvirus)

단순포진바이러스(Herpes Simplex Virus, HSV) 1형과 2형은 가장 흔한 질병의 원인체이다. 감염은 피부 표면에서 세포 손상을 일으키며(그림 344A 및 B, F), 이 바이러스는 감각 신경말단으로 들어간다. 포진성 범위(herpetic region)의 공통 부위는 피부와 구강주변의 점막(그림 344A), 성기입구, 구강, 각막, 자궁경관, 항문, 요도 등이다.

주요 이차 표적은 뇌, 수막, 각막을 포함한다. 포진성 생인손(herpetic whitlow) (그림 315 참조)은 포진성 피부감염의 특수형태이다. 최초의 감염으로부터 회복은 잠복기로 들어가는 결과이다.

전파. 단순포진바이러스 감염은 진행 중인 포진성 상처와 직접 접촉을 통해서 전파된다. 신생아 감염도 감염된 엄마의 산도(birth canal)에서 HSV와 접촉을 통해서 일어날 수 있다.

HHV-2 감염은 성교 동안 또는 생식기 분비물에 직접 접촉에 의하여 전파된다. 생식기 점막에서 유래하는 HHV-2는 매개 감염에서 주된 바이러스 원인체이다. 더욱이 항문성교는 일차적으로 직장과 항문의 염증을 일으키는 포진성 직장염(herpes proctitis)에 걸린 환자수가 증가되는 결과를 초래하였다. 감염물질의 직접접촉은 눈감염도 일으킬 수 있다.

임신 동안 HHV-2 감염되면 자연유산(spontaneous abortion), 조산(premature birth), 생명을 위협하는 신생아 감염의 가능성 등이 증가한다.

수두-대상포진 바이러스(바리셀로바이러스)

수두(chickenpox)와 수두-대상포진 바이러스(varicella-zoster virus, VZV) [대상포진(shingles)]는 동일한 바이러스인 수두-대상포진 바이러스(그림 348F)에 의해 감염의 다른 임상 증상으로 나타난다. 수두는 일반적으로 어린이 질병으로 간주된다. 그러나 감염은 면역손상된 사람과 신생아 같은 고위험군에서 심하게 나타나고 치명적일 수 있다. 일차 감염으로부터 회복되면 잠재기로 들어간다. 대상포진(herpes zoster)은 감각 신경절에서 바이러스의 재활성을 일으킨다(그림 348A, B). 이 질병의 발병과 느끼는 고통은 나이에 따라 증가하며 젊은이들에게서는 잘 발생하지 않는다. 일단 활성화되면 이 바이러스는 피부에 도달할 때까지 감각신경으로 움직여서 수두와 유사한 병변을 형성한다. 이 병변은 흉추, 요추, 얼굴부분을 포함하여 수두에 영향을 받은 부위에 한정된다(그림 348A-D). 대상포진은 50세 이상에서 주로 발병하는데 반하여, 백신이 개발되기 이전에 수두는 일차적으로 10세 이하의 어린이 질병이었다. 오늘날 대상포진은 50세 이상의 사람들에서 발생하는 질병으로, 면역손실된 사람들로 발병범위가 확대되었다. 면역손상된 사람들 가운데 골수이식 수혜자와 HIV 보균 어린이들은 VZV 감염에 특별히 위험하다.

대상포진은 특정 부위의 한 쪽에만 생기며 고통을 수반하는 소낭성 발진으로 나타난다. 장애는 수두에서 볼 수 있는 것들보다 종종 더 커지지만 농포생성 및 부스럼 딱지 형성단계로 진행되어 수두의 경우에서와 같이 치료되지만 보다 느리게 진행된다. 상처의 딱지는 비감염성이지만 2주 이상 지속되기도 한다. 감염된 세포는 카우드리 A체(Cowdry A body)라는 두드러진[호산성(eosinophilic)] 핵내봉입체(intranuclear inclusions)를 보여주기도 한다.

전파. VZV는 에어로솔로 전파된다.

거대세포바이러스(Cytomegalovirus)

거대세포바이러스(cytomegalovirus, CMV)는 미국에서 전염성 감염의 가장 중요한 원인이며 기관이식자와 면역억제 환자들에서 중요한 기회성 질병원으로 간주된다(그림 349).

DNA 바이러스 (계속)

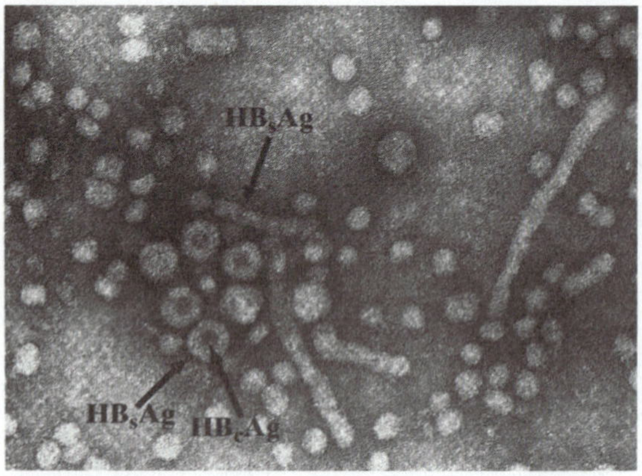

그림 343
B형 간염바이러스인 헤파드나바이러스(Hepadnavirus). 비리온은 환형과 사상형으로 나타나 보인다.

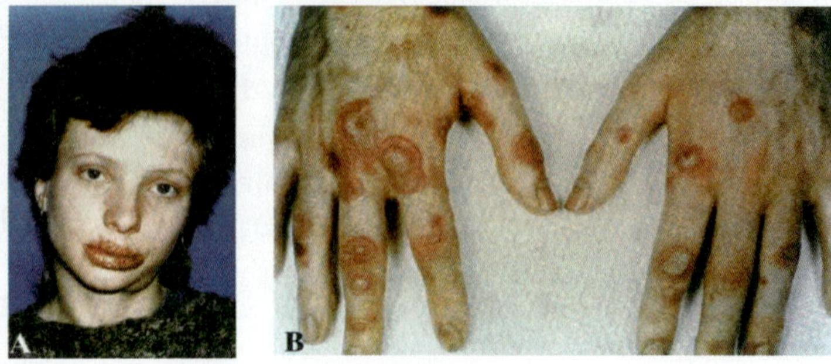

그림 344
단순포진바이러스(HSV) 1형[심플렉스바이러스(Simplexvirus)]. (A) 일차 헤르페스 감염에 의한 수포의 심각한 결과. (B) 재발성 HSV 감염의 형태와 연관된 전형적인 표적 손상.

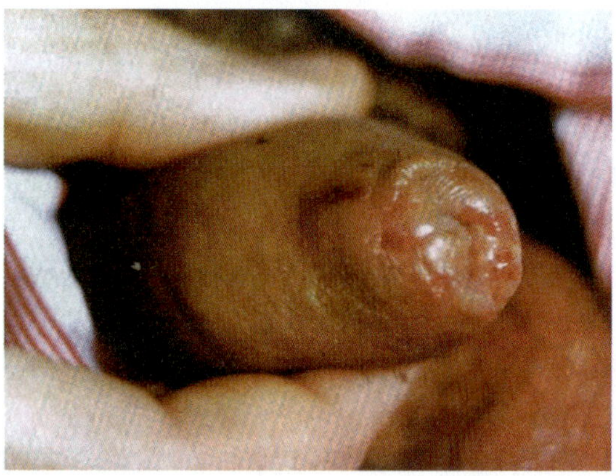

그림 345
단순포진바이러스 2형 환자. 이 사람의 포피에는 심한 손상이 나타난다. (Jyoti Dhar 박사 등, University of Department of Genitourinary Medicine, Royal Liverpool University Hospital, Prescot St., Liverpool 제공)

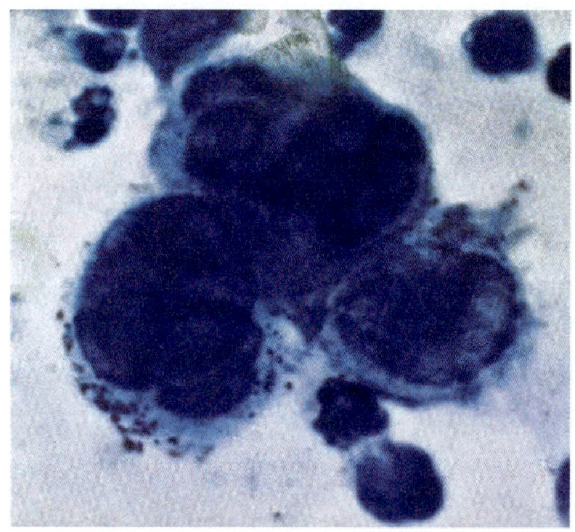

그림 346
헤르페스에 감염된 다핵성 거대세포를 보여주는 조직도말된 Tzanck 시험의 결과.

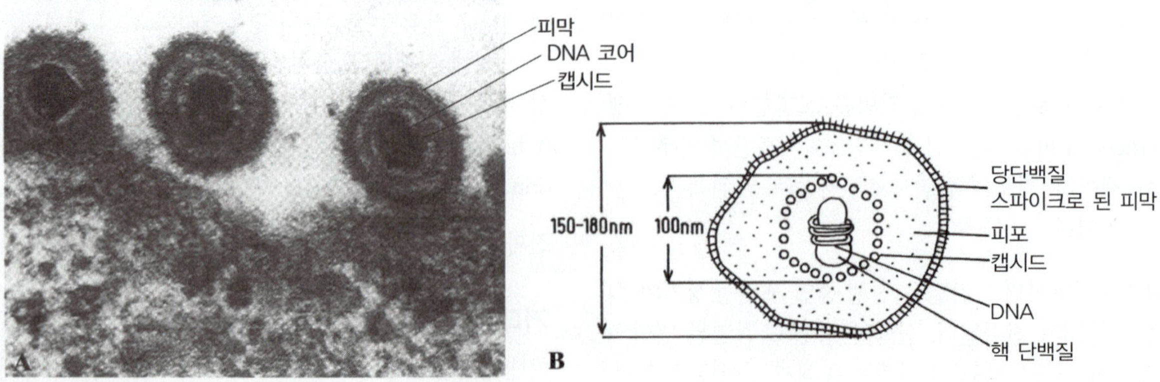

그림 347
헤르페스바이러스(Herpesvirus)의 구조. (A) 투과전자현미경에서 보여주는 조직 내의 HSV 입자(120,000배). (B) 단순포진바이러스 1형의 개략적 도해. (N. Norval. *Clin. & Exp. Dermatol.* 17(1992):221-37)

AIDS 환자에서 CMV의 감염으로 나타나는 가장 흔한 징후는 맥락 망막염(chorioretinitis)으로 알려진 시력 혼란상태이며, 그 결과 눈이 멀게 된다. 더욱이 CMV는 명백한 정상인들에서 감염성 단핵구증(mononucleosis)의 원인체이다.

사이토메갈로바이러스는 전신성 일차감염을 일으키며 신체에 널리 분포하게 된다. 그러한 감염의 대부분은 징후와 증상이 없다. **거대세포봉입체증(cytomegaloinclusion disease)**으로 알려진 심한 태아감염은 주로 일차감염을 경험한 임산부에서 일어난다.

면역의 발달은 잠재성을 초래하지만, 이 바이러스는 임신 동안 면역억제제의 사용으로 다시 활발하게 될 수 있다.

전파. 사이토메갈로바이러스는 침, 소변, 정액, 자궁분비물과 같은 감염성 체액의 직접 접촉으로 전파된다.

엡스테인-바 바이러스(Epstein-Barr Virus) (Lymphocryptovirus)

엡스테인-바 바이러스(Epstein-Barr virus, EBV)는 감염성 단핵구증의 주요 원인체이다. 이 바이러스는 모발상백반증(hairy leukoplakia) (역자주: AIDS 환자 혓바닥에 나타나는 백색의 병변) (그림 350A), 비인두암(nasopharyngeal cancer), 아프리카 버킷트 림프종(Burkitt's lymphoma) (그림 351), 호즈킨병(Hodgkin's disease), 침샘암 등을 포함하는 다른 질병과도 관련이 있다. 이 바이러스의 일차 표적은 침샘인데, 거기에서 감수성 B 림프구가 감염된다. 이들 감염된 세포는 바이러스를 멀리 떨어진 림프와 관련 기관으로 림프액과 혈액을 통해서 전파한다.

감염성 단핵구증은 일반적으로 별다른 치료없이 회복되는 질병이다.

전파. 청년에서 감염성 단핵구증(infectious mononucleosis, IM)의 주요 감염 경로는 키스와 타액 교환과 같은 친밀한 구강 접촉을 통해서 일 것이다. 낮은 사회경제적 환경에 있는 탁아소와 어린이에서 EVB의 전파 기작은 아마도 손가락, 장난감, 기타 물건들에 감염성 타액이 묻어서 일어날 것이다. 이 바이러스는 구강인두의 세포에서 복제되며 거의 모든 혈청반응이 양성인 사람들(이 바이러스에 대한 항체를 가지는 사람들)은 그들의 타액에 EBV가 많이 포함되어 있다.

카포시육종

카포시육종(Kaposi's sarcoma, KS)은 AIDS의 주요 증상으로 처음 간주되었을 때인 1981년 이래 엄청난 관심을 받아왔다. KS의 4가지 형태가 알려져 있다: (1) 동유럽 또는 지중해 지역의 노인들 피부에 많은 색소성 성장으로 나타나는 불활성의 발병조건; (2) 아프리카 어린이들 사이에서 주로 발견되는 형태; (3) 기관이식 환자에서처럼 면역억제 치료를 받는 사람들에서 일어나는 장애; (4) HIV 감염과 관련된 현대적 형태. 다양한 연구를 통해서 KS의 모든 형태에서 카포시육종과 관련된 헤르페스바이러스 또는 사람 헤르페스바이러스-8(human herpesvirus-8, HHV-8)로 명시된 바이러스의 존재가 입증되었다. 최근에 HHV-8은 단지 KS가 아닌 양성의 거대림프절팽창증(benign giant lymph node enlargement)이 일어나는 조건인 원발성 삼출성 림프종(primary effusion lymphoma)과 캐슬맨병(Castleman's disease)의 중요한 원인체인 감마-헤르페스바이러스(gamma-herpesvirus)로서 알려지게 되었다.

카포시육종과 HHV-8은 전 세계에 분포한다.

전파. HHV-8은 비강분비물과 정액과 같은 HIV 감염된 사람의 일부 체액에서 발견되었다. 전파양식은 모든 환자에서 잘 알려지지 않았지만, 많은 요인들과 감염원들이 관련되어 왔다. 이들은 성교, 감염물질과 함께 사용한 정맥주사약, 혈우병환자에게 사용된 오염 혈액응고물질 등을 포함한다.

폭스바이러스(Poxvirus)

폭스바이러스(poxvirus)는 동물바이러스의 가장 커다란 그룹인 폭스바이러스과(Poxviridae)로 분류된다. 이 과에는 천연두(smallpox), 원숭이폭스(monkeypox), 백시니아(vaccinia), 전염성 연속종(molluscum contagiosum), 낙타폭스(camelpox), 버팔로폭스(buffalopox), 고양이폭스(catpox) 바이러스들과 같은 의학적으로 중요한 바이러스들이 포함된다.

형태 및 유전체 특성. 전자현미경으로 관찰된 각 바이러스 입자들은 다소 구형인 벽돌모양의 난형이다(그림 353A). 길이는 220~450 nm 정도이며, 너비는 140~260 nm 정도이다. 모든 폭스바이러스는 핵단백질 코어(core)를 포함하며, 특별히 준비된 시료는 덤벨(dumbbell)모양을 나타내며 여러 막에 의해 둘러싸여 있다(그림 353B). 유전체는 이중가닥 데옥시리보핵산(DNA)의 단일 분자로 이루어져 있다.

천연두(Smallpox)

역사기록의 가장 초창기로부터 천연두 바이러스(smallpox virus)는 인류의 의학적, 정치적, 문화적 사건들에 지워지지 않는 흔적을 남겼다. 기록에는 가장 초기시대로부터 끔찍한 종류의 전염병에 대하여 강조하고 있다. 18세기까지 천연두는 유럽의 주요 도시에서 전염병이었다. 매우 전염성이 강한 형태인 **출혈형 천연두(variola major)**와 덜 위험한 버전(version)인 **경증 천연두(variola minor)** 또는 **작은마마(alastrim)**

DNA 바이러스 (계속)

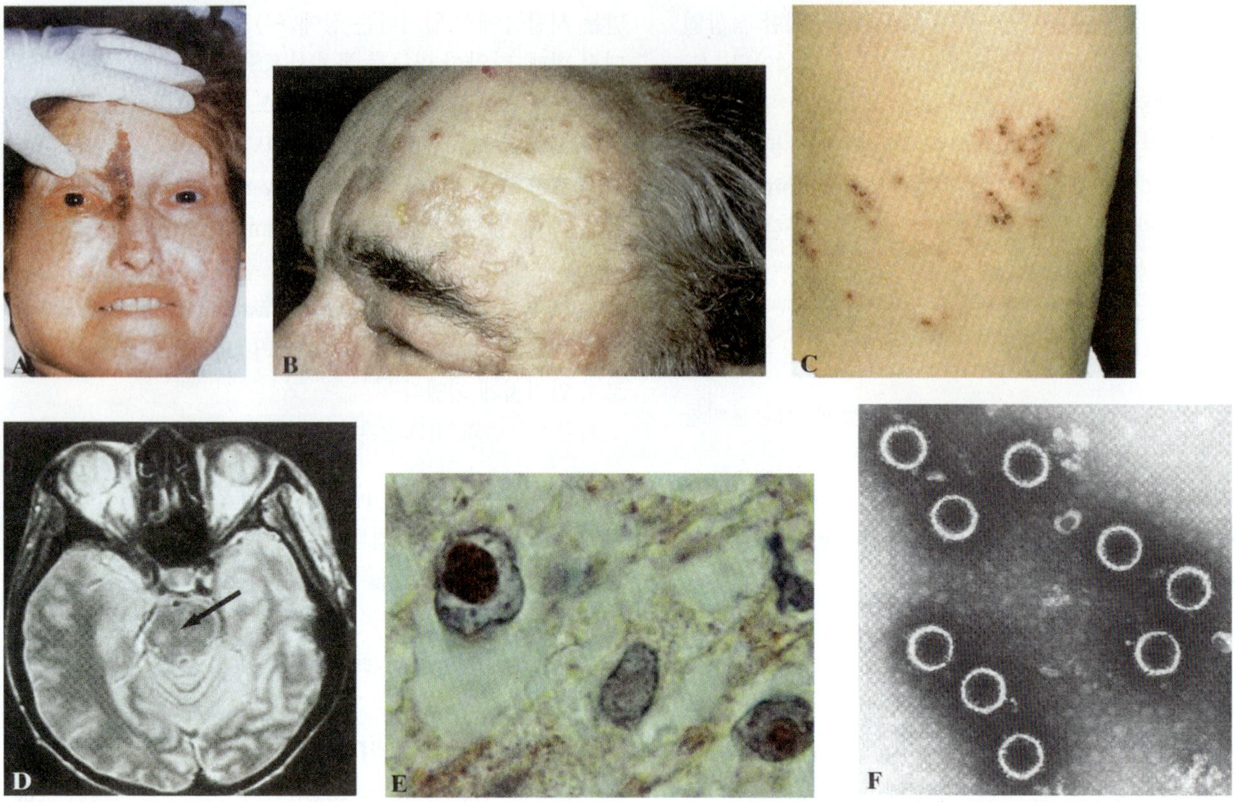

그림 348
수두-대상포진 바이러스(varicella-zooster virus) [바리셀로바이러스(Varicellovirus)]. (A) 수두 대상포진 안부대상포진(herpes zoster ophthalmicus) 환자와 시신경의 기능장애. (B) 및 (C) 몸의 다른 부분에서 대상포진의 발생. (D) 중추신경계 연루를 보여주는 핵자기공명영상(magnetic resonance image) (화살표). (F.J. Lexa 등, *AJNR*. 14(1993):185-90) (E) 뉴런 내의 코드리 A형 핵내 호산성 봉입(Cowdry type A intranuclear eosinophilic inclusion)(400배). (A. Moulignier 등. *CID*. 20(1995)1378-80 인용) (F) 음성염색된 바리셀라 뉴클레오캡시도(nucleocapsid)의 투과전자현미경사진(99,200배).

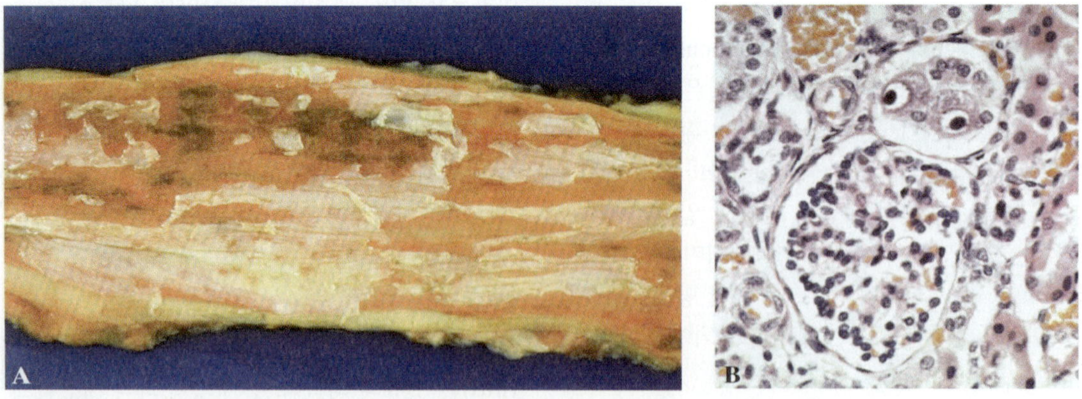

그림 349
거대세포바이러스(cytomegalovirus, CMV) 감염. (A) 식도 감염으로 많은 궤양과 조직손상을 보여준다. (F.S. Buckner와 C. Pomeroy, *CID* 17(1993):644-56 인용) (B) 커다란 핵내 CMV 봉입체를 보여주는 신장조직 절단면. (R. Herriot와 E.S. Gray. *NEJM*. 331(1994):649 인용)

DNA 바이러스 (계속)

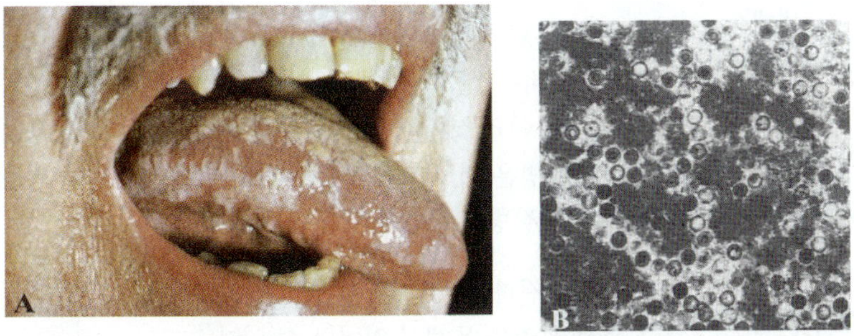

그림 350
엡스테인-바 바이러스(Epstein-Barr virus) [림포크립토바이러스(Lymphocryptovirus)]. (A) 구강백반(oral hairy leukplakia, OHL) 환자. (P. Itin Kantonsspital 박사, Basel 제공). (B) 많은 엡스테인-바 비리온을 보여주는 전자현미경사진(20,000배). (J. Kantakis 등. *Brit. J. Dermatol.* 124(1991):483-86 인용)

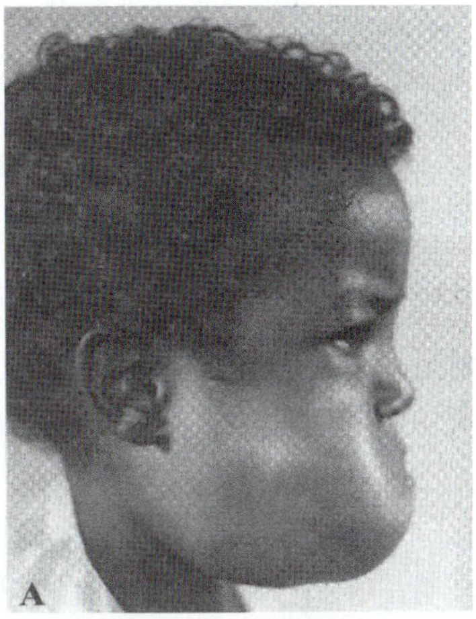

그림 351
버킷트육종(Burkitt's sarcoma)으로 알려진 악성 육종을 가진 어린이. (S.R. Prabhu 박사 제공)

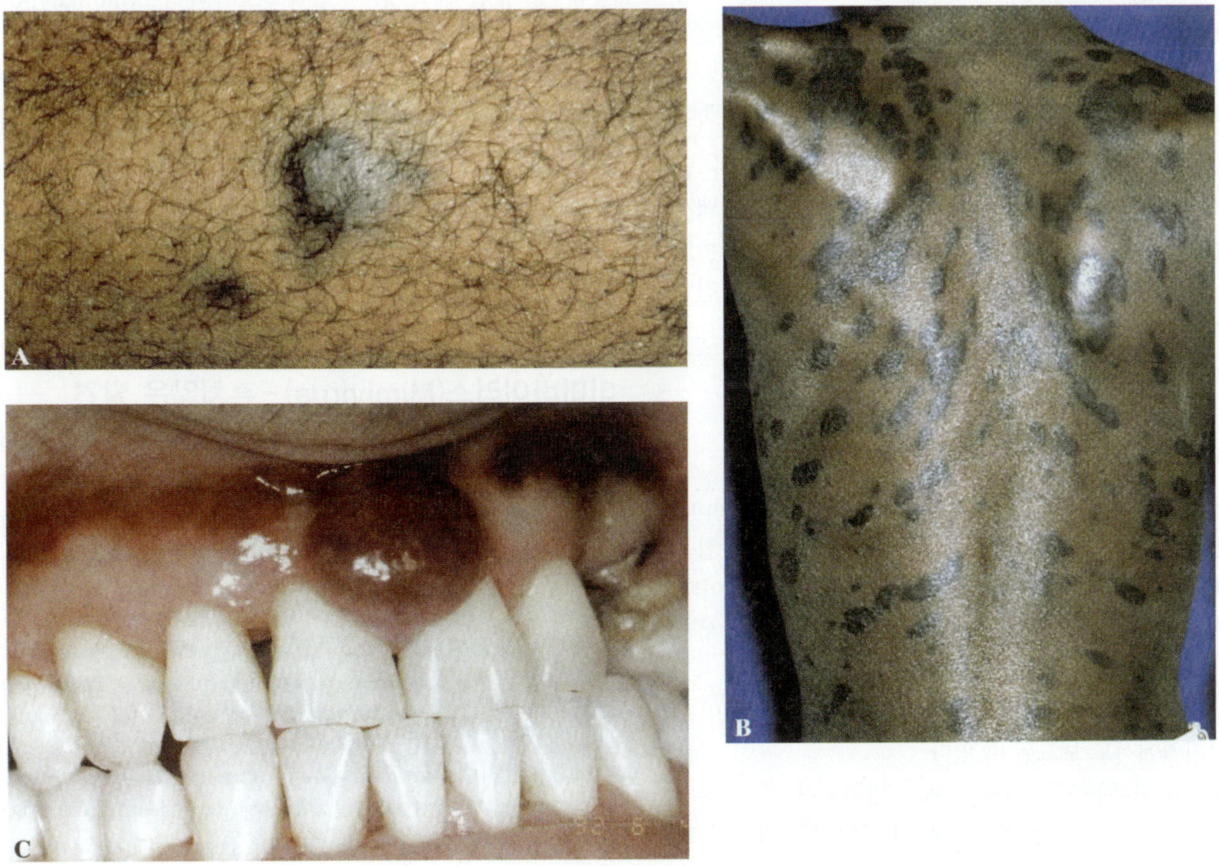

그림 352
카포시육종(Kaposi's sarcoma) (KS) 새로운 연관 헤르페스바이러스-8의 감염. (A) 손상 부위의 근접사진. (B) HIV에 감염된 사람에서 카포시육종. (C) 구강 내의 KS. (B.C. Muzyka와 M. Glick. *NEJM* 328(1993):210 인용)

의 두 가지 형태의 천연두가 알려져 있다(그림 354).

1967년 1월에 세계보건기구는 천연두의 전 지구적 박멸을 위한 예방접종 프로그램을 착수하였다. 이 목표는 세계보건기구가 지구상에서 천연두의 종식을 선언하는 역사적인 사실을 인정한 1980년 5월 8일에 공들여 일한 전 세계적인 노력을 통해서 성취되었다. 불행하게도 발표되자마자 곧 천연두 바이러스는 생물테러주의자가 가지고 있는 바이러스 및 세균 무기 명단에 추가되었다.

전파. 천연두는 사람에서 사람으로 일차적으로 호흡기 분비물에 의해 전파된다. 천연두 바이러스가 매우 전염성이 강하지만 그 만연은 서서히 진행되며 한번 노출에 의한 감염의 가능성은 낮은 것으로 간주된다.

구강분비물은 감염자의 얼굴, 일반적으로 신체, 의복, 침대 등을 오염시키는 주요 원인이다. 감염성 비말을 통한 감염자와 얼굴 대 얼굴의 직접접촉 또는 감염자의 오염된 물건들을 직접 만짐으로써 천연두의 전파가 일어난다. 감염주기 후반에 수포낭(vesicle), 농포(pustule), 부스럼 딱지(crust) 등의 피부 병변은 이 바이러스에 의해 생기는 것이다.

백시니아 바이러스(Vaccinia Virus)

백시니아바이러스(vaccinia virus)의 정확한 기원은 알 수 없지만, 혈청학적으로 천연두(smallpox)와 관련이 있다. 백시니아바이러스는 천연두 예방주사에 사용된다. 최근에는 원숭이폭스(monkeypox) (역자주: 원숭이의 수두 비슷한 전염병)에 대한 예방주사에 사용된다. 이 바이러스는 잠재적으로 심각하고 치명적인 합병증을 일으킬 수 있다(그림 239a).

우두바이러스(Cowpox)

우두바이러스(cowpox)는 백시니아바이러스(vaccinia virus)와 밀접한 관련이 있다. 감염된 소 또는 다른 동물과의 접촉을 통해서 전파되는 희귀한 직업적 인체감염의 원인체이다. 이 바이러스의 보균체는 감염된 고양이, 쥐, 동물원과 서커스에서의 코끼리 등 이었다.

우두바이러스는 일부 유럽지역에서 보고되었으며, 아시아 인접지역에서도 보고된 바 있다.

사람에서 환부는 주로 손가락에서 발견된다. 감염 부위는 일차적으로 붉게 부풀어 오르며, 4~5일이 경과되면 뾰로지가 생긴다. 수포는 그 후 곧 형성한다. 치료는 약 3주 정도 걸린다.

전염성 연속종 바이러스 (Molluscum Contagiosum Virus)

전염성 연속종 바이러스(Molluscum Contagiosum virus, MCV) (역자주: 일종의 사마귀 질환으로 전염성 연속종을 일으키는 바이러스)는 양성 피부암의 원인체이다(그림 355b). 이 질병은 전 세계적에서 발견되지만, 소년기에 손쉽게 치료되는 질병으로 알려져 있다.

전파. MCV 전파는 수건과 같은 오염된 물건을 직접 만지거나 성적 접촉을 통해서 일어날 수 있다.

원숭이폭스바이러스(Monkeypox Virus)

1970년대 초반부터 현재까지 사람에서 원숭이폭스(monkeypox) 환자는 아프리카의 열대우림지역인, 주로 자이레뿐만 아니라 베냉, 카메룬, 가봉, 아이보리코스트, 라이베리아, 나이지리아, 시에라리온 등에서 관찰되었다.

형태 및 유전체 특성. 원숭이폭스바이러스(monkeypox virus)는 이중가닥 DNA의 단일 분자를 가지며 유전적으로 다른 폭스바이러스(poxvirus)와 차이가 있다. 이 바이러스의 비리온은 대략 250~200 nm 정도이며, 특징적인 폴리펩티드가 피막 내에 존재한다.

전파. 통상 원숭이우두는 사람들 사이에서 희귀한 인수공동 전염병으로서 극히 드물게 일어난다. 원숭이우두 바이러스는 상기도의 점막 또는 피부찰과상을 통해 침입한다.

미미바이러스(Mimivirus)-흔치않은 발견

미미바이러스(mimivirus)는 "모방 미생물(mimicking microbe)"을 짧게 부르는 말로 커다란 핵세포질 DNA 바이러스와 계통분류학적으로 관련이 있는 새로운 바이러스이다. 이 바이러스는 영국의 T.L. Rowbotham과 그의 연구진들에 의해 처음으로 분리되었다. 이 바이러스(그림 357)는 이중가닥의 DNA 분자로 구성되는 커다란 유전체를 포함하는데, 이는 적어도 25가지 종류의 세균보다 더 크다. 미미바이러스는 리켓치아와 같은 세포내 미생물과 유사하다. 그러나 이 바이러스는 이분법으로 증식하지 않고, 리보솜 단백질 암호화 유전자와 에너지대사에 수반되는 효소를 가지고 있지 않는 등의 많은 바이러스성 특성도 가지고 있다. 미미바이러스는 바이러스가 세균과 같은 다른 미생물과 별개로 설정된 경계를 따라 적응하였다는 전통적 견해에 이의를 제기한다. 미미바이러스는 새로운 바이러스과(family)인 미미바이러스과(Mimiviridae)의 최초 분리체이기에 충분한 만큼 독특하다.

폭스바이러스

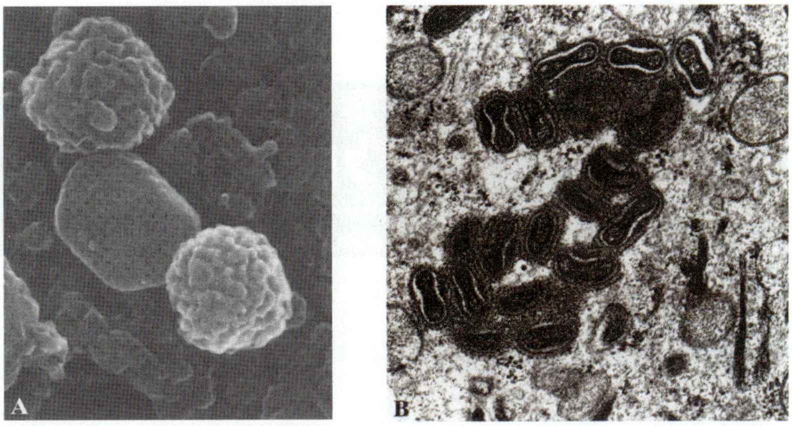

그림 353
폭스바이러스(poxvirus)의 두 가지 다른 사진. (A) 블록한 모양의 비리온을 보여주는 주사전자현미경사진. (B) 폭스바이러스(poxvirus) 클러스터의 내부 특성을 보여주는 투과전자현미경사진. 각 입자의 복합구성을 주목하라.

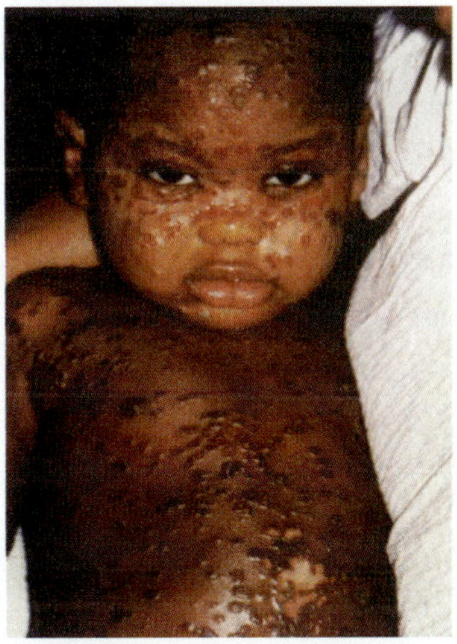

그림 354
바이러스 질환인 폭스바이러스(poxvirus)의 마지막 희생자. 피부는 수포, 뾰로지, 농포를 포함하는 질병의 다양한 형태를 보여준다.

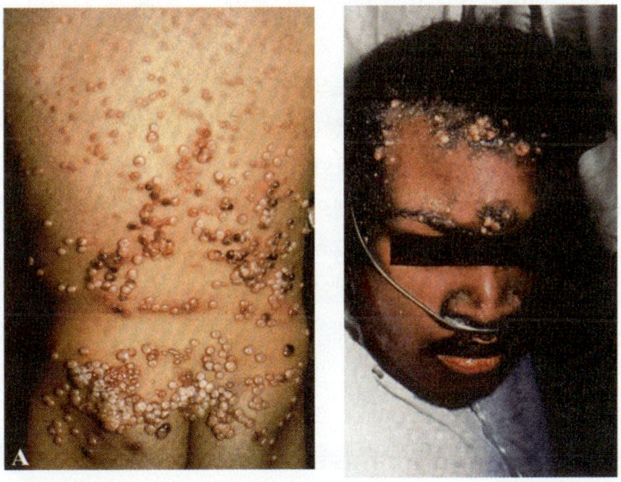

그림 355
전염성 연속종 바이러스(Molluscum contagiosum virus) [몰루스크리폭스바이러스(Molluscipoxvirus)]. (A) 전염성 연속종(Molluscum contagiosum) 감염의 두 가지 사례. (A) 엉덩이에서의 중증감염. (B) 기회성 전염성 연속종에 감염된 AIDS 환자. (Michael M. Lederman 박사, Case Western Reserve University, Cleveland, Ohio 제공)

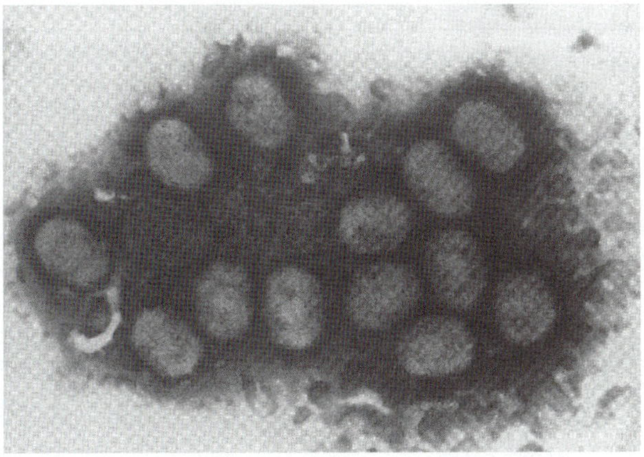

그림 356
음성염색한 전염성 연속종(molluscum contagiosum)의 클러스터의 투과전자현미경사진.

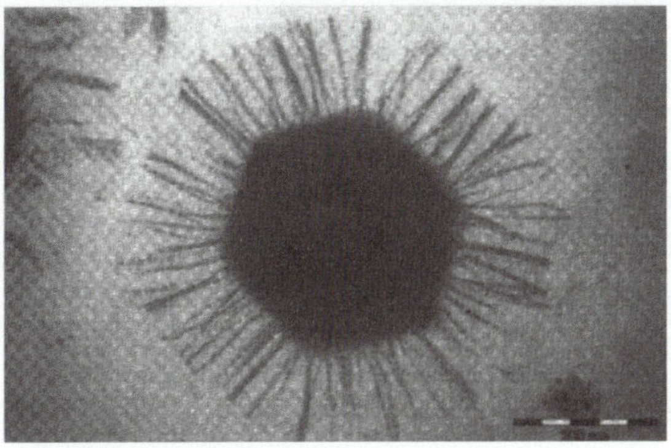

그림 352
미미바이러스(mimivirus)의 전자현미경사진. (D. Raoult, ASM News. 71:278-284, 2005. 및 Pr. D. Raoult, Unite de Rickettsies, Marseille, France 인용)

9장 기생충학

기생충의 태고성에 관한 시: "아담은 그것들을 갖고 있었다."

– Gilian Strickland

동물과 식물은 먹이와 영역을 위하여 수백만 년 동안 경쟁하여왔다. 이 기간 내내 기생충들은 거의 모든 형태의 살아 있는 숙주에 침입하여, 다양한 정도의 의존성을 보여왔다. 동물 기생충의 주요한 집단은 장내기생충(helminth) (그림 358)과 절지동물 사이에서 발견되었다.

기생충은 다양한 환경에 살아가며 숙주 몸체의 세포와 화학적 방어로부터 살아남기 위하여 조건에 적응해야 한다(그림 359). 기생적인 장내기생충(벌레)의 존재와 생존은 일정한 구조와 물질대사 변이의 발달에 의해 대부분 결정된다. 그들은 특히 단단한 신체외피를 포함한다; 갈고리, 돌기(spines), 절삭판(cutting plates), 흡반(suckers), 그리고 신체조직으로 침투 또는 부착을 위한 다른 구조물들과 여러 가지 효소들, 정교한 생식계와 전략으로 구성된다.

분류

보통 사람의 기생충은 신체와 소화계의 특성, 일반적인 신체구성, 생식계의 본질, 그 기생충의 생활주기를 완성하기 위한 한 가지 이상의 숙주의 필요성에 근거하여 이들 세 가지 가운데 한가지로 귀결시킬 수 있다. 이들의 종류는 **촌충류(cestodes); 선충류[nematodes, 회충(roundworm)]; 흡충류(trematodes, flukes)** 등이다. 표 20은 이 기생충의 주요 특징을 열거하고 있다.

기생충에서 유래하는 질병의 일반적인 실험실 진단은 난자 또는 알(그림 360A), 유충(어리거나 발달 단계의 형태), 또는 성충을 기초로 한다. 피부 시험과 다양한 혈청학 시험도 좋은 방법이다.

표 20 촌충류, 선충류, 흡충류의 일반적인 특성 비교

특징	촌충류	선충류	흡충류
형태	테입모양	원통형,	평편, 잎사귀모양;[a]
	체절을 가짐	비체절성	비체절성
흡반	존재	부재	존재
갈고리	종종 존재	부재	부재
소화관	부재	존재	비록 완전하지 않지만 존재
생식기관	동일 연충에 존재	분리	일반적으로 동일 연충에 존재[a]

[a]혈액흡충류(주혈흡충)는 예외임.

기생충학

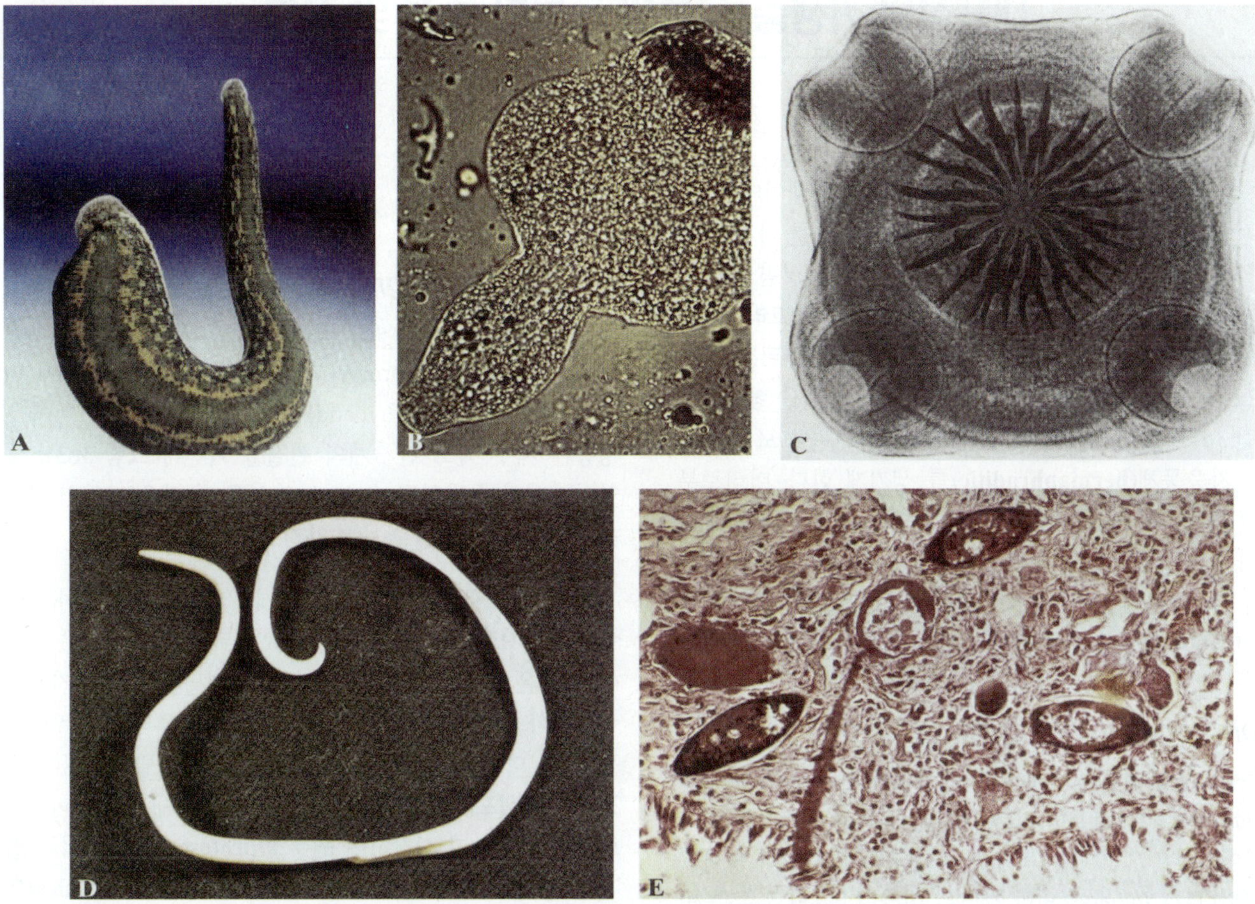

그림 358
기생충의 예. (A) *Hirudo medicinalis*와 같은 거머리는 다양한 숙주에서 반복적으로 피를 빨아들이는 능력을 가지고 있기 때문에 미생물 병원균의 제공자가 될 수 있다(2.5배). (H. Mehlhorn 박사 제공). (B) 양 촌충의 현미경사진. 두절(scolex) 또는 두부(head)에 갈고리(hooklet) (위의 어두운 부분)를 주목하라. (C) 흡반(sucker)과 예리한 치아와 같은 갈고리를 보여주는 촌충 두절의 앞쪽 사진. (D) 눈으로 볼 수 있는 회충(roundworm)인 성체 *Ascaris*. (E) 조직시료의 흡충[흡충류(trematodes)].

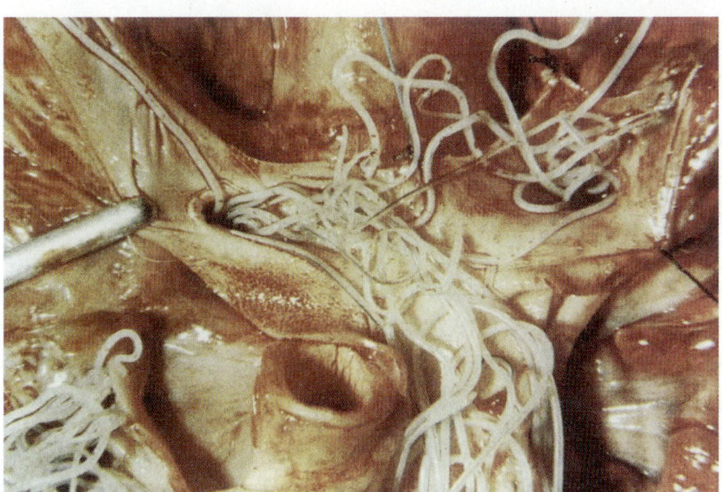

그림 359
열린 심장에서 기관의 오른쪽 부위와 폐동맥에 있는 기생충을 보여준다(위쪽 중앙과 하단 오른쪽).

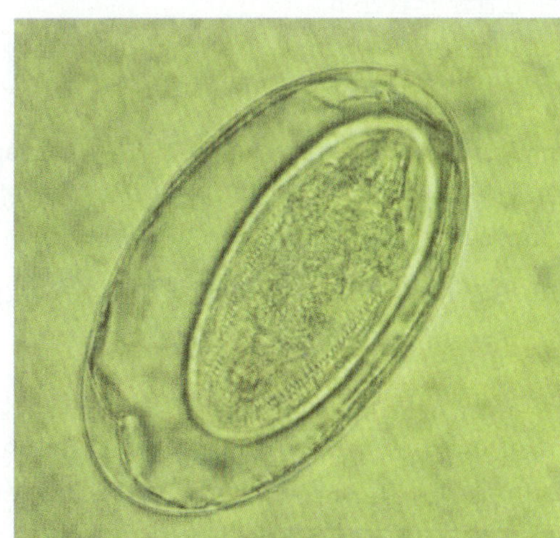

그림 360
기생충의 진단특성. (A) 분변 시료에서 발견되는 염색되지 않은 *Moniliformis moniliformis* 알.

대표적인 기생충, 그들의 독특한 특성 및 질병

촌충류

촌충류(cestodes, tapeworm)는 납작한 리본형태이다. 그들은 전방 또는 앞뒤쪽에 **두절(scolex)** 또는 머리를 가진다(그림 358C). 두절은 부착의 목적을 위하여 흡반(그림 365)을 가지며, 어떤 경우에는 촌충의 종류에 따라서 **갈고리(hooklet)**를 가지기도 한다(그림 358B 및 C). 두절 바로 뒤는 목 부분으로서 **편절(proglottids)**로 알려진 생식 체절을 형성한다(그림 361). 각 체절은 수컷과 암컷의 생식기관을 모두 포함하는 **자웅동체(hermaphroditic)**를 생기게 한다. 머리로부터 멀리 위치한 편절은 성적으로 성숙되면 같은 기생충 또는 또 다른 기생충의 편절과 타가 수정(cross-fertilization)에 의해서 알을 생산한다(그림 360). 몇 가지 촌충류와 그들의 특징적인 현미경적 진단 특성을 기술하고자 한다.

Diphyllobothrium latum

긴촌충증(diphyllobothriasis)은 어류촌충인 *Diphyllobothrium latum*에 의해서 야기된다. 대부분의 감염된 사람은 자각증상이 없다. 그러나 사람에 따라 다양한 위장관의 영향을 경험한다. *D. latum*에 의한 감염은 비타민 B_{12}의 흡수를 방해할 수도 있다.

전염과 진단. 감염은 날것, 요리하지 않은 것, 또는 애벌레를 포함하는 소금에 절인 민물고기의 섭취를 통해 이루어진다. 진단은 알(그림 366B) 또는 변 시료에서 전형적인 편절의 관찰을 포함한다.

Diphylidium caninum

Diphylidium caninum(그림 362)은 개 촌충(dog tapeworm) 감염의 원인체이다. 고양이와 사람도 감염될 수 있다. 어린이들은 보통 감염된 개 또는 고양이 주변에서 생활할 때 보통감염 된다. 설사와 일반적인 불쾌감은 전형적인 신호와 증상이다.

전염과 진단. 사람의 감염은 감염된 성충 벼룩의 섭취에 의해서 일어난다. 벼룩은 애벌레 형태를 포함한다. 일단 숙주의 위장관 내부에 들어오면 애벌레 형태는 성숙한 촌충으로 발달된다(그림 362).

D. caninum 감염의 진단은 변 또는 항문 주변으로 나온 성충의 편절을 발견하는데 근거한다. 이 벌레의 두절은 육질의 돌출부 또는 하나 이상의 갈고리로 부풀어진 것을 포함한다(그림 362).

Echinococcus granulosis

포낭충증(echinococcosis) 또는 포충증(hydatid disease)은 양 촌충(sheep tapeworm)인 *Echinococcus granulosis*에 의해서 야기된다. 포충(hydatid)은 성충의 애벌레 단계이다. 성충은 매우 작고 단 3개의 편절을 가진다(그림 363). 개, 양, 소, 사람이 감염될 수 있다. 감염은 간 같은 기관의 기능을 막거나 저해하는 결과를 가져온다.

전염과 진단. 사람은 보통 감염된 개의 배설물에 존재하는 알을 섭취함으로써 감염된다. 양은 오염된 풀로부터 알을 섭취한다. 알은 창자에서 부화하고 배아로 발달되어 결국 간으로 이동한다. 어떤 배아는 혈류를 통해 몸의 다른 기관으로 이동될 수 있다. 배아는 포충의 피낭(cyst)으로 발달한다(그림 364A). **번식포(brood capsules)**라는 특별한 구조물은 피낭으로부터 발달하기 시작하여 **원두절(protoscolexes)**이라는 잠재적 성체로 자란다(그림 364B). 번식포(brood capsules)의 섭취를 통해서 성충으로 발달될 수 있다.

진단은 초음파, 자기공명영상법(MRI), 또는 컴퓨터단층촬영(CT scans)의 기법을 통해서 피낭을 관찰하는 것이 가장 좋다. 진단을 통해서 외과적으로 피낭을 제거하고 잠재적 촌충과 갈고리(그림 364B)를 발견한다.

Taenia

*Taenia solium*은 돼지 촌충(그림 365)이며, *T. saginata*는 쇠고기 촌충이다. 감염된 개인은 일반적으로 가벼운 통증을 호소하지만 대부분 자각증상이 없다.

전염과 진단. *T. solium* 감염은 날것이나 이 촌충의 애벌레 형태[낭미충(cysticerci)]를 포함하는 날것이나 충분히 조리되지 않은 돼지고기의 섭취로부터 일어난다. 유사하게, *T. saginata* 감염은 이 벌레의 애벌레가 포함된 쇠고기를 날것이나 충분히 조리되지 않은 채 섭취함으로써 일어난다.

진단은 각 *Taenia* 종과 관련된 특징적인 편절을 발견에 근거한다. 두 종의 알은 동일하다(그림 366A).

기생충학 (계속)

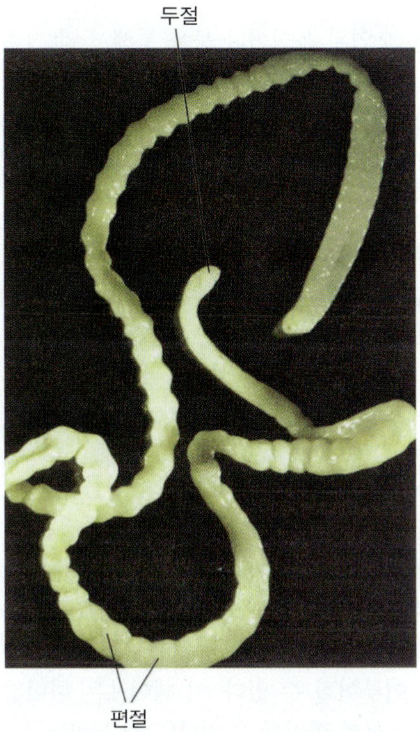

그림 361
길이가 133 mm인 성체 촌충. (R.C. Naafie와 A.M. Marty, *Clin. Microbiol. Rev*. 6(1993):34-56 인용)

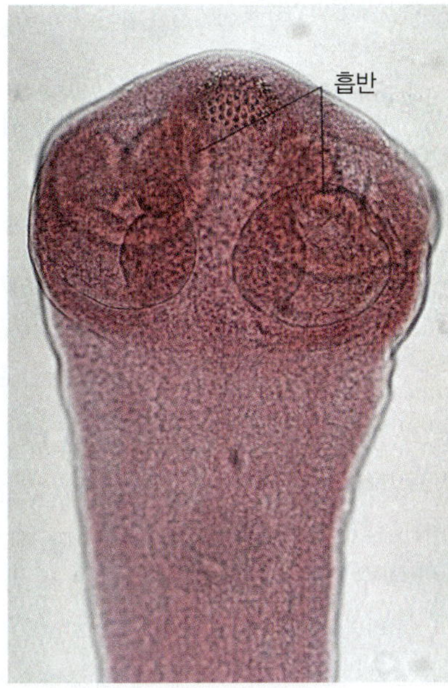

그림 362
Diphylidium caninum 성체 촌충. 두절(scolex)의 윗부분의 갈고리(hook)를 가진 둥근 빨판과 두절돌출부(rostellum) [육질의 부푼 부분 또는 돌출부(protrusion)]를 주목하라.

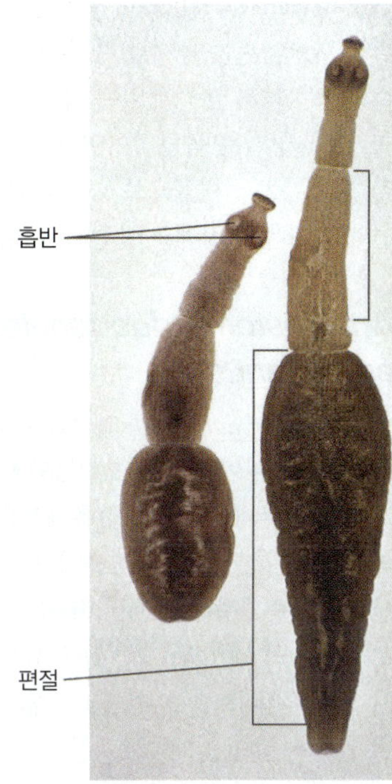

그림 363
양의 촌충인 *Echinococcus granulosus*.

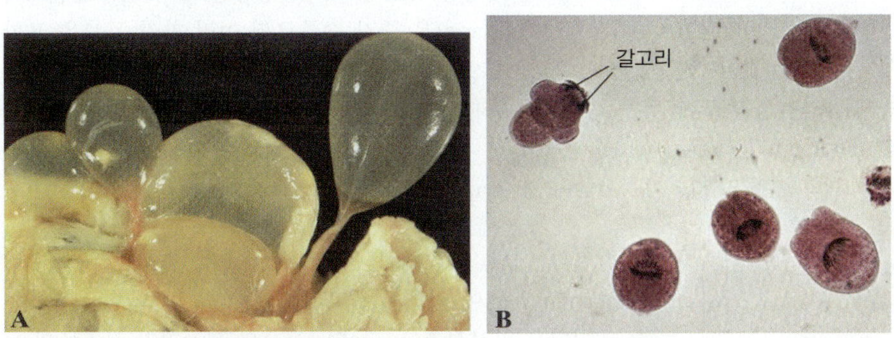

그림 364
Echinococcus granulosis(양 촌충). (A) 원위치의 포충 소낭. (L. Alpert 박사, Pathology Department, The Sir Mortimer B. David Jewish General Hospital 제공)

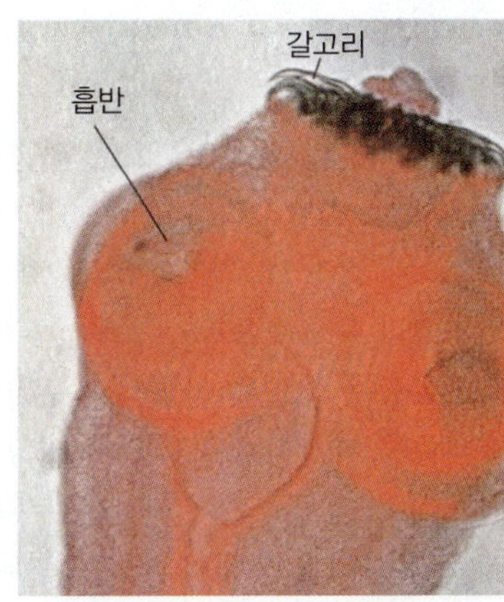

그림 365
Taenia solium(돼지 촌충). 성충.

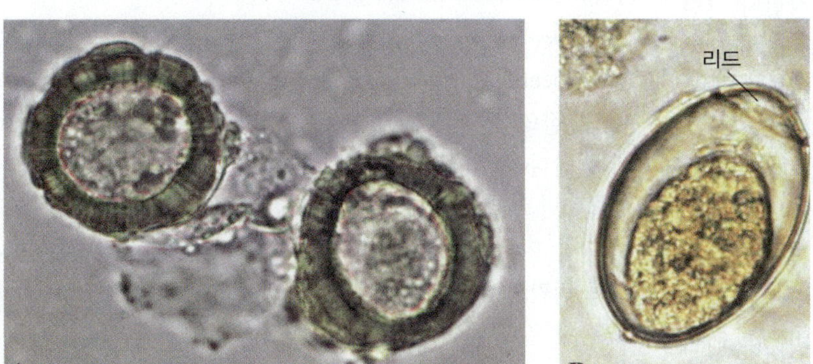

그림 366
촌충류의 알. (A) *Taenia solium*(돼지 촌충). (B) *Diphyllobothrium*(어류 촌충) 알. 덮개(operculum, lid)를 보여줌.

선충류

선충류(nematodes) 또는 회충(roundworm)은 원통형의 끝이 점점 가늘어지는 몸체를 가진다(그림 358D). 그들의 통모양의 소화관은 몸의 앞쪽에 있는 입으로부터 뒤쪽 끝의 항문으로 뻗쳐 있다. 성별은 독립적이며, 전형적으로 수컷이 암컷보다 작다. 선충류는 전형적으로 숙주의 위장에 서식하는 것과 숙주의 혈액과 다른 조직에서 발견되는 것으로 구분될 수 있다.

*Ancylostoma duodenale*와 *Necator americanus*

*Ancylostoma duodenale*와 *Necator americanus*는 갈고리촌충 감염의 원인체이다(그림 367A~D). 신호와 증상은 일반적으로 숙주에 있는 벌레[**충체부하(worm burden)**]의 수에 비례한다. 복통, 설사, 호산백혈구(eosinophil) 수의 증가[**호산백혈구증가증(eosinophilia)**], 빈혈 등이 생길 수 있다. 갈고리촌충의 애벌레(그림 367E)가 숙주 내로 들어온 부위에서 피부손상도 생길 수 있다. 개와 고양이의 갈고리촌충 애벌레는 사람의 피부에도 침투하여, **피부유충 이행증(cutaneous larva migrans)** [포복성 발진(creeping eruption)]을 일으킬 수 있다. 이들 애벌레는 선모양의 피부손상을 일으키며 피부의 여기저기를 돌아다닌다.

전염과 진단. 감염은 감염성 애벌레를 포함하는 흙을 직접 접촉함으로써 이루어진다. 애벌레는 흙속에서 알이 부화하여 생겨나며 종종 두 가지 독특한 단계를 거친다. 간상유충(rhabditiform larvae)으로 알려진 첫 번째는 자유생활을 하는 성체로 발달하거나 감염성의 사상유충(filariform larvae)이 되는 것이다. 간상유충을 가지는 벌레는 훅웜(hookworm)과 *Strongyloides stercoralis*(그림 372)를 포함한다. 사상유충은 노출된 사람의 피부와 접촉하여 침투에 의해서 체내로 들어가지 않는다면 더 이상 발달하지 않는다. 이러한 침입이 가장 흔하게 일어나는 부위는 발이다. 침투 후, 애벌레는 순환계를 통해서 폐로 수송된다. 그 후 애벌레는 폐로부터 나와서 삼키게 되어 장관에 들어가 성숙한 수컷과 암컷으로 발달한다. 교미를 통해서 알을 만들어 저장한다(그림 367A). 두 가지 갈고리촌충종의 알 동정은 구기(mouthparts)의 비교에 근거한다; *A. duodenale*는 쌍으로 된 이를 가지며, *N. americanus*는 절삭판(cutting plates)을 가진다.

진단은 변 시료에서 알 또는 애벌레의 관찰을 통해서 이루어진다.

Ascaris lumbricoides

*Ascaris lumbricoides*는 회충증(ascariasis) (그림 368A)의 원인체이다. 감염된 사람은 복통, 설사, 그리고 다른 위장장애를 경험하게 된다. 심하게 장이 감염되면 간, 쓸개, 췌장이 연루되어 장애를 초래할 수 있다.

전염과 진단. 감염은 오염된 음식이나 물을 통해서 알(그림 368B)을 섭취하여 이루어진다. 감염매개물과 분변에 오염된 손가락도 감염원으로서 가능성이 있다.

진단은 변 시료에서 알의 관찰을 통해서 이루어진다.

Enterobius vermicularis

*Enterobius vermicularis*는 요충증(enterobiasis) 또는 요충(pinworm)의 원인체이다. 대부분의 경우에 자각증상이 없다. 그러나 감염된 사람은 요충의 움직임으로 인하여 항문 또는 질 주변에 심한 가려움을 일으킬 수 있다(그림 369A).

전염과 진단. 요충 감염은 알(그림 369B)의 섭취를 통해서 이루어진다. 오염된 손가락, 장난감, 그리고 다른 물건은 알의 근원지가 될 것이다. 알은 흡입될 수도 있다.

진단은 아침, 감염된 사람이 목욕 또는 배변 전에 음부 주위에 셀룰로오스 양면테이프(cellulose double sticky surface tape)를 붙임으로써 이루어질 수 있다. 이 테이프는 현미경으로 관찰하여 알의 유무를 확인할 수 있다(그림 369B).

Loa loa

*Loa loa*는 사상충 감염인 로아사상충증(loiasis)의 원인체이다. 사상충(filaria)은 중간 숙주로써 여러 가지 곤충을 포함하는 복잡한 생활주기를 가지는 가느다란 선충류이다. 성충은 피하조직에서 움직이고 이따금씩 눈을 가로질러 이동한다(그림 370). 국부 팽창은 일반적으로 감염된 사람에서 발견된다. 이 질병은 아프리카의 다양한 지역에서 발견된다.

전염과 진단. *Loa loa*는 *Chrysops* 속에 속하는 망고파리(mango flies)에 의해서 전파된다.

진단은 **미사상충(microfilariae)**으로 알려진 선충류의 어린(배아, embryonic) 형태의 관찰도 이루어진다.

Onchocerca volvulus

*Onchocerca volvulus*는 또 다른 사상충감염인 사상충증(onchoceriasis, river blindness)의 원인체이다. 감염된 사람은 골질의 신체 부분에 고통을 수반하지 않는 피하 팽창이 일어난다(그림 371). 주변의 피부 부위는 가려움과 두껍게 되고, 림프절은 확장된다. 미사상충(microfilariae)은 눈에도 영향을 미쳐서, 시각장애도 일으킬 수 있다. 이 질병은 중앙아프리카, 서아프리카, 멕시코, 그리고 남미의 여러 나라를 포함한 열대 지역에서 발견된다.

전염과 진단. *Onchocerca volvulus*는 *Simulium* 속의 검정파리

선충류

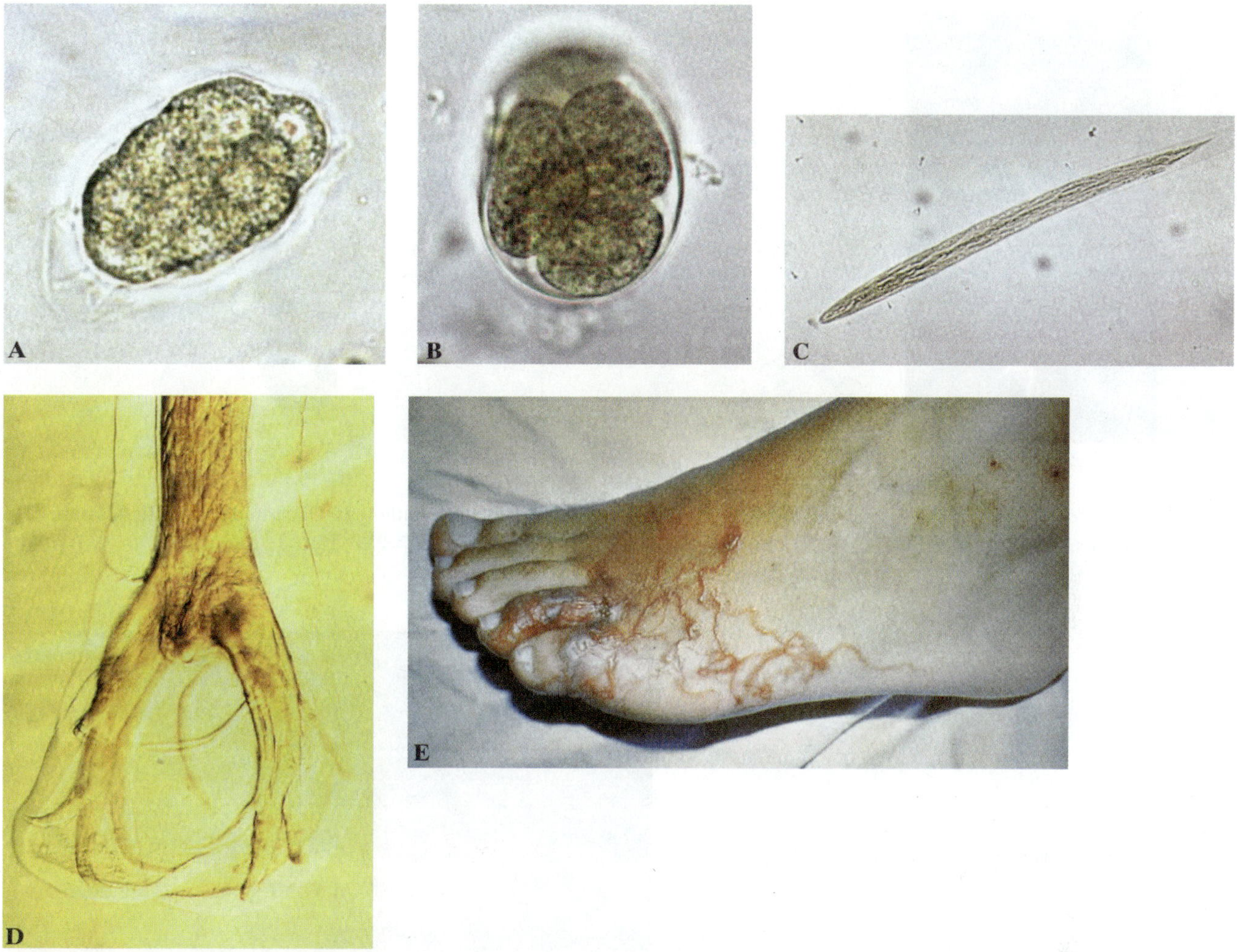

그림 367
*Ancylostoma duodenales*와 *Necator americanus*(십이지장충). (A) *A. duodenales* 알. (B) *N. americanus* 알. (C) *N. americanus*의 감염성(사상충) 애벌레. (D) 수컷 연충의 포낭(bursa) 또는 확장된 후부 말단. (E) 피부유충 이행증(cutaneous larva migrans)으로 알려진 포복성 발진(creeping eruption) 환자.

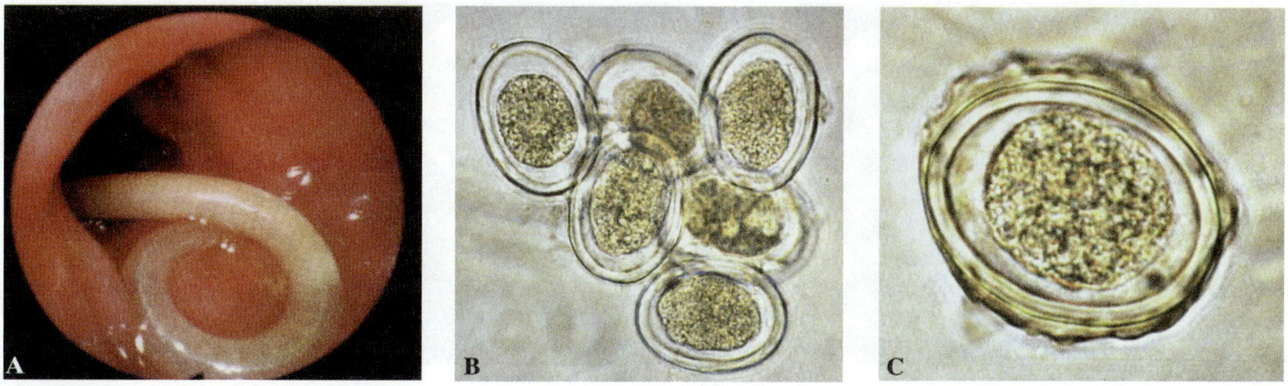

그림 368
Ascaris. (A) 소화관에서 관찰되는 성체 *Ascaris*. (H.S. Fuessl, NEJM 331(1994):331). (B) 미수정란. (C) 수정란.

선충류 (계속)

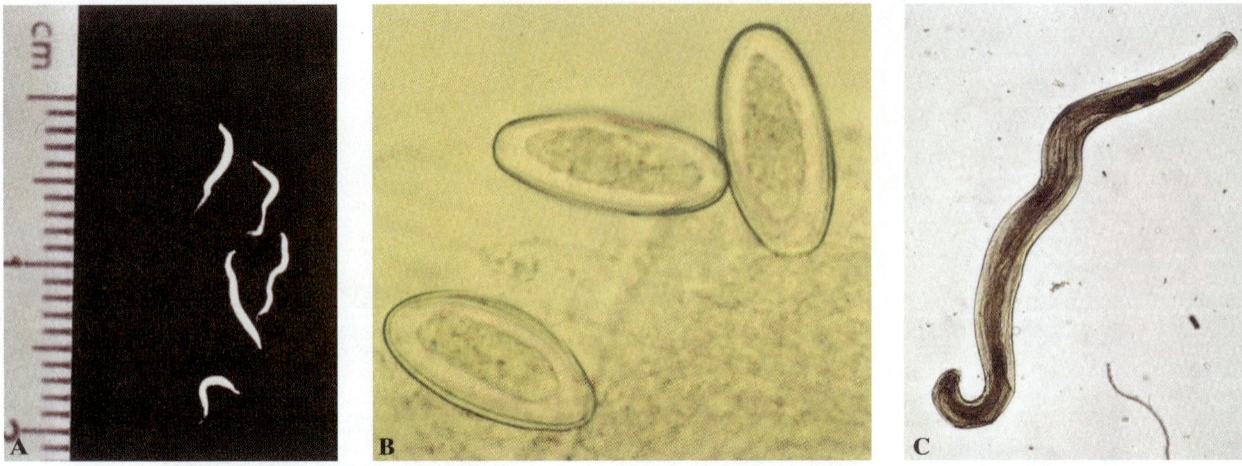

그림 369

Enterobius vermicularis(요충). (A) 어린이의 항문주위에서 채취한 편충. (L. Alpert 박사, Pathology Department, The Sir Mortimer B. David Jewish General Hospital 제공). (B) 투명한 스카치 테이프 표면의 알. (C) 염색된 성체수컷의 연충.

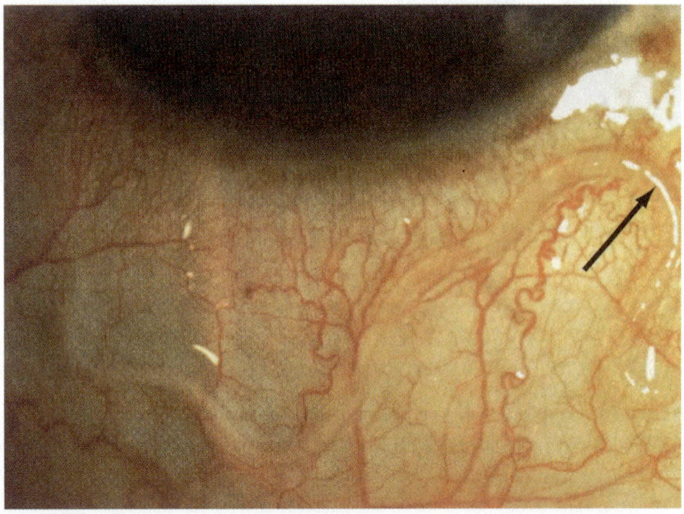

그림 370

Loa loa(안구충). 벌레(부풀어 오른 부분)는 안구의 표면 주위에서 볼 수 있다.

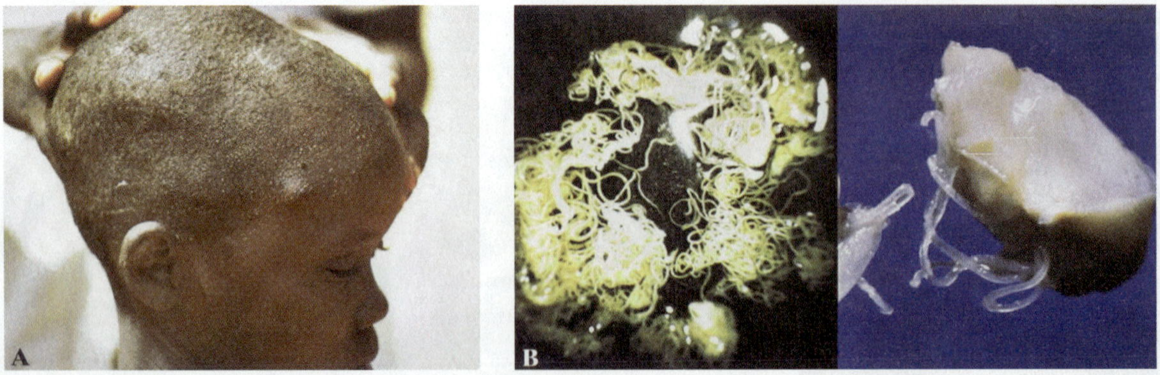

그림 371

Onchocerca volvulus, 회선사상충증(onchocerciasis)의 원인[하천실명증(river blindness)]. (A) 감염된 어린이 머리의 혹. (B) 살아 있는 암수 *O. volvulus*의 덩어리(왼쪽)와 벌레가 있는 작은 혹(오른쪽).

(black flies)에 의해서 전염된다. 실험실 진단은 피부 시료에서 미사상충의 발견을 통해서 이루어진다.

Strongyloides stercoralis

*Strongyloides stercoralis*는 분선충증(strongyloidiasis)의 원인이다. 이 선충류의 생활주기는 *Necator* 같은 갈고리촌충과 유사하다. 감염된 사람은 기침과 폐를 통해서 이동하는 많은 애벌레들 때문에 삼키는 어려움과 같은 호흡과 관련한 문제를 경험할 수 있다. 산재성 분선춘증(disseminated strongyloidiasis)은 다른 몸의 기관이 연루되는 결과를 초래한다. 감염은 세계적으로 발견된다.

전염과 진단. *S. stercoralis* 감염은 감염성 애벌레를 포함한 흙을 직접 접촉함으로써 이루어진다. 이러한 애벌레는 온전한 피부에 침입할 수 있다.

진단은 대변 또는 다른 시료에서 애벌레를 찾는 일을 통해서 진행된다(그림 372).

Trichinella spiralis

*Trichinella spiralis*는 선모충증(trichinosis)의 원인체이다. 감염의 초기 신호와 증상은 위장관과 관련하여 메스꺼움, 구토, 설사, 그리고 복부 통증을 포함한다. 그 후의 증상은 애벌레에 의한 근육 침투 때문에 발열, 근육통, 관련 부위의 조직이 부풀어 오르는 것이다. 심혈관계와 중추신경계의 연루도 일어날 수 있다.

전염과 진단. *T. spiralis* 감염은 덜 익은 돼지고기 또는 돼지고기 생산물, 그리고 이 선충류의 애벌레가 포함되어 있는 야생동물의 섭취에 의해서 이루어진다.

진단은 보통 임상소견을 기초로 한다. 근육 생체검사는 감염을 확인하기 위해 수행된다(그림 373).

Trichuris trichiura

편충(whipworm)인 *Trichuris trichiura*는 편충증(trichuriasis)의 원인체이다. 심한 감염은 특히 어린이에게 일어나며, 피 설사와 항문의 융기를 일으킨다[(자궁, 직장의) **탈수(prolapse)**]. 이 벌레의 경미한 감염은 일반적으로 자각증상이 없다.

전염과 진단. *Trichuris* 감염은 편충의 알(그림 374)을 섭취함으로써 이루어진다. 감염매개물과 비위생적인 상태는 전염에 기여한다.

진단은 변 시료에서 전형적인 알의 발견에 근거한다.

Wuchereria bancrofti

몇몇의 선충류는 상피증(elephantiasis)으로도 알려져 있는 림프 사상충증(lymphatic filariasis)의 원인체이다(그림 375A). 이들은 *Wuchereria bancrofti*(그림 375B), *Brugia malayi*, 그리고 *B. timori*를 포함한다. 감염의 초기 신호와 증상은 림프절의 염증과 채널열병(channels fever)과 일반적인 불쾌감을 포함한다. 남성은 부고환과 정소의 염증을 경험한다. 만성 감염은 다리의 영구적인 비대를 초래한다(그림 375A). 사상충증은 아프리카, 아시아, 남동아시아 중미와 남미, 태평양의 섬들, 그리고 일부 카리브해 섬들을 포함하는 열대지방 도처에 광범위하게 존재한다.

전염과 진단. *Wuchereria bancrofti*는 *Culex tarsalis*를 포함하여 많은 종류의 흡혈모기에 의해서 전염될 수 있다.

진단은 혈액도말 또는 다른 형태의 표본에서 미사상충(microfilariae)의 발견을 통해서 이루어진다.

흡충류

많은 흡충류(flukes)는 양쪽이 대칭이고, 평평하고, 잎모양을 취하며, 일반적으로 부착을 위해서 입빨판(oral sucker)과 배빨판(ventral sucker)을 가진다(그림 377). 주혈흡충(schistosomes)을 제외한 모든 종은 몸체에 두 가지의 성 기관을 포함한다[자웅동체(hermaphroditic)].

흡충의 생활주기는 다양하다. 많은 생활주기는 알 내에서 **미라시디아(miracidia)** (그림 376A 및 378B)라고 하는 섬모성 애벌레 형태의 발달로 시작한다. 이들 애벌레는 부화되어 나와 달팽이(최초 중간숙주)의 조직을 뚫는다. 발달이 더욱 진행되면서 다른 애벌레를 생성하며 달팽이로부터 나온다. 흡충의 종에 따라서 다른 애벌레의 형태는 다른 숙주에서 발달된다. 이것들은 **포자소낭(sporocyst)**과 **레디아(rediae)**를 포함한다(그림 378C 및 D).

미충(cercariae)은 꼬리를 가지는 애벌레(그림 376B와 381H)로서, 흡충류의 생활주기에서 마지막 단계를 나타내며, 달팽이 숙주로부터 나와서 민감한 숙주에 부착하여 공격할 준비를 한다. 미충은 자웅동체의 흡충과 함께 몰려 있고 수생 식물 또는 동물에서 **피낭유충(metacercariae)**을 형성한다(그림 376C).

Clonorchis(*Opisthorchis*) *sinensis*

Clonorchis sinensis(그림 377)는 *Opisthorchis*로도 알려져 있으며 중국인의 간흡충이며 간흡충증(clonorchiasis)의 원인체이다. 대부분의 감염은 자각증상이 없다. 그러나 중증 흡충 감염은 담즙관을 막고 담낭에 염증을 초래할 수 있다. 신호와 증상은 발열, 설사와 복통을 포함할 수 있다.

전염과 진단. 간흡충증은 피낭유충(metacercariae)을 포함한 날것, 절인 것, 말린 민물 생선의 섭취를 통해서 이루어진다.

선충류 (계속)

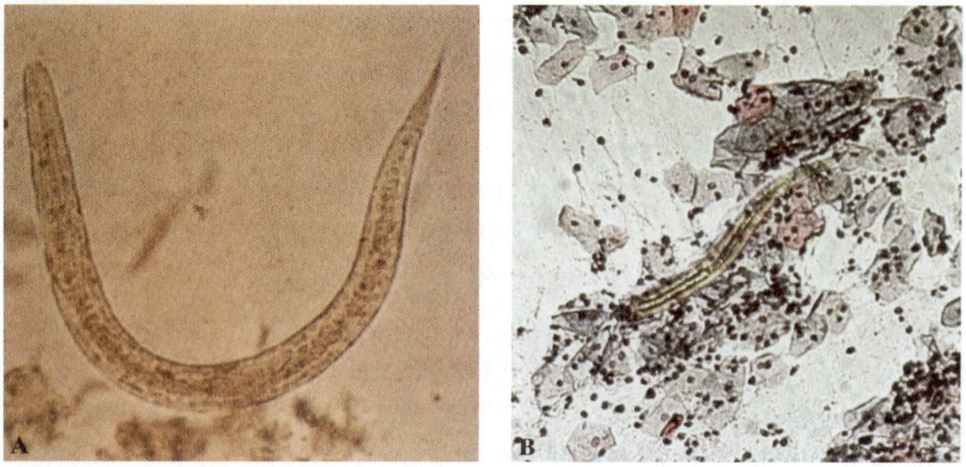

그림 372
Strongyloides stercoralis. (A) 간상유충(rhabditiform larva). (B) 질의 도말에서 회충(roundworm)의 긴 애벌레 형태의 존재. 회충은 많은 숙주세포로 둘러싸여 있다(400배).

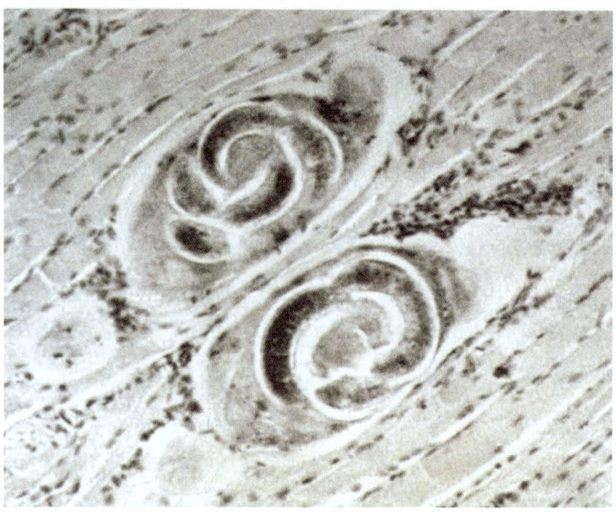

그림 373
근육 내의 *Trichinella spiralis*(돼지 회충).

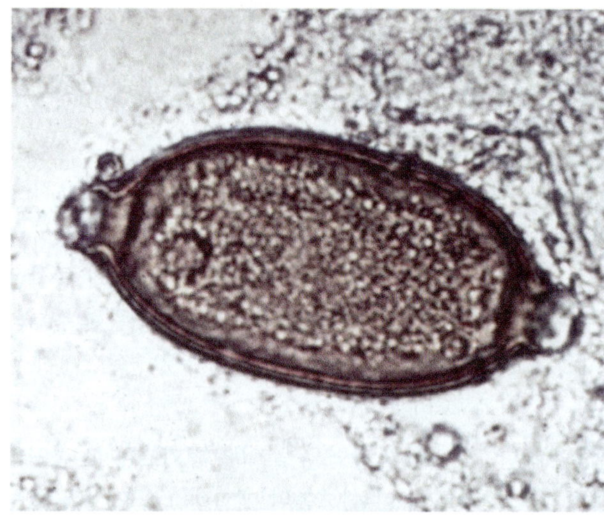

그림 374
Trichiuis trichiura(편충) 알.

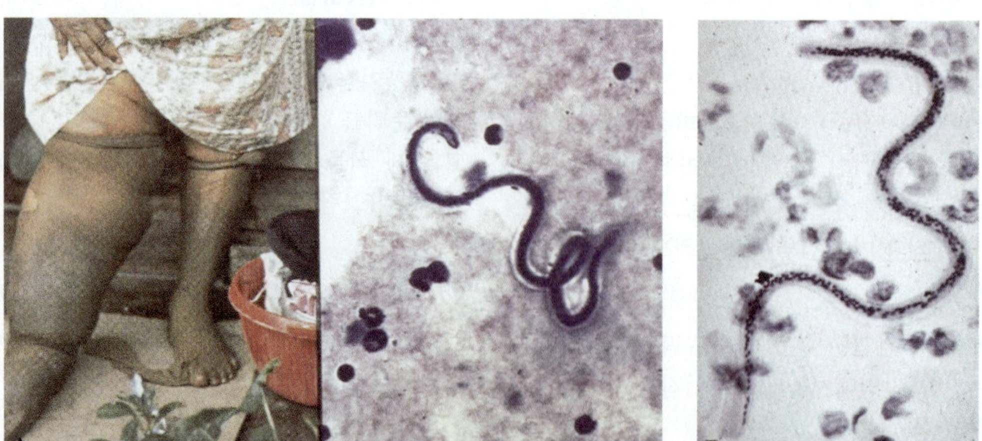

그림 375
Wuchereria bancrofti, 상피증(elephantiasis)의 원인. (A) 질병 환자(왼쪽); 다리의 선충류(nematode)(오른쪽). (B) 조직도말한 *W. bancrofti*(미사상충)로서 전형적인 형태를 보여준다.

선충류 (계속)

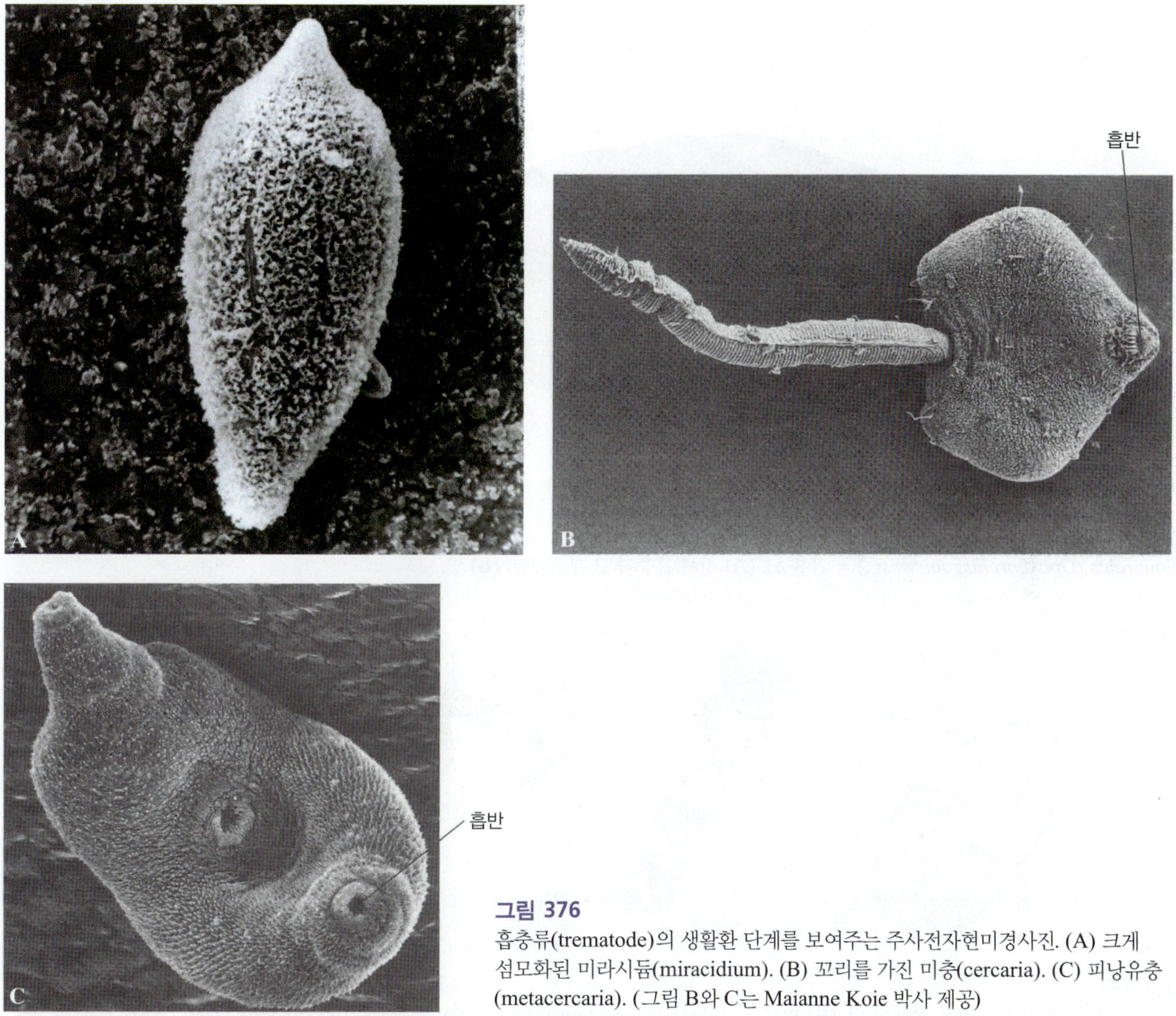

그림 376
흡충류(trematode)의 생활환 단계를 보여주는 주사전자현미경사진. (A) 크게 섬모화된 미라시듐(miracidium). (B) 꼬리를 가진 미충(cercaria). (C) 피낭유충(metacercaria). (그림 B와 C는 Maianne Koie 박사 제공)

진단은 변 시료에서 알의 발견에 근거한다(그림 377B).

Fasciola hepatica

양의 간 간충류인 *Fasciola hepatica*는 간질증(fascioliasis)을 일으킨다. 감염은 전 세계에서 목양(sheep-raising) 지역 내에서 발견된다. 성체 흡충류는 담관과 담낭을 봉쇄하고 손상을 일으킨다.

전염과 진단. *F. hepatica*의 피낭유충이 포함된 씻지 않은 날것의 수생 식물에 의해서 감염된다.

일반적으로 변 시료에서 알을 관찰하여 진단한다(그림 378A).

Fasciolopsis buski

*Fasciolopsis buski*는 비대흡충증(fasciolpsiasis)을 일으킨다. 증상은 흡충의 수에 따라 다르다. 복통과 설사는 일반적으로 경험하게 된다. 이 병은 아시아의 여러 지역에서 발견된다.

전염과 진단. 감염은 피낭유충(metacercariae)에 오염된 민물의 수생식물의 섭취를 통해서 얻어진다. 돼지, 개, 토끼는 이들 흡충의 보균체이다.

대변시료에서 알의 관찰을 통해서 진단한다(그림 379).

Paragonimus westermani

*Paragonimus westermani*와 *Paragonimus*의 다른 종은

흡충류

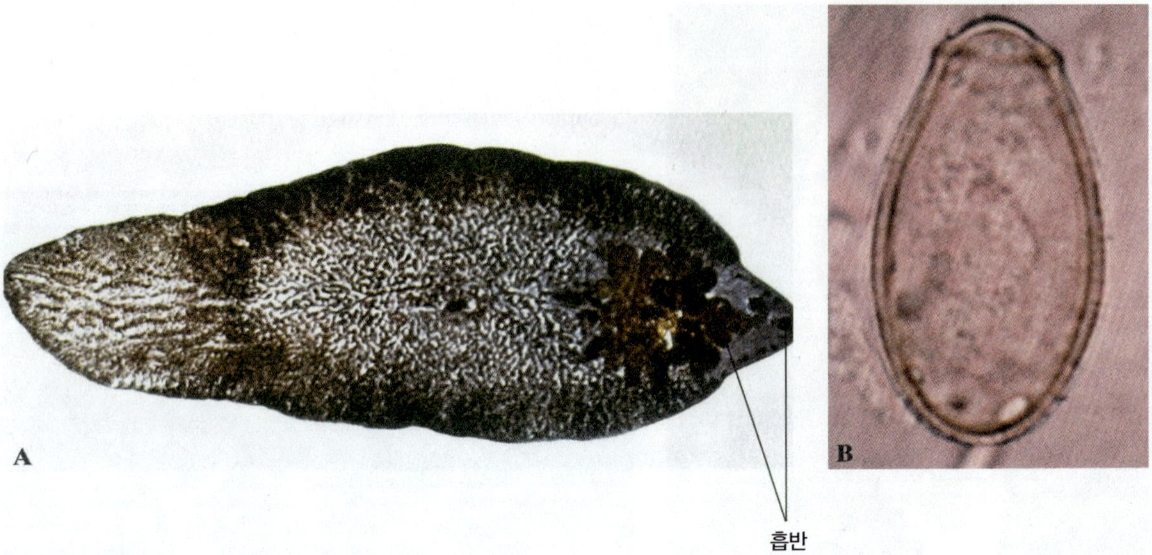

그림 377
Clonorchis (Opisthorchis) sinensis(중국 간흡충). (A) 성체 흡충과 그 부속부분. (B) 알.

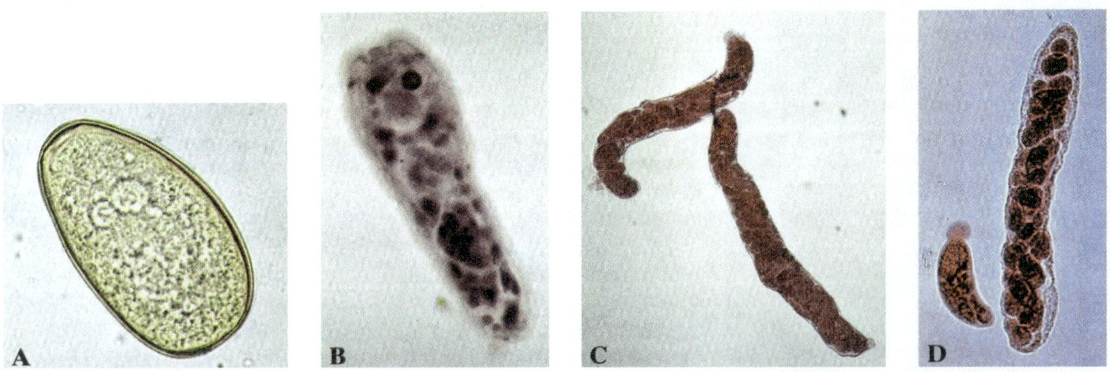

그림 378
Fasciola hepatica(양의 간흡충). (A) 알. (B) 염색된 미라시듐(miracidium)(2.5배). (C) 염색된 포자소낭(sporocysts)(2.5배). (D) 염색된 레디아(rediae).

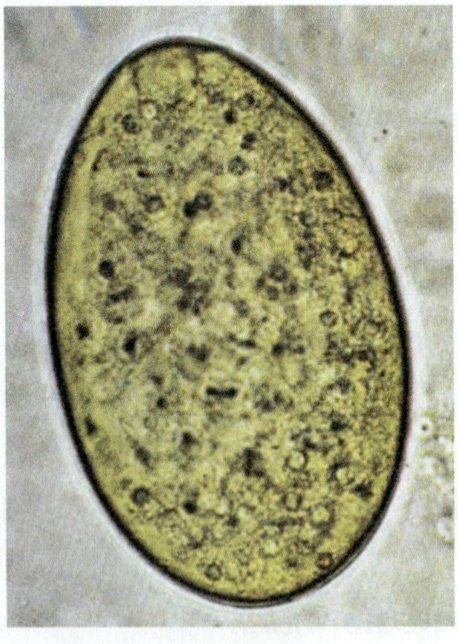

그림 379
*Fasciolopsis buski*의 알.

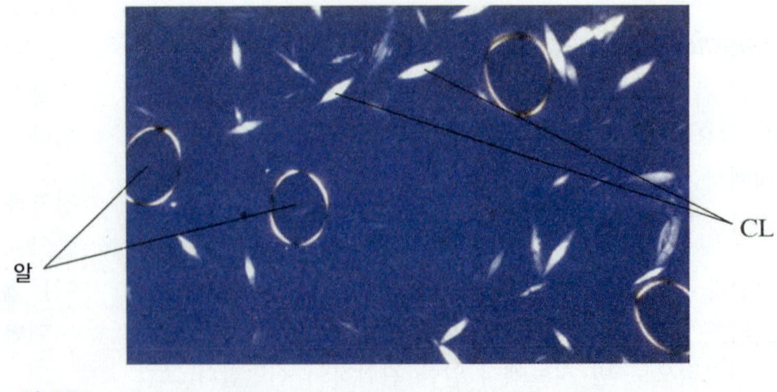

그림 380
Paragonimus westermani(폐흡충). 난형 알과 Charcot-Leyden 결정(CLC)이 편광빛에서 보인다. (L. Alpert 박사, Pathology Department, The Sir Mortimer B. David Jewish General Hospital 제공)

흡충류 (계속)

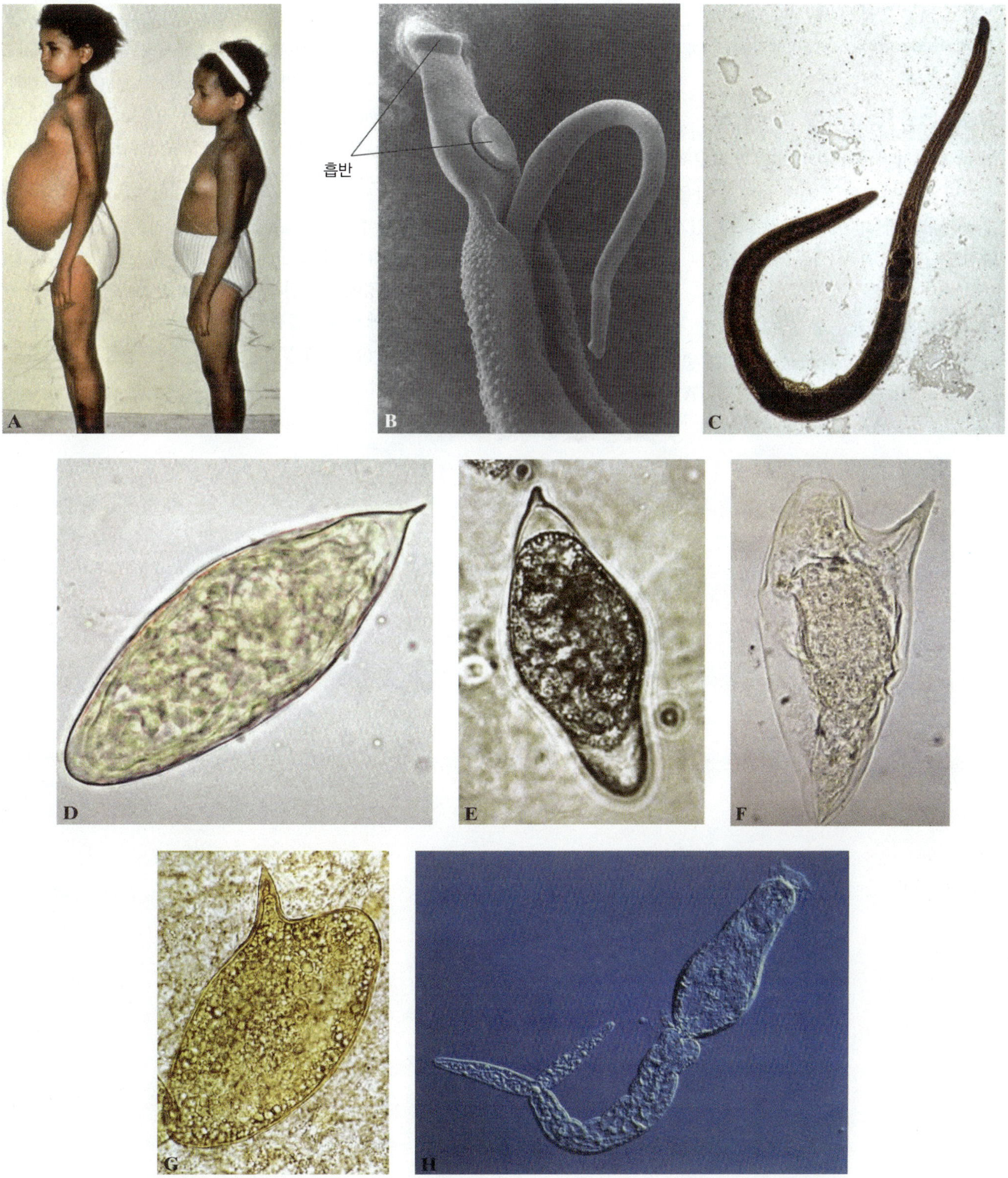

그림 381
주혈흡충. (A) 주혈흡충증 환자. (세계보건기구 제공) (B) 큰 수컷과 작은 암컷 주혈흡충의 주사전자현미경사진(400배). (C) *Schistosoma mansoni*의 성체 암컷(2.5배). (D) *S. haematobium* 알. (E) *S. intercalatum* 알. (F) *S. mansoni* 알. (G) *S. japonicum* 알. (H) 살아 있는 주혈흡충의 미충(cercaria). 포크형의 꼬리를 주목하라.

폐흡충(lung flukes)으로 폐흡충증(paragonimiasis)을 일으킨다. 많은 다른 흡충 감염의 경우에서와 같이 신호와 증상은 흡충류의 수에 의존한다. 기침, 가래가 많이 생기고 가슴통증은 전형적인 증상이다. 폐흡충증은 아시아와 아프리카에서 주로 발견된다.

전염과 진단. 감염은 피낭유충이 포함된 부적절하게 요리된 민물 게 또는 가재의 섭취를 통해서 이루어진다.

진단은 일반적으로 가래 안에서 알을 발견을 통해서 이루어진다(그림 380). 알은 삼킬 수 있기 때문에 변에서도 발견될 수 있다.

Schistosoma

다양한 종의 *Schistosoma*는 혈액 흡충류로서 주혈흡충증(schistomiasis)을 일으킨다(그림 381A). 다른 흡충류와는 같지 않게, *Schistosoma*는 성별이 분리되어 있다(그림 381B 및 C). *Schistosoma*는 대장과 방광에서 알을 축적(그림 381D~G)하고, 간과 폐에서 혈관의 반응을 초래한다. 성충은 감염된 숙주의 정맥과 소정맥에서 산다. *Schistosome* 종은 세계 도처에서 발견된다: *S. haematobium*(아프리카와 중동), *S. japonicum*(아시아의 다양한 지역), *S. mansoni*(열대 아프리카, 남미의 동부, 그리고 일부 카리비안 섬), 그리고 *S. intercalatum*(아시아 일부 지역).

전염과 진단. 주혈흡충(schistosome) 감염은 감염된 달팽이로부터 유래하는 미낭(cercariae) (그림 381H)이 연못과 강 같은 담수 환경에 접촉된 피부를 뚫고 침입하여 얻어진다.

진단은 변에서 주혈흡충의 특징을 나타내는 알의 관찰을 통해서 이루어진다. 효소면역활성과 같은 혈청학적 검사도 좋은 방법이다.

10장 절지동물과 질병

자연과학자들은 벼룩이 더 작은 벼룩들에게 잡아먹힌다는 것을 관찰했다;
그리고 이것들 역시 더 작은 것들에게 포식된다.
또한 이런 과정은 자연에서 끊임없이 계속된다.

– *Johnathan Swift*

동물계에서 가장 커다란 군(group)은 절지동물문에서 발견된다. 이 동물군의 중요성은 주로 환자의 수, 사망, 전파와 원인이 되는 다양한 질병의 전 지구적 분포 때문이다.

특성. 비록 절지동물이 매우 다양함에도 불구하고, 그들 모두는 몇 가지 특성을 공유한다. 이들은 (1) 경성(rigid)이거나 반경성(semirigid)의 외골격, (2) 완전한 소화관, (3) 개방순환계(등쪽에 위치한 심장의 유무와 더불어), (4) 배설, 신경, 호흡계 등을 포함한다. 빈대, 벼룩, 바퀴벌레, 이 등을 포함하는 곤충들은 체절 몸체(segmented bodies)와 다리관절을 가진다.

질병과의 관계. 절지동물은 기계적으로 그리고 생물학적으로 질병을 전염시킬 수 있다. 전염의 기계적인 수단에서, 절지동물은 병원균의 생활주기(생식)의 일부가 아니며 단지 병원균을 운반하기 위해서 제공된다. 바퀴벌레(*Blatta* 종)와 일반 집파리(*Musca dormestica*)는 좋은 예이다(그림 382). 생물학적 전염의 경우에서, 절지동물은 병원균의 발달과 생식에 절대적으로 필요한 역할을 한다. 그 같은 벡터에는 빈대, 많은 종류의 모기(*Culex*, *Aedes* 등), 진드기(*Dermacentor*, *Ornithodoras* 등), 몸이(*Pediculus humanus corporis*) 등이 있다(그림 383 A 및 B).

다양한 병원균의 전파자로서 제공되는 것 이외에도, 일부 절지동물은 쏘거나 물음으로 일어나는 효과로도 잘 알려져 있다. 검은 과부거미(black widow spider) (*Latrodectus mactans*)와 북미산 독거미인 갈색 북미산거미(brown recluse) 또는 바이올린 거미(violin spider) (*Loxosceles* 종) 등의 몇 가지 절지동물종은 이 특성으로 알려져 있다(그림 384). 아직도 일반 이(public lice) 또는 사면발이(crab lice)와 같은 절지동물은 머리와 피부에서 만연을 일으킬 수 있다(그림 385). 사람과 다른 포유류도 진드기로 만연될 수 있다. 진드기는 사람과 다른 포유류에서 전체 생활주기를 완성하는 절대기생체이다. 이들 절지동물은 리켓치아와 같은 일부 병원균의 벡터로 제공될 수 있지만 사람에 만연하여 비감염성 질환을 일으킬 수 있다(그림 386). 진드기는 날거나 뛰어오를 수 없지만 따뜻한 피부를 분당 2.5 cm의 속도로 포복할 수 있다. 단지 암컷 진드기는 피부 내로 잠복할 수 있다(그림 387). 만연된 사람의 피부에서 진드기는 수백 마리에 이를 수 있으며 보통 직접 피부에서 피부의 접촉을 통해서 전파된다. 가족 구성원들 사이에서 그리고 제도적 환경에서 전파는 흔한 일이다. 잘 알려진 진드기 만연은 옴(scabies)이다. 피부에 잠복한 상태는 진드기증(acariasis)으로 알려져 있으며, *Sarcoptes scanies*에 의해 일어난다(그림 388). 옴은 특히 AIDS에 걸린 사람과 같은 면역손상된 사람에게 엄청난 고통을 준다.

구더기증(myiasis)은 이용가능한 숙주의 죽은 조직이나 산 조직, 신체분비물, 또는 섭취한 먹이를 먹고 사는 파리의 애벌레가 사람과 척추동물에 만연되어 생기는 질병이다. 여러 종류의 구더기증이 알려져 있으며, 병든 조직에 따라 구분된다. 파리 애벌레는 침투하여 피부, 눈, 외이도(ear canal), 질, 개방성 창상(open wound)과 같은 신체 부위에 다양한 정도의 신체 손상을 일으킬 수 있다. 수십 마리의 파리 애벌레는 구더기증을 일으킨다.

절지동물과 질병

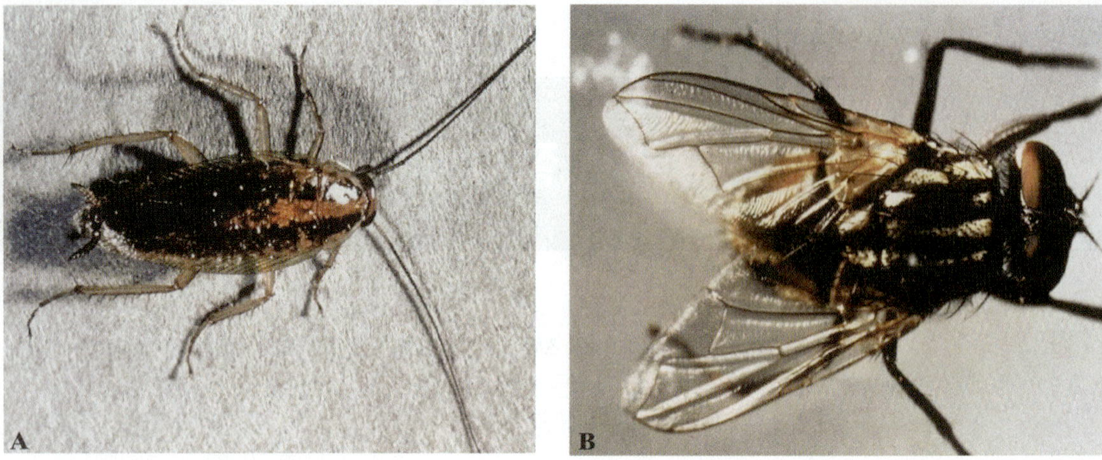

그림 382
질병의 물리적 전파체. (A) 동양 바퀴벌레(*Blatta orientalis*). (B) 보통 집파리(*Musca domestica*). 이 절지동물의 많은 체모들은 개인의 접종침으로서 제공될 수 있다.

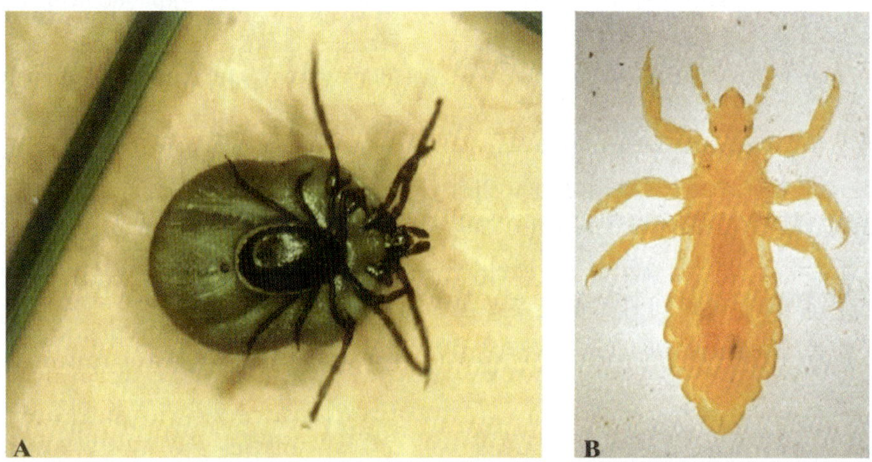

그림 383
진드기와 이. (A) 껍질이 무른(soft-shell) 진드기인 *Ornithodoras*. 커다란 암컷과 어린 진드기가 제시되었다. (B) *Pediculus humanus corporis*(몸이)

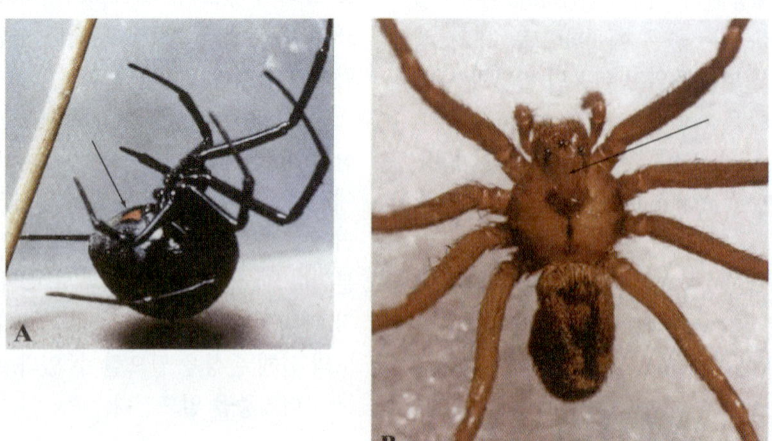

그림 384
절지동물의 쏘기 또는 물기. (A) 검은 과부거미(*Latrodectus mactans*). 복부에 있는 특징적인 붉은 모래시계 형태를 주목하라. (B) 갈색 북미산독거미 또는 바이올린 거미(*Loxosceles* 종). 바이올린의 윤곽을 주목하라(화살표).

절지동물과 질병 (계속)

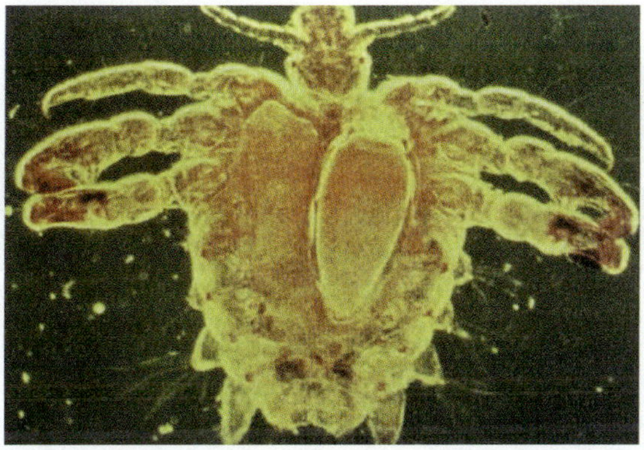

그림 385
Phthirus pubis(몸이 또는 사면발이)

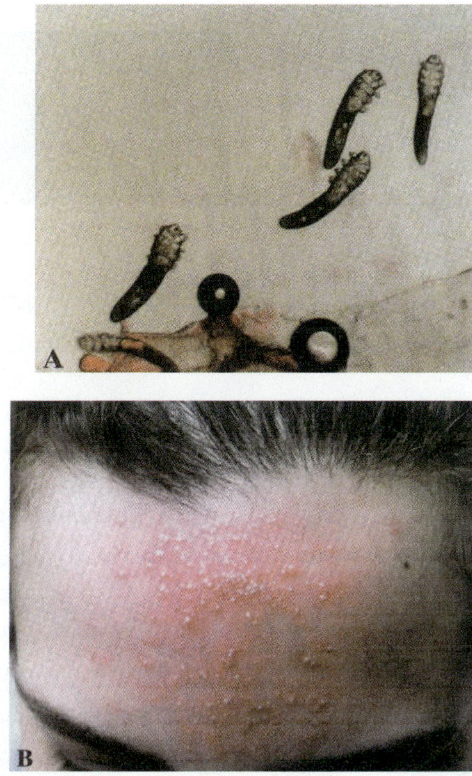

그림 386
진드기의 피부 출현. (A) *Demodex* 진드기를 보여주는 피부 스크래핑의 광학현미경사진. (B) 이마에서 진드기 출현. (Joseph C. English III 박사, University of Pittsburgh, Department of Dermatology 제공)

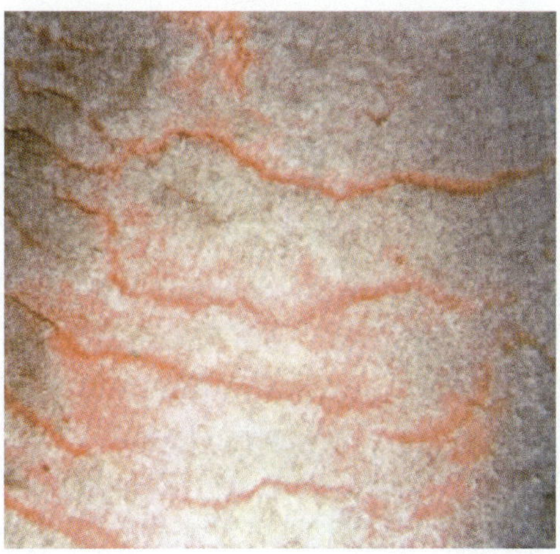

그림 387
옴(scabies) 환자에서 암컷 진드기의 피부를 파고드는 효과.

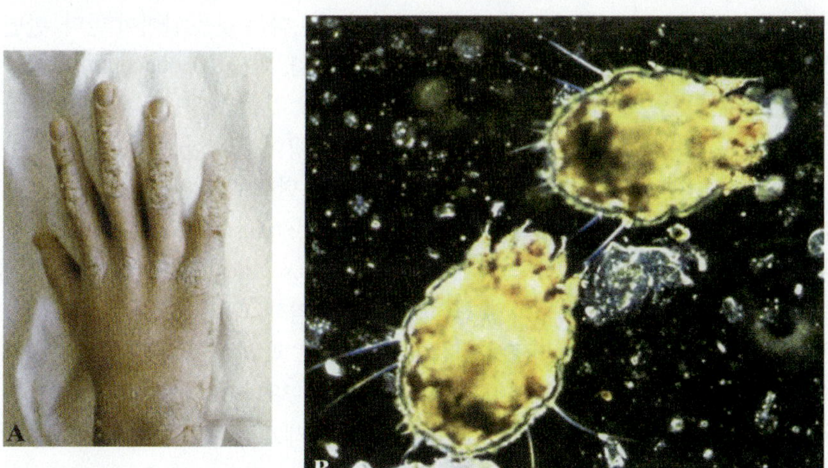

그림 388
옴(scabie)의 원인체인 *Sarcoptes scabiei* (itch mite). (A) AIDS 환자에서 노르웨이 옴의 출현의 환자. (B) 암시야현미경 관찰에서 피부 스크래핑에 살아 있는 옴 진드기. (T.L. Meinking 등. *NEJM* 333(1995):26-30 인용)

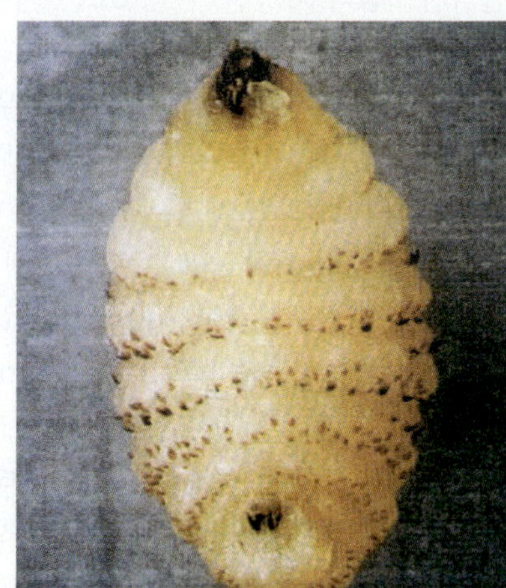

그림 389
구더기증(myiasis) 환자의 궁둥이로부터 나온 가시돌기로 덮여진 실제 25 mm 길이의 애벌레. (E. Pijpers. *Clin. Infect. Dis.* 26(1998):172-173 인용)

11장 면역학

> *과학은 자연 현상의 본질에 점점 더 깊게 접근할 수 있는 더욱더 미묘한 일련의 의문에 대한 가설적 답변을 통해 발전한다.*
>
> *– Louis Pasteur*

사람과 다른 척추동물들은 **면역계(immune system)**라고 하는 감시(surveillance) 기작에 의해 질병을 일으키는 미생물과 암세포로부터 다양한 정도로 방어된다. 총체적으로 이 시스템의 다양한 성분은 미생물 또는 다른 질병원의 침입을 저해하거나 또는 외부 물질로 인식되는 물질을 선택적으로 중성화하거나 제거에 의해서 방어 또는 **면역(immunity)**을 제공한다. **비특이적(nonspecific)** 또는 **특이적(specific)** 면역학적 반응은 세 가지 기능을 제공한다: 미생물의 침입에 대한 방어, 안정한 내부 환경의 유지(항상성), 비정상적이고 외부세포 형태의 감시 또는 인지.

면역체계 구성요소

면역시스템의 다양한 구성요소는 외부 미생물과 비정상적(암에 걸린)으로 된 체세포에 대한 효과적인 방어로서 기능을 하는 정교한 복합체의 정보 네트워크로 연결되어 있다. 개인의 건강상태를 결정하기 위하여 다른 시험과 함께 사용되는 실험방법의 한 가지는 차별적인 백혈구 계수이다(그림 390). 염색된 혈액도말은 **무과립백혈구(agranulocytic leukocyte)**와 **과립백혈구(granulocytic leukocyte)**의 비율을 정하는 데 사용된다. **림프구(lymphocyte)**와 **단핵구(monocyte)**는 무과립백혈구(agranulocyte) 또는 세포질 과립(cytoplasmic granule)이 없는 세포를 나타내는 반면에, **호중구(neutrophil)**, **호산성구(eosinophil)**, **호염기구(basophil)**는 과립백혈구(granulocyte) 또는 세포질 과립(cytoplasmic granule)을 가지는 세포를 포함한다(그림 391A, B, C). 세포질 과립의 염색 양상과 함께 두 가지 세포군에서 핵의 형태와 배열은 이들 백혈구와 식별하는데 도움을 준다. 가장 커다란 백혈구(leukocyte)인 단핵구는 보통 콩팥형태의 핵을 나타내지만(그림 392), 림프구는 상당히 작으며 종종 세포내 원형질의 주요부분을 차지하는 둥근 핵을 가진다(그림 391D).

림프구의 두 가지 주요형태가 알려져 있다. 이들은 **T 림프구와 B 림프구(lymphocyte)**이다. 두 가지 세포형태는 **항원(antigen)**에 대한 면역학적 반응에 중요한데, 그것은 외부물질로서 면역체계에 의해 인식된 세포와 물질을 포함한다. T와 B 세포의 부가적 특성은 다음 절(section)에 제시되어 있다. 단핵구는 활성을 가지는 식균세포이다(그림 393). 식균작용은 입자, 미생물, 다양한 다른 세포를 세포 내로 빨아들여 삼키는 과정이다. 식균세포 표면에 부착한 뒤에 세포는 입자 또는 미생물 주변에 위족의 형태로 일부를 확장하여 그것을 삼킨다(그림 393). 일단 식세포(phagocyte) 내부에서 소화과정은 세균과 감염으로부터 생겨나는 죽은 세포의 잔해와 같은 유입된 물질이 소화된다. 어떤 상황에서 병원균은 식균세포에 의해 파괴되지 않는다는 것을 알아야 한다. 반면에 수막염구균(meningococcus), 임균(gonococcus), 결핵균(tubercle bacillus), 심지어 HIV 같은 병원균들은 면역계 방어, 생식, 심지어 수송에 대한 방어를 위한 식세포를 사용할 수 있다. 감염부위로 이동하는 단핵구는 유주성의 대식세포(macrophage)로 분화된다(변형: transform) (그림 394).

과립구의 핵은 일반적으로 segment(lobes)에서 배열된다. 더욱이 호산성구는 붉은 염색 과립[엽(lobe)]이며 호염기구는 진한 청색에서 보라색 과립을 포함하여, 호중구는 다소 색깔이 분명치 않다(그림 391). 호산성구는 연충 감염(worm infection)의 경우에 식세포성이며, 알레르기 반응에 수반되는 물질을 분비한다. 이들 과립(granulocyte)의 수는 그러한 상태에서 실제로 방출한다. 호염기구(basophil)는 또한 알레르기 반응과 염증 반응에 수반된다. 호염기구는 여러 가지 점에서 알레르기 반응에서 중요한 역할을 하는

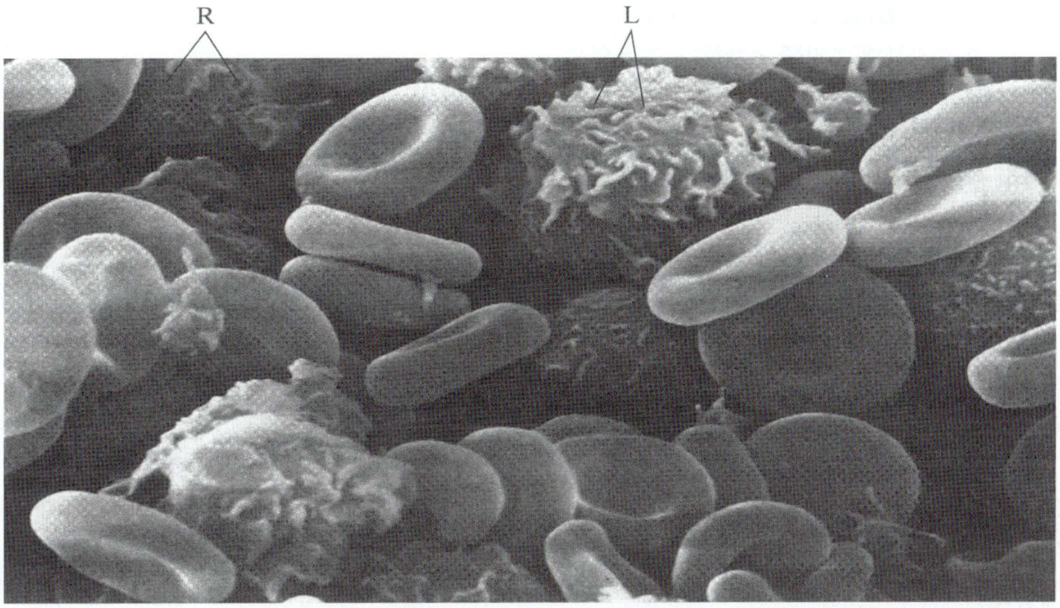

그림 390
적혈구(R)와 백혈구(L)를 보여주는 정상 말초혈액시료의 주사전자현미경사진(배율 4,900배).

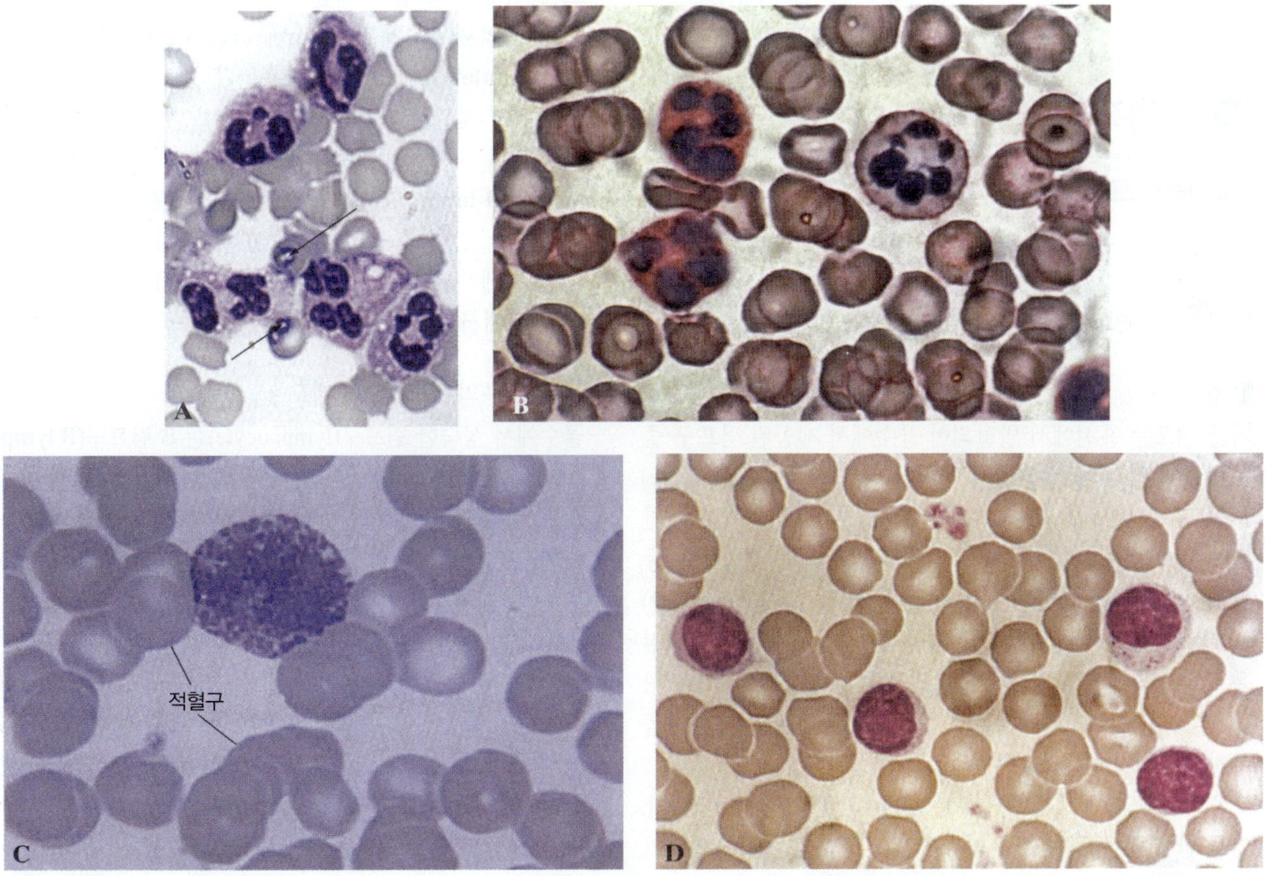

그림 391
염색된 혈액도말에서 대표적인 백혈구들. (A) 많은 호중구(neutrophil). 말라리아 기생체의 생활환(화살표)은 일부 적혈구에 들어 있다. (B) 2개의 호산성구(eosinophil)와 더 커다란 호중구. (C) 호염기구(basophil)의 특징. (D) 몇 개의 림프구(lymphocyte). (모든 사진의 배율은 1,000배임)

다른 세포 형태인 비만세포(mast cell)와 유사하다. 비만세포는 혈관에 인접한 대부분의 조직에 존재한다. 그들은 숙주 세포성 방어 기작에서 중요한 참여물질인 헤파린과 히스타민 같은 화학물질을 포함하는 많은 과립을 포함한다(그림 395). 호중구(neutrophil)도 식세포성이며 세균에 의해 야기되는 조직의 파괴에 빠르게 반응한다.

각각의 수는 어떤 세포의 형태에서 증가하고 감소하며 비정상세포의 외형은 많은 질병의 진단에서 중요한 단서가 된다. 이 방법은 감염을 탐침하고(그림 391A), 말라리아, 수막염, 노출된 어떤 암에 걸린 상태와 같은 어떤 감염을 확인하며, 의약품과 기타 화학물질에 의한 가능한 독성의 존재와 효과를 결정하고, 알레르기 반응을 탐지하는데 사용될 수 있다. 100개의 세포를 계수하는데 근거한 정상 수치는 다음과 같다:

무과립백혈구(agranulocytes),
림프구(lymphocytes) 25~33,
단핵구(monocytes) 4~8

과립백혈구(granulocytes), 호염기구(basophils) 0~1,
호산성구(eosinophils) 1~4,
호중구(neutrophils) 60~70.

선택적 면역체계 구성

T와 B 림프구

이미 언급된 바와 같이 항원-특이적 반응에 수반되는 림프구의 두 가지 기본적 형태가 있다. 그들은 각각 T 림프구와 B 림프구로 알려져 있다(그림 396).

T 림프구

이들 세포는 흉선에서 발달되어 골수에서 제공된 림프구 줄기세포에 의해 배 발생에서 근원이 된다. 미성숙(immature) T 림프구는 흉선(thymus)의 외부 피질 부위를 차지하는 반면에, 성숙세포는 내부 수질부위에서 발견된다. 성숙되는 동안 **분화클러스터 마커[Cluster of Differentiation(CD) marker]**로 알려진 단백질 분자를 인식하는 다양한 단백질은 T 세포막에서 발현되며 T 림프구의 한 부분(subset)을 형성한다. 이들 표면 단백질은 독특하고 가능한 부분의 동정을 야기하는 특이한 항원 수용체로서 제공된다.

T 림프구의 두 가지 주요 부분인 **Th1**과 **Th2**가 인지되었다. 이들 한 부분은 CD4(CD4+)와 CD8(CD8+)의 세포표면마커의 존재에 의해 구분된다. CD4 마커를 발현하는 T 림프구는 T 헬퍼세포(T helper cell)로도 알려져 있으며 사이토카인을 가장 많이 생성하는 세포로서 간주된다. 사이토카인은 면역체계에서 대부분의 생물학적 효과를 초래하는 단백질 전달 분자이다. T 림프구 한 부분의 일반적인 특성은 다음과 같다:

1. **Th1** 세포는 사이토카인으로 알려진 단백질 전달 분자를 생성하는데, 사이토카인은 세포간의 신호를 전달한다. 이 세포형태의 사이토카인은 인터페론-감마, 인터류킨-2, 종양괴사(tumor necrosis) 인자-베타를 포함하는데 이들은 모두 식세포작용과 미생물병원체의 파괴에 중요한 참여자이다. 그들은 또한 CD8 세포독성 세포의 발달을 촉진하며 다른 세포형태인 대식세포(macrophage)를 활성화한다. 대식세포(macrophage)는 면역반응을 시작하기 위해 T 헬퍼세포에 항원을 준비 및 제시한다.
2. **Th2** 세포는 항체를 생성하기 위해 B 세포를 자극하고 관련된 면역과 알레르기 반응에 수반되는 인터류킨 4와 같은 사이토카인을 생산한다. 이 CD4 림프구 부분은 항체와 항원 인지에 수반되는 특이한 면역반응에서 T 헬퍼세포로서 기능을 한다.

많은 CD8+ 림프구는 세포면역반응에서 세포독성 세포로서 작용한다. 일부 다른 림프구는 면역반응을 억제하기 위해서 **억제(Ts) 세포[suppressor(Ts) cell]** 또는 **T-조절세포(T-regulatory cell)**로서 작용한다.

어떤 T 세포는 다양한 감염성 질병원에 의해 침입되었거나 퇴보를 겪는 체세포의 직접 파괴의 **세포성 면역(cell-mediated immunity)**에서 중요한 역할을 한다. 다른 T 세포 형태는 감염되거나 결함이 있는 세포를 죽일 수 있는 다른 세포에게 도움을 주어 다양한 형태의 면역반응의 발달과 활성에서 중요한 조절 역할을 한다.

B 림프구와 플라스마 세포

골수에서 성숙한 림프구(lymphocyte)는 **B 림프구(B lymphocyte) [B 세포(B cell)]**가 되고 **체액성 반응(humoral response)** 또는 항체(면역글로불린) 생산을 일으킨다. B 세포는 그들 표면에 면역글로불린의 존재에 의해 확인된다, 각 B 세포는 단지 단일 항체 분자만을 발현하여 결국 분비될 것이다.

성숙한 B 세포는 항원수용체로서 기능을 하는 표면 면역글로불린을 운반한다. 이들 세포는 이차 림프조직(lymphoid tissue)으로 순환을 통해서 움직여서 그들은 면역글로불린 생성 플라스마 세포로 분열과 분화되어 항원성 자극에 반응한다. **면역글로불린(immunoglobulin)** (항체)은 항원과 그 다음의 접촉을 유도하는 혈액 단백질의 한 클래스이다. 이들 단백질은 항원과 특이적으로 결합한다. 면역글로불린의 5가지 클래스가 알려져 있다: IgG, IgM, IgA, IgD, IgE.

플라스마 세포는 조면소포체에 대하여 병렬배열로 확장된 원형질을 가진다. 이 부위는 한결같이 면역글로불린

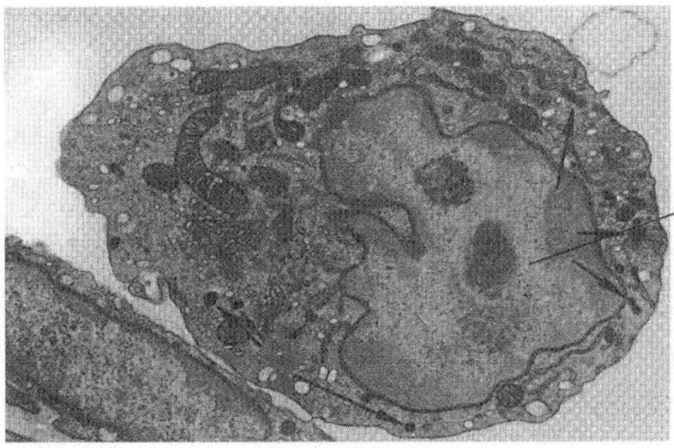

그림 392
몇 가지의 일반적 특성을 보여주는 단핵구의 초박막절편(11,000배).

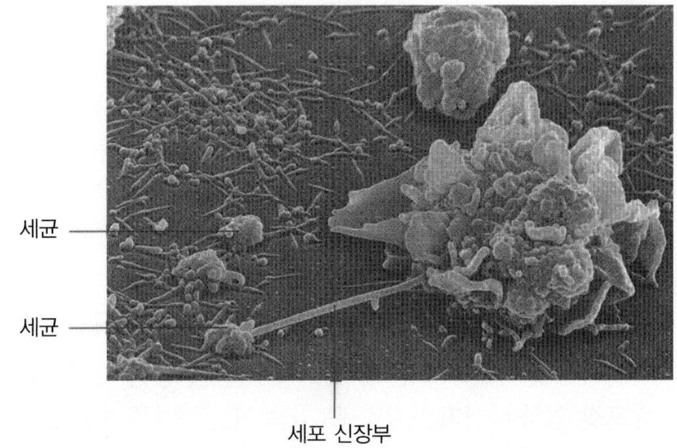

그림 393
식세포작용. 세균덩어리에 부착된 긴 확장부(위족)를 보여주는 식세포.

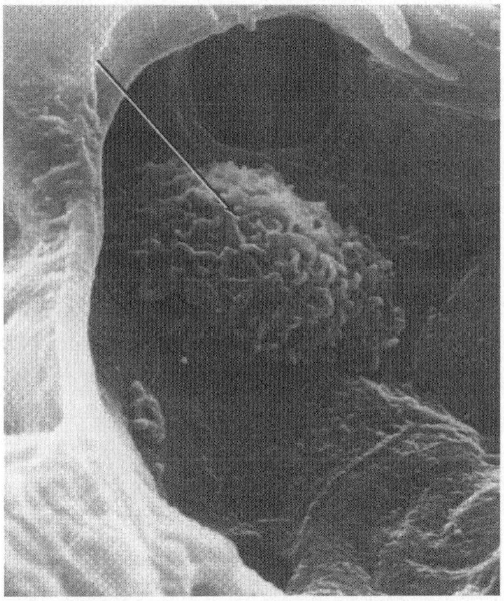

그림 394
폐의 입구 바로 아래에 위치한 기낭(air sac) 표면상에 유주성 조직 대식세포의 주사전자현미경사진.

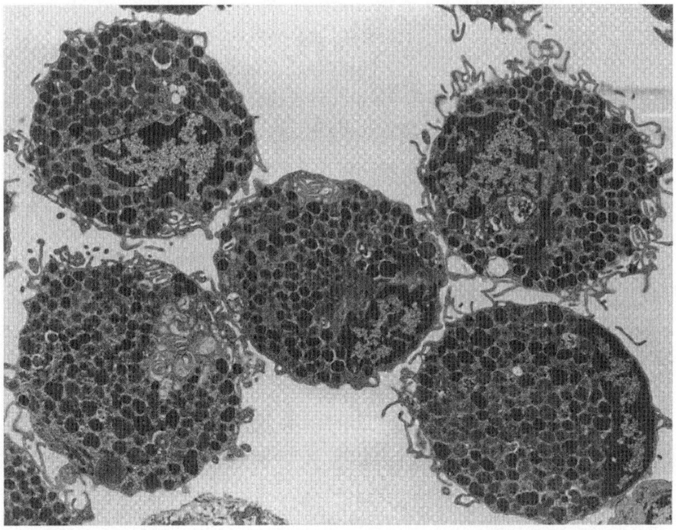

그림 395
비만세포 클러스터의 초박막 절편. 많은 세포 내의 과립을 주목하라. 이들 세포는 알레르기 반응에서 중요하다.

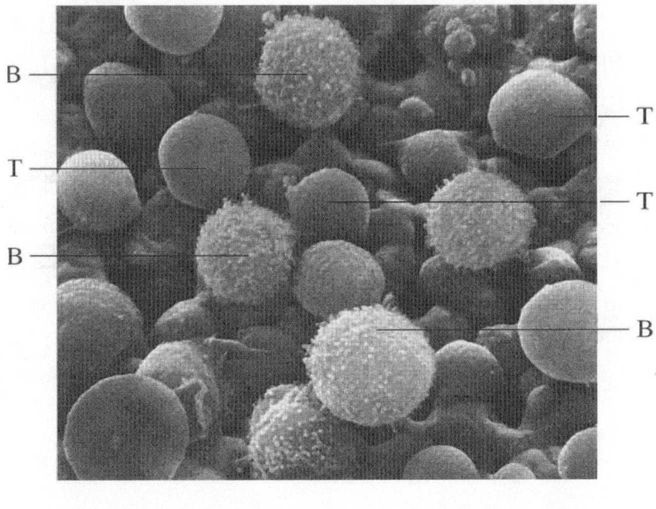

그림 396
말초혈액시료에서 세포의 주사전자현미경사진. T-(T)와 B-(B) 림프구는 많은 적혈구 사이에 산재해 있다.

(항체) 생산에 기여한다. 플라스마 세포는 전형적으로 비장, 림프절의 수질(그림 398A), 점막관련 림프조직(lymphoid tissue)과 같은 다양한 신체기관에서 발견되며 소수는 위장관, 호흡계, 비뇨생식기, 그리고 염증부위에 포함되어 있다.

흉선과 다른 선택적 세포면역체계 요소들

면역체계의 다른 성분들은 흉선을 포함하는데, T 림프구는 발달되어 성숙되고(그림 398B); 숙주면역반응이 개시되는 림프절; 암과 바이러스 감염세포를 죽이는 능력을 가진 림프구의 한 가지 형태로서 자연살해세포(natural killer cell, NK)(그림 399), 항원을 포획 처리할 수 있으며 **항원제시 세포(antigen-presenting-cell, APC)**로 제시할 수 있는 백혈구의 특별한 군인 수지상 세포(dentritic cell)가 있다. 림프절, 편도선, 다른 이차 림프조직은 T-와 B-세포 상호작용의 중심으로 제공되는 소낭(follicle)으로 알려진 특별한 부분을 가진다(그림 398A). 일찍이 언급된 면역체계 성분의 몇 가지를 부가하여 다른 요인들도 면역체계의 반응에 중요하다. 이들은 **주요조직적합성 복합체(major histocompatibility complex, MHC)**의 성분을 포함한다. 이 복합체는 면역 인지와 면역계의 세포들 간의 신호전달에 중요한 유전자 클러스터(cluster)로 구성된다. MHC는 MHC 클래스 1(Class 1)과 클래스 2(Class 2) 분자를 포함한 거대한 많은 다른 단백질 분자를 암호화한다. 클래스 1은 모든 핵이 있는 세포의 완전한 표면 단백질로 구성된다. 이 클래스의 단백질은 조직이식 거부반응에 수반되는 항원을 포함한다. MHC 클래스 2분자는 B 림프구, 대식세포(macrophage), 단핵구(monocyte), 다양한 항원제시세포, 일부 T 림프구 등을 포함하는 많은 체세포에서 발현된다.

면역반응의 간단한 개요

대부분의 항원은 그들을 인식할 수 있는 형태에서 T 림프구를 제시하기 전에 림프절과 비장과 같은 림프(lymphoid) 기관으로 신체의 림프체계(body's lymphatic system)의 수단에 의하여 선택, 가공, 전달되어야 한다(그림 400). 이들의 기능은 림프절의 수질부위에서 **수지상 세포(dendritic cell)**와 대부분의 조직, 폐, 어떤 체강의 내막에서 발견되는 거대한 식세포성 대식세포와 같은 항원제시 세포에 의해 수행되며(그림 398A). 림프절의 해부학은 림프구(lymphocyte)와 수지상 세포를 포함하는 다양한 형태의 세포가 항원과 접촉하게 되기 위해서, 또는 사이토카인 분자에 의해 상호연락이 가능하도록 한다. **체액성(항체)** [humoral (antibody)]과 세포 매개성 면역반응은 림프절, 비장, 편도선, 장에서 페이어 패치(Peyer's patch)와 같은 어떤 이차 림프조직에서 발달한다.

대식세포 또는 수지상 세포와 같은 항원제시세포의 표면에 성공적으로 항원이 인지된 후에, Th 세포는 사이토카인인 인터류킨-2(IL-2)를 분비하여 반응한다(그림 400). 일찍이 언급한 바와 같이, 일반적으로 사이토카인은 세포들 간에 신호를 보내는 단백질 전달 분자이다. IL-2는 세포분열을 하기 위하여 생산된 Th 세포에 신호를 보내어 많은 자손세포들을 생산하도록 한다. 그 결과 Th 세포는 최초의 모세포와 같은 동일한 항원에 특이적이다. 더욱이 IL-2는 항원을 인식하는 인근의 B 세포 또는 CD8+ T 세포로 확산될 수 있으며, 항원의 존재에 반응하기 위해서 그러한 세포들에 필요한 다른 사이토카인의 형태에서 중요한 신호를 전달한다. 항원에 반응에서 IL-2를 분비하는 능력을 가지는 Th 세포의 존재는 체액성 및 세포성 반응을 개시하는데 필수적이다. 항원에 대한 반응으로 Th 세포에 의한 IL-2의 초기 분비에 따라 Th 세포는 항원이 결합된 B와 CD8+ T 세포의 더욱 성숙을 위하여 부가적인 사이토카인을 분비한다. B 세포는 항체분비 플라스마 세포(PC)로 충분히 발달되어 CD8+ T 세포는 죽일 수 있는 세포독성 T 림프구(cytotoxic T lymphocyte, CTL)가 된다. 성숙과 획득한 새로운 기능들은 **분화(differentiation)**라고 알려져 있다. B 세포의 경우에 Th 세포는 항원 특이적 세포-대-세포 접촉의 설정과 세포-표면 신호와 사이토카인을 전달하는 데 도움을 준다. CD8+ T 세포의 경우에 물리적 접촉은 필요하지 않으며, Th 세포는 세포의 표면에서 항원을 인식하는 CD8+ T 세포의 인근에서 사이토카인의 분비를 통해서 단독으로 도움을 제공한다. 하나 또는 두 가지 상호작용의 결과로서 체액성 및 세포성 면역은 항원에 대한 반응으로 생겨난다. 이것은 항원 또는 병원균을 파괴하거나 다른 효과를 제공한다(그림 400)

최초 노출의 시기에 항원으로 취급되는 것과 함께, Th에 의한 항원 특이적 면역반응과 B-림프구도 면역학적 T-와 B-기억세포를 생성한다. 이들 세포의 존재는 면역체계를 동일한 항원에 연속적인 노출에 대하여 보다 빠르고, 더욱 효과적인 반응을 시작하도록 한다. 그것은 초기 노출과 회복 후에 동일한 전염병으로부터 보호를 제공하는 이들 세포에서 면역학적 기억이며, 다른 점에서 **면역(immunity)**으로 간주된다. 세포 매개성과 체액성 면역반응은 면역체계의 특이적으로 획득한 기능이며 선택적으로 인식 및 제거되고 개개의 항원을 기억한다.

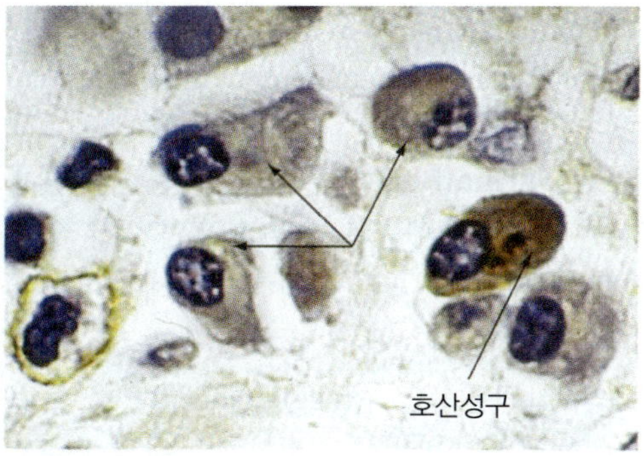

그림 397
플라스마(plasma) 세포(화살표) 항체형성세포. 호산성구(eosinophil)가 있음을 주목하라 (붉은색으로 염색된 과립을 가진 세포).

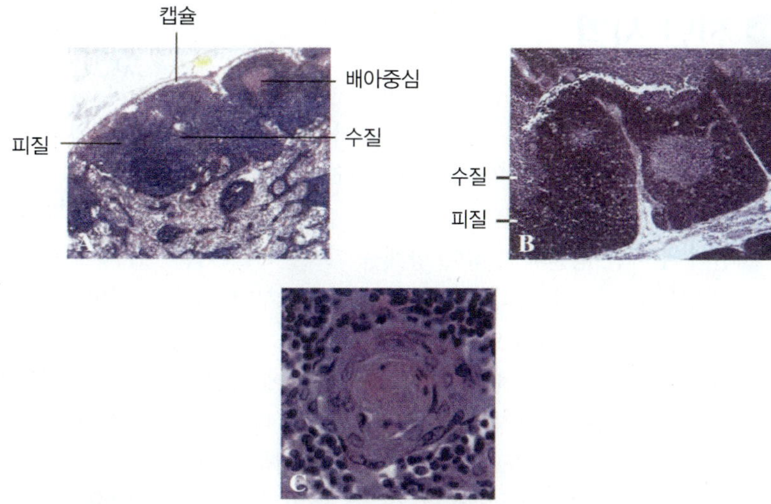

그림 398
대표적인 림프조직. (A) 외부 피층을 포함하는 부분을 보여주는 림프절의 염색 부분으로 보통 T 림프구와 대식세포를 포함한다. 밝은 부분은 하살소체(Hassal's corpuscle, HC)의 배아중심(germinal center)이며, 내부 수질(medulla) 구역이다. (B) 흉선의 내부와 소엽(lobule)이라고 알려진 부분의 사진. 외부 피층의 염색이 진할수록 수질(medula)은 밝게 염색된다. (C) 가장 위쪽 사진은 특징적인 흉선소체(thymic corpuscle) 또는 하살소체(Hassal's corpuscle)를 보여주는 흉선소엽(thymus lobule)이다. 이 수질(medulla) 성분의 동심성 세포층이 뚜렷하게 보인다.

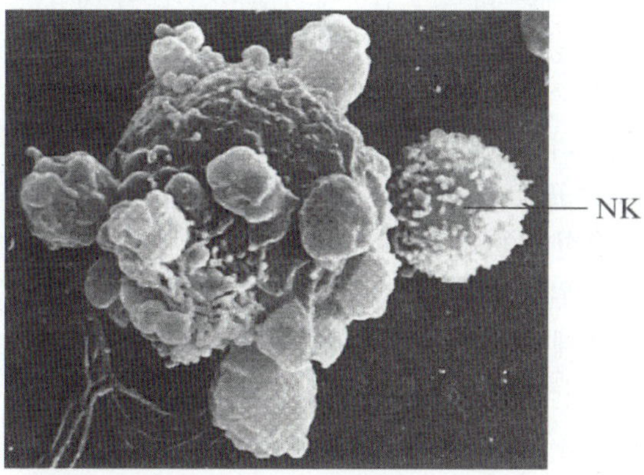

그림 399
매우 작은 자연치사세포(NK)가 거대세포를 공격하는 주사전자현미경사진. 공격의 효과는 커다란 세포의 표면에 수포와 같은 것을 생성(물집)으로 볼 수 있다.

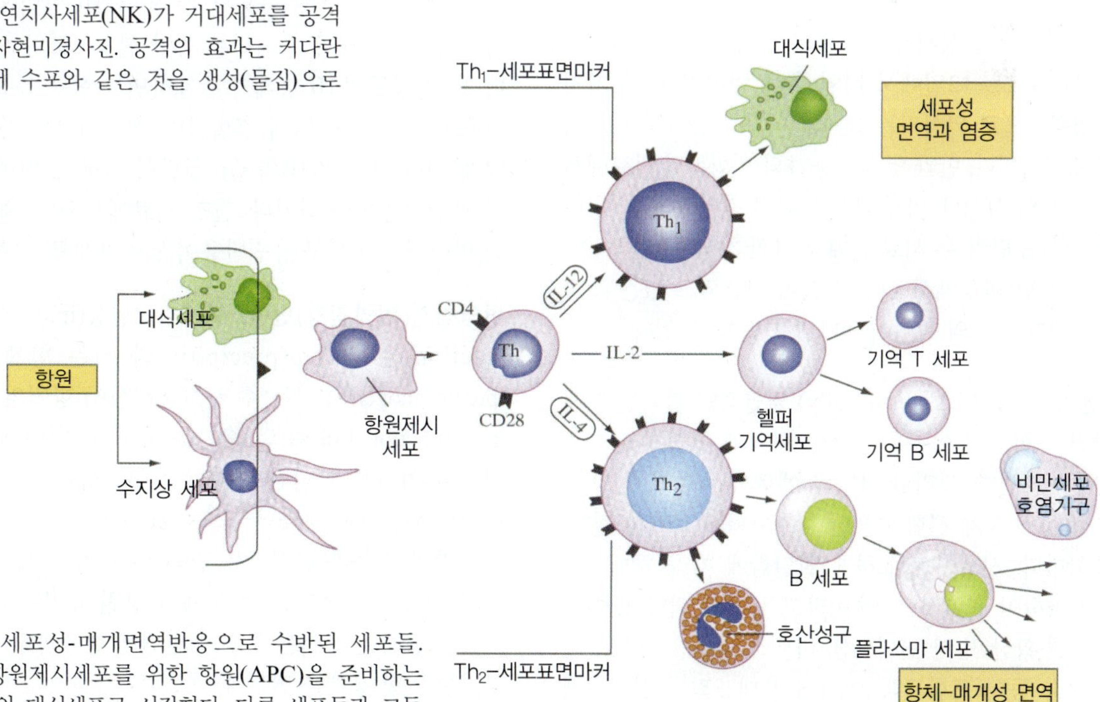

그림 400
항체성- 및 세포성-매개면역반응으로 수반된 세포들. 이 과정은 항원제시세포를 위한 항원(APC)을 준비하는 수지상 세포의 대식세포로 시작한다. 다른 세포들과 그들 세포의 산물인 인터루킨(ILs)도 볼 수 있다. (Becton, Dickinson and Company, Hotline. 10:13 figure, 2006)

진단 시험

대부분의 면역진단시험은 감염성 질병을 탐색하고 측정하며 질병을 회복하는데 사용된다. 이들 몇 가지 기술은 전염성 및 면역질환과 장애의 영역뿐만 아니라 완전한 범주의 임상의학에도 적용할 수 있다.

개인이 주어진 항원에 대하여 항체를 가지는지를 아는 것은 질병원의 실체를 밝히고, 환자가 감염으로부터 회복되는 것을 점검하며, 치료 또는 면역의 효율성을 결정하는데 매우 중요하다. 항원항체반응의 특이성 때문에 항원 또는 항체를 알면 많은 진단기술 중 하나에 의해서 다른 반응물을 확인하고 상대적 농도를 결정할 수 있다. 이들 혈청학 또는 면역진단적 시험들 가운데 몇 가지는 전염성 또는 면역질환과 장애의 부분뿐만 아니라 법의학, 광역의 임상의학, 그리고 식품공학과 같은 특수부분에도 적용할 수 있다. 예를 들어, 특수한 방법들은 어떤 약품, 호르몬, 혈청 단백질 알파, 베타, 감마 글로불린(그림 405), 알부민의 상대적 농도를 측정하고, 종양 발견과 이식항원을 탐색하며, 혈액형의 차이점(그림 402B 및 C) 및 수혈 반응과 관련된 불일치 등을 확인하는데 사용된다.

역가 문제. 역가(titer) 또는 항체의 농도는 면역과 무증상(경증)의 결과뿐만 아니라 완전한 감염상태에서 변동이 일어난다. 면역효과로부터 실제로 진행 중인 감염과 관련된 항체생산과 또는 과거의 감염 동안 형성된 항체를 식별하기 위해서 최소 급성(acute)과 회복기(convalescent)의 두 가지 시료가 필요하다. 급성시료는 질병의 발병 후에 곧 얻어지고, 회복기 시료는 12일에서 14일 후에 얻어진다. 두 가지 시료는 병원균으로 의심되는 항체의 역가가 증가되면 결정하기 위해 시험된다. 만약 역가가 증가되면 회복기 시료에서 보다 큰 항체의 활성에 의해 나타낸 바와 같이 병원체의 확인이 가능하다. 만약 두 시료 간에 역가의 차이가 거의 없다면 그것은 시험 과정에서 이상이 있어 시험되고 있는 것과 다른 생물체가 질병의 원인이 된다고 가정될 수 있다.

면역진단법. 역사적으로(historically) 일반적인 면역진단 시험에 관련된 항체의 이름은 그들이 항원과 어떻게 상호작용하는지 나타낸다. 그러한 방법의 예로서는 응집, 침강소, 보체 고정(항원-항체 결합에 의한 혈청단백질 보체의 결합) 등을 포함한다. 시험이 정교하게 발달함에 따라 방법상의 특성을 반영하여 면역진단기술이라고 불리게 되었다. 이들 기술에는 젤 확산, 방사 면역확산, 라텍스 입자응집반응, 형광항체 기술 등이 포함된다. 여기에서 대표적인 시험들에 대하여 설명하게 될 것이다. 표 21에는 다수의 면역학적 시험 특성을 기술하였고, 그림 401~412는 그들에 대한 몇 가지 일치된 시험결과를 보여준다.

응집반응. 응집(agglutination)은 일치하는(상동의) 항체(그림 401A)의 현탁액에서 세균과 다른 세포와 같은 입자(particulate)상태의 항원 덩어리를 설명하기 위해 사용되는 용어이다(그림 401A). 이 과정에서 항체는 응집소(agglutinin)로, 입자상의 항원은 응집원(agglutinogen)으로 불린다(그림 402A). 혈액형 결정방법에서 적혈구 항원은 혈구응집원(hemagglutinogen)으로, 항체는 혈구응집(hemagglutination)으로 각각 불리며, 그 방법은 혈구응집(그림 401B 및 C)으로 불려진다. 라텍스 응집반응 시험(latex agglutination test)은 전형적인 응집반응이 신속하게 상업적으로 변형된 것이다. 라텍스 응집반응에서 세균 항원 또는 다른 단백질에 대한 항체는 라텍스 입자에 덧붙여진다. 이 시약은 라텍스 입자의 덩어리에 의해서 여러 가지 유형의 시료에서 상동의 항원을 확인하는데 사용된다(그림 412). 이 시험을 다르게 변화시켜 포도상구균(staphylococci), *Listeria*(그림 412), 연쇄상구균(streptococci)과 같은 세균성 병원체의 동정하는데 사용한다.

바이러스 병원체의 동정은 바이러스가 야기하는 적혈구 응집반응의 억제를 통해서 할 수 있다(그림 403A). 유행성 감기, 유행성 이하선염, 뉴캐슬병 등 몇몇의 바이러스는 많은 적혈구를 응집할 수 있다. 이들 병원균과 함께 감염이 진행 동안 응집-억제(hemagglutination-inhibiting, HI) 항체가 형성되어 진단에 사용될 수 있다. HI 방법에서 알려진 바이러스 현탁액은 조사하는 동안 혈청시료와 섞어 배양된다. 만약 상동의 HI 항체가 존재하면 적혈구 응집반응은 적혈구의 표준 현탁액에 혼합물이 첨가되었을 때 일어나지 않게 된다(그림 403B와 C). 간단히 말해서, 바이러스 적혈구 응집반응은 중화된다. 혈청 시료에서 HI 항체가 결핍되면 바이러스 적혈구 응집반응이 일어나게 될 것이다.

면역침전(면역침강)반응. 면역침전반응(immunoprecipitin reaction)은 침강소(precipitin)라 하는 항체와 침강원(precipitinogen)이라는 수용성(용해성A) 항원의 기능적 클래스(functional class)의 혼합을 통하여 일어난다. 시험 방법에서 가시적인 침전은 일반적으로 항체와 항원 존재의 최적의 비율에서 나타난다(그림 404A).

침강소 반응과 응집반응 간의 주요 차이점은 사용된 항원의 상태이다. 침강소 반응에서 항원 분자는 수용성으로 이를 포함하는 용액은 투명한 반면에 현탁액에서 응집반응 분자는 탁한 용액을 만든다.

면역침강소 반응의 응용은 한천 젤에서 수행될 수 있으며,

표 21 진단 및 미생물 동정에 사용되는 면역학적 방법

방법	관련된 원리	양성반응 결과	응용
응집반응	항체 세포덩이 또는 다른 입자성 항원 시료 (항원으로 코팅된 불용성 항체-예, 라텍스 입자, *Staphylococcus* 단백질 A 등)	항원 응집체(덩어리) (그림 402)	1. 티푸스, 록키산홍반열 (Weil-Felix 시험), 감염성 단핵구증(mononucleosis) 진단 2. *Haemophilus influenzae* b형, *Neisseria meningitidis*, *Streptococcus pneumoniae* 등의 질병 원인균의 동정
ELISA	상응하는 특이 항체 또는 고체상 지지체에 코팅된 항원에 의해 포획된 시료로부터의 항원 또는 항체는 효소에 표지된 특이 항체와 결합한다. 생성된 복합체는 항원의 양, 항체 또는 항원코팅에 결합된 최초 항체에 비례하여 첨가된 효소기질과 반응함.	효소기질 첨가로 일어나는 색깔반응은 시료에서 항체 또는 항원에 비례한다(그림 407).	1. 루벨라와 인플루엔자 A형에 대한 IgM의 검출 2. 헤르페스 심플렉스 1형 및 2형, 사이토메갈로 바이러스, 홍역, B형 간염, AIDS 바이러스의 동정 및 탐지 3. 세균항원에 대한 항체 검출
혈구응집	상동 항체는 적혈구 응집체를 형성함[a].	적혈구 응집체(그림 402 및 403)	혈액형
혈구응집-저해 (바이러스)	항체는 혈구응집 바이러스에 의한 적혈구의 응집을 저해함.	비응집 세포의 원형 생성(그림 403B)	1. 루벨라(독일홍역)의 면역상태 결정 2. 바이러스 동정
면역확산	항체와 수용성 항원은 한천 젤을 통해서 확산되어 상동 항체가 상동 항원과 적당한 비율로 존재할 때 반응함.	한천 내에 침전물 라인 형성(그림 404)	항원 및 항체 동정
면역형광현미경	항체 (보통) 또는 항원은 형광염료로 표지되며 자외선 또는 청색빛에 노출되면 형광을 냄.	자외선 조사에 따른 발광(그림 409)	1. 항원 및 항체 검출 2. 광견병, 매독, 레지오넬라증 등의 병원균 동정
침강소	항체와 수용성 항원은 다른 것들과 적절한 양이 있을 때 반응함.	침전물 라인 형성(그림 404)	1. 미생물 질병의 진단 2. 항원 검출
웨스턴 블롯	항원 단백질은 전기영동으로 분리하고 전달하여 니트로셀룰로스 상에 고정시킨 후, 혈청시료에 노출된다. 항원-항체반응은 효소연계 항인간 면역글로불린 시약에 의해 검출됨.	효소-면역글로불린 시약에 결합된 구역에서 검은색 침전형성(그림 406)	1. AIDS와 같은 감염성 질병의 진단 2. 다른 항원 성분에 대한 항체 검출

[a]바이러스와 세균에 의해 일어나는 혈구응집 반응은 일반적으로 항체를 수반하지 않는다.

진단 시험

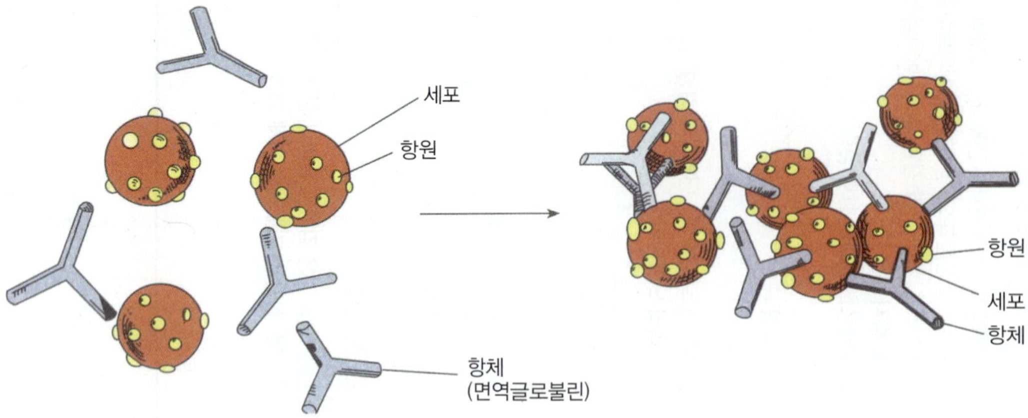

그림 401

응집(agglutination)의 모식도. 응집은 항체가 커다란 응괴(clump)를 형성하기 위하여 세포 상에서 항원과 결합할 때 일어난다. 이 반응은 실험실에서 다양한 진단 시험에 사용된다.

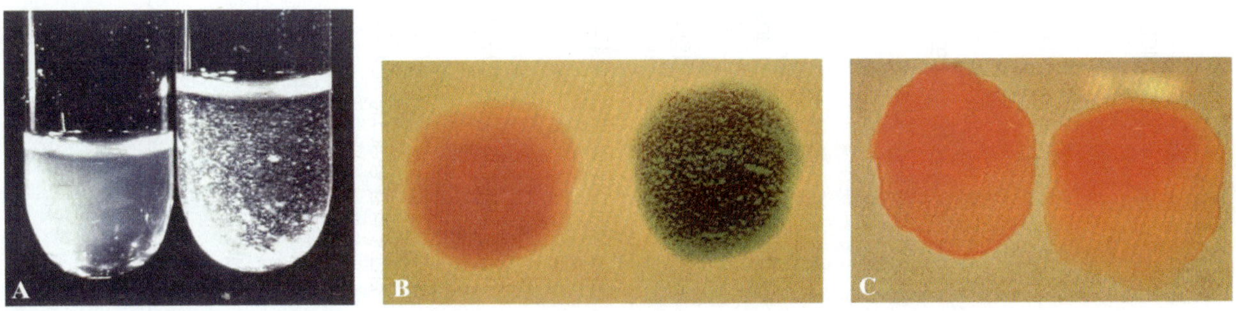

그림 402

응집반응. (A) 시험관에서 세균의 응집(응괴). (B) 혈액형. A 혈액 인자가 이 인자에 대하여 항체와 응집을 보여주는 A+(응괴) 반응. (C) Rho 또는 D 인자를 위한 양성(응괴) 반응.

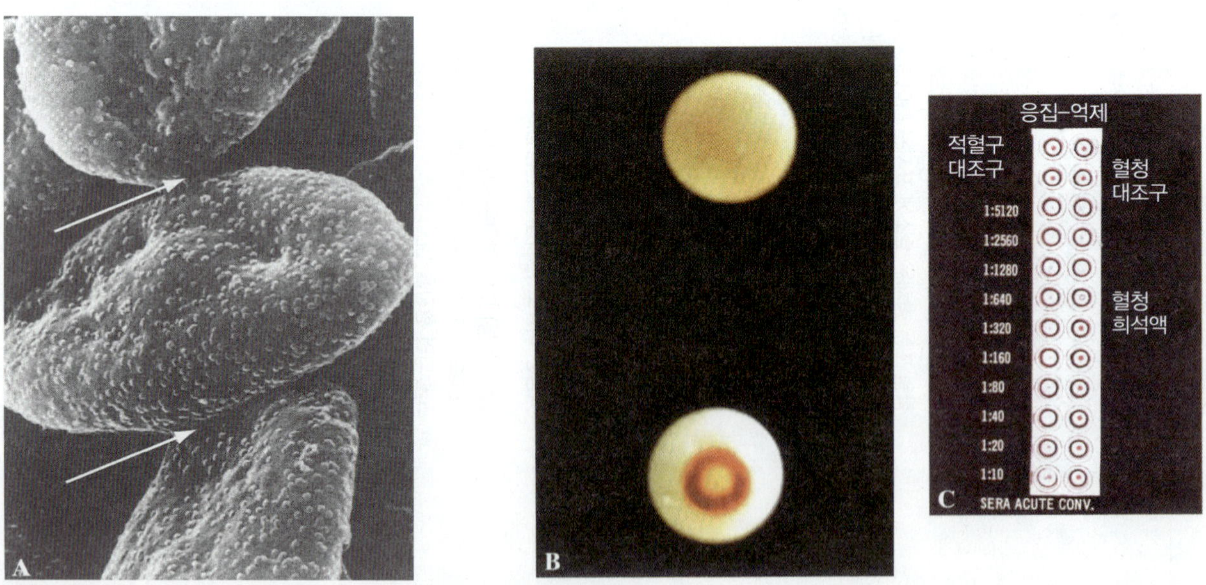

그림 403

(A) 바이러스의 혈구응집(hemagglutination) 활성을 보여주는 주사전자현미경사진. 적혈구들을 연결하는 바이러스가 화살표에 보인다. (B) 혈구응집반응. 붉은 도너츠 반응은 음성 결과이다. (C) 혈구응집 억제(HAI). 1:10부터 1:5,120의 연속 혈청희석을 보여주는 반응의 양상. 점 같은 결과는 음성반응이다. 적혈구와 혈청대조구도 볼 수 있다.

여기에는 단순확산시험[오딘 시험(Oudin test)]과 이중확산 시험[오우크테를로니 시험(Ouchterlony test)]이 있다(그림 404). 여기에서는 침강소 반응의 특징을 보여주기 위하여 이중확산시험만을 기술하게 될 것이다. 이 방법에서 한천평판 또는 한천 표면으로 된 특별히 준비된 슬라이드에 원형 또는 사각형의 구멍이나 홈(well)에 항원을 포함하는 용액을 넣는다. 항체를 포함하는 시료를 다른 홈에 넣는다(그림 404A). 이들 시료는 각각의 반응체가 서로 자유로이 확산하도록 배양된다. 항원성분에서 눈에 보이는 침강소 선 또는 밴드는 홈으로부터 확산되어 항원성 성분이 상동의 항체와 반응하여 발달된다

가능한 반응을 나타내는 3개의 밴드 유형이 그림 404에 있다. 이들은 순수 항원 시료가 상동 항체를 포함하는 중앙에 위치한 홈과 인접한 2개의 홈에 위치할 때 일어나는 일치반응(reaction of identity) (그림 404A); 2개의 관계가 없는 항원들이 각 항원에 대한 항체를 포함하는 중앙에 위치한 홈에 인접한 2개의 분리된 홈에 위치할 때 2개의 명확한 밴드를 형성하는 불일치반응(reaction of nonidentity) (그림 404B); 그리고 하나의 항원 홈이 교차반응 시료를 포함하고 다른 항원이 항체 시료와 상동성인 항원을 포함할 때 생기는 부분일치반응(reaction of partial identity) 또는 교차반응(cross-reaction) 등이다(그림 404C).

젤 전기영동. 전기영동은 용액에서 주로 단백질, 단백질 관련 화합물, 핵산 등의 전하를 띠는 분자들이 전기장에 대한 반응으로 이동하는 분석기술이다. 이 기술은 한 가지 전하를 띤 분자의 특성을 확인하고 연구하기 위하여, 그리고 전하를 띤 혼합 분자들을 분리하기 위하여 사용되는 간단하고 빠르며 매우 민감한 기술이다. 질병상태에서 알파, 베타, 감마 글로불린, 그리고 알부민과 어떤 독특한 단백질과 같은 정상 혈청성분의 농도를 확인하고 결정하는 일은 정상 시료와 비교하였을 때 진단에 도움이 되는 면역전기영동 패턴(immunoelectrophoretic pattern)을 설정한다(그림 405A). 분자 이동률은 순 전하(net electrical charge), 분자의 크기와 모양, 전기장의 세기, 그리고 분자가 움직일 때 물질(매질)의 두께와 온도 등을 포함하는 몇몇 요인에 의존한다. 이 방법은 튜브, 슬래브(slab), 또는 편평상(flat bed)에서 형성된 젤과 같은 지지하는 매개물에서 수행된다.

단백질 또는 핵산 시료의 전기영동이 종료된 후에, 젤 또는 다른 지지체는 하나 또는 몇몇의 방법에 의해 염색 후에 분석될 수 있다. 가장 흔한 염색 기술은 단백질을 위한 코마시블루(Commassie blue) 또는 폰소 S(Ponceau S)와 핵산에서 자외선에 노출되었을 때 오렌지 빛을 내는 형광 염료인 에티디움브로마이드(ethidium bromide)를 포함한다(그림 405B).

젤 전기영동은 중요한 생물학적 분자를 분리하는데 최고의 분석 방법 중 한 가지이다. 한 가지 응용은 Kary Mullis에 의해 1980년대 중반에 고안된 중합효소연쇄반응(PCR)을 수반한다. 이 기술과 함께 단일 DNA 분자의 많은 복제수는 상대적으로 짧은 시간에 만들어질 수 있다. 핵산 단편의 시험관 증폭 과정은 열에 안정한 효소인 DNA 중합효소 사용으로 복제 DNA 분자를 만든다. 열은 DNA 가닥을 분리(변성)시키며, 각 DNA 가닥은 그 효소에 의해 복제된다. PCR 반응의 생산물은 젤 전기영동에 의해 확인될 수 있다(그림 405B). 면역 확산과 함께 젤 전기영동을 결합한 기술은 면역전기영동(immunoelectrophoresis)이라고 한다. 이 같은 기술은 면역블롯법의 예인 웨스턴블롯법(Western blot procedure)을 포함하는 어떤 진단검사에서 기초가 된다.

면역블롯법. 면역블롯법(immunoblotting)은 단백질 특이 항체를 확인하기 위한 면역진단법이다. 이 기술은 종종 웨스턴블롯법(Western blotting)으로 불린다. 대표적인 면역블롯법(immunoblotting procedure)으로는 인간 면역결핍바이러스와 같은 특이 단백질 항원을 젤 전기영동으로 분리하고 니트로셀룰로스(nitrocellulose) 또는 나일론막(nylon membrane) 상에 블롯하는 방법이다. 막블롯(membrane blot)은 그 후 블롯된 항원에 대해 지시된 시료에서 특이 항체의 존재를 확인하는데 사용된다. 막은 시료와 함께 배양되며 막에 붙은 항원들과 함께 반응하는 항체들은 이차 표지 항체와 반응하여 나타난다(그림 406). 이러한 표지에는 양고추냉이 퍼옥시다제(horseradish peroxidase)와 알칼리 포스파타제(alkaline phosphatase) 등이 있다.

효소면역측정법. 효소면역측정법(enzyme-linked immunoassays, EIA)은 면역진단에서 더욱 두드러진 방법 가운데 하나가 되었다. 두 가지 EIA 방법이 사용되고 있다: 개인으로부터 항체의 수준 결정하는 직접 또는 이중항체 샌드위치 기술(double-antibody sandwich technique)과 특수 항원에 대한 개인의 항체 수준을 측정하는 간접적인 기술 등이다. 이들 방법을 위해 사용될 수 있는 많은 물질들이 있다. 기술의 대중적인 버전(version)은 96 홈(wells)의 플라스틱 평판을 사용하는 것이다. 그 같은 microliter plates는 많은 시료를 시험하기 위해서 이상적이다(그림 407).

직접법에서 의심되는 항원을 포함하는 시료는 이 항원에 특이한 항체에 덮인 폴리스틸렌 홈(polystyrene wells)

진단 시험 (계속)

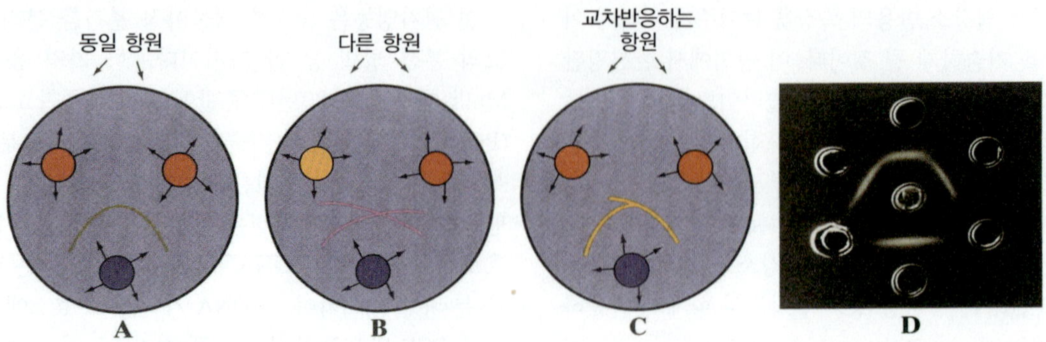

그림 404

이중확산 반응. 각 홈(well) 주변의 작은 화살표는 확산의 방향을 나타낸다. (A) (항원) 실제 일치(identity) 반응. 두 상부 홈에는 동일한 항원을 포함하고 있으며, 아래 홈에는 동종항체를 포함한다. (B) 항원 불일치(nonidentity) 반응. 상부 홈 각각은 다른 항원을 포함하며, 아래 홈은 항체와 두 항원을 포함한다. (C) 부분일치 반응 또는 교차반응. 상부의 왼쪽 홈은 교차반응 항원을 포함하며 상부 오른쪽 홈에는 아래 홈에서 항체와 동종항원으로 채워져 있다. (D) (항원) 실제 일치 반응의 사진.

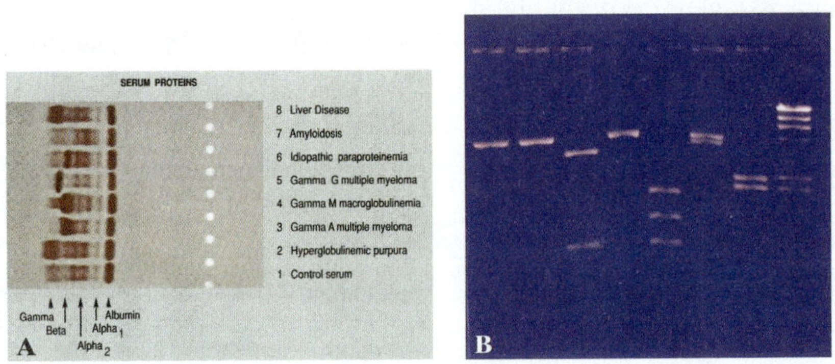

그림 405

겔 전기영동 적용. (A) 정상과 비정상 상태에서의 혈청단백질의 농도를 보여주는 면역전기영동패턴. 정상 혈청 혈액단백질의 양상. 알파, 베타, 감마글로불린, 알부민은 여러 가지 질병상태에서 동일한 단백질과 비교하였다. 보여주는 질병의 패턴에서 다른 단백질의 증가 또는 낮아지는 농도는 각 지역의 진하고 커진 크기에 의해 나타난다. (B) 중합효소연쇄반응로 얻어진 패턴은 반응(PCR) 산물을 보여준다. 보라색 배경은 분석 중의 패턴에 사용되는 자외선 때문이다. 중합효소연쇄반응(PCR) 산물로 얻어진 전기영동 양상, 보라색 배경은 자외선에 의해 제공되며 이러한 양상을 보여주는데 사용된다.

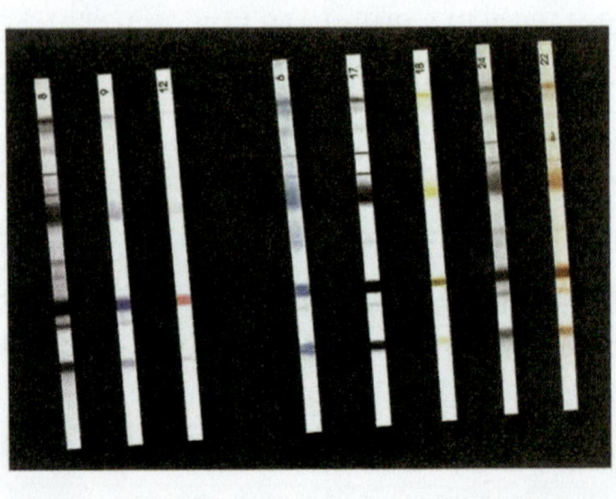

그림 406

웨스턴블롯분석의 결과. 이 방법은 특정 단백질을 탐색하는데 사용된다.

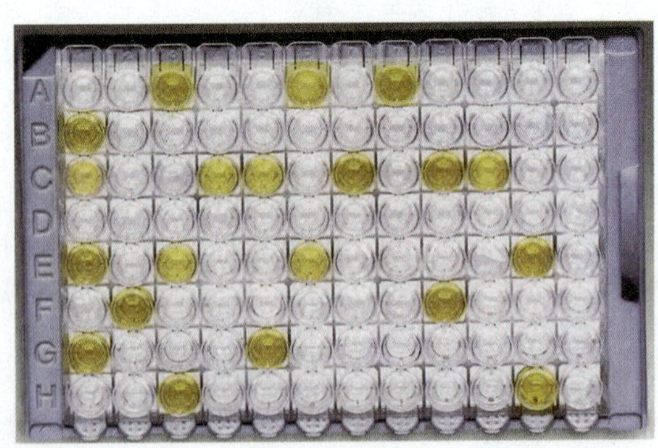

그림 407

양성 및 음성의 효소면역활성 간의 극적 차이점이 보여준다. 이 사례에서, 시험결과는 시가 독소 생성세균을 탐색하는데 사용되는 EIA를 보여준다. 노란색이 형성되는 것은 양성결과이다. (Remel Inc., Lenexa, KS 제공)

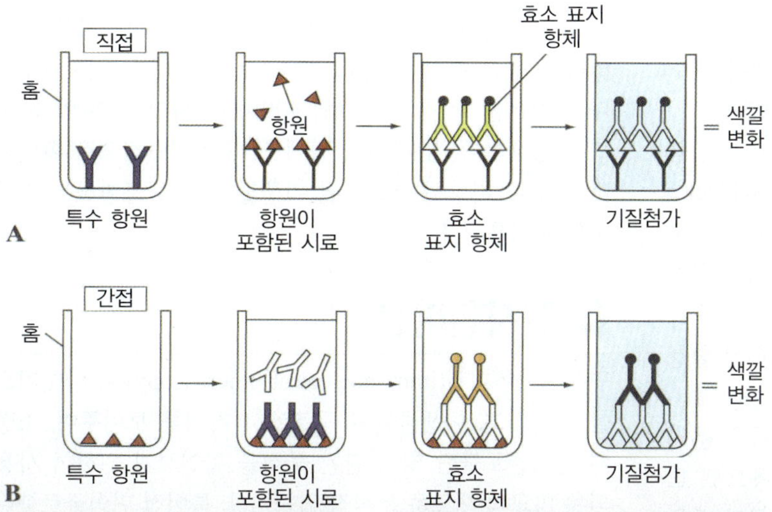

그림 408

효소면역측정법(ELISA). 직접 또는 이중샌드위치 기법과 간접방법이 보인다. 탐침될 항원에 대한 항체는 홈에 부착한다. 항원을 포함하는 시료가 부가되고 세척된다. 직접방법에서, 이 항체는 효소로 표지되어서 기질이 첨가되었을 때 색깔변화가 일어난다. 간접 방법에서 기질이 부가되기 전에, 포획 항원은 먼저 이종항체로 처리되고 효소표지된 항체가 이종항체에 부가된다.

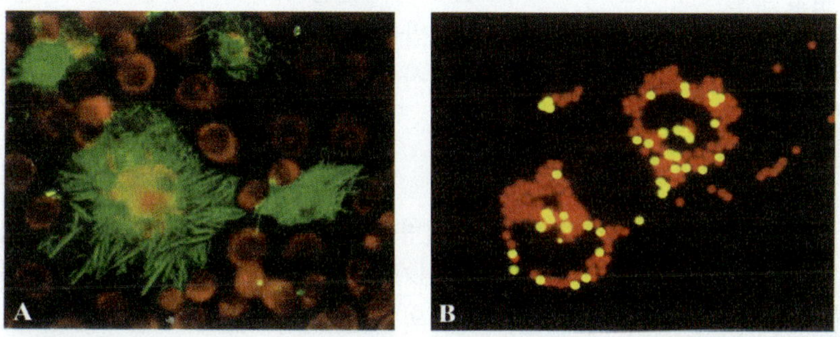

그림 409

면역형광현미경. (A) 직접 형광항체기법의 적용이 보여주는 바와 같이 비강인두(nasopharyneal) 세포에 감염된 메타폐염 바이러스의 존재. (E. Percivalle, A. Sarasini, L. Visai. M.G. Revello, G. Gerna. *Clin. Micro.* 43,(2005):3443-3446 인용 및 G. Gerna 제공). (B) 백혈구세포의 세포표면 항원의 존재를 보여주기 위하여 형광-표지된 항체입자로 coated 된 특별히 준비된 입자의 사용. (Josephh Mirro, Jr. 박사 제공)

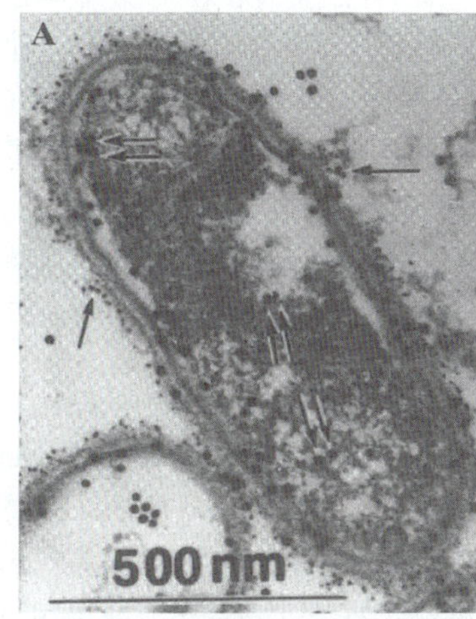

그림 410

면역전자현미경을 이용하여 찍은 사진. 이 투과주사전자현미경사진은 금 탐침구(gold probe sphere)로 표지된 세균세포의 초박막 절편을 보여준다. 탐침자는 내부와 외부의 항원성 부위를 보여준다. (K.E. Hechemy, 등, *Clin. Micro*. 27, (1989):377-384)

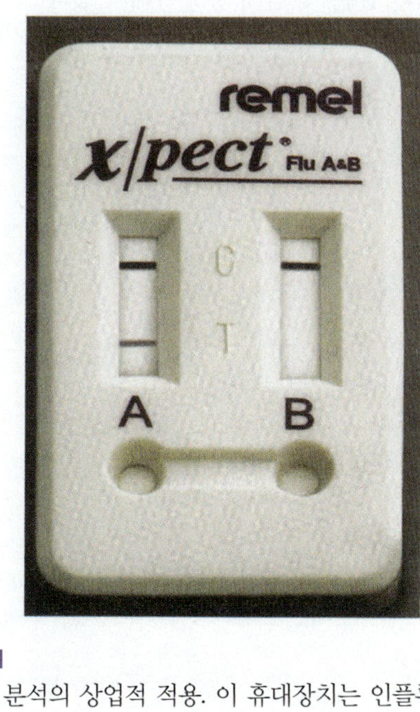

그림 411

효소면역 분석의 상업적 적용. 이 휴대장치는 인플루엔자군들 간의 탐색 및 식별에 사용된다. 시험구역(T)은 인플루엔자 A형의 존재를 보여준다. 대조구(C)도 볼 수 있다. (Remel Inc., Lenexa, KS 제공)

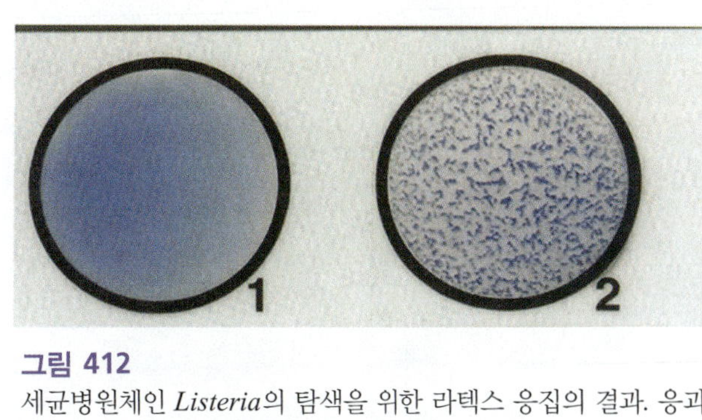

그림 412

세균병원체인 *Listeria*의 탐색을 위한 라텍스 응집의 결과. 응괴입자들을 나타내는 양성결과는 오른쪽에 보여준다. 대조구는 왼쪽에 있다. (Becton, Dickinson and Company 제공)

에 첨가된다. 이 단계는 효소 표지된 특이한 항체의 첨가로 결합하게 된다(그림 408A). 효소기질은 시험 시스템에 첨가되는 마지막 시약이다. 양성 시험에서 효소기질의 가수분해가 일어나는데 이는 결합된 항원의 양에 비례한다.

간접 방법에서(그림 408A), 폴리스틸렌 홈은 특이 시험 항원으로 덮여 있다. 이 단계는 시험대상 혈청(test subject' s serum)이 첨가되고 그 다음에 효소 표지된 항인간항체(anti-human antibody)가 첨가된다. 효소기질은 이 시스템에 첨가된다. 다시 직접 방법에서와 같이 양성 시험은 효소기질의 가수분해를 초래하게 될 것이다. 반응의 정도는 시험대상 혈청에서 항체의 수준에 비례하게 된다.

두 방법에서 세척 단계는 결합되지 않은 성분들을 분리하고 제거하는데 사용된다. 항체 또는 항원의 사용으로 효소와 결합하고, 기질과 반응하여, 색깔 변화 또는 형광 반응 생산물을 생성한다. 색변화는 가시적(그림 407) 또는 색깔의 양과 결합된 항원의 양간의 비례를 결정하기 위해서 분광광도계를 사용하여 점검될 수 있다. 변형된 효소면역측정법은 암세포에서 특이 항원의 존재를 확인하기 위해서 뿐만 아니라 바이러스에 감염된 세포의 존재를 보여주기 위해서 사용될 수 있다.

형광항체 기술. 형광성 염료(fluorescein dyes)로 표지된(꼬리표가 붙은) 항체는 미생물과 다른 항원, 조직과 다른 형태의 시료에서 항체를 확인하기 위해 1941년부터 사용되어왔다. 형광성 관찰의 정도는 눈에 보이지 않는 자외선과 짧은 가시 파장의 에너지를 흡수하고, 흥분상태가 되고 보다 긴 가시 파장의 형태에 에너지를 방출하는 염료의 능력에 의존한다. 널리 사용되는 염료의 한 가지는 플루오레신 이소티오시아네이트(fluorescein isothiocyanate)이다.

형광-항체 기술은 직접적이거나 간접적으로 사용될 수 있다. 항원은 손상된 세포, 체액, 코 세척액과 같은 다수의 다른 견본을 직접 시험(그림 409)하여 확인할 수 있다. 반면에 항체는 간접 시험 방법에 의해서 일반적으로 확인된다. 형광-표지항체는 고정된 미생물 항원을 포함하는 슬라이드에 적용된다.

전자현미경

면역전자현미경(immunoelectron microscopy)은 바이러스를 동정하고, 미생물들의 구조에서 차이를 보여주며, 소량의 면역글로불린 및 연관된 물질을 확인하기 위하여 사용되는 비교적 새로운 분석적 접근이다. 특이적 면역글로불린과 결합된 금 입자로 만들어진 탐침자는 항원과 세포의 화학성분을 탐색하는데 사용될 수 있다(그림 410).

시판장비

많은 시판장비들은 질병을 직접 또는 간접적으로 진단하는데 이용될 수 있다. 여기에는 응집 시험(그림 412)과 효소면역측정법(그림 411)의 응용 등이 포함된다. 한 가지 공통된 EIA 변형은 니트로셀룰로스(nitrocellulose)막을 사용하는 점블롯 분석(dot blot assay)이다. 이 장치에서 항원 또는 항체는 막에 결합되며 시료는 그 표면에 적용된다. 보통 어떤 종류의 색깔반응은 잠시 후에 볼 수 있게 되며, 이같이 정량적 분석을 제공한다. 집에서의 임신 시험키트, 바이러스와 세균 감염 탐침과 같은 몇 가지 응용사례가 있다(그림 411).

부록

A 부록 그림

미생물과 기생물에 의한 질병을 수반하는 신체부위에 대한 견해를 제공하기 위한 컬러 그림이 여기에 제시되어 있다. 다른 질병원인체(예, 세균, 진균, 원생동물, 바이러스)는 다른 색깔로 보여주는 것을 주목하라. **붉은색:** 바이러스; **녹색:** 세균; **청색:** 진균; **오렌지색:** 원생동물; **보라색:** 프리온; **검은색:** 기생충.

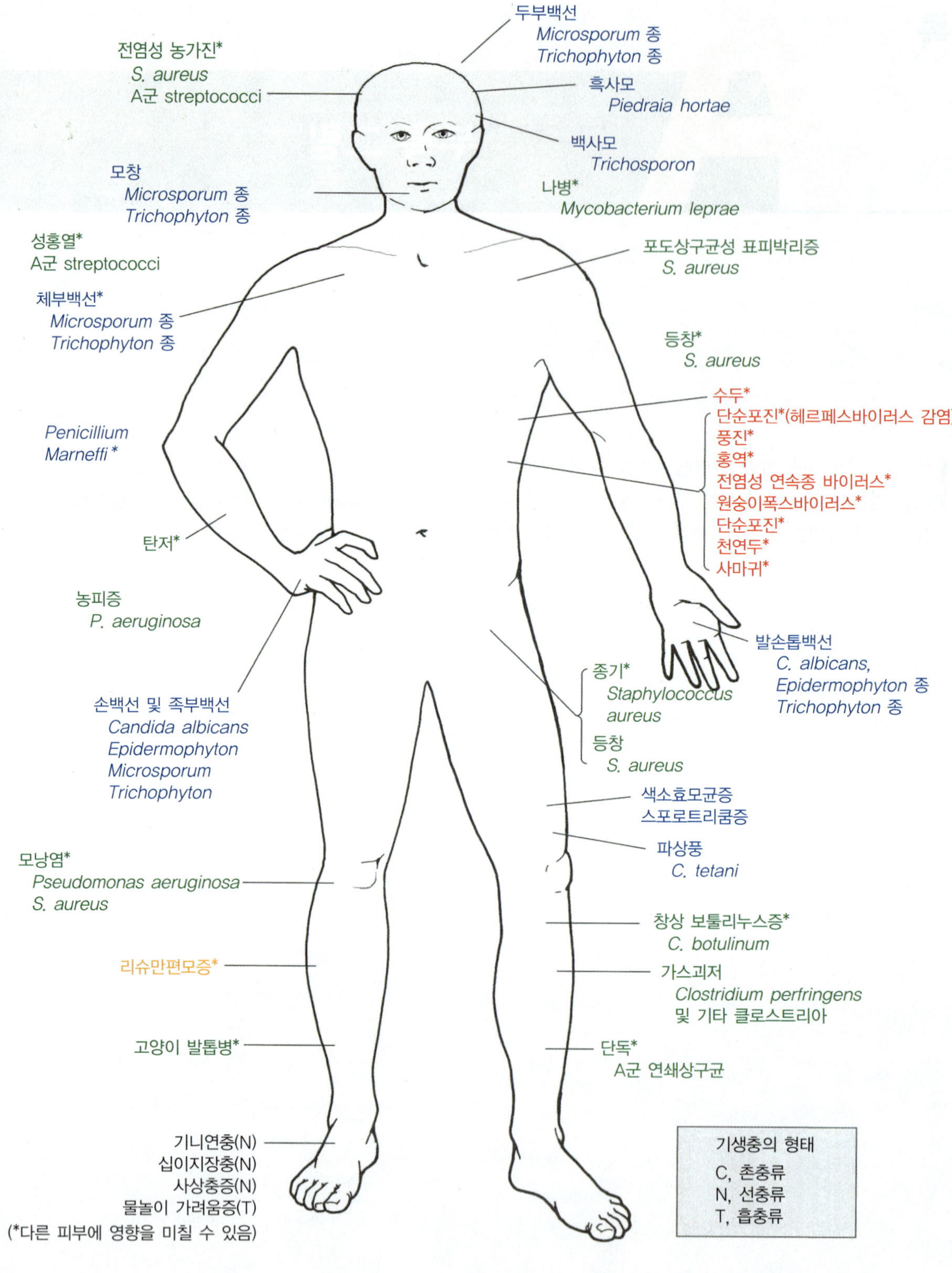

그림 A-1
피부, 손톱, 체모에 영향을 주는 감염성 질환과 질병원(외피체계).

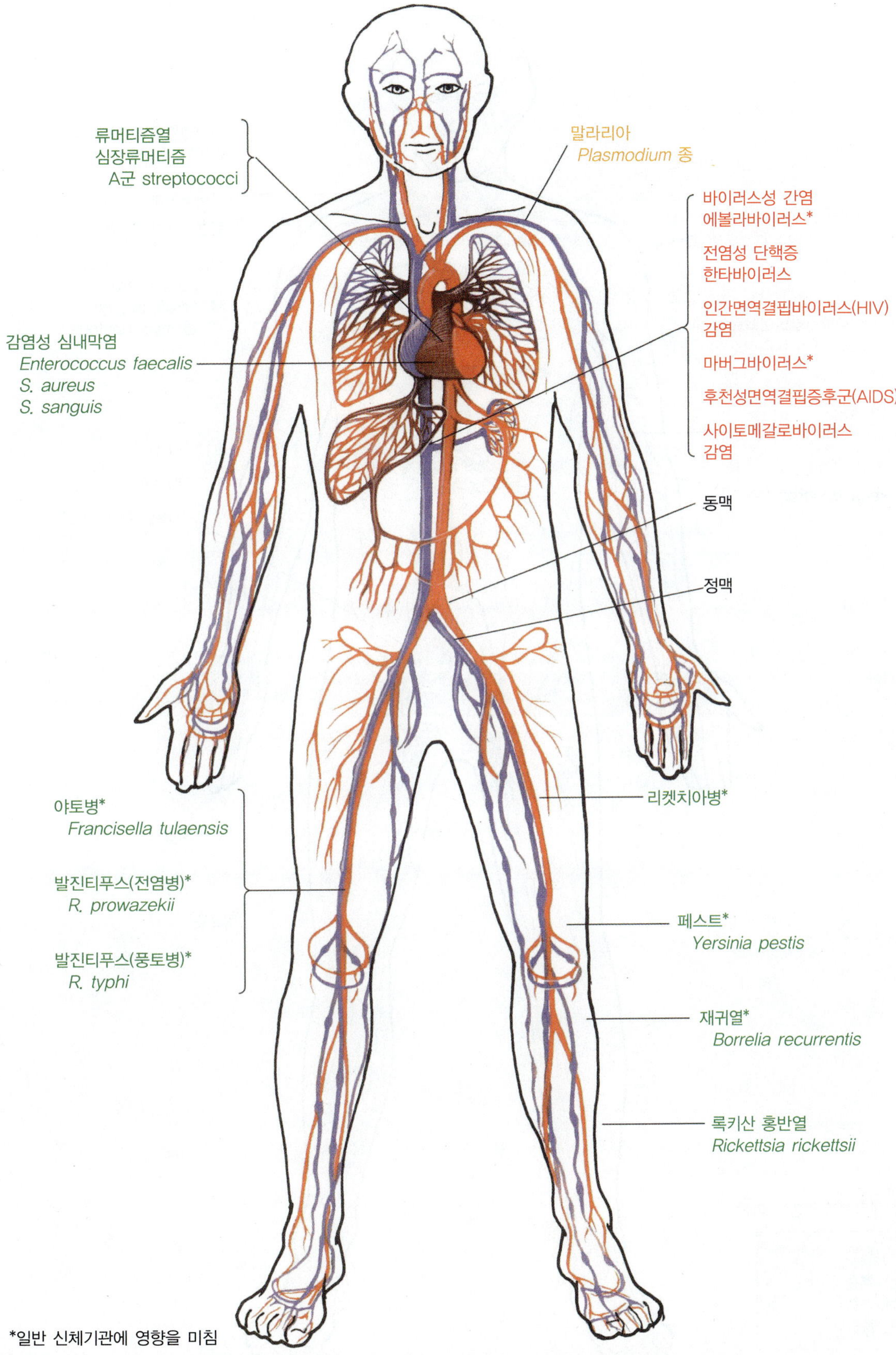

그림 A-2
심혈관계에 영향을 주는 감염성 질환과 질병원.

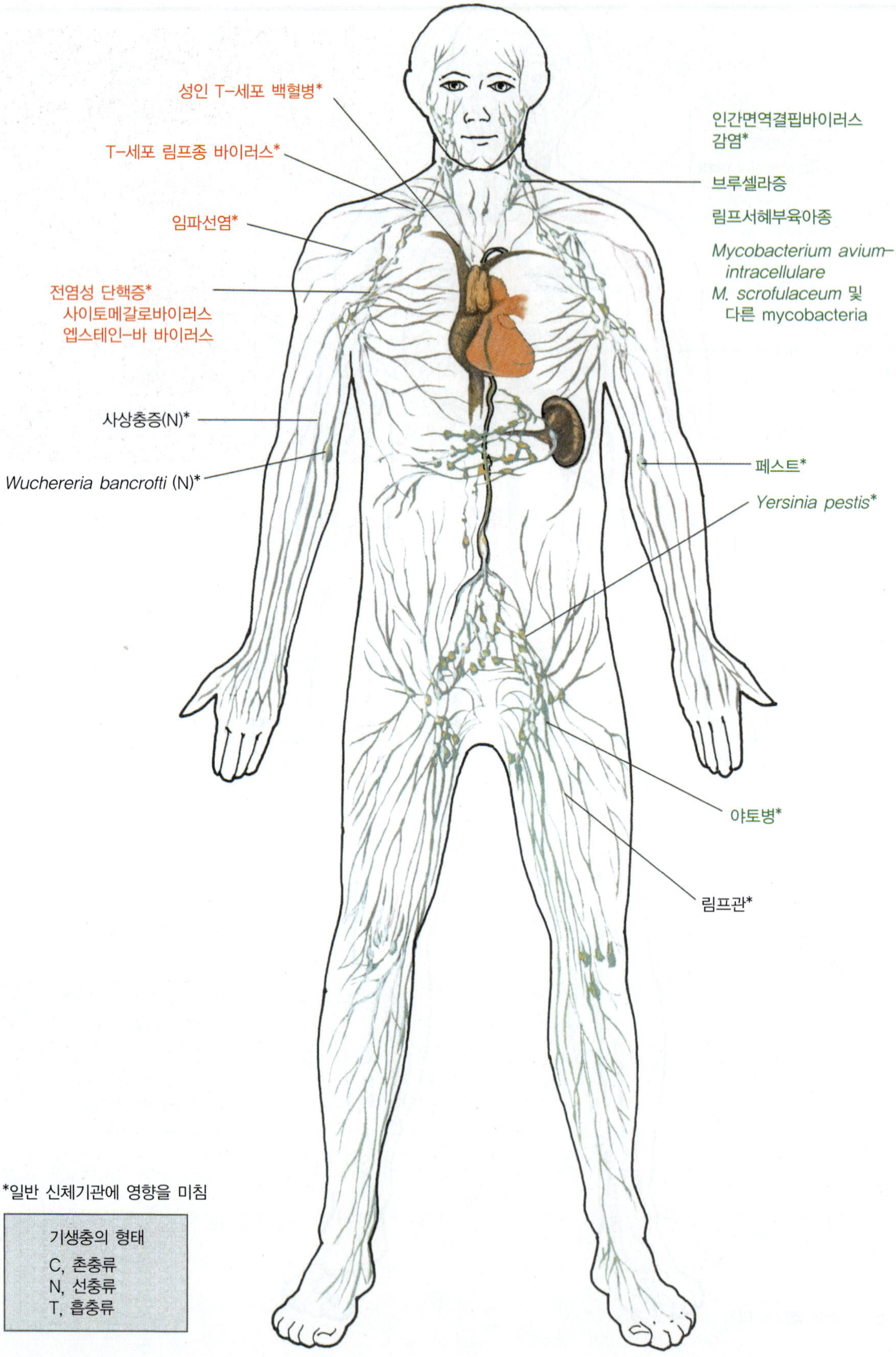

그림 A-3
림프계에 영향을 주는 감염성 질환과 질병원.

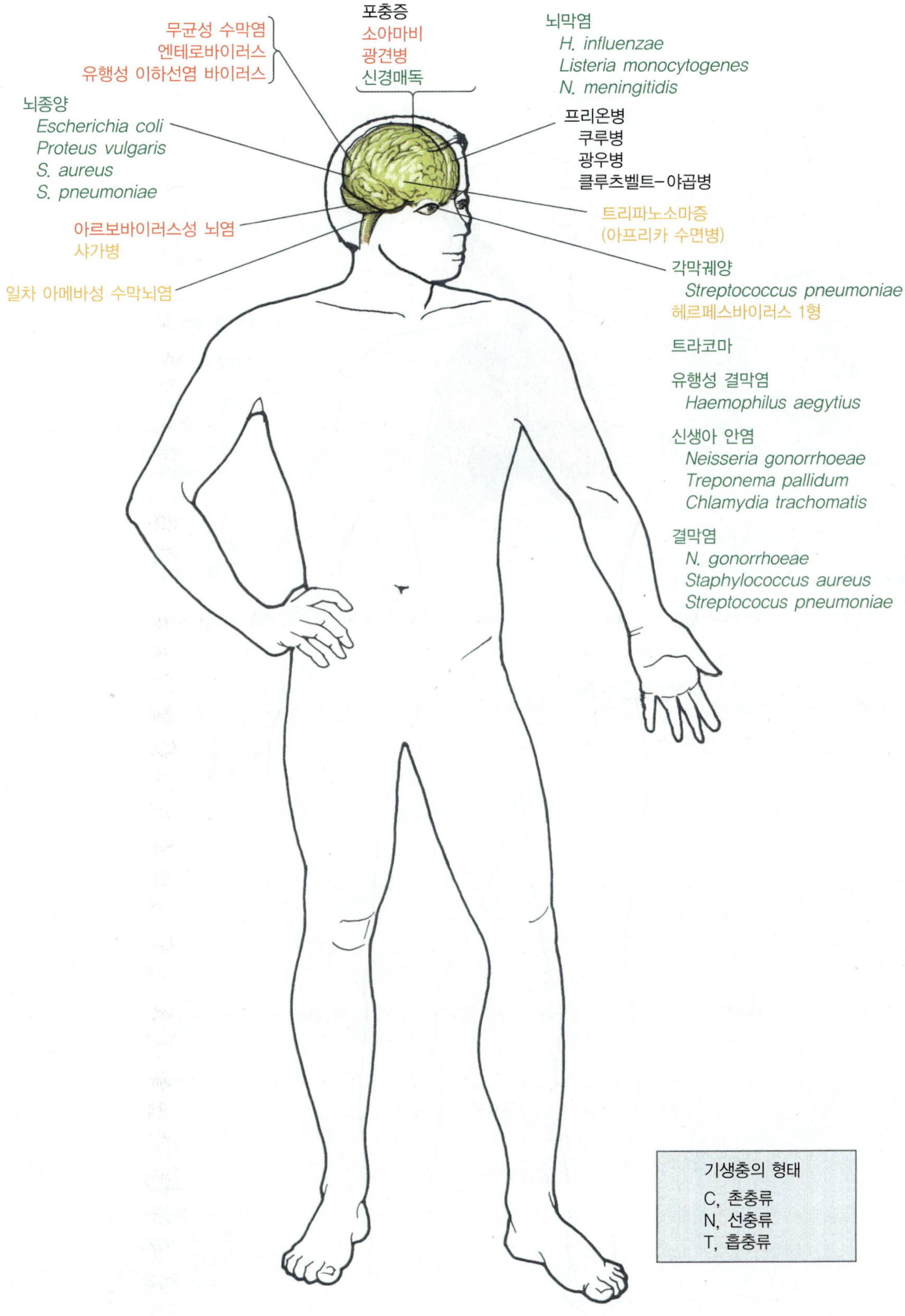

그림 A-4
신경계에 영향을 주는 감염성 질환과 질병원.

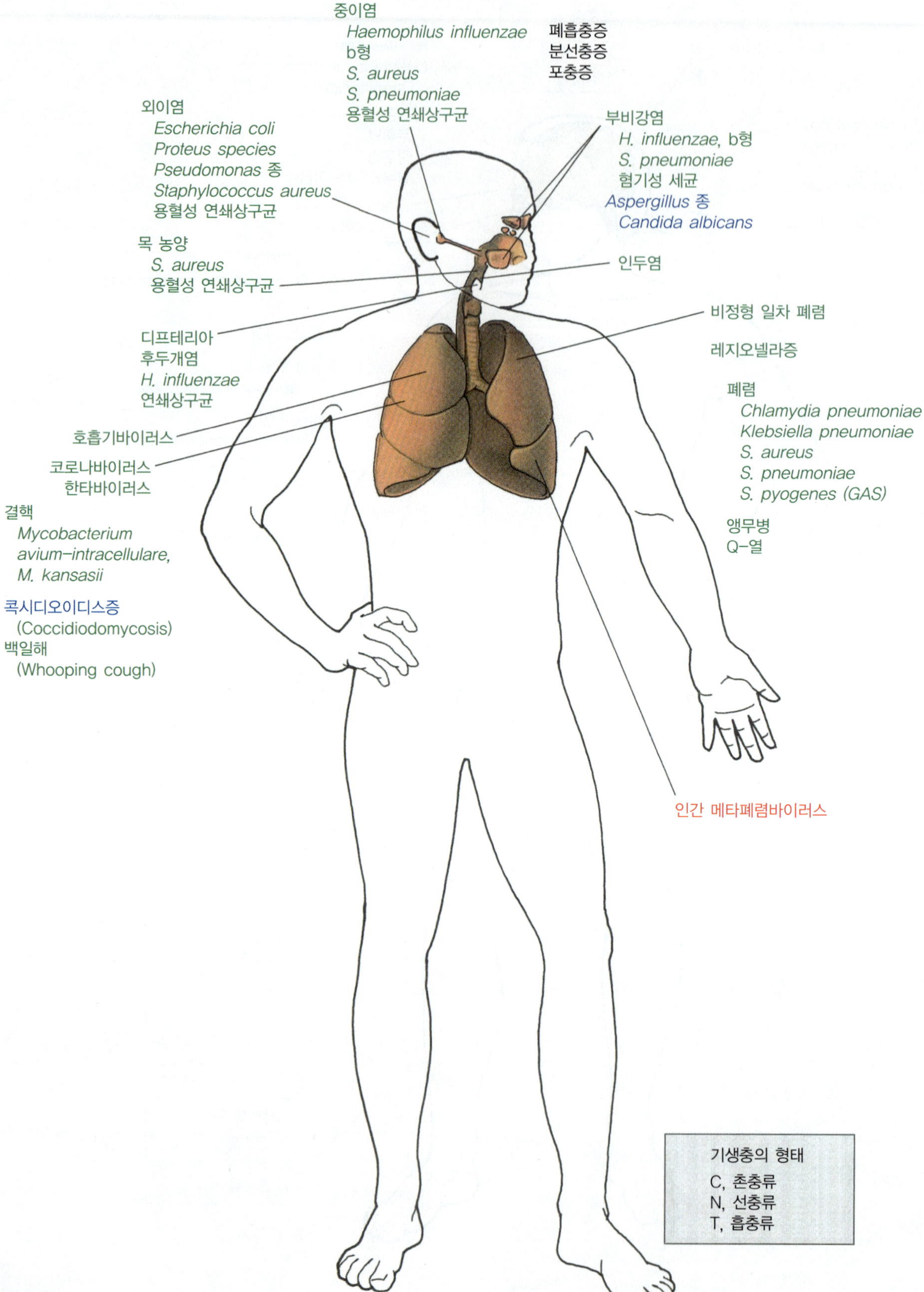

그림 A-5
호흡계에 영향을 주는 감염성 질환과 질병원.

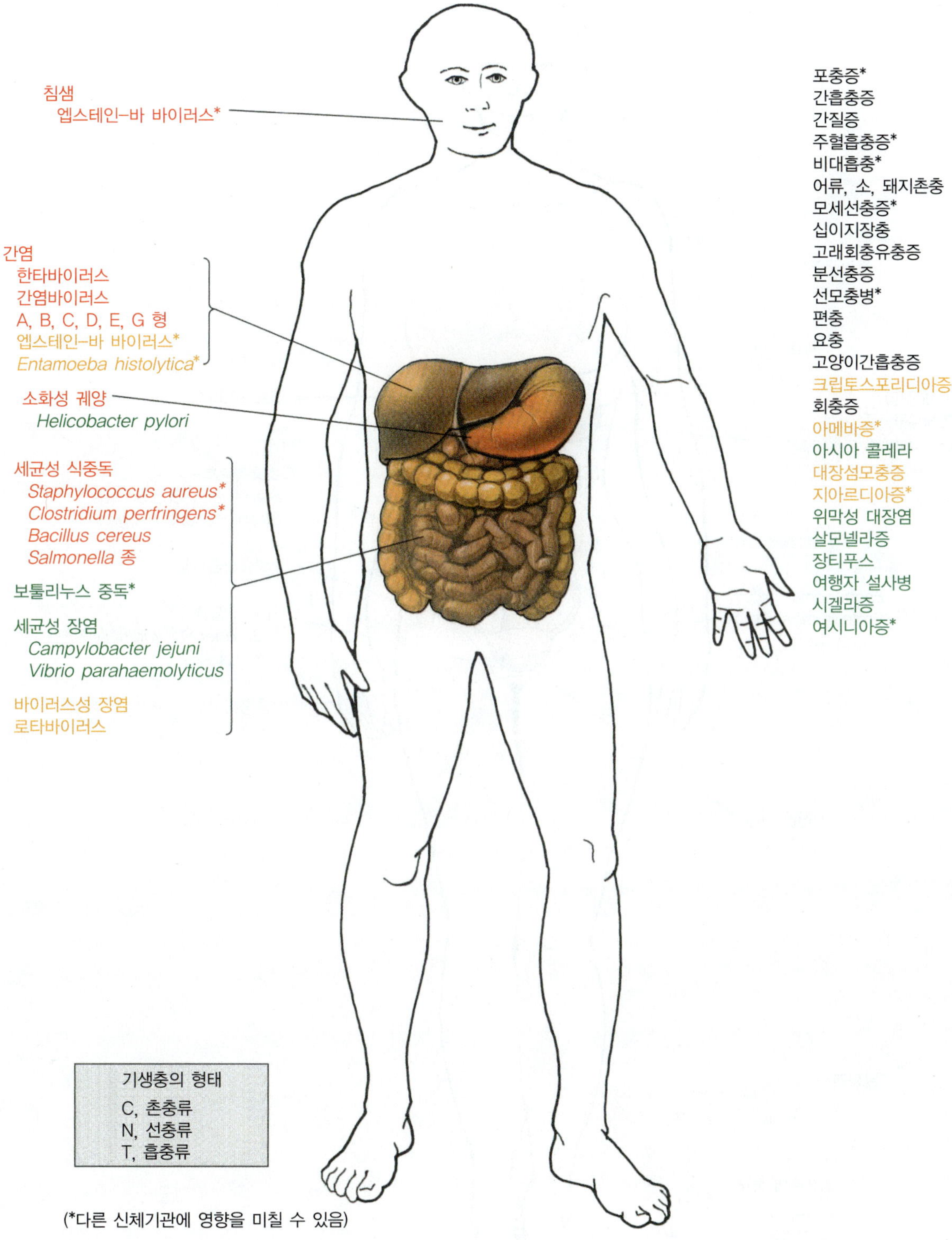

그림 A-6
소화계에 영향을 주는 감염성 질환과 질병원.

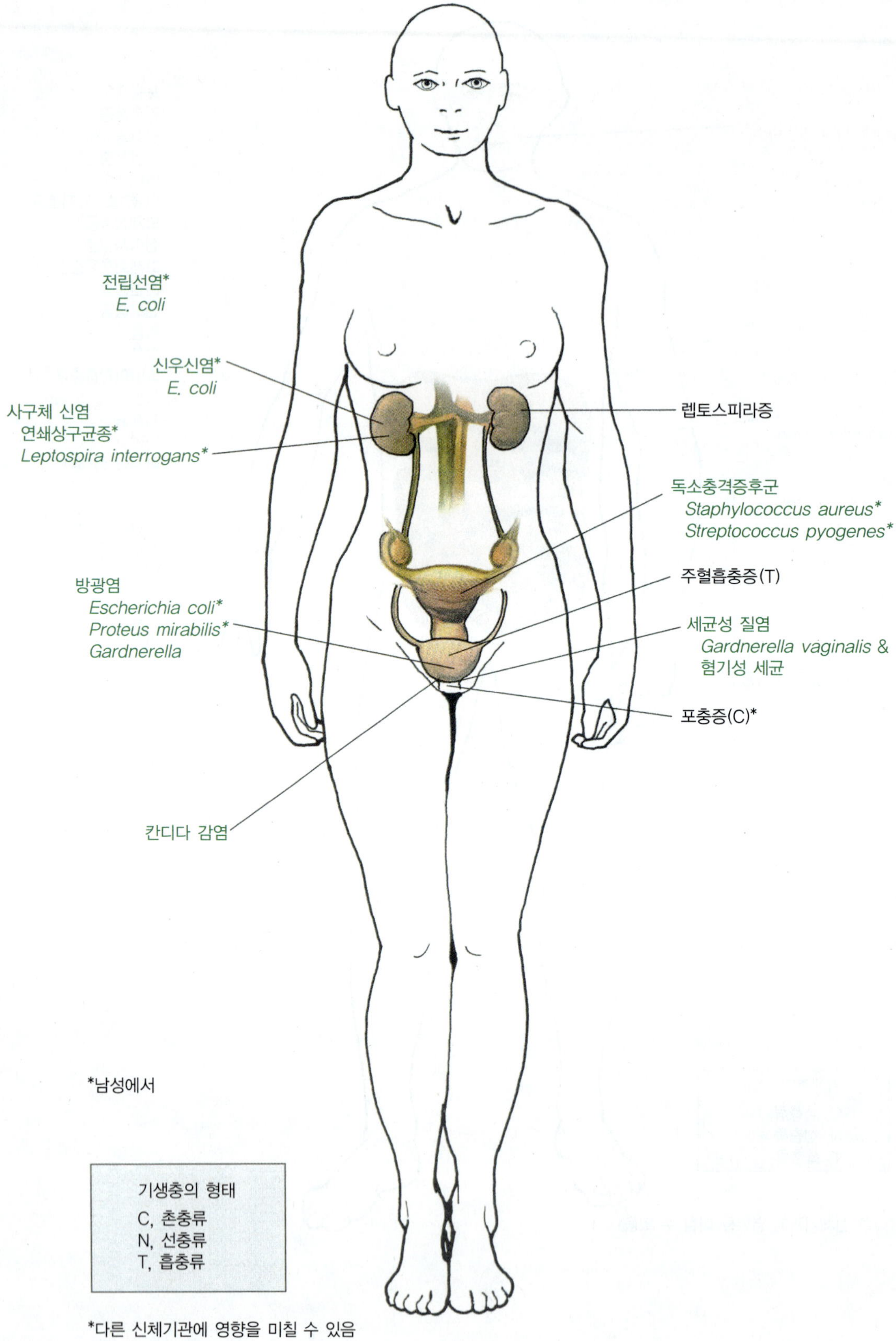

그림 A-7
배설계에 영향을 주는 감염성 질환과 질병원.

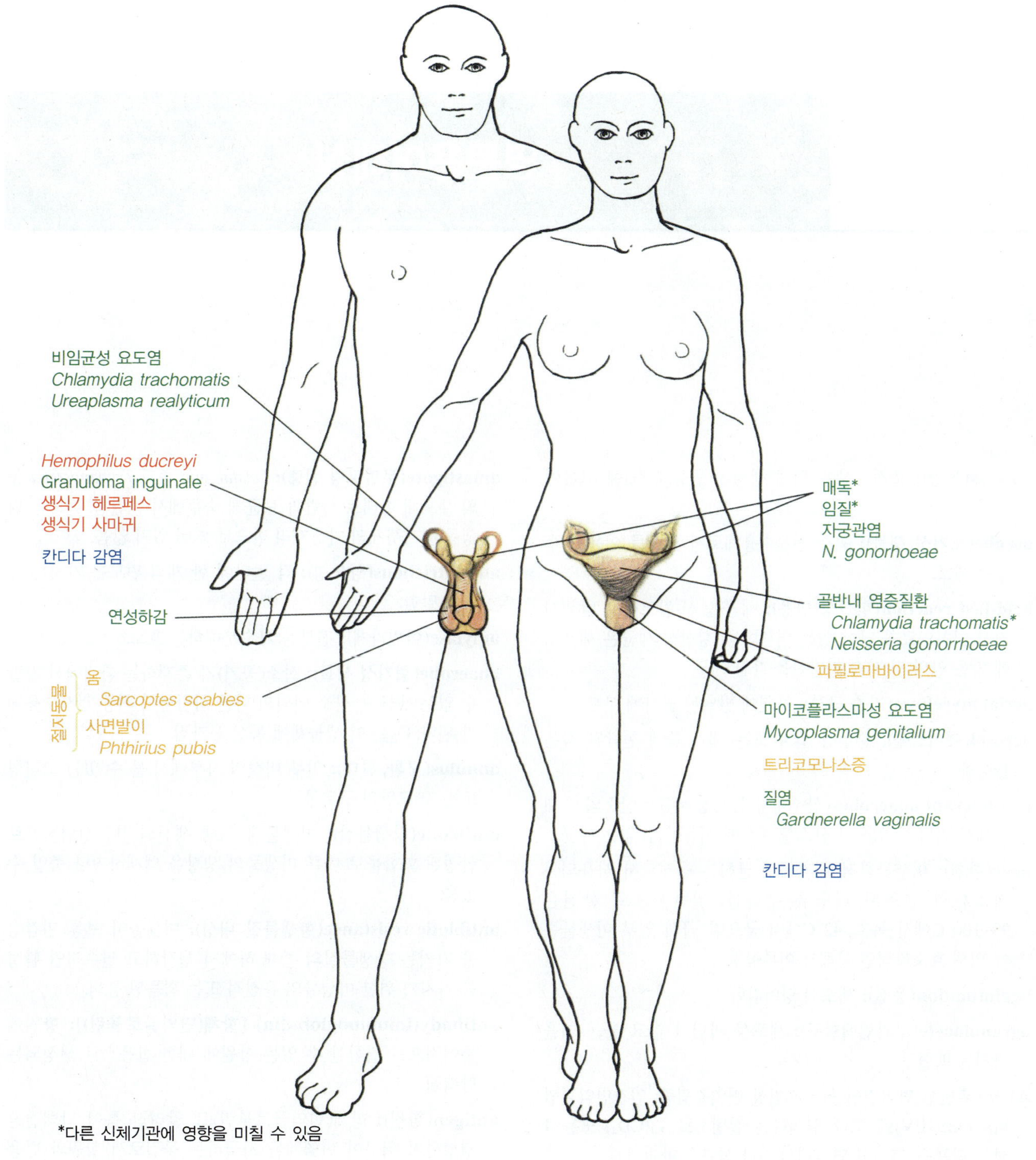

그림 A-8
생식계에 영향을 주는 감염성 질환과 질병원.

영문용어해설

abscess(농양): 조직손상에 의해 생성된 공동(空洞)에 고름이 생김.

aerobe(호기성 생물): 최종 전자수용체로서 산소를 이용할 수 있는 세포.

acid-fast reaction(항산성 반응): 세균을 산-알코올로 탈색시켜서 일차염료가 남아 있는 염색반응; 항산성 세균은 세포벽에 많은 양의 긴 사슬 지방산을 가짐.

aerial mycelium(기중 균사): 표면에 발달된 균사체 부분.

aerosol(에어로솔): 분무성 입자 또는 대기 중에 현탁된 작은 물방울.

aerotolerant anaerobes(산소내성 혐기성 세균): 산소의 존재하에서 견딜 수 있으나 산소를 대사에 이용할 수 없는 세균.

agar(한천): 미생물학적 배지에서 굳히는 물질로서 사용되는 적조류의 건조된 다당류 추출물; 일반적으로 한천은 99~100°C에서 녹고, 42°C에서 굳으며, 극히 일부 미생물종에 의해 효소학적인 분해가 이루어짐.

agglutination(응집): 세포의 덩어리화.

agranulocyte(무과립백혈구): 세포성 과립이 없고 둥근 핵을 가지는 백혈구.

AIDS(후천성 면역결핍증) : 후천성 면역결핍증; 인간면역결핍바이러스(HIV)에 의해 일어나는 질병으로 $T_4(CD_4)$ 또는 T 보조 림프구, 그리고 면역계의 기타 성분을 파괴시킴.

alga(조류; 복수는 algae): 진핵성이고, 광합성을 하며, 단세포 또는 다세포성의 생명형태; 식물계(Plantae) 또는 원생생물계(Protista)에 속함.

alkaline(알칼리성): 수산기 이온(OH^-)이 풍부한 조건으로 pH가 7.0보다 큰 결과를 가져옴.

alpha-hemolysis(알파-용혈): 혈액고체배지 상에서 세균 또는 다른 미생물에 의해 헤모글로빈이 부분적으로 또는 불완전하게 파괴됨; 그 결과로서 세균집락 주변에 녹색구역이 생겨남.

amastigote(무편모형 원충): *Leishmania* 종과 *Trypanosoma* 종의 세포내 형태로 사람과 보균체 숙주에서 발견됨; 편모는 원생동물 기생체의 가장자리 밖으로 뻗어 있지 않음.

amphitrichous(양모성): 각 말단에 한 개의 편모를 가지는 세포를 말함.

amylase(아밀라제): 전분을 가수분해하는 효소.

anaerobe(혐기성 생물): 산소(공기)가 존재하는 환경에서 자랄 수 없는 생물체; 산소 이외의 다른 화합물이 최종 전자수용체가 된다; O_2는 이 생물체에 독성을 가짐.

annulus(구환, 환대): 일부 버섯의 자루에서 볼 수 있는 고리형 또는 깃 모양의 구조물.

antibiotic(항생물질): 미생물에 의해 생산되거나 상업적으로 합성된 화합물로 다른 미생물의 생장을 억제하거나 죽일 수 있음.

antibiotic resistance(항생물질 내성): 미생물이 보통 민감성을 가지는 항생물질의 존재 하에서 생장하고 필수적인 활성을 가지기 위한 미생물의 유전적 또는 획득된 능력.

antibody(immunoglobulin) [항체(면역글로불린)]: 항원에 특이적으로 결합할 수 있는 항원에 대한 반응으로 생성되는 단백질.

antigen(항원): 항체(면역글로불린)로 알려진 특이 단백질을 생성하기 위하여 면역계를 자극하는 물질로서 항원과 반응하여 면역계의 특이세포를 활성화시킴.

Apicomplexa(포자충류): 정단 복합체로 구성된 세포내 소기관을 가지는 세포내 원생동물 기생체; 그러한 세포내 소기관들은 숙주세포를 통과하기 위하여 사용됨.

Archaea(고세균): 원핵생물 두 개의 도메인 가운데 하나로서 메탄생성균, 호염성균(염을 매우 좋아하는 미생물), 초고온성균 등이 포함됨.

arthropod(절지동물): 모기나 진드기와 같이 분절된 몸과 관절이 있는 다리를 가지는 무척추동물.

arthrospore(분절포자): 특이한 진균성 균사 필라멘트의 분절에 의해 생성된 무성포자; 분절분생자(arthroconidium)로도 불림.

ascospore(자낭포자): 자낭균류의 특성을 가지는 유성포자로서, 낭(sac) 같은 구조[*자낭(ascus)*]를 형성함.

asexual spores(무성포자): 두 개의 다른 세포의 핵이 융합되지 않고 만들어지는 포자.

autotrophy(독립영양성): 유일 탄소원으로 CO_2를 이용할 수 있는 생물체.

B lymphocyte(B 림프구): B 기억세포 또는 플라스마 세포로 알려진 면역글로불린 생성 세포로 분화되는 면역계 세포.

bacterial colony(세균 집락): 고체배양에서 육안으로 볼 수 있는 세균의 축적물.

bactericidal(살균성): 세균을 죽일 수 있는 능력.

bacteriophage(박테리오파아지): 세균성 바이러스; *파아지(phage)*라고도 부름.

bacteriostatic(세균발육저지): 세균을 죽이지 않고 생장을 저해할 수 있는 능력.

bacteriuria(세균뇨): 소변 중에 세균이 존재하는 것.

Basidiomycotina(담자균아문): *담자기(basidium)*라는 구형의 세포 외부에 포자를 형성하는 사상의 진균.

basidiospore(담자포자): 담자균아문의 사상성 진균에서 발견되는 특별한 무성생식 단위.

basophil(호염성백혈구): 염기성 염료로 염색하면 푸른색의 과립과 잎 모양의 핵으로 보이는 백혈구의 한 종류.

beta(β) hemolysis(베타-용혈): 헤모글로빈이 완전히 분해되는 것으로 혈액배지상의 집락주변에 명확한 투명대가 생성됨.

beta-lactam(베타-락탐계): 네 부분의 헤테로고리 베타-락탐 고리를 갖는 페니실린과 같은 항생제를 말함.

binomial system of nomenclature(이명법 체계): 생물체를 분류하고 명명하는 과학적 방법으로 속(*Genus*)과 종(*species*)으로 나타냄.

biological warfare(생물전): 사람, 하등동물 또는 식물을 무력화시키거나, 손상을 주거나, 죽이기 위한 작용제로서 동물, 식물, 또는 미생물을 사용함.

black water fever(흑수열): 대량의 용혈이 일어나는 열대열 말라리아(falciparum malaria)의 합병증으로 혈뇨(血尿)를 수반함.

blood agar(혈액 고체배지): 용혈을 일으키는 미생물을 동정하기 위해 사용되는 분별 및 농화배지.

blood group antigens(혈액형 항원): 적혈구와 관련 조직의 막에서 발견되는 유전적으로 결정된 항원(면역원).

bloom(수화): 수면상에 조류 또는 시안세균의 대량증식.

bradyzoite: 조직 피낭에서 발달하는 *Toxoplasma gondii*의 단계.

brood capsule(번식포): 연충인 *Echinococcus* 종과 연관된 포충피낭(hydatid cyst)의 발달초기 막(germinal membrane)으로부터 생겨나는 피낭유사 구조; 번식포(brood capsule)는 원시 연충인 두절(scolexes)을 포함함.

bubo(가래톳): 특히 사타구니와 겨드랑이에서 부어오른 림프절; 선페스트, 연성하감, 기타 감염성 질병에서 나타나는 특징적인 손상.

budding(출아): 무성생식의 일종으로 새로운 세포가 모세포로부터 싹이 나옴으로써 만들어짐; 일부 효모종에서 가지는 특성.

capsid(캡시드): 바이러스 입자의 단백질 외피.

capsule(캡슐): 일부 미생물의 세포벽 외부를 둘러싸는 다당류 또는 단백질 함유 구조.

catalase(카탈라제): 과산화수소(H_2O_2)를 물과 산소로 분해시키는 반응을 촉매하는 효소.

CD_4 cell(CD_4 세포): 면역반응의 필수요소로 제공되는 보조세포로도 알려진 특이한 림프구; 이들 세포는 사람의 면역결핍 바이러스(HIV)의 일차적 표적에 있음.

cell wall(세포벽): 원형질막 외부에 밀접한 독특한 화학적 조성을 가지는 구조물; 세균, 조류, 진균류의 강도와 형태에 기여함.

cercaria(세르카리아, 유미유충): 흡충류(trematode)의 애벌레 단계로서, 발달 후 달팽이의 중간숙주를 떠나 최종숙주를 침입함.

chancre(하감): 매독에서 초기손상; 단단하고 통증이 없으며 고름을 생성하지 않는 손상.

chemically defined media(합성배지): 정확한 화학적 조성을 모르는 배지.

chlamydispore(후막포자): 균사세포의 직접 분화에 의해 형성된 벽이 두껍고 저항성이 있는 포자; 후막분생자(chlamydoconidium)로도 불림.

chromatodial body(염색소체): *Entamoeba* 속의 어린 피낭에서 발견되는 결정성 RNA의 진하게 염색된 부분.

coagulase(응집효소): 병원성 staphylococci에 의해 생성되는 효소로서 사람의 혈장을 응고시킴.

cocco-bacillus(구상간균): 구형과 막대형의 중간인 난형 세균.

coenocytic(다핵성): 격벽이 없는 상태; 일부 균사에서 세포물질을 계속해서 흐르도록 함.

colony(집락): 고체배지의 표면에서 육안으로 볼 수 있는 미생물 생장의 축적물.

complement fixation(보체고정): 보체가 항원-항체 복합체와 결합되어 연속반응에 이용될 수 없음.

conidiophore(분생자병): 분생자를 가지는 균사.

conidium(분생자): 한 개 이상의 포자와 다양한 크기와 형태를 가지는 무성의 진균성 포자로서 분생포자(conidiospore)라고도 함.

crustose(고착성 지의류): 지의류의 평편하고 껍질같이 생장함.

cyanobacteria(시안세균): 엽록소와 피코시아닌을 가지는 광합성 진핵생물.

cyst(소낭, 포낭, 피낭): 세균에서 소낭(cyst)은 구형의 벽이 두꺼운 휴면세포임; 원생동물에서는 생식목적으로 형성된 벽이 두꺼운 환경저항성 구조임.

cysticercus(낭미충): 체액과 한 개의 머리 또는 두절(scolex)을 포함하는 촌충인 *Taenia solum*과 *T. saginata*의 애벌레의 피낭화 단계.

cytopathic effect(세포병변효과): 바이러스에 감염된 조직배양세포에서 육안으로 흔히 볼 수 있는 파괴 효과.

dark-field microscopy(암시야 현미경): 어두운 배경에서 생물체는 희게 나타나는 현미경의 한 종류; 일반 염색약으로는 거의 염색되지 않는 스피로헤타균은 이 방법을 통하여 살아있는 상태로 잘 관찰됨.

defined medium(한정배지): 화학물질의 종류와 농도가 알려진 배지.

definitive host(최종 숙주): 최종 숙주.

denitrification(탈질화): 질산염(NO_3)이 아산화질소(nitrous oxide)(NO) 또는 질소 가스(N_2)로 환원되는 과정.

dermatophytes(피부생균류): 피부, 손톱, 머리에 침입하는 진균류; 백선(ringworm).

Deuteromycotina(불완전균아문): 유성생식 단계가 일어나지 않는 진균류군; 불완전 균류(Fungi Imperfecti)로도 알려짐.

diatoms(규조류): 유리 같은 외피를 갖는 식물성 원생생물.

differential medium(분별배지): 집락 외관의 차이나 배지에 생성되는 변화에 의해 다른 세균종을 식별할 수 있는 배지.

differential stains(분별염색): 세포의 각기 다른 부분을 식별하기 위해서 한 가지 이상의 염료를 사용하는 과정.

dimorphic(이형): 숙주의 조직 내에서 나타나기도 하고, 자연 및 흔히 실험실 배양에서도 나타나는 두 가지 형태를 가지는.

Domain(도메인, 영역): 가장 상위의 생물학적 분류 단계. 현재 알려진 3개의 도메인은 **세균(Bacteria)**, **고세균(Archeae)**, **진핵생물(Eukarya)**이다.

ectoparasite(외부기생생물): 다른 생물체의 표면에서 살아가는 생물.

ectothrix(모외균, 모외사상균): 모축(hair shaft) 밖에서 진균 포자의 껍질.

electrophoresis(전기영동): 겔 상에서 시료를 통해 전류를 흘려주어 단백질과 일부 다른 거대분자들을 분리하기 위하여 사용되는 기법.

elephantiasis(상피증): 만성 림프 사상충(filarias)인 선충류(nematode)에 의한 감염으로 다리 또는 음낭(scrotum)의 비대.

ELISA(효소면역측정법): 고도의 특이 면역진단 방법으로, 항원이나 항체의 반응성을 유지하기 위하여 수용성 항원 또는 항체가 불용성의 고체표면에 연결이 수반됨.

endothrix(모내균, 모내사상균): 모축(hair shaft)내 분절형 분생자(분절포자)의 덩어리.

euglenoid(유글레나류): 엽록소 *a*와 *b*를 포함하는 조류로서 분류학적으로 유글레나 식물문(Euglenophyta)에 속함.

Eukarya(진핵생물): 계통분류학적 도메인으로 진핵생물, 동물, 식물, 원생동물, 조류, 진균류를 포함함.

eukaryote(진핵세포): 핵막에 의해 둘러싸인 핵을 가지는 세포이며 미토콘드리아와 같은 막성 소기관을 가짐.

exospore(외생포자): 출아에 의해 영양세포의 외부에 형성되는 열과 건조에 강한 포자.

facultative(통성): 환경요인의 존재 또는 부재에서 자랄 수 있는 미생물의 능력을 나타내는데 사용되는 용어; 순응가능한 생물체.

facultative anaerobe(통성 혐기성생물): 호기적 및 혐기적 조건 하에서 잘 자라는 생물체로서 산소에 대하여 독성을 갖지 않음.

fermentation(발효): 최종 전자수용체가 유기화합물인 대사작용.

fluorescence microscopy(형광현미경): 세포 또는 세포 내부의 관련 소기관들이 형광염료로 염색되면 자외선에 노출되었을 때 발광 물체로 나타나는 현미경의 한 종류.

fluke(흡충류): 주혈흡충(schistosome)의 예외로 흡충류는 두 가지 생식기관(자웅동체)과 구강 및 복부흡판을 가지는 평편한 잎 모양의 연충.

foliose(엽상): 잎사귀 같은.

fruticose[관목(수지)상]: 관목과 같은.

fruiting body(자실체): 일부 세균과 균류에서 형성되는 육안으로 보이는 생식구조.

gametocyte(배우자모세포): 말라리아와 관련 기생체의 수컷이나 암컷이 형태(성세포).

GC(G+C) ratio[GC(G+C) 비율]: 생물체의 DNA 또는 RNA에서 질소성 염기인 구아닌과 시토신으로 구성된 총 핵산의 퍼센트를 나타냄.

gamma hemolysis(감마 용혈): 헤모글로빈의 효소적 파괴가 일어나지 않음; 혈액배지에서 적혈구는 손상되지 않고 남아 있다.

gelatinase(젤라틴분해효소): 단백질인 젤라틴을 분해하는 세포외효소.

Gram stain(그람염색): 그람양성과 그람음성의 두 가지 군의 세균을 식별하기 위하여 C. Gram에 의해 개발된 분별염색 방법.

granulocytes(과립백혈구): 세포질 내에 다른 염색 과립을 가지는 백혈구; 호중성구(neutrophil), 호산성구(eosinophil), 호염구(basophil).

gumma(고무종): 매독의 3기 동안 피부, 뼈, 간에서 발견되는 육아종성 병변.

helminth(연충, 기생충): 기생충.

hemolysis(용혈): 적혈구의 파괴.

hermaphroditism(자웅동체): 동일 개체에 암수 기관이 모두 존재.

hydatid cyst(포충): 액체로 가득찬 낭포성 구조를 포함하는 긴촌충인 *Echinococcus granulosus*의 유충 단계.

hypha(균사): 진균류 균사체의 구조적 증식단위.

icosahedron(정이십면체): 20개의 삼각면으로 구성된 기하학적 도형.

indicator system(지표 시스템): 보체 고정 시험의 성분 가운데 하나; 용혈소(hemolysin)(항양적혈구)와 양의 적혈구로 구성.

immunogen(면역원): 면역글로불린(항체)의 생성을 자극하는 물질.

immunoglobulin(면역글로불린): 면역원(항원)에 대한 반응으로 생성되는 단백질 분자를 가리킴.

intermediate(중간체): 기생충의 애벌레 시기의 발달에 사용되는 생물의 형태.

in vitro(생체외, 시험관내): 보통 시험관, 미세적정평판(microtiter plate) 등의 체외에서 수행되는 시험 방법을 말함.

larva(유충, 유생, 애벌레): 곤충이나 애벌레로 발생 중인 단계.

lichen(지의류): 진균류와 광합성 조류 또는 시안세균 간의 공생적 관계로 구성된 식물과 같은 형태의 생물체.

litmus(리트머스): pH 지시약으로 사용되는 식물추출물; 산화-환원 지시약이기도 함; 반응에서 알칼리성일 때는 청색이며 산성일 때는 붉은색으로 변함.

lymphocyte(림프구): 림프조직에서 생겨나는 백혈구의 한 형태로서 특수 면역에서 가장 중요한 세포임.

lysis(용해): 세포의 파괴 또는 떨어져 나감.

macroconidium(대분생자): 단일 진균류에 의해 생성된 보다 커다란 두 가지 종류의 분생자.

macrogametocyte(대배우자모세포): 보통 적혈구 내에서 발견되는 말라리아와 관련 기생체의 암컷 형태.

magnetosome(마그네토솜): 세포 내에 존재하는 작은 철함유 입자들로서 자기장 쪽으로 그 입자들에 의해 움직임.

medium(배지): 미생물의 생장에 사용되는 영양소; 액체 또는 고체가 있음.

merozoite(낭충): 말라리아 기생체의 형태로서 적혈구 내에 무성증식으로부터 생겨난다; 다른 적혈구를 감염하기 위하여 성숙한 분열체(schizont)로부터 방출됨.

metabolism(물질대사): 생물체의 총 화학적 활성; 동화작용(anabolism)과 이화작용(catabolism)으로 구성됨.

metacercaria(메타세르카리아): 포낭화된 애벌레인 흡충류(trematode) 단계; 중간숙주로서 발견되며 최종숙주로 전염됨.

metachromatic granules(이염색성 과립, 변색성 과립): 세균 내의 염기성 염료로 염색될 수 있는 무기인산의 저장소.

microaerophilic(미호기성): 생장을 위해 대기 중의 산소량보다 적은 환경을 요구하는 호기성 생물을 일컬음.

microconidium(소분생자): 단일 진균류에 의해 생성된 보다 작은 두 가지 종류의 분생자.

microfilaria(미사상충): *Onchocerca volvulus*를 포함하는 성체 암컷의 사상충 기생체들에 의해 생성되는 배아상태의 윤충.

microgametocyte(소배우자모세포): 적혈구 내에서 말라리아와 관련 기생체의 수컷형태.

micrometer(마이크로미터): 미생물과 다른 생물체의 계측단위; 1마이크로미터(μm)는 0.001 mm 또는 1/25,400인치임 [*마이크로미터*(μm)는 과거의 *미크론*(*micron*)을 대신함].

microsporidia(미포자충): 꼬인 극성관(polar tubes)을 포함하는 포자를 생산하는 특성을 가지는 원생동물.

miracidium(미라시듐, 유자충): 기생충 알이 부화한 흡충류의 섬모를 가진 자유유영을 하는 발달형태.

mitosis(유사분열): 염색체의 복제에 뒤이은 핵분열로서 모세포와 동일한 염색체를 가진 두 개의 딸세포를 만듦.

molds(곰팡이): 사상성 진균류.

monoclonal antibodies(단일항체): 단일 클론된 항체생성세포로부터 생겨난 세포에 의해 생성된 특이한 형태의 항체.

monocyte(단핵구): 혈류에 존재하는 활동적인 식균작용을 하는 단핵백혈구; 단핵구로 성숙되면 조직으로 이동하여 대식세포(macrophage)로 분화됨.

monotrichous(단모성): 세포의 한 끝에 한 개의 편모를 가지는.

mordant(매염제): 염료를 고정시키는 물질; 예, 그람염색에서 요오드.

negative stain(음성염색): 시료를 둘러싸는 배경은 염색이 되지만 시료는 염색되지 않는 염색 방법.

nematode(선충류): 선충류(roundworm).

nitrate reduction(질산염 환원): 질산염의 아질산염 또는 암모니아로 환원.

nitrification(질산화): 암모니아의 질산염으로 전환.

nonseptate(무격막, 무격벽): 균사(필라멘트)에 분열벽(격벽)을 가지지 않음.

nosocomial infection(병원감염): 병원이나 다른 의료시설에서 얻어진 감염.

nucleoid(핵양체): 원핵세포의 염색체를 구성하는 데옥시리보핵산 덩어리.

nucleic acid probe(핵산탐침): 여러 가지 혼합된 핵산가닥으로부터 상보적 분자에 혼성화시키기 위하여 표지하여 사용할 수 있는 핵산가닥을 이용하는 기법; 이 기법은 미생물을 동정하고 상호관계를 보여주는 데 사용될 수 있음.

nucleoside(뉴클레오시드): 퓨린 또는 피리미딘 및 리보오스 또는 데옥시리보오스 같은 오탄당으로 구성되는 분자.

nucleotide(뉴클레오티드): 퓨린 또는 피리미딘, 리보오스 또는 데옥시리보오스 같은 오탄당, 인산기로 구성되는 핵산의 기본단위.

obligate aerobes(절대 호기성생물): 최종 전자수용체로서 산소를 이용해야하는 생물체.

obligate anaerobes(절대 혐기성생물): 산소의 존재 하에서 자랄 수 없는 생물체.

oncosphere(육구유자충): 긴촌충의 알속에 있는 배(embryo); 6개의 고리를 가짐.

oocyst(낭포체): 포자충류(apicomplexans)의 생활주기에서 발달 단계. 성숙한 낭포체는 감염성 포자소체(sporozoite)를 포함함; *Cryptosporidium*, *Cyclospora*, *Isospora* 등으로 감염된 분변에서 발견되는 특징적인 형태임.

ookinete(오키네트): 말라리아 기생체(*Plasmodium* 종)와 같은 포자충류에 의해 생성되는 운동성 접합자.

operculum(아가미뚜껑, 덮개, 선개): 대부분의 흡충류(trematode)와 어류 긴촌충인 *Diphyllobothrium latum*의 알껍질의 덮개와 같은 부분; 아가미덮개(operculum)의 분리에 의한 틈을 통해서 알이 부화하여 애벌레가 되어 나옴.

opportunistic infection(기회성 감염): 숙주의 면역억제에 이용하는 중요한 병독성 요인없이 미생물에 의해 일어나는 감염성 질병.

ovum(알, 난자): 암컷의 생식세포; 알.

oxidase test(산화효소 시험): *Neisseria* 집락을 다른 세균과 식별하기 위한 시험; *Neisseria* 종들 간에는 구분되지 않음.

oxidation(산화): 어떤 화합물이 전자를 주어 산화되는 과정.

pilus(필리): 원핵세포에서 주로 발견되는 현미경적 구조; 몇 가지 형태가 알려져 있음; 한 원핵생물에서 다른 생물로 유전물질을 전달하는 데 이용되는 성필리도 있으며, 다른 필리들은 부착을 위해 사용됨.

plaque(용균반): 파아지 또는 바이러스에 의한 용해의 결과로서 세균이나 세포배양의 생장이 겹쳐지는 부분에 생성되는 투명대.

pock(두진): 장뇨막(chorioallantoic membrane)이 바이러스 감염으로 형성된 국부적 유사 수포의 형성.

pour plate(주입평판법): 세균의 배양 및 분리에 사용되는 기본 기법으로, 녹인 후 적당히 식힌 배지에 세균 배양을 접종하여 멸균된 페트리접시에 부어 굳힘; 배지 내에 존재하는 각 세균들은 집락을 형성함.

precipitin reaction(침강반응): 항원과 항체가 어떤 한 방향으로 확산되는 면역학적 반응의 기본으로 이들 반응물이 동량으로 반응하여 침강소를 형성함.

prion(프리온): 단백질로만 구성된 가장 작은 감염성 병원균.

proglottid(편절): 긴촌충의 각 체절; 성숙한 편절은 암수의 성기관 모두를 가지며 부풀어 있는 편절에는 알(난자)이 들어있음.

prokaryote(원핵세포): 핵막과 세포내 막성 소기관이 없는 세포.

promastigote(전편모충): 모래파리 벡터와 배지에서 발견되는 *Leishmania* 종의 형태; 길게 신장하며 현저히 돌출한 편모를 가짐.

Rh(factor) blood group [Rh(요소) 혈액형]: 붉은털원숭이(Rhesus monkey)의 적혈구에서 발견되는 혈액군인 응집원이며 *Rh*로 표시함; 이 요인은 사람의 혈액세포에서 다양한 정도로 존재함.

rhizoids(가근, 헛뿌리): 일부 곰팡이에서 특이한 뿌리 같은 구조.

schizont(분열소체): 말라리아 기생체의 적혈구 이전 생식주기에서의 단계.

scolex(두절, 머리마디): 긴촌충의 머리부분.

selective and differential medium(선택 및 분별 배지): 선택 및 분별 배지 모두의 특성을 가지는 제조물.

serology(혈청학): 혈청에 대한 연구; 예, 항체와 항원 간의 반응.

spore print(포자인쇄): 포자와 라멜라의 특성을 결정하는 데 사용되는 기법.

sporocyst(포자소낭): 생식세포를 포함하는 미라시듐(miracidium)에서 형성된 흡충류(fluke)의 발달 단계로서 달팽이(중간숙주) 조직에서 발견됨.

sporozoite(포자소체, 유주자): 감염된 모기에 의해 혈류로 유입된 말라리아 기생체의 형태.

streak plate(획선평판법): 세균의 분리 및 배양에서 사용되는 기본 기법으로 접종이 또는 바늘로 배지의 표면에 접종을 펼침; 접종에서 분리된 세균은 배지의 표면에서 자라서 집락을 형성함.

substrate(기질): 효소에 의한 작용물질.

T cell(T 세포): 특이 면역반응을 하는 특별한 형태의 림프구.

tachyzoite: *Toxoplasma gondii*와 관련된 기생체의 급속히 분열하는 초승달 모양의 형태.

tapeworm(긴촌충): 두절(scolex)이라는 부착기관과 편절(proglottid)이라는 자라는 체절을 가지는 리본형의 기생충[촌충류(cestode)].

tinea(버짐, 백선증): 백선(ringworm)의 의학적 용어.

trophozoite(영양체): 원생동물의 운동성 및 섭취 형태.

trypomastigote(파동편모형 원충): 트리파노좀(trypanosome)이라고도 함; *Trypanosoma* 속의 이형태는 사람숙주에서 발견됨; 이 생물체는 길게 신장되었으며 물결 모양의 막을 가지고 있어 몸통부분이 길고 앞쪽에서부터 편모형태로 뻗어 있음.

vector(벡터): 한 숙주에서 다른 숙주로 질병을 전파하는 요인; 생물, 곤충, 또는 토양과 같은 무생물도 벡터가 될 수 있음.

Voges-Proskauer reaction(Voges-Proskauer 반응): acetyl-methylcarbinol [아세토인(acetoin)으로도 불림] 생성 시험; 콜리형 세균인 *Eschrichia*와 *Enterobacter*의 식별에 사용됨.

Ziehl-Neelsen method(Ziehl-Neelsen 방법): *Mycobacteria*와 *Nocardia* 종 및 일부 병원종 원생동물의 식별에 사용되는 분별염색; 이들 미생물은 항산성임.

zoonosis(인수공동전염병): 자연상태에서 하등동물에서 사람으로 전염될 수 있는 질병.

zygospore(접합포자): 배우자 간의 융합으로 만들어지는 유성포자; 접합균류(Zycomycetes) [접합균류아문(Zycomycotina)]의 특성.

한글용어해설

CD_4 세포(CD_4 cell): 면역반응의 필수요소로 제공되는 보조세포로도 알려진 특이한 림프구; 이들 세포는 사람의 면역결핍 바이러스(HIV)의 일차적 표적에 있음.

B 림프구(B lymphocyte): B 기억세포 또는 플라스마 세포로 알려진 면역글로불린 생성 세포로 분화되는 면역계 세포.

bradyzoite: 조직 피낭에서 발달하는 *Toxoplasma gondii*의 단계.

GC(G+C) 비율[GC(G+C) ratio]: 생물체의 DNA 또는 RNA에서 질소성 염기인 구아닌과 시토신으로 구성된 총 핵산의 퍼센트를 나타냄.

Rh(요소) 혈액형 [Rh(factor) blood group]: 붉은털원숭이(Rhesus monkey)의 적혈구에서 발견되는 혈액군인 응집원이며 *Rh*로 표시함; 이 요인은 사람의 혈액세포에서 다양한 정도로 존재함.

T 세포(T cell): 특이 면역반응을 하는 특별한 형태의 림프구.

tachyzoite: *Toxoplasma gondii*와 관련된 기생체의 급속히 분열하는 초승달 모양의 형태.

Voges-Proskauer 반응(Voges-Proskauer reaction): acetylmethylcarbinol [아세토인(acetoin)으로도 불림] 생성 시험; 콜리형 세균인 *Eschrichia*와 *Enterobacter*의 식별에 사용됨.

Ziehl-Neelsen 방법(*Ziehl-Neelsen method*): *Mycobacteria*와 *Nocardia* 종 및 일부 병원종 원생동물의 식별에 사용되는 분별염색; 이들 미생물은 항산성임.

가근, 헛뿌리(rhizoids): 일부 곰팡이에서 특이한 뿌리 같은 구조.

가래톳(bubo): 특히 사타구니와 겨드랑이에서 부어오른 림프절; 선페스트, 연성하감, 기타 감염성 질병에서 나타나는 특징적인 손상.

감마 용혈(gamma hemolysis): 헤모글로빈의 효소적 파괴가 일어나지 않음; 혈액배지에서 적혈구는 손상되지 않고 남아 있다.

고무종(gumma): 매독의 3기 동안 피부, 뼈, 간에서 발견되는 육아종성 병변.

고세균(Archaea): 원핵생물 두 개의 도메인 가운데 하나로서 메탄생성균, 호염성균(염을 매우 좋아하는 미생물), 초고온성균 등이 포함됨.

고착성 지의류(crustose): 지의류의 평편하고 껍질같이 생장함.

곰팡이(molds): 사상성 진균류.

과립백혈구(granulocytes): 세포질 내에 다른 염색 과립을 가지는 백혈구; 호중성구(neutrophil), 호산성구(eosinophil), 호염구(basophil).

관목(수지)상(fruticose): 관목과 같은.

구상간균(cocco-bacillus): 구형과 막대형의 중간인 난형 세균.

구환, 환대(annulus): 일부 버섯의 자루에서 볼 수 있는 고리형 또는 깃 모양의 구조물.

규조류(diatoms): 유리 같은 외피를 갖는 식물성 원생생물.

균사(hypha): 진균류 균사체의 구조적 증식단위.

그람염색(Gram stain): 그람양성과 그람음성의 두 가지 군의 세균을 식별하기 위하여 C. Gram에 의해 개발된 분별염색 방법.

기중 균사(aerial mycelium): 표면에 발달된 균사체 부분.

기질(substrate): 효소에 의한 작용물질.

기회성 감염(opportunistic infection): 숙주의 면역억제에 이용하는 중요한 병독성 요인없이 미생물에 의해 일어나는 감염성 질병.

긴촌충(tapeworm): 두절(scolex)이라는 부착기관과 편절(proglottid)이라는 자라는 체절을 가지는 리본형의 기생충[촌충류(cestode)].

난충(merozoite): 말라리아 기생체의 형태로서 적혈구 내에 무성증식으로부터 생겨난다; 다른 적혈구를 감염하기 위하여 성숙한 분열체(schizont)로부터 방출됨.

낭미충(cysticercus): 체액과 한 개의 머리 또는 두절(scolex)을 포함하는 촌충인 *Taenia solum*과 *T. saginata*의 애벌레의 피낭화 단계.

낭포체(oocyst): 포자충류(apicomplexans)의 생활주기에서 발달 단계. 성숙한 낭포체는 감염성 포자소체(sporozoite)를 포함함; *Cryptosporidium*, *Cyclospora*, *Isospora* 등으로 감염된 분변에서 발견되는 특징적인 형태임.

농양(abscess): 조직손상에 의해 생성된 공동(空洞)에 고름이 생김.

뉴클레오시드(nucleoside): 퓨린 또는 피리미딘 및 리보오스 또는 데옥시리보오스 같은 오탄당으로 구성되는 분자.

뉴클레오티드(nucleotide): 퓨린 또는 피리미딘, 리보오스 또는 데옥시리보오스 같은 오탄당, 인산기로 구성되는 핵산의 기본단위.

다핵성(coenocytic): 격벽이 없는 상태; 일부 균사에서 세포물질을 계속해서 흐르도록 함.

단모성(monotrichous): 세포의 한 끝에 한 개의 편모를 가지는.

단일항체(monoclonal antibodies): 단일 클론된 항체생성세포로부터 생겨난 세포에 의해 생성된 특이한 형태의 항체.

단핵구(monocyte): 혈류에 존재하는 활동적인 식균작용을 하는 단핵백혈구; 단핵구로 성숙되면 조직으로 이동하여 대식세포(macrophage)로 분화됨.

담자균아문(Basidiomycotina): *담자기(basidium)*라는 구형의 세포 외부에 포자를 형성하는 사상의 진균.

담자포자(basidiospore): 담자균아문의 사상성 진균에서 발견되는 특별한 무성생식 단위.

대배우자모세포(macrogametocyte): 보통 적혈구 내에서 발견되는 말라리아와 관련 기생체의 암컷 형태.

대분생자(macroconidium): 단일 진균류에 의해 생성된 보다 커다란 두 가지 종류의 분생자.

도메인, 영역(Domain): 가장 상위의 생물학적 분류 단계. 현재 알려진 3개의 도메인은 **세균(Bacteria)**, **고세균(Archeae)**, **진핵생물(Eukarya)**이다.

독립영양성(autotrophy): 유일 탄소원으로 CO_2를 이용할 수 있는 생물체.

두절, 머리마디(scolex): 긴촌충의 머리부분.

두진(pock): 장뇨막(chorioallantoic membrane)이 바이러스 감염으로 형성된 국부적 유사 수포의 형성.

리트머스(litmus): pH 지시약으로 사용되는 식물추출물; 산화-환원 지시약이기도 함; 반응에서 알칼리성일 때는 청색이며 산성일 때는 붉은색으로 변함.

림프구(lymphocyte): 림프조직에서 생겨나는 백혈구의 한 형태로서 특수 면역에서 가장 중요한 세포임.

마그네토솜(magnetosome): 세포 내에 존재하는 작은 철함유 입자들로서 자기장 쪽으로 그 입자들에 의해 움직임.

마이크로미터(micrometer): 미생물과 다른 생물체의 계측단위; 1마이크로미터(μm)는 0.001 mm 또는 1/25,400인치임 [*마이크로미터*(μm)는 과거의 *미크론*(*micron*)을 대신함].

매염제(mordant): 염료를 고정시키는 물질; 예, 그람염색에서 요오드.

메타세르카리아(metacercaria): 포낭화된 애벌레인 흡충류(trematode) 단계; 중간숙주로서 발견되며 최종숙주로 전염됨.

면역글로불린(immunoglobulin): 면역원(항원)에 대한 반응으로 생성되는 단백질 분자를 가리킴.

면역원(immunogen): 면역글로불린(항체)의 생성을 자극하는 물질.

모내균, 모내사상균(endothrix): 모축(hair shaft)내 분절형 분생자(분절포자)의 덩어리.

모외균, 모외사상균(ectothrix): 모축(hair shaft) 밖에서 진균 포자의 껍질.

무격막, 무격벽(nonseptate): 균사(필라멘트)에 분열벽(격벽)을 가지지 않음.

무과립백혈구(agranulocyte): 세포성 과립이 없고 둥근 핵을 가지는 백혈구.

무성포자(asexual spores): 두 개의 다른 세포의 핵이 융합되지 않고 만들어지는 포자.

무편모형 원충(amastigote): *Leishmania* 종과 *Trypanosoma* 종의 세포내 형태로 사람과 보균체 숙주에서 발견됨; 편모는 원생동물 기생체의 가장자리 밖으로 뻗어 있지 않음.

물질대사(metabolism): 생물체의 총 화학적 활성; 동화작용(anabolism)과 이화작용(catabolism)으로 구성됨.

미라시듐, 유자충(miracidium): 기생충 알이 부화한 흡충류의 섬모를 가진 자유유영을 하는 발달형태.

미사상충(microfilaria): *Onchocerca volvulus*를 포함하는 성체 암컷의 사상충 기생체들에 의해 생성되는 배아상태의 윤충.

미포자충(microsporidia): 꼬인 극성관(polar tubes)을 포함하는 포자를 생산하는 특성을 가지는 원생동물.

미호기성(microaerophilic): 생장을 위해 대기 중의 산소량보다 적은 환경을 요구하는 호기성 생물을 일컬음.

박테리오파아지(bacteriophage): 세균성 바이러스; *파아지*(*phage*)라고도 부름.

발효(fermentation): 최종 전자수용체가 유기화합물인 대사작용.

배우자모세포(gametocyte): 말라리아와 관련 기생체의 수컷이나 암컷이 형태(성세포).

배지(medium): 미생물의 생장에 사용되는 영양소; 액체 또는 고체가 있음.

버짐, 백선증(tinea): 백선(ringworm)의 의학적 용어.

번식포(brood capsule): 연충인 *Echinococcus* 종과 연관된 포충피낭(hydatid cyst)의 발달초기의 막(germinal membrane)으로부터 생겨나는 피낭유사 구조; 번식포(brood capsule)는 원시 연충인 두절(scolexes)을 포함함.

베타-락탐계(beta-lactam): 네 부분의 헤테로고리 베타-락탐고리를 갖는 페니실린과 같은 항생제를 말함.

베타-용혈 [beta(β) hemolysis]: 헤모글로빈이 완전히 분해되는 것으로 혈액배지상의 집락주변에 명확한 투명대가 생성됨.

벡터(vector): 한 숙주에서 다른 숙주로 질병을 전파하는 요인; 생물, 곤충, 또는 토양과 같은 무생물도 벡터가 될 수 있음.

병원감염(nosocomial infection): 병원이나 다른 의료시설에서 얻어진 감염.

보체고정(complement fixation): 보체가 항원-항체 복합체와 결합되어 연속반응에 이용될 수 없음.

분별배지(differential medium): 집락 외관의 차이나 배지에 생성되는 변화에 의해 다른 세균종을 식별할 수 있는 배지.

분별염색(differential stains): 세포의 각기 다른 부분을 식별하기 위해서 한 가지 이상의 염료를 사용하는 과정.

분생자(conidium): 한 개 이상의 포자와 다양한 크기와 형태를 가지는 무성의 진균성 포자로서 분생포자(conidiospore)라고도 함.

분생자병(conidiophore): 분생자를 가지는 균사.

분열소체(schizont): 말라리아 기생체의 적혈구 이전 생식주기에서의 단계.

분절포자(arthrospore): 특이한 진균성 균사 필라멘트의 분절에 의해 생성된 무성포자; 분절분생자(arthroconidium)로도 불림.

불완전균아문(Deuteromycotina): 유성생식 단계가 일어나지 않는 진균류군; 불완전 균류(Fungi Imperfecti)로도 알려짐.

산소내성 혐기성 세균(aerotolerant anaerobes): 산소의 존재하에서 견딜 수 있으나 산소를 대사에 이용할 수 없는 세균.

산화(oxidation): 어떤 화합물이 전자를 주어 산화되는 과정.

산화효소 시험(oxidase test): *Neisseria* 집락을 다른 세균과 식별하기 위한 시험; *Neisseria* 종들 간에는 구분되지 않음.

살균성(bactericidal): 세균을 죽일 수 있는 능력.

상피증(elephantiasis): 만성 림프 사상충(filarias)인 선충류(nematode)에 의한 감염으로 다리 또는 음낭(scrotum)의 비대.

생물전(biological warfare): 사람, 하등동물 또는 식물을 무력화시키거나, 손상을 주거나, 죽이기 위한 작용제로서 동물, 식물, 또는 미생물을 사용함.

생체외, 시험관내(in vitro): 보통 시험관, 미세적정평판(microtiter plate) 등의 체외에서 수행되는 시험 방법을 말함.

선충류(nematode): 선충류(roundworm).

선택 및 분별 배지(selective and differential medium): 선택 및 분별 배지 모두의 특성을 가지는 제조물.

세균 집락(bacterial colony): 고체배양에서 육안으로 볼 수 있는 세균의 축적물.

세균뇨(bacteriuria): 소변 중에 세균이 존재하는 것.

세균발육저지(bacteriostatic): 세균을 죽이지 않고 생장을 저해할 수 있는 능력.

세르카리아, 유미유충(cercaria): 흡충류(trematode)의 애벌레 단계로서, 발달 후 달팽이의 중간숙주를 떠나 최종숙주를 침입함.

세포벽(cell wall): 원형질막 외부에 밀접한 독특한 화학적 조성을 가지는 구조물; 세균, 조류, 진균류의 강도와 형태에 기여함.

세포병변효과(cytopathic effect): 바이러스에 감염된 조직배양세포에서 육안으로 흔히 볼 수 있는 파괴 효과.

소낭, 포낭, 피낭(cyst): 세균에서 소낭(cyst)은 구형의 벽이 두꺼운 휴면세포임; 원생동물에서는 생식목적으로 형성된 벽이 두꺼운 환경저항성 구조임.

소배우자모세포(microgametocyte): 적혈구 내에서 말라리아와 관련 기생체의 수컷형태.

소분생자(microconidium): 단일 진균류에 의해 생성된 보다 작은 두 가지 종류의 분생자.

수화(bloom): 수면상에 조류 또는 시안세균의 대량증식.

시안세균(cyanobacteria): 엽록소와 피코시아닌을 가지는 광합성 진핵생물.

아가미뚜껑, 덮개, 선개(operculum): 대부분의 흡충류(trematode)와 어류 긴촌충인 *Diphyllobothrium latum*의 알껍질의 덮개와 같은 부분; 아가미덮개(operculum)의 분리에 의한 틈을 통해서 알이 부화하여 애벌레가 되어 나옴.

아밀라제(amylase): 전분을 가수분해하는 효소.

알, 난자(ovum): 암컷의 생식세포; 알.

알칼리성(alkaline): 수산기 이온(OH^-)이 풍부한 조건으로 pH가 7.0보다 큰 결과를 가져옴.

알파-용혈(alpha-hemolysis): 혈액고체배지 상에서 세균 또는 다른 미생물에 의해 헤모글로빈이 부분적으로 또는 불완전하게 파괴됨; 그 결과로서 세균집락 주변에 녹색구역이 생겨남.

암시야 현미경(dark-field microscopy): 어두운 배경에서 생물체는 희게 나타나는 현미경의 한 종류; 일반 염색약으로는 거의 염색되지 않는 스피로헤타균은 이 방법을 통하여 살아있는 상태로 잘 관찰됨.

양모성(amphitrichous): 각 말단에 한 개의 편모를 가지는 세포를 말함.

에어로솔(aerosol): 분무성 입자 또는 대기 중에 현탁된 작은 물방울.

연충, 기생충(helminth): 기생충.

염색소체(chromatodial body): *Entamoeba* 속의 어린 피낭에서 발견되는 결정성 RNA의 진하게 염색된 부분.

엽상(foliose): 잎사귀 같은.

영양체(trophozoite): 원생동물의 운동성 및 섭취 형태.

오키네트(ookinete): 말라리아 기생체(*Plasmodium* 종)와 같은 포자충류에 의해 생성되는 운동성 접합자.

외부기생생물(ectoparasite): 다른 생물체의 표면에서 살아가는 생물.

외생포자(exospore): 출아에 의해 영양세포의 외부에 형성되는 열과 건조에 강한 포자.

용균반(plaque): 파아지 또는 바이러스에 의한 용해의 결과로서 세균이나 세포배양의 생장이 겹쳐지는 부분에 생성되는 투명대.

용해(lysis): 세포의 파괴 또는 떨어져 나감.

용혈(hemolysis): 적혈구의 파괴.

원핵세포(prokaryote): 핵막과 세포내 막성 소기관이 없는 세포.

유글레나류(euglenoid): 엽록소 *a*와 *b*를 포함하는 조류로서 분류학적으로 유글레나 식물문(Euglenophyta)에 속함.

유사분열(mitosis): 염색체의 복제에 뒤이은 핵분열로서 모세포와 동일한 염색체를 가진 두 개의 딸세포를 만듦.

유충, 유생, 애벌레(larva): 곤충이나 애벌레로 발생 중인 단계.

육구유자충(oncosphere): 긴촌충의 알속에 있는 배(embryo); 6개의 고리를 가짐.

음성염색(negative stain): 시료를 둘러싸는 배경은 염색이 되지만 시료는 염색되지 않는 염색 방법.

응집(agglutination): 세포의 덩어리화.

응집효소(coagulase): 병원성 staphylococci에 의해 생성되는 효소로서 사람의 혈장을 응고시킴.

이명법 체계(binomial system of nomenclature): 생물체를 분류하고 명명하는 과학적 방법으로 속(genus)과 종(species)으로 나타냄.

이염색성 과립, 변색성 과립(metachromatic): 세균 내의 염기성 염료로 염색될 수 있는 무기인산의 저장소.

이형(dimorphic): 숙주의 조직 내에서 나타나기도 하고, 자연 및 흔히 실험실 배양에서도 나타나는 두 가지 형태를 가지는.

인수공동전염병(zoonosis): 자연상태에서 하등동물에서 사람으로 전염될 수 있는 질병.

자낭포자(ascospore): 자낭균류의 특성을 가지는 유성포자로서, 낭(sac) 같은 구조 [*자낭*(*ascus*)]를 형성함.

자실체(fruiting body): 일부 세균과 균류에서 형성되는 육안으로 보이는 생식구조.

자웅동체(hermaphroditism): 동일 개체에 암수 기관이 모두 존재.

전기영동(electrophoresis): 젤 상에서 시료를 통해 전류를 흘려주어 단백질과 일부 다른 거대분자들을 분리하기 위하여 사용되는 기법.

전편모충(promastigote): 모래파리 벡터와 배지에서 발견되는 *Leishmania* 종의 형태; 길게 신장하며 현저히 돌출한 편모를 가짐.

절대 혐기성생물(obligate anaerobes): 산소의 존재 하에서 자랄 수 없는 생물체.

절대 호기성생물(obligate aerobes): 최종 전자수용체로서 산소를 이용해야하는 생물체.

절지동물(arthropod): 모기나 진드기와 같이 분절된 몸과 관절이 있는 다리를 가지는 무척추동물.

접합포자(zygospore): 배우자 간의 융합으로 만들어지는 유성포자; 접합균류(Zycomycetes) [접합균류아문(Zycomycotina)]의 특성.

정이십면체(icosahedron): 20개의 삼각면으로 구성된 기하학적 도형.

젤라틴분해효소(gelatinase): 단백질인 젤라틴을 분해하는 세포외효소.

조류(alga; 복수는 algae): 진핵성이고, 광합성을 하며, 단세포 또는 다세포성의 생명형태; 식물계(Plantae) 또는 원생생물계(Protista)에 속함.

주입평판법(pour plate): 세균의 배양 및 분리에 사용되는 기본 기법으로, 녹인 후 적당히 식힌 배지에 세균 배양을 접종하여 멸균된 페트리접시에 부어 굳힘; 배지 내에 존재하는 각 세균들은 집락을 형성함.

중간체(intermediate): 기생충의 애벌레 시기의 발달에 사용되는 생물의 형태.

지의류(lichen): 진균류와 광합성 조류 또는 시안세균 간의 공생적 관계로 구성된 식물과 같은 형태의 생물체.

지표 시스템(indicator system): 보체 고정 시험의 성분 가운데 하나; 용혈소(hemolysin)(항양적혈구)와 양의 적혈구로 구성.

진핵생물(Eukarya): 계통분류학적 도메인으로, 진핵생물, 동물, 식물, 원생동물, 조류, 진균류를 포함함.

진핵세포(eukaryote): 핵막에 의해 둘러싸인 핵을 가지는 세포이며 미토콘드리아와 같은 막성 소기관을 가짐.

질산염 환원(nitrate reduction): 질산염의 아질산염 또는 암모니아로 환원.

질산화(nitrification): 암모니아의 질산염으로 전환.

집락(colony): 고체배지의 표면에서 육안으로 볼 수 있는 미생물 생장의 축적물.

최종 숙주(definitive host): 최종 숙주.

출아(budding): 무성생식의 일종으로 새로운 세포가 모세포로부터 싹이 나옴으로써 만들어짐; 일부 효모종에서 가지는 특성.

침강반응(precipitin reaction): 항원과 항체가 어떤 한 방향으로 확산되는 면역학적 반응의 기본으로 이들 반응물이 동량으로 반응하여 침강소를 형성함.

카탈라제(catalase): 과산화수소(H_2O_2)를 물과 산소로 분해시키는 반응을 촉매하는 효소.

캡슐(capsule): 일부 미생물의 세포벽 외부를 둘러싸는 다당류 또는 단백질 함유 구조.

캡시드(capsid): 바이러스 입자의 단백질 외피.

탈질화(denitrification): 질산염(NO_3)이 아산화질소(nitrous oxide)(NO) 또는 질소 가스(N_2)로 환원되는 과정.

통성(facultative): 환경요인의 존재 또는 부재에서 자랄 수 있는 미생물의 능력을 나타내는 데 사용되는 용어; 순응가능한 생물체.

통성 혐기성생물(facultative anaerobe): 호기적 및 혐기적 조건 하에서 잘 자라는 생물체로서 산소에 대하여 독성을 갖지 않음.

파동편모형 원충(trypomastigote): 트리파노좀(trypanosome)이라고도 함; *Trypanosoma* 속의 이형태는 사람숙주에서 발견됨; 이 생물체는 길게 신장되었으며 물결 모양의 막을 가지고 있어 몸통부분이 길고 앞쪽에서부터 편모형태로 뻗어 있음.

편절(proglottid): 긴촌충의 각 체절; 성숙한 편절은 암수의 성기관 모두를 가지며 부풀어 있는 편절에는 알(난자)이 들어 있음.

포자소낭(sporocyst): 생식세포를 포함하는 미라시듐(miracidium)에서 형성된 흡충류(fluke)의 발달 단계로서 달팽이(중간숙주) 조직에서 발견됨.

포자소체, 유주자(sporozoite): 감염된 모기에 의해 혈류로 유입된 말라리아 기생체의 형태.

포자인쇄(spore print): 포자와 라멜라의 특성을 결정하는 데 사용되는 기법.

포자충류(Apicomplexa): 정단 복합체로 구성된 세포내 소기관을 가지는 세포내 원생동물 기생체; 그러한 세포내 소기관들은 숙주세포를 통과하기 위하여 사용됨.

포충(hydatid cyst): 액체로 가득찬 낭포성 구조를 포함하는 긴촌충인 *Echinococcus granulosus*의 유충 단계.

프리온(prion): 단백질로만 구성된 가장 작은 감염성 병원균.

피부생균류(dermatophytes): 피부, 손톱, 머리에 침입하는 진균류; 백선(ringworm).

필리(pilus): 원핵세포에서 주로 발견되는 현미경적 구조; 몇 가지 형태가 알려져 있음; 한 원핵생물에서 다른 생물로 유전물질을 전달하는 데 이용되는 성필리도 있으며, 다른 필리들은 부착을 위해 사용됨.

하감(chancre): 매독에서 초기손상; 단단하고 통증이 없으며 고름을 생성하지 않는 손상.

한정배지(defined medium): 화학물질의 종류와 농도가 알려진 배지.

한천(agar): 미생물학적 배지에서 굳히는 물질로서 사용되는 적조류의 건조된 다당류 추출물; 일반적으로 한천은 99~100°C에서 녹고, 42°C에서 굳으며, 극히 일부 미생물종에 의해 효소학적인 분해가 이루어짐.

합성배지(chemically defined media): 정확한 화학적 조성을 모르는 배지.

항산성 반응(acid-fast reaction): 세균을 산-알코올로 탈색시켜서 일차염료가 남아 있는 염색반응; 항산성 세균은 세포벽에 많은 양의 긴 사슬 지방산을 가짐.

항생물질(antibiotic): 미생물에 의해 생산되거나 상업적으로 합성된 화합물로 다른 미생물의 생장을 억제하거나 죽일 수 있음.

항생물질 내성(antibiotic resistance): 미생물이 보통 민감성을 가지는 항생물질의 존재 하에서 생장하고 필수적인 활성을 가지기 위한 미생물의 유전적 또는 획득된 능력.

항원(antigen): 항체(면역글로불린)로 알려진 특이 단백질을 생성하기 위하여 면역계를 자극하는 물질로서 항원과 반응하여 면역계의 특이세포를 활성화시킴.

항체(면역글로불린) [antibody(immunoglobulin)]: 항원에 특이적으로 결합할 수 있는 항원에 대한 반응으로 생성되는 단백질.

핵산탐침(nucleic acid probe): 여러 가지 혼합된 핵산가닥으로부터 상보적 분자에 혼성화 시키기 위하여 표지하여 사용할 수 있는 핵산가닥을 이용하는 기법; 이 기법은 미생물을 동정하고 상호관계를 보여주는데 사용될 수 있음.

핵양체(nucleoid): 원핵세포의 염색체를 구성하는 데옥시리보핵산 덩어리.

혈액 고체배지(blood agar): 용혈을 일으키는 미생물을 동정하기 위해 사용되는 분별 및 농화배지.

혈액형 항원(blood group antigens): 적혈구와 관련 조직의 막에서 발견되는 유전적으로 결정된 항원(면역원).

혈청학(serology): 혈청에 대한 연구; 예, 항체와 항원 간의 반응.

혐기성 생물(anaerobe): 산소(공기)가 존재하는 환경에서 자랄 수 없는 생물체; 산소 이외의 다른 화합물이 최종 전자수용체가 된다; O_2는 이 생물체에 독성을 가짐.

형광현미경(fluorescence microscopy): 세포 또는 세포 내부의 관련 소기관들이 형광염료로 염색되면 자외선에 노출되었을 때 발광 물체로 나타나는 현미경의 한 종류.

호기성 생물(aerobe): 최종 전자수용체로서 산소를 이용할 수 있는 세포.

호염성백혈구(basophil): 염기성 염료로 염색하면 푸른색의 과립과 잎 모양의 핵으로 보이는 백혈구의 한 종류.

회선평판법(streak plate): 세균의 분리 및 배양에서 사용되는 기본 기법으로 접종이 또는 바늘로 배지의 표면에 접종을 펼침; 접종에서 분리된 세균은 배지의 표면에서 자라서 집락을 형성함.

효소면역측정법(ELISA): 고도의 특이 면역진단 방법으로, 항원이나 항체의 반응성을 유지하기 위하여 수용성 항원 또는 항체가 불용성의 고체표면에 연결이 수반됨.

후막포자(chlamydispore): 균사세포의 직접 분화에 의해 형성된 벽이 두껍고 저항성이 있는 포자; 후막분생자(chlamydo-conidium)로도 불림.

후천성 면역결핍증(AIDS): 후천성 면역결핍증; 인간면역결핍 바이러스(HIV)에 의해 일어나는 질병으로 $T_4(CD_4)$ 또는 T 보조 림프구, 그리고 면역계의 기타 성분을 파괴시킴.

흑수열(black water fever): 대량의 용혈이 일어나는 열대열 말라리아(falciparum malaria)의 합병증으로 혈뇨를 수반함.

흡충류(fluke): 주혈흡충(schistosome)의 예외로 흡충류는 두 가지 생식기관(자웅동체)과 구강 및 복부흡판을 가지는 평편한 잎 모양의 연충.

한글찾아보기

영문찾아보기

[P]

[R]

[S]

[T]

[U]

[V]

[W]

[기타]